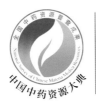

"十三五"国家重点图书出版规划项目
国家新闻出版改革发展项目
国家出版基金项目
中央本级重大增减支项目
科技基础性工作专项
全国中药资源普查项目

中国冷背药材

清源图鉴

第二册

海峡出版发行集团
福建科学技术出版社

主编　彭华胜　　黄璐琦
　　　彭代银　　谢　晋

目录

（第二册）

■ **全草类**

菌藻地衣树脂及其他类

全草类

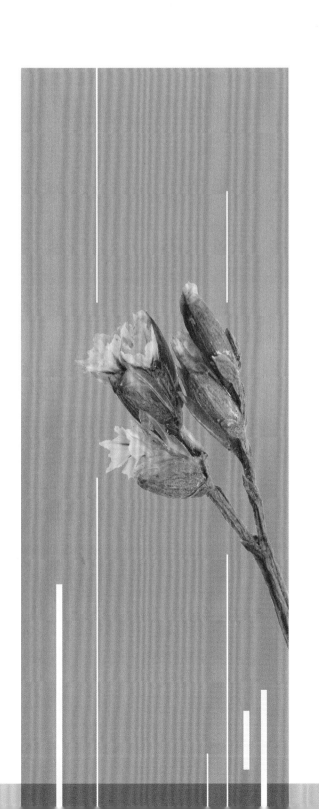

QUANCAO LEI

一支箭

- **别名**
  一枝枪、独叶一枝枪、独叶一支箭、蛇药一支箭。

- **来源**
  瓶尔小草科植物瓶尔小草 *Ophioglossum vulgatum* Linn. 及同属近缘植物的全草。

- **溯源**
  本品以"独叶一枝枪"之名始载于《百草镜》，曰："生山原，清明时发苗，谷雨后死，长二三寸，一叶一花，叶如橄榄，花似锥钻。"《植物名实图考》云："瓶尔小草，生云南山石间，一茎一叶，高二三寸，叶似马蹄有尖，光绿无纹，就茎作小穗，色绿，微黄，贴叶如着。"所言正是此种。本品在我国西南及闽台地区使用较多，云南地区称之为一矛一盾，蛇药一支箭等；闽台地区又称之为一叶草。

- **产地**
  主产于我国长江流域各省。

- **采收加工**
  夏末秋初采收全草，洗净，晒干。

- **药材性状**
  全体呈卷缩状。有的样品具有地下部分。根状茎短。根数条，肉质，具纵沟，深棕色。叶通常1枚，总柄长9~20cm。营养叶从总柄基部以上6~9cm处生出。皱缩，展开后呈卵状长圆形或狭卵形，长3~6cm，宽2~3cm，先端钝或稍急尖，基部楔形下延，微肉质，两面均淡褐黄色，叶脉网状。孢子叶线形，自总柄先端生出。孢子囊穗长2.5~3.5cm，先端尖，孢子囊排成2列，无柄。质地柔韧，不易折断。气微，味淡。

- **性味功用**
  甘，微寒。清热凉血，解毒镇痛。适用于肺热咳嗽，肺痈，肺痨吐血，小儿高热惊风，目赤肿痛，疔疮痈肿，蛇虫咬伤，跌打肿痛等病症。

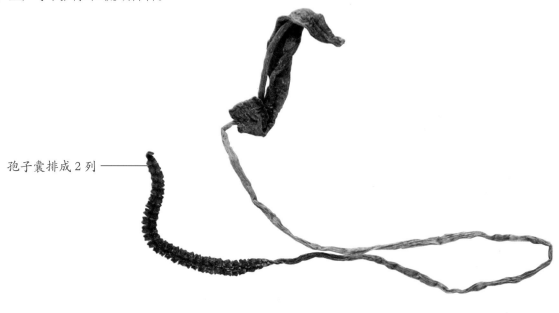

孢子囊排成2列 ——

1cm

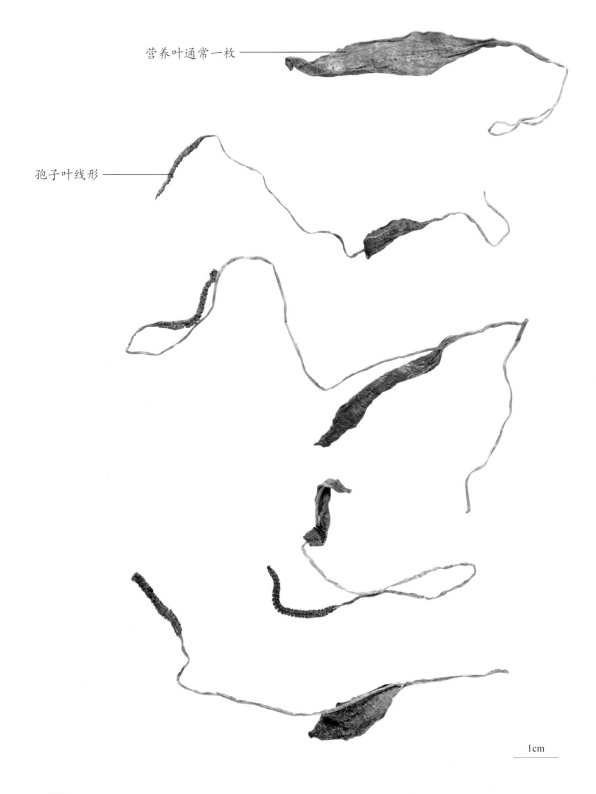

营养叶通常一枚 ——

孢子叶线形 ——

1cm

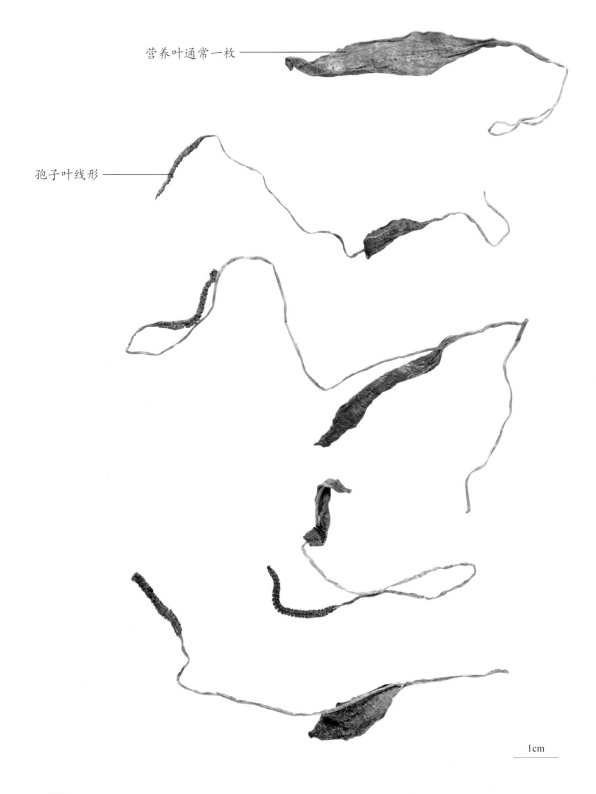

● **附注**

瓶尔小草属植物，孢子叶的叶柄细长如箭杆，孢子囊穗狭长条形如箭簇，故名"一支箭"。
同属植物有数种，在各地均称一支箭，如钝头瓶尔小草 *Ophioglossum petiolatum* Hook.、狭
叶瓶尔小草 *Ophioglossum thermale* Kom. 及心脏叶瓶尔小草 *Ophioglossum reticulatum* L. 等。

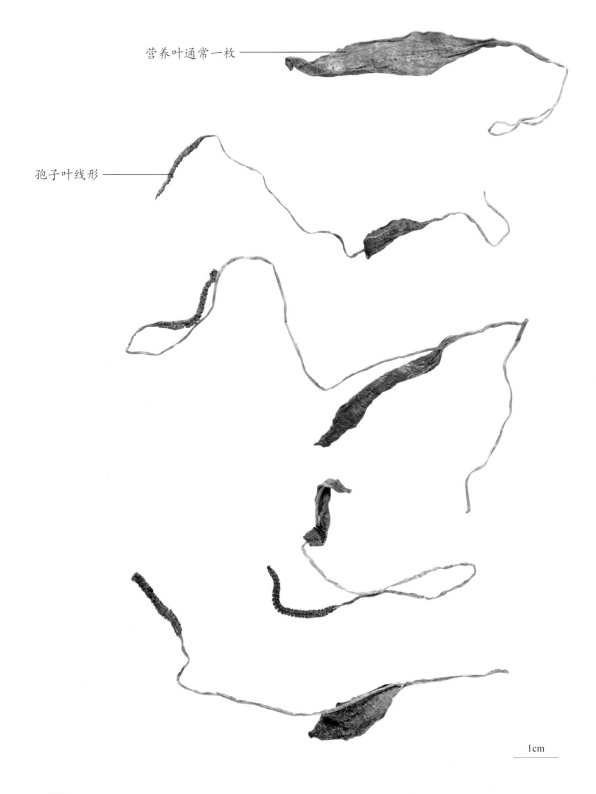

一枝黄花

- **别名**

黄花一枝香、一枝香。

- **来源**

菊科植物一枝黄花 *Solidago decurrens* Lour. 的全草。

- **溯源**

本品始载于《植物名实图考》，曰："一枝黄花，江西山坡极多。独茎直上，高尺许，间有歧出者。叶如柳叶而宽，秋开黄花，如单瓣寒菊而小。花枝俱发，茸密无隙，望之如穗。"所言与今相符。《中国药典》1977、2010、2015 年版均有收录。

- **产地**

主产于我国长江以南各地。

- **采收加工**

9~10 月开花盛期，割取地上部分，晒干。

- **药材性状**

茎圆柱形，表面暗紫红色或灰绿色，具纵纹，光滑无毛，茎端有稀毛；质坚而脆，易折断，中央有疏松的白色髓。单叶互生，下部叶具长柄，多脱落，上部叶无柄或近无柄；叶片多破碎而皱缩，上面黄绿色，下面淡绿色，展平后呈卵圆形、长圆形或披针形，长 4~10cm，宽 1.5~4cm，先端尖、渐尖或钝，基部狭缩而形成翅状叶柄，边缘有尖锐锯齿，上部叶锯齿较疏至全缘，有睫毛。头状花序集生茎顶，排成总状或圆锥状，苞片 3 层，膜质，宿存，花冠黄色，多脱落，冠毛黄白色，外露。气清香，味苦。以叶多、色绿者为佳。

- **性味功用**

辛、苦，凉。疏风泄热，解毒消肿。适用于风热感冒，头痛，咽喉肿痛，肺热咳嗽，黄疸，泄泻，热淋，痈肿疮疖，毒蛇咬伤等病症。

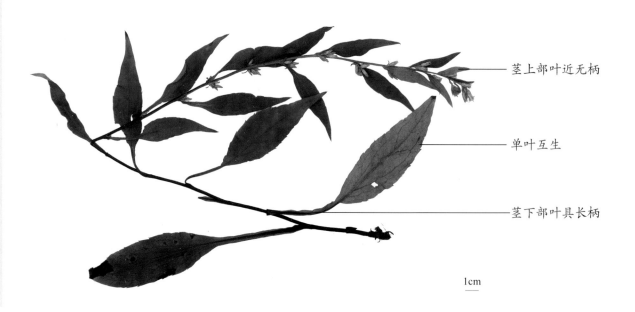

茎上部叶近无柄

单叶互生

茎下部叶具长柄

1cm

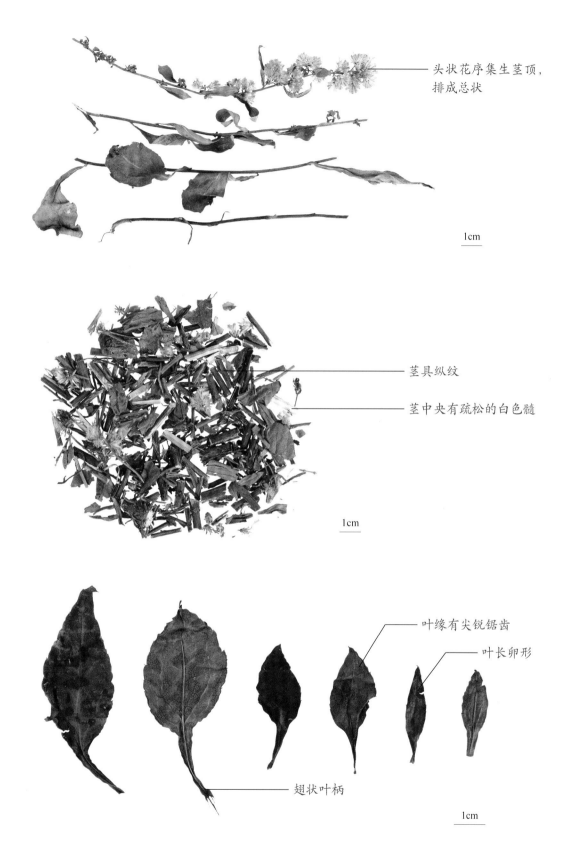

头状花序集生茎顶，排成总状

1cm

茎具纵纹

茎中央有疏松的白色髓

1cm

叶缘有尖锐锯齿

叶长卵形

翅状叶柄

1cm

● **附注**

同属植物钝苞一枝黄花 *Solidogo pacifica* Juz.、毛果一枝黄花 *Solidogo virgaurea* L. 在部分地区亦同等入药。

二色补血草

- **别名**
  补血草、血见愁、秃子花、苍蝇花、盐云草、蝇子花。

- **来源**
  白花丹科植物二色补血草 *Limonium bicolor* (Bunge) Kuntze 的带根全草。

- **溯源**
  本品以"蝎子花菜"之名始载于《救荒本草》，曰："生田野中。苗初塌地生。叶似初生菠菜叶而瘦细，叶间抽生茎叉，高一尺余。茎有线楞，梢间开小白花。其叶味苦。"结合其附图，所言与此种相符。二色补血草的花在初期呈现紫色和粉红色，成熟后变成白色，又具有活血止血之功，故称"二色补血草"。花，经冬不落，有花无叶，又被称为"秃子花"。该植物能释放一种诱惑苍蝇的物质，苍蝇特别爱光顾此花，所以又称"苍蝇花"或"蝇子花"。可苍蝇一旦接近就被杀死，是天然的灭蝇花。该植物可耐盐碱，能在 pH 值 8.5~9 的碱性土壤中正常生长，故又称"盐云草"。

- **产地**
  主产于我国东北、华北、西北等地。

- **采收加工**
  春、秋、冬三季采挖全草，洗净，晒干。

- **药材性状**
  根圆柱形，棕褐色。茎丛生，细圆柱形，呈"之"字形弯曲，长 30~60cm，光滑无毛，断面中空。叶多脱落，基生叶匙形或长倒卵形，长约 20cm，宽 1~4cm，近于全缘，基部渐窄成翅状。外苞片长圆状宽卵形，边缘狭膜质，第一内苞片与外苞片相似，边缘宽膜质。花萼漏斗状，沿脉密生细硬毛，萼檐紫色、粉红色或白色，花冠黄色。气微，味微苦。

- **性味功用**
  甘、微苦，微温。补益气血，散瘀止血。适用于病后体弱，胃脘痛，消化不良，妇女月经不调，崩漏，带下，尿血，痔血等病症。

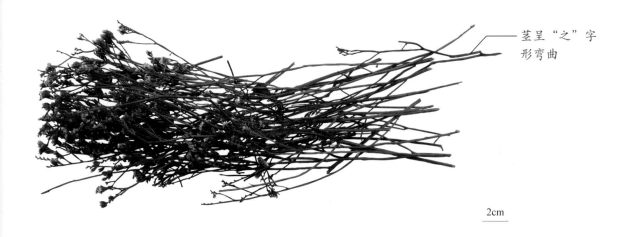

茎呈"之"字形弯曲

2cm

根圆柱形

茎丛生

2cm

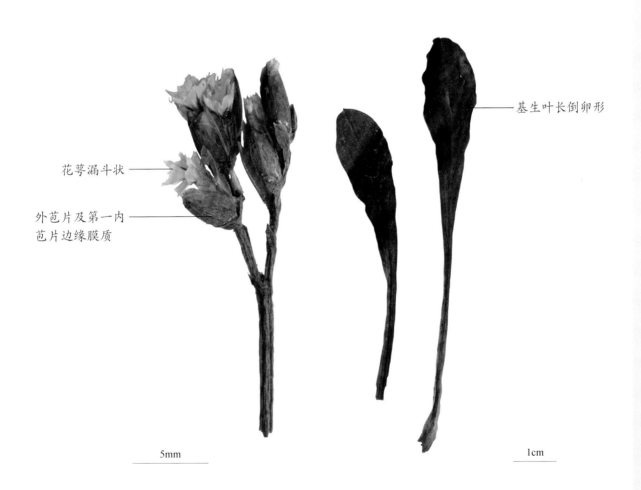

基生叶长倒卵形

花萼漏斗状

外苞片及第一内
苞片边缘膜质

5mm

1cm

丁癸草

- **别名**
  丁葵草、人字草、丁贵草、铺地草、苍蝇翅。

- **来源**
  豆科植物丁癸草 *Zornia gibbosa* Spanog. 的全草。

- **溯源**
  本品始载于《生草药性备要》，曰："丁癸草，味甜，性温。敷大疮，其根煲酒，解热毒，散痛疽，治疔疮。治牛马疔，共蜜糖外敷；治马嘴疔，调蜜敷。理诸创口，用根存性为末，掺之即愈。亦治蛇伤。"《岭南采药录》云："丁癸草，别名人字草、苦地枕、铺地锦。暖地自生之一年生草本。茎柔软，卧地上。叶细披针形，互生，叶与托叶俱二片，故有人字草之名。夏末开黄花，荚小。"所言即为此种。

- **产地**
  主产于我国华南地区。

- **采收加工**
  夏季采收全草，晒干。

- **药材性状**
  全草长 20~40cm。根及根状茎长圆锥形，黄色或灰黄色，直径约 2mm。茎纤细，多分枝，黄绿色或灰绿色，直径约 1mm，无毛。小叶 2，生于叶柄先端，呈"人"字形，托叶细，卵状披针形。小叶多皱缩卷曲，完整者展平后呈长椭圆形或披针形，灰绿色或灰白色，长 5~15mm，宽 2~3mm，先端急尖，全缘，下面疏被茸毛或无毛，在放大镜下可见黑色腺点。气微，味淡。以叶多、灰绿者为佳。

- **性味功用**
  甘，凉。清热解表，凉血解毒，除湿利尿。适用于风热感冒，咽痛，目赤，乳痈，疮疡肿毒，毒蛇咬伤，黄疸，泄泻，痢疾，小儿疳积等病症。

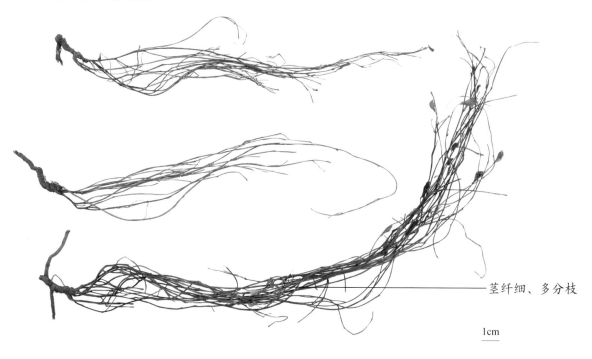

———— 茎纤细、多分枝

1cm

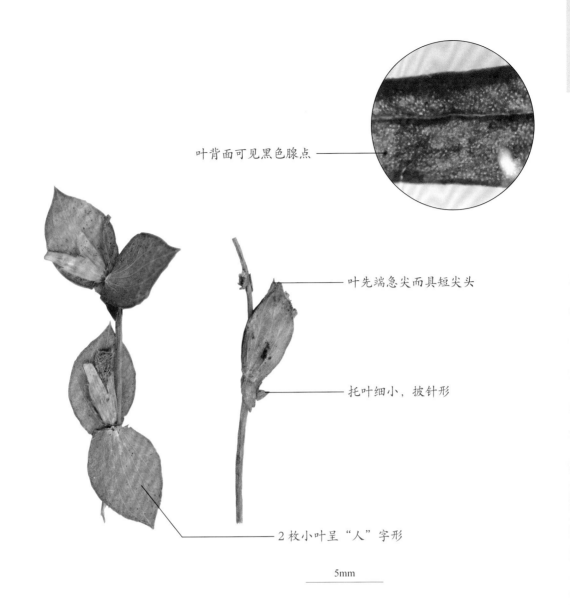

叶背面可见黑色腺点

叶先端急尖而具短尖头

托叶细小，披针形

2 枚小叶呈 "人" 字形

5mm

七星剑

- **别名**
  野香薷、痱子草、独行千里。

- **来源**
  唇形科植物小花荠苎 *Mosla cavaleriei* Lévl. 的全草。

- **溯源**
  清代著作《生草药性备要》记载 "七星剑"，曰："叶似桃、柳，花如珍珠。根、枝、花、叶俱是对面所生，梗圆。此药实出在外省名山，移来栽种为真。……一名小叶不红，一名假芥红,一名星色草。"《本草求原》记载"独行千里",云:"即七星剑。……小叶似桃柳而碎细,花如珍珠,根枝花叶俱对门生。"据考,与本品基本相符。

- **产地**

  主产于云南、浙江、江西、湖北、四川、贵州、广西、广东等地,自产自销。

- **采收加工**

  9~11月采收全草,洗净,鲜用或晒干。

- **药材性状**

  茎呈方柱形,具分枝,长25~100cm,具节,被柔毛;质脆。叶卷曲皱缩,展平后呈卵形或卵状披针形,上面被具节疏柔毛,下面满布小窝点,纸质。可见轮伞花序组成的顶生的总状花序。多皱缩成团,花小,花冠淡紫色。小坚果类球形,褐色,直径1.5mm。有特殊清香,味辛凉。

- **性味功用**

  辛,微温。发汗解暑,利湿解毒。适用于感冒,中暑,呕吐,泄泻,水肿,湿疹,疮疡肿毒,带状疱疹,阴疽瘰疬,跌打伤痛,毒蛇咬伤等病症。

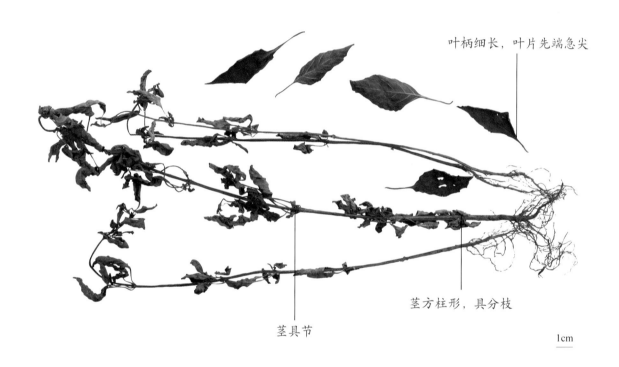

叶柄细长,叶片先端急尖

茎具节

茎方柱形,具分枝

1cm

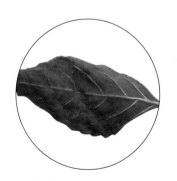

叶背面布满凹陷腺点

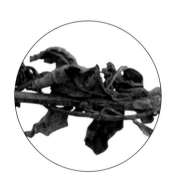

被具节疏柔毛

● **别名**
地白草、黄瓜香、白地黄瓜、抽脓拔、王瓜香、石白菜。

● **来源**
堇菜科植物七星莲 *Viola diffusa* Ging. 的全草。

● **溯源**
本品始载于《植物名实图考》，曰："七星莲，生长沙山石上。铺地引蔓，与石吊兰相似，而叶阔薄而有白脉。本细末团，圆齿，乱根如短发。又从叶下生蔓，四面傍引，从蔓上生叶，叶下复生根须，一丛居中，六丛环外。根既别植，蔓仍牵带，故有七星之名。俚医以治红白痢。"结合其附图，所言即为此种。该植物搓揉后具似黄瓜香味，故又名"黄瓜香""白地黄瓜"。具有消肿退火，排脓败毒之功效，故又称"抽脓拔"。

● **产地**
主产于我国长江流域。

● **采收加工**
夏、秋二季采收全草，除去杂质，晒干。

● **药材性状**
多皱缩成团，并有数条短的匍匐茎。根圆锥形。湿润展开后，叶基生，卵形，具毛茸，叶端稍尖，边缘有细锯齿，基部下延于叶柄，表面有毛茸。花茎较叶柄长，具毛茸，花淡棕黄或黄白色。蒴果长圆形，成熟时三瓣裂。气微，味微苦。

● **性味功用**
苦、辛，寒。清热解毒，散瘀消肿，止咳。适用于疮疡肿痛，眼结膜炎，肺热咳嗽，百日咳，黄疸型肝炎，带状疱疹，水火烫伤，跌打损伤，骨折，毒蛇咬伤等病症。

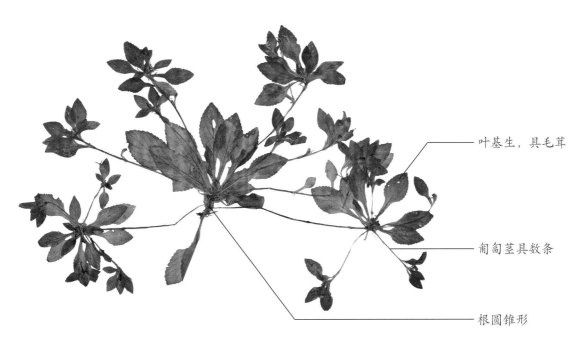

叶基生，具毛茸

匍匐茎具数条

根圆锥形

1cm

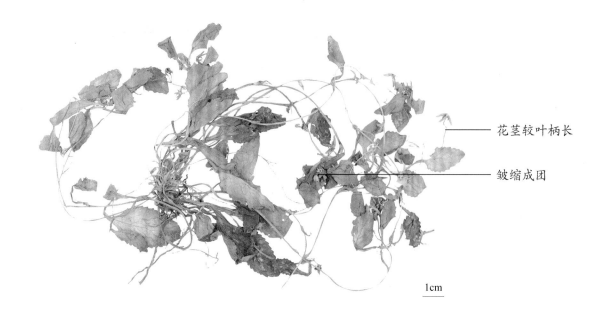

花茎较叶柄长

皱缩成团

1cm

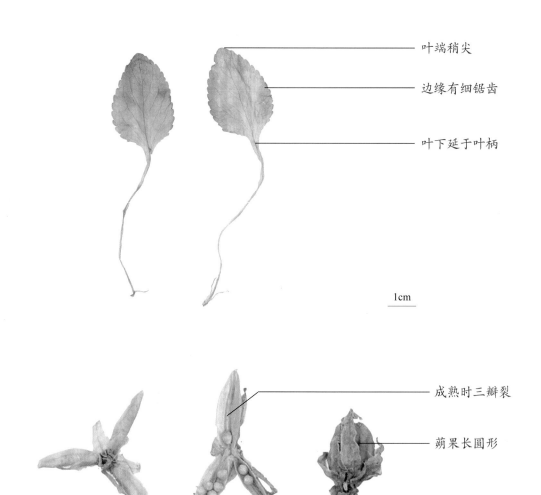

叶端稍尖

边缘有细锯齿

叶下延于叶柄

1cm

成熟时三瓣裂

蒴果长圆形

5mm

九头狮子草

● **别名**

接骨草、化痰青、九节篱、狮子草、小青草。

● **来源**

爵床科植物九头狮子草 *Peristrophe japonica* (Thunb.) Bremek. 的地上部分。

● **溯源**

本品始载于《植物名实图考》，曰："九头狮子草，产湖南岳麓山坡间，江西庐山亦有之。丛生，数十本为族，附茎对叶，如凤仙花叶稍阔，色浓绿无齿，茎有节如牛膝，秋时梢头节间先发两片绿苞，宛如榆钱，大如指甲，攒簇极密，旋从苞中吐出两瓣红花，如秋海棠而长，上小下大，中有细红须一二缕，花落苞存，就结实。摘其茎插之即活，亦名接骨草。俚医以其根似细辛，遂呼为土细辛，用以发表。"结合其附图，所言即为此种。以九头狮子草为主要原料的中成药有咽喉清喉片、甘果含片等。

● **产地**

主产于我国长江以南各地。

● **采收加工**

夏、秋二季采割地上部分，晒干。

● **药材性状**

全草长20~50cm。茎方形，深绿色，节膨大。叶卵状矩圆形，长5~12cm，宽2.5~4cm，先端渐尖或尾尖，基部钝或急尖，花序顶生或腋生于上部叶腋，由2~8（10）个聚伞花序组成，每个聚伞花序下有2枚总状苞片对生，一大一小，卵形，几倒卵形，长1.5~2.5cm，宽5~12mm，全缘。气微，味苦。

● **性味功用**

辛、微苦，凉。祛风清热，凉肝定惊，散瘀解毒。适用于感冒发热，肺热咳喘，肝热目赤，小儿惊风，咽喉肿痛，痈肿疔毒，乳痈，聤耳，瘰疬，痔疮，蛇虫咬伤，跌打损伤等病症。

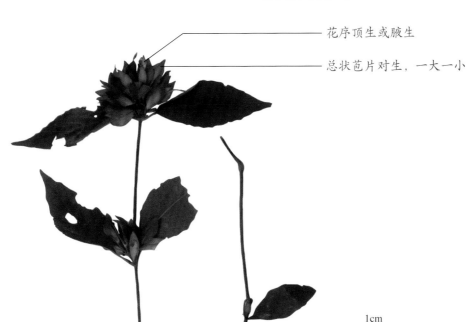

花序顶生或腋生

总状苞片对生，一大一小

1cm

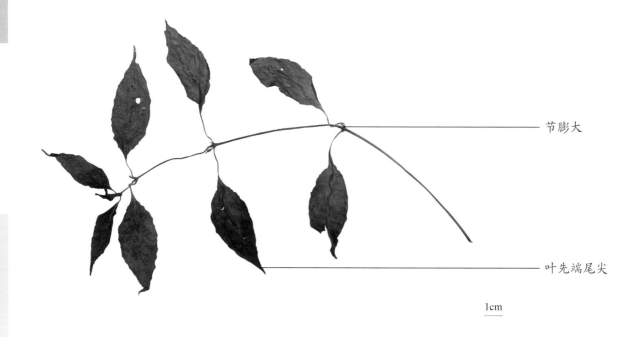

节膨大

叶先端尾尖

1cm

三白草

- **别名**
  塘边藕、白花照水莲、天性草、白水鸡。

- **来源**
  三白草科植物三白草 *Saururus chinensis* (Lour.) Baill. 的地上部分。

- **溯源**
  三白草之名始见于《本草经集注》"牵牛子"条下注文，曰："又有一种草，叶上有三白点，俗因以名三白草。"《本草纲目》云："三白草生田泽畔……高二三尺。茎如蓼，叶如商陆及青葙。四月其颠三叶面上，三次变作白色，余叶仍青不变……五月开花成穗，如蓼花状，而色白微香。结细实。根长白虚软，有节须，状如泥菖蒲根。"

所言即为此种。本品初夏时茎梢花穗下三片总苞渐渐变白，故名三白草。

- **产地**
  主产于江苏、浙江、湖南、广东等地。

- **采收加工**
  夏、秋二季割取地上部分，洗净，晒干。

- **药材性状**
  本品茎圆柱形，有4条纵沟，1条较宽；断面黄色，纤维性，中空。叶多皱缩互生，展平后叶片卵形或卵形披针状，长4~15cm，宽2~10cm；先端尖，基部心形，全缘，基出脉5条；叶柄较长，有纵皱纹。有时可见总状花序或果序，顶生，棕褐色。蒴果近球形。气微，味淡。以叶多、灰绿色或棕绿色者为佳。

● **性味功用**

甘、辛，寒。清热利水，解毒消肿。适用

于热淋，血淋，水肿，脚气，黄疸，痢疾，
带下，痈肿疮毒，湿疹，蛇咬伤等病症。

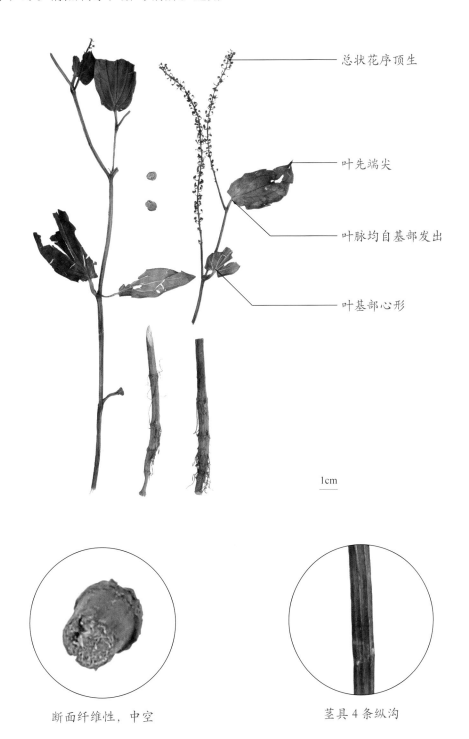

总状花序顶生

叶先端尖

叶脉均自基部发出

叶基部心形

1cm

断面纤维性，中空

茎具4条纵沟

● **附注**

该植物的根状茎亦可入药，名为三白草根。

土丁桂

● **别名**

大独脚金、银丝草、白毛草、白毛莲、白头妹。

● **来源**

旋花科植物土丁桂 *Evolvulus alsinoides* (L.) L. 的全草。

● **溯源**

本品始载于《福建民间草药》，曰："土丁桂，治痢疾，土丁桂 30~60g，红糖 15g，水煎服；治遗尿症，土丁桂 60g，猪膀胱 1 个，水煎服。"

● **产地**

主产于我国长江以南各地。

● **采收加工**

夏、秋二季拔取全草，晒干。

● **药材性状**

全草纤细，长 20~50cm。根细长稍曲，棕褐色，直径约 3mm。茎细圆柱形，直径约 1mm，灰绿色或淡黄色，茎枝及叶均密被灰白色丝绒毛。叶互生，皱缩，展平后呈卵形或长矩圆形，长 0.4~1cm，宽 2~4mm，先端短尖，基部钝圆，全缘，中脉明显；质柔软。偶见残留小花于叶腋，气微，味苦。以叶多、茎叶密被灰白色丝绒毛者为佳。

● **性味功用**

甘、微苦，凉。清热，利湿，解毒。适用于黄疸，痢疾，淋浊，带下，疔疮，疥疮等病症。

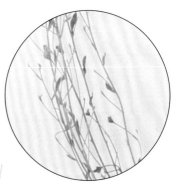

叶腋处残留小花

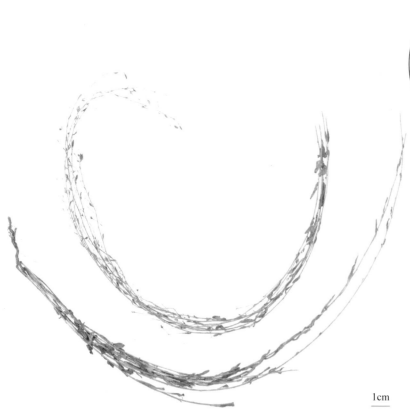

1cm

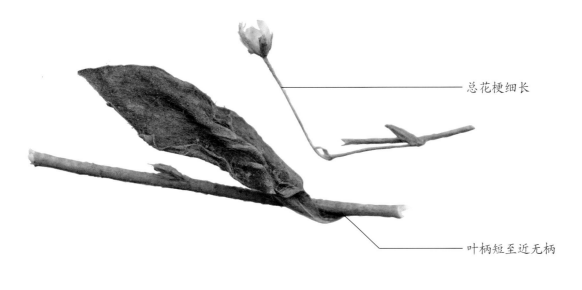

————— 总花梗细长

————— 叶柄短至近无柄

5mm

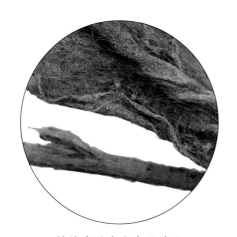

植株密被灰白色丝绒毛

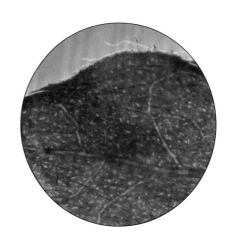

丝绒毛

● **附注**

1. 市场常称本品为大独脚金，混充中药独脚金，注意区别。独脚金来源为玄参科植物独脚金 *Striga asiatica* (L.) O. Kuntze 的全草。

2. 同属植物银丝草 *Evolvulus alsinoides* var. *decumbens* (R. Br.) V. Ooststr. 在部分地区亦同等入药。

大叶骨牌草

- **别名**
  七星剑、七星草、旋鸡尾、七星凤尾草、骨牌草、大号石韦。

- **来源**
  水龙骨科植物江南星蕨 *Neolepisorus fortunei* (T. Moore) Li Wang Bot. J. Linn. 的带根状茎的全草。

- **溯源**
  本品以"七星草（旋鸡尾）"之名始载于《草木便方》，曰："解毒，清热凉血肿毒涂；发背通淋消结核，丹硫砒毒冷酒服。"所言即为此种。

- **产地**
  主产于我国长江以南各地。

- **采收加工**
  全年均可采收，洗净，晒干。

- **药材性状**
  根状茎长而横生，灰绿色，顶部与叶柄基部被棕色、卵状披针形鳞片，盾状着生，易脱落。叶柄长 8~10cm，上面有纵沟，向上光滑；叶片厚纸质，带状披针形，长 30~60cm，宽 2~5cm，两端均渐狭，先端长渐尖，基部下延于叶柄形成狭翅，两面无毛，边缘有软骨质的边，中脉明显隆起，侧脉不明显。孢子囊群大，圆形，橙黄色，背生于中脉两侧各成 1 行或不整齐的 2 行，无囊群盖。气微，味微苦。

- **性味功用**
  苦，寒。清热利湿，凉血解毒。适用于热淋，小便不利，赤白带下，痢疾，黄疸，咳血，衄血，痔疮出血，瘰疬结核，痈肿疮毒，毒蛇咬伤，风湿疼痛，跌打骨折等病症。

根状茎与叶柄基部被鳞片

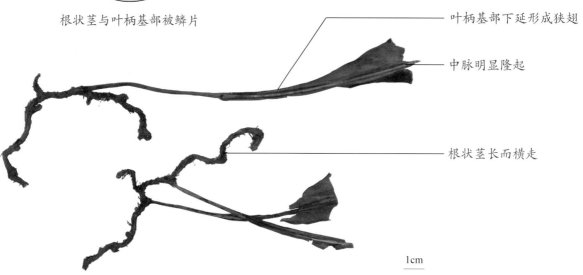

叶柄基部下延形成狭翅

中脉明显隆起

根状茎长而横走

1cm

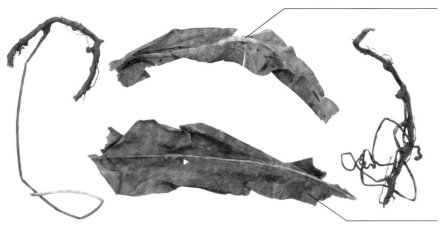

孢子囊群背生于中脉两侧

叶全缘，有软骨质的边

1cm

● **附注**

市场亦有用此种混充中药石韦，叶背孢子形态不同，注意区别。

大田基黄 ●

● 别名

红根草、泥鳅菜、星宿菜、红七草、金鸡脚、红头绳。

● 来源

报春花科植物红根草 *Lysimachia fortunei* Maxim. 的全草。

● 溯源

本品以"红丝毛根"之名始载于《植物名实图考》，曰："红丝毛根，产饶州平野。褐茎高尺余，就茎生枝。叶如薄荷叶，淡青无齿。枝端开花成穗，细如粟米，青白色，长三四寸，袅袅下垂。"所言即为此种。

● 产地

主产于我国长江以南各地。

● 采收加工

4~8月采收，鲜用或晒干。

● 药材性状

地下茎紫红色。茎长 30~70cm，基部带紫红色。叶互生，叶片皱缩，展平后呈阔披针形、倒披针形，长 4~6cm，宽 1~2cm，先端渐尖，基部渐狭，近无柄，两面有褐色腺点，干后呈粒状凸起。总状花序长 10~20cm；苞片三角状披针形。花冠白色，长约 3mm，裂片倒卵形，背面有少数黑色腺点。蒴果褐色，直径 2~2.5mm。

● 性味功用

苦、辛，凉。清热利湿，凉血活血，解毒消肿。适用于黄疸，泻痢，目赤，吐血，血淋，带下，崩漏，痛经，闭经，咽喉肿痛，痈肿疮毒，流火，瘰疬，跌打，蛇虫咬伤等病症。

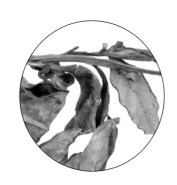
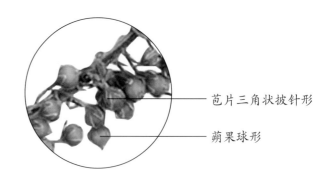

苞片三角状披针形

蒴果球形

叶两面均有褐色腺点

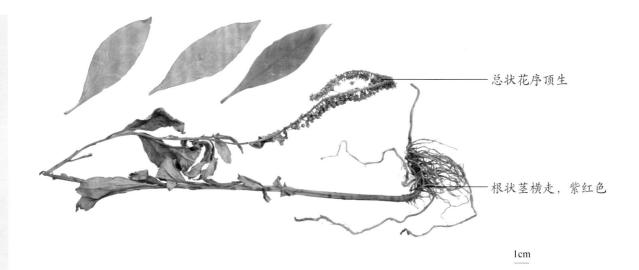

总状花序顶生

根状茎横走，紫红色

1cm

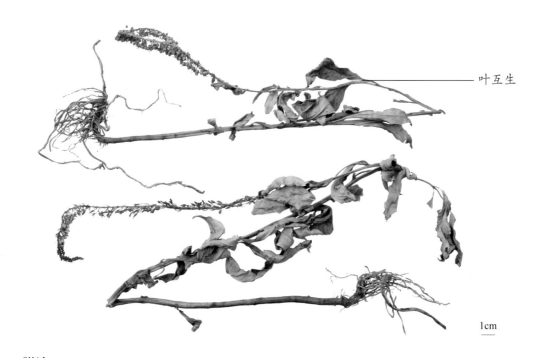

叶互生

1cm

● **附注**

市场亦有单独用根入药者，亦名大田基黄，功效同上。

大驳骨

● 别名

大还魂、大驳骨丹、大驳骨消、大接骨、龙头草、大骨风、鸭嘴花。

● 来源

爵床科植物鸭嘴花 *Justicia adhatoda* Linnaeus 的全株。

● 溯源

本品以"鸭子花"之名始载于《植物名实图考》，曰："产广东，似蓼而大，叶长数尺，以其花如小鸭，故名。"结合其附图，所言与本种相符。

● 产地

主产于广东、广西、云南等地。

● 采收加工

全年可采，切断，晒干。

● 药材性状

枝圆柱形，老枝光滑，幼枝密被灰白色微毛。叶对生，皱缩，完整叶片长圆状椭圆形至披针形，长 8~15cm，宽 3~6cm，先端渐尖，基部楔形；全缘，两面被微毛，叶柄明显。气微，搓揉后有特殊臭气。

● 性味功用

辛、微苦，平。活血止痛，接骨续伤，止血。适用于筋伤骨折，扭伤，瘀血肿痛，风湿痹痛，腰痛，月经过多等病症。

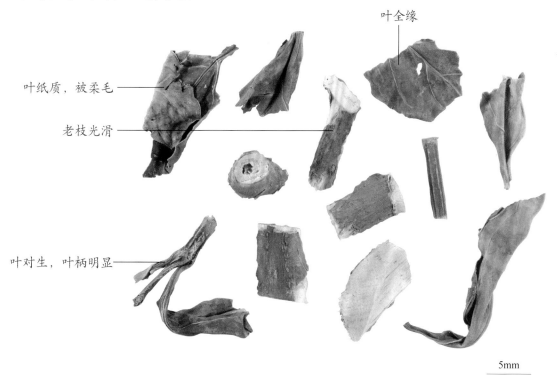

叶全缘

叶纸质，被柔毛

老枝光滑

叶对生，叶柄明显

5mm

● 附注

爵床科植物黑叶小驳骨 *Justicia ventricosa* Wallich ex Hooker 的茎叶入药，亦名大驳骨丹，注意鉴别。

大虎耳草

- **别名**
  岩耳巴、蒙自虎耳草、红岩草、反背红。

- **来源**
  虎耳草科植物卵心叶虎耳草 *Saxifraga epiphylla* Gormall et H. Ohba 的全草。

- **溯源**
  本品始载于《红河中草药》。

- **产地**
  主产于云南。

- **采收加工**
  全年均可采收，洗净，晒干。

- **药材性状**
  根状茎粗短，长 1~2cm，直径 1.5~2.5cm，有多数须根，表面黑色。茎近细方柱形，长 9~25cm，浅绿色，有纵棱。基生叶多破碎，完整叶片展平后呈卵形，长 1.5~8cm，宽 1~6cm，灰绿色，先端钝或尖，基部心形，与叶柄连接处有芽，边缘具波状粗齿及腺睫毛，两面均被粗糙腺毛和斑点；叶柄长 2~7cm，被褐色长腺毛；茎生叶披针形，长 2.5~5mm，宽约 1.1mm。有的可见聚伞花序，圆锥形，棕红色。气微，味微苦、辛，有小毒。

- **性味功用**
  微苦、辛，寒；小毒。清热解毒，活血止血。适用于麻疹，高热，咳嗽，中耳炎，腮腺炎，乳腺炎，无名肿毒，毒蛇咬伤，皮肤溃疡，湿疹，烫火伤，月经不调，产后腹痛，咯血，外伤出血等病症。

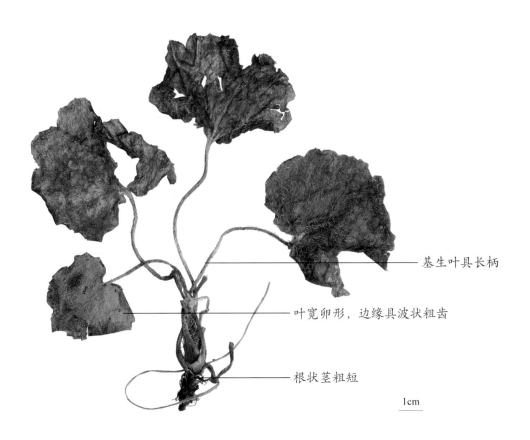

基生叶具长柄

叶宽卵形，边缘具波状粗齿

根状茎粗短

1cm

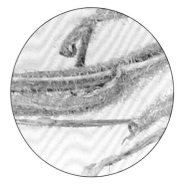

茎有纵棱，被褐色腺毛

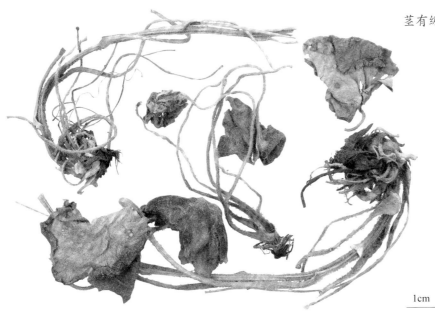

1cm

▼叶片背面

▼叶片表面

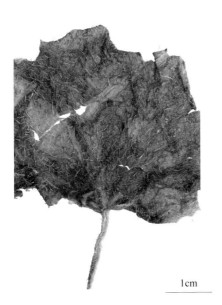

1cm

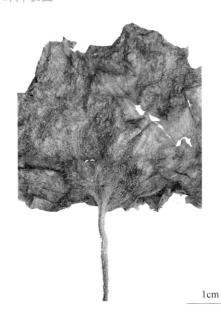

1cm

叶两面被粗糙腺毛和斑点

大　藻

- **别名**
  大浮萍、大叶浮萍草、浮藻、莲花藻、肥猪草。

- **来源**
  天南星科植物大藻 *Pistia stratiotes* L. 的全草。

- **溯源**
  本品始载于《生草药性备要》，曰："大浮萍，味淡，性寒。治酒风脚痛，煲肉食；亦擦汗斑，能散皮肤血热；又治麻风，下私胎，煲水熏之。一名水浮莲。"

- **产地**
  主产于我国长江流域及以南各地。

- **采收加工**
  夏季采收全草，洗净，晒干。

- **药材性状**
  本品多皱缩，全体呈团状。叶簇生，叶片展开后呈倒卵状楔形，集成莲座状，长1.5~5cm，宽 1~3.5cm，先端钝圆而呈微波状，淡黄至淡绿色，两面均有细密的白色短绒毛，基部被有长而密的棕色绒毛。须根残存。质松软，易碎。气微，味咸。

- **性味功用**
  辛，寒。疏风透疹，利尿除湿，凉血活血。适用于风热感冒，麻疹不透，荨麻疹，血热瘙痒，汗斑，湿疹，水肿，小便不利，风湿痹痛，疮，丹毒，无名肿毒，跌打肿痛等病症。

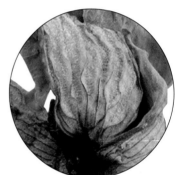

叶被白色短绒毛

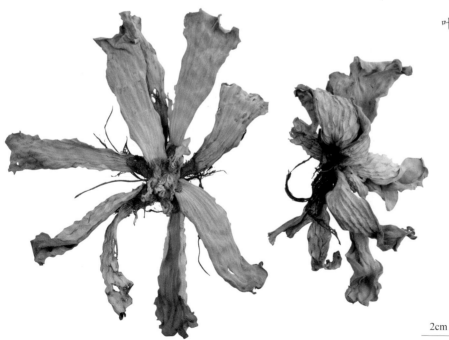

2cm

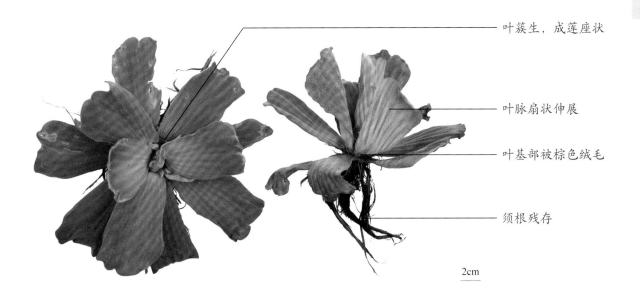

叶簇生，成莲座状

叶脉扇状伸展

叶基部被棕色绒毛

须根残存

2cm

小 草 ●

- **别名**
  细草、远志苗、青小草。

- **来源**
  远志科植物远志 *Polygala tenuifolia* Willd. 的地上部分。

- **溯源**
  本品始载于《神农本草经》，附于"远志"条后，曰："叶名小草。"《名医别录》记载："主益精，补阴气，止虚损，梦泄。"《本草经集注》云："小草状似麻黄而青。"《本草图经》曰："苗名小草，似麻黄而青，……古方通用远志、小草。今医但用远志，稀用小草。"

- **产地**
  主产于我国东北、华北、西北地区。

- **采收加工**
  秋季采挖全草，剪取地上部分，晒干。

- **药材性状**
  全草长 15~30cm。茎多数，由基部丛生，上部多分枝，圆柱形，质坚硬。单叶互生，近无柄；叶片线形，长 1~3cm，宽 1.5~3mm，先端尖，基部渐狭，全缘，中脉在上面下陷、下面隆起。总状花序长 5~12cm，花小，稀疏；花瓣 3，淡紫色。果实偶见。气微，味微苦。

- **性味功用**
  辛、苦、平。祛痰，安神，消痈。适用于咳嗽痰多，虚烦，惊恐，梦遗失精，胸痹心痛，痈肿疮疡等病症。

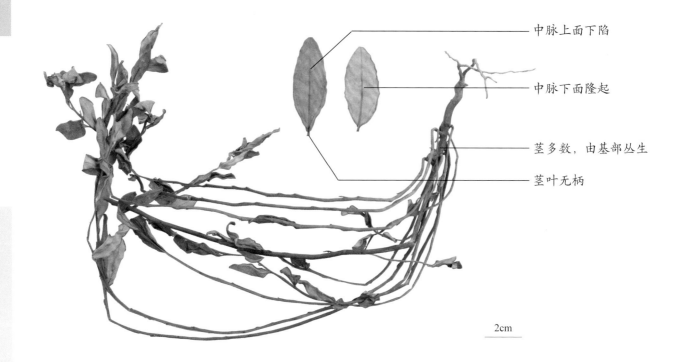

中脉上面下陷

中脉下面隆起

茎多数，由基部丛生

茎叶无柄

2cm

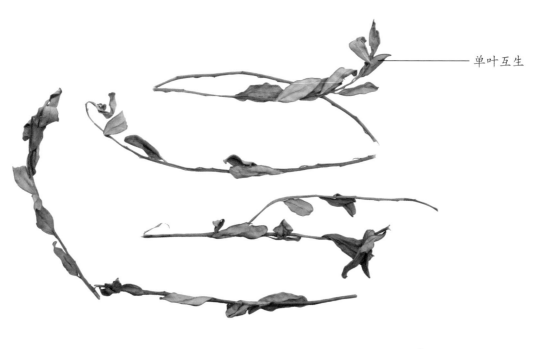

单叶互生

2cm

● **附注** ────────────────────────────

同属植物西伯利亚远志 *Polygala sibirica* L. 的地上部分亦同等入药。

- **别名**

眼树莲、树上瓜子、瓜子藤、瓜子核、上树瓜子、石瓜子。

- **来源**

萝藦科植物眼树莲 *Dischidia chinensis* Champ. ex Benth. 的全株。

- **溯源**

本品始载于广州空军《常用中草药手册》。

- **产地**

主产于广东、海南、广西等地。

- **采收加工**

夏、秋二季采收全株，切段，晒干。

- **药材性状**

茎圆柱形，灰绿色，节上生根。叶对生；叶柄长约 2mm；叶片厚革质，常脱落，完整叶片卵圆状椭圆形，长 1.5~2.5cm，宽约 1cm，先端圆形，基部楔形。聚伞花序腋生，花小，偶见。蓇葖果披针状圆柱形，长 5~8cm，直径约 4mm。种子先端具白色绢质种毛。

- **性味功用**

甘、微酸，寒。清肺化痰，凉血解毒。适用于肺热痰咳，咳血，百日咳，小儿疳积，痢疾，疔疮疖肿，跌打肿痛，毒蛇咬伤等病症。

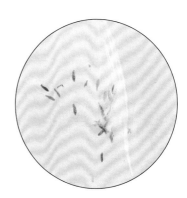

种子先端具白色绢质种毛

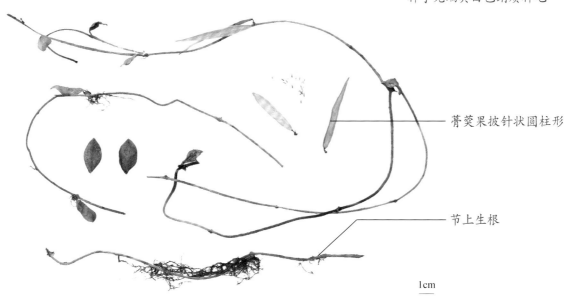

蓇葖果披针状圆柱形

节上生根

1cm

小二仙草

- **别名**

  豆瓣草、豆瓣菜、沙生草、船板草。

- **来源**

  小二仙草科植物小二仙草 *Haloragis micrantha* (Thunb.) R. Br. 的全草。

- **溯源**

  本品始载于《植物名实图考》，曰："小二仙草生庐山，丛生，赤茎，高四五寸，小叶对生，如初生榆叶，细齿粗纹，两两排生，故名。"结合其附图，所言即为此种。

- **产地**

  主产于四川、贵州、湖南、福建等地。

- **采收加工**

  夏季采收全草，晒干。

- **药材性状**

  全草长 20~40cm。茎四棱形，丛生，带赤褐色，基部匍匐。叶对生，上部有时互生；叶片卵形或圆形，长 6~10mm，宽 4~8mm，先端短尖或钝，边缘有小齿，基部圆形。圆锥花序顶生，由细的总状花序组成；花小，红色。核果近球形，长约 1mm，有 8 棱。气微，味微苦涩。

- **性味功用**

  苦、涩，凉。止咳平喘，清热利湿，调经活血。适用于咳嗽，哮喘，热淋，便秘，痢疾，月经不调，跌损骨折，疔疮，乳痈，烫伤，毒蛇咬伤等病症。

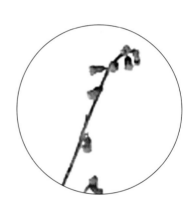

圆锥花序顶生，纤细

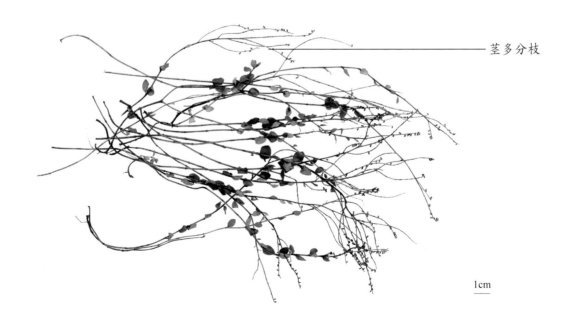

茎多分枝

1cm

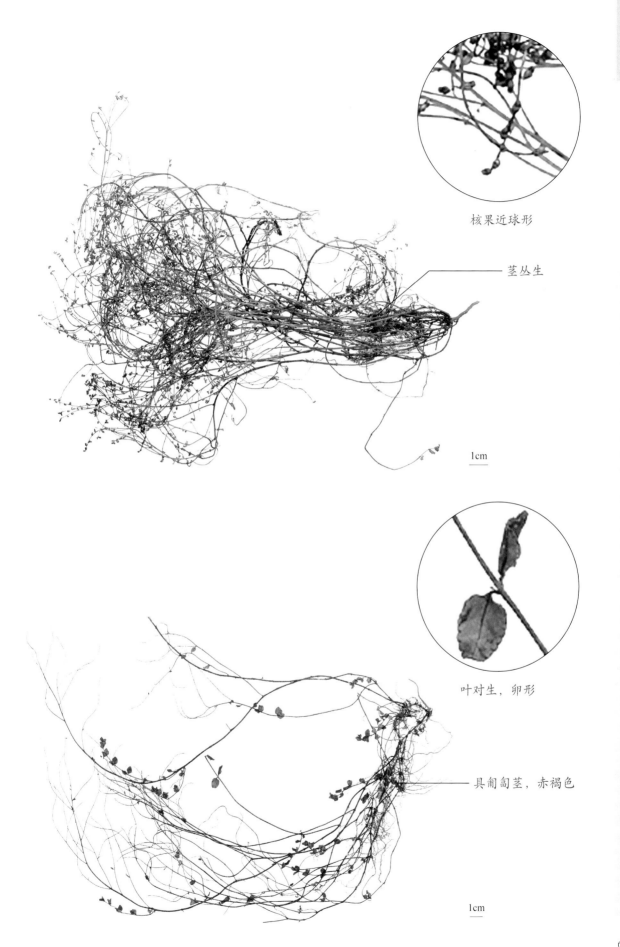

核果近球形

茎丛生

1cm

叶对生，卵形

具匍匐茎，赤褐色

1cm

小连翘

● **别名**

大田基、小对叶草、小元宝草。

● **来源**

藤黄科植物小连翘 *Hypericum erectum* Thunb. ex Murray 的全草。

● **溯源**

"小连翘"之名始载于《本草纲目》"鳢肠"条，云："旱莲有两种，一种苗似旋覆而花白细者，是鳢肠；一种花黄紫而结房如莲房者，乃是小连翘也。"经考证，后者为藤黄科植物黄海棠 *Hypericum ascyron* L.。本品的明确药用记载始于《中国药用植物图鉴》。

● **产地**

主产于我国长江以南各地。

● **采收加工**

夏、秋二季拔取全草，晒干。

● **药材性状**

全草长 20~60cm，无毛。茎圆柱形，单一或上部稍有分枝，有 2 条隆起线。单叶对生；无柄；叶片长椭圆形、倒卵形，长1.5~4.5cm，宽 0.5~2.2cm，先端钝，基部抱茎，全缘，叶面散布黑色腺点。聚伞花序呈圆锥花序状，顶生或腋生；花小，黄色，多脱落。果实圆锥形，长约 7mm，3 室，具宿存萼。种子细小，多数。

● **性味功用**

苦，平。止血，调经，散瘀止痛，解毒消肿。适用于吐血，咯血，衄血，便血，崩漏，创伤出血，月经不调，产妇乳汁不下，跌打损伤，风湿关节痛，疮疖肿毒，毒蛇咬伤等病症。

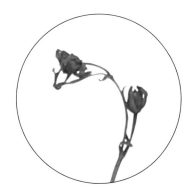

聚伞花序顶生

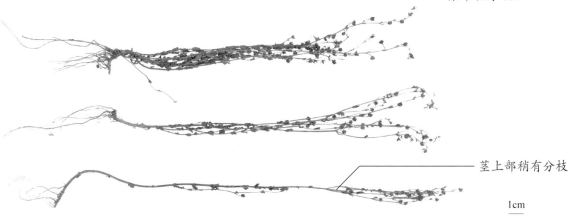

茎上部稍有分枝

1cm

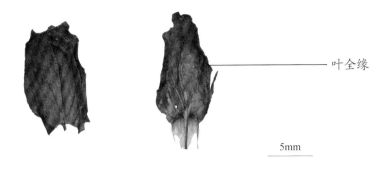

叶全缘

5mm

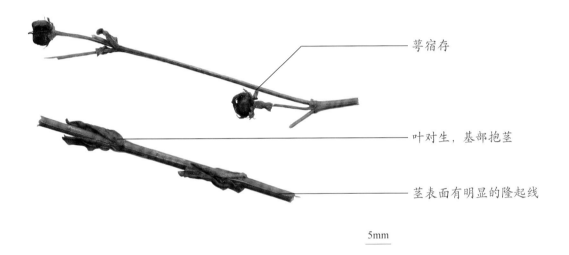

萼宿存

叶对生，基部抱茎

茎表面有明显的隆起线

5mm

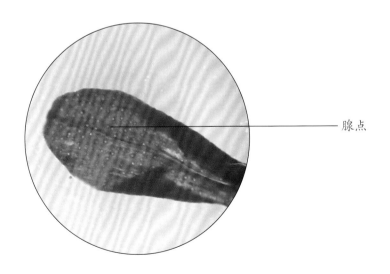

腺点

● **附注**

同属植物赶山鞭 *Hypericum attenuatum* Choisy 的全草在部分地区亦同等入药，注意区别。

小野鸡尾

● **别名**

小叶野鸡尾、野雉尾、野鸡尾、金粉蕨。

● **来源**

中国蕨科植物野雉尾金粉蕨 *Onychium japonicum* (Thunb.) Kunze 的全草。

● **溯源**

本品以"海风丝"之名始载于《植物名实图考》，曰："生广信，一名草莲。丛生，横根绿茎。细如小竹。初生叶如青蒿，渐长细如茴香叶。"结合其附图，所言即为此种。本品在药材市场多称为"乌韭"；注意鉴别。

● **产地**

主产于广西、福建、云南、四川等地。

● **采收加工**

夏、秋二季采收全草，晒干。

● **药材性状**

根状茎细长，略弯曲，直径 2~4mm，黄棕色或棕黑色，两侧着生向上弯的叶柄残基和细根。叶柄细长略呈方柱形，表面浅棕黄色，具纵沟。叶片卷缩，展开后呈卵状披针形或三角状披针形，长 10~30cm，宽 6~15cm，浅黄绿色或棕褐色，三至四回羽状分裂，营养叶的小裂片有齿；孢子叶末回裂片短线形，下面边缘生有孢子囊群，囊群盖膜质，与中脉平行，向内开口。质脆，较易折断。气微，味苦。

● **性味功用**

苦，寒。清热解毒，利湿，止血。适用于风热感冒，咳嗽，咽痛，泄泻，痢疾，小便淋痛，湿热黄疸，吐血，咳血，便血，痔血，尿血，疮毒，跌打损伤，毒蛇咬伤，烫火伤等病症。

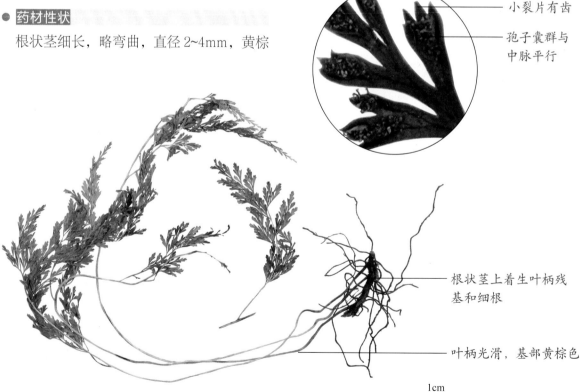

小裂片有齿

孢子囊群与中脉平行

根状茎上着生叶柄残基和细根

叶柄光滑，基部黄棕色

1cm

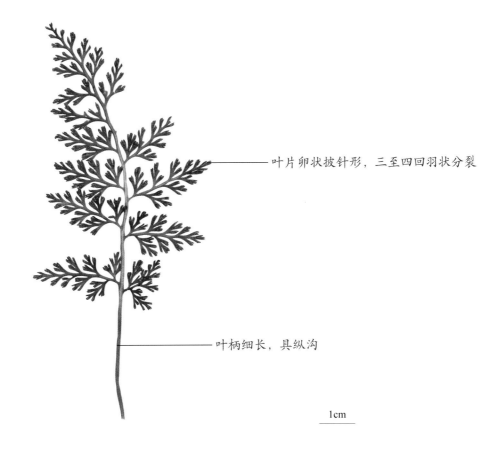

叶片卵状披针形，三至四回羽状分裂

叶柄细长，具纵沟

1cm

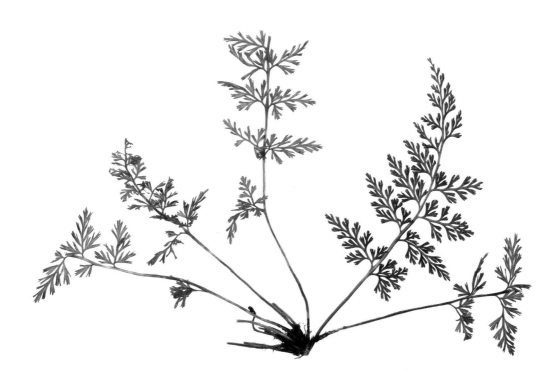

1cm

千层塔

- **别名**

  蛇足石杉、千年松、万年杉。

- **来源**

  石杉科植物蛇足石杉 *Huperzia serrata* (Thunb. ex Murray) Trev. 的全草。

- **溯源**

  本品始载于《植物名实图考》，曰："千层塔生山石间，蔓生绿茎，小叶攒生，四面如刺，间有长叶及梢头叶，俱如初生之柳叶。可煎洗肿毒跌打及鼻孔作痒。"结合其附图，所言即为此种。近年来发现，本品含有的石杉碱甲－A（Huperzine-A）具有高抗胆碱酯酶活性，对于改善记忆力，治疗中老年痴呆及重症肌无力具有较好的疗效。

- **产地**

  主产于我国长江以南各地。

- **采收加工**

  夏末秋初采收全草，去泥土，晒干。

- **药材性状**

  全草长 10~30cm，灰绿色至黄棕色。茎下部平卧，生有不定根；茎中上部一至数回两叉分枝，枝上部常有芽孢。叶纸质，略成四行疏生；叶片披针形，长 1~3cm，宽 2~4mm，锐尖头，边缘有不规则的尖锯齿，基部渐狭，楔形，仅有主脉 1 条，具短柄。孢子囊横生于叶腋，肾形，淡黄色，光滑，横裂。气微，味淡。

- **性味功用**

  辛、甘、平；小毒。散瘀止血，消肿止痛，除湿，清热解毒。适用于跌打损伤，劳伤吐血，尿血，痔疮下血，水湿膨胀，带下，肿毒，溃疡久不收口，烫火伤等病症。

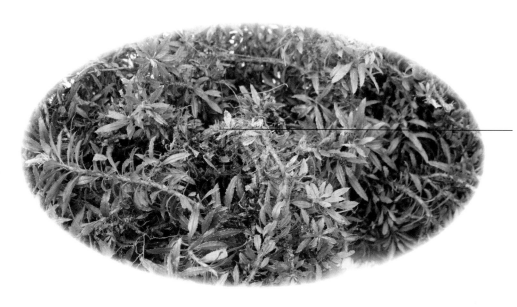

茎下部平卧，
生有不定根

茎中上部一至数回两叉分枝

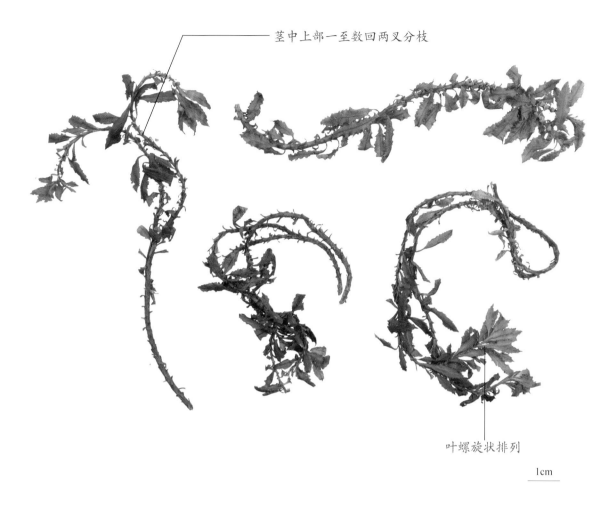

叶螺旋状排列

1cm

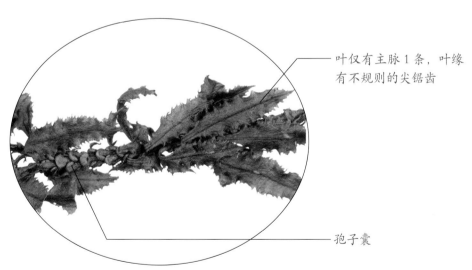

叶仅有主脉 1 条，叶缘
有不规则的尖锯齿

孢子囊

● **附注**

蛇足石杉植株矮小，生长极为缓慢，生物量小，野生资源有限，近年来掠夺式采挖已使野生
资源濒危。

广金钱草

● **别名**
广东金钱草、大叶金钱草、金钱草。

● **来源**
豆科植物广金钱草 *Desmodium styracifolium* (Osb.) Merr. 的干燥地上部分。

● **溯源**
谢宗万、毛华训在《中药通报》1959 年 5 卷 1 期发表的《关于金钱草问题》一文，首次提及本品。本品是中成药消石饮、消炎利胆片、消食片和金钱草冲剂等主要原料之一。此外，本品在广东、湖南等地作金钱草习用。

● **产地**
主产于我国华南地区。

● **采收加工**
夏、秋二季采割枝叶，除去杂质，或切成饮片，晒干。

● **药材性状**
茎枝呈圆柱形，长通常达 60cm，粗 2~5mm；表面淡棕黄色，密被黄色柔毛；质稍脆，断面中部有髓。叶互生，小叶 1~3 片，圆形或长圆形，直径 2~4cm，羽状脉明显，先端微凹，基部心形，全缘，上面黄绿色或灰绿色，无毛，下面具灰白色紧贴的丝毛，侧脉羽状；叶柄长 1~2cm，托叶 1 对，披针形，长约 8mm。偶见花果。气微香，味微甘。以叶多、色绿者为佳。

● **性味功用**
甘、淡，凉。清热利湿，通淋排石。适用于尿路感染，尿路结石，肾炎水肿，胆囊炎，胆结石，黄疸型肝炎，小儿疳积，痈肿等病症。

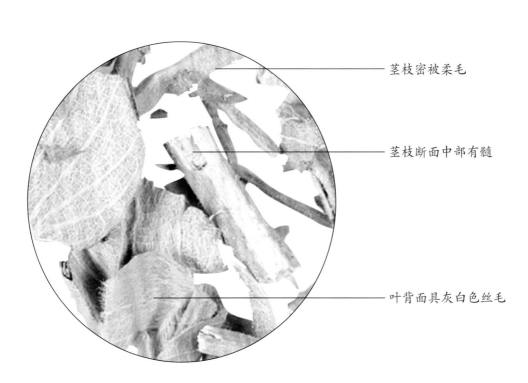

茎枝密被柔毛

茎枝断面中部有髓

叶背面具灰白色丝毛

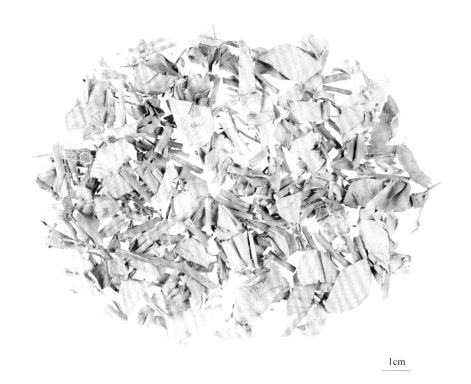

1cm

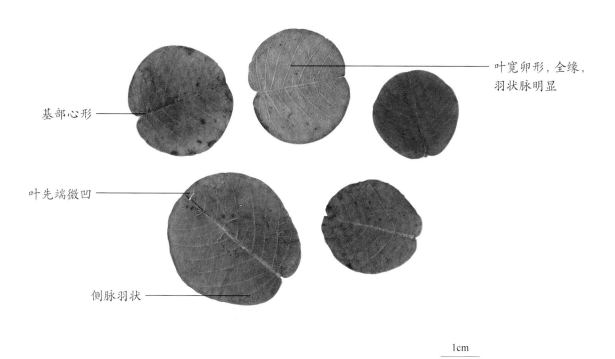

叶宽卵形, 全缘,
羽状脉明显

基部心形

叶先端微凹

侧脉羽状

1cm

● **附注**

报春花科植物过路黄 *Lysimachia christinae* Hance、唇形科植物活血丹 *Glechoma longituba* (Nakai) Kupr.、旋花科植物马蹄金 *Dichondra micrantha* Urban. 等也常混用其中, 注意区别。

飞扬草

- **别名**

  大飞扬草、乳汁草、奶母草、蚂蚁草、癣药草、大地浑。

- **来源**

  大戟科植物飞扬草 *Euphorbia hirta* L. 的带根全草。

- **溯源**

  《生草药性备要》载有大飞扬，曰："治浮游虚火，敷牙肉肿痛。"《中国药典》1977 年版一部收录本品。《中国药典》2010 年版又重新收录。因本品有小毒，所以临床上主要用于体外用洗剂，也有开发为香皂、沐浴露等用品。

- **产地**

  主产于浙江、福建，以及我国华南、西南等地。

- **采收加工**

  夏、秋二季采收全草，晒干。

- **药材性状**

  本品长 15~50cm，地上部分被黄色粗毛。根细长而弯曲，表面土黄色。老茎近圆柱形，嫩茎稍扁或具棱，直径 1~3mm；表面土黄色至浅棕红色或褐色；质脆，易折断，断面中空。叶对生，皱缩，展平后呈椭圆状卵形，长 1~4cm，宽 0.7~1.6cm，灰绿色至褐绿色，先端急尖，基部偏斜，边缘有细锯齿，有 3 条较明显的叶脉。杯状聚伞花序密集呈头状，腋生。蒴果卵状三棱形。无臭，味淡微涩。以茎粗壮、叶多、色绿者为佳。

- **性味功用**

  辛、酸，凉；小毒。清热解毒，利湿止痒，通乳。适用于肺痈，乳痈，痢疾，热淋，湿疹，足癣，皮肤瘙痒，疔疮肿毒，牙疳，产后少乳等病症。

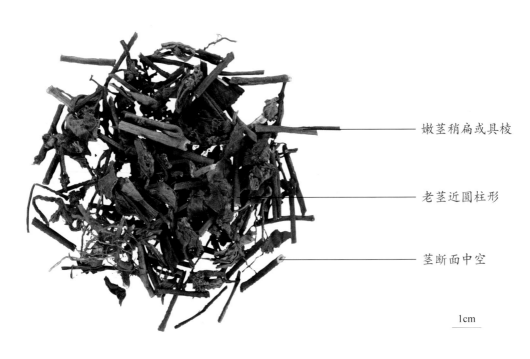

嫩茎稍扁或具棱

老茎近圆柱形

茎断面中空

1cm

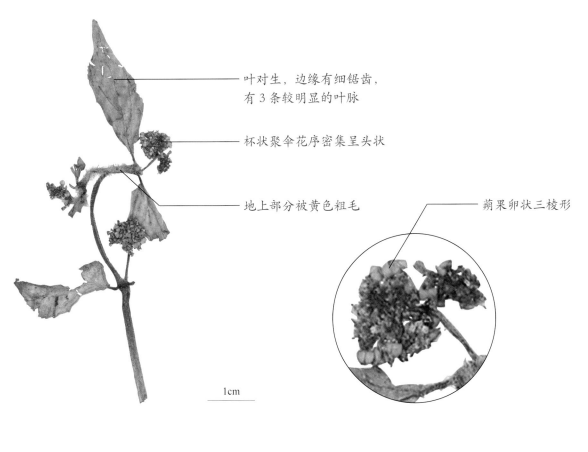

叶对生，边缘有细锯齿，
有 3 条较明显的叶脉

杯状聚伞花序密集呈头状

地上部分被黄色粗毛

蒴果卵状三棱形

1cm

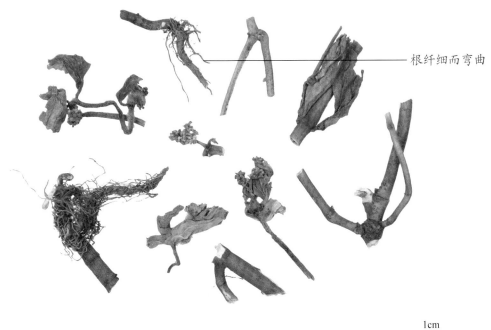

根纤细而弯曲

1cm

● **附注**

《岭南采药录》载有飞扬草，曰："此为小飞扬草，叶如瓜子，折之有白汁。味酸苦，性寒。"
据关培生先生考证，所言为同属植物千根草 *Euphorbia thymifolia* L.，市场上称其为小飞扬草，
注意鉴别。

马 兰

● **别名**

马兰头、鸡儿肠、红梗菜、路边菊。

● **来源**

菊科植物马兰 *Kalimeris indica* (L.) Sch. -Bip. 的全草。

● **溯源**

本品始载于《本草拾遗》，曰："马兰，生泽旁。如泽兰，气臭。《楚辞》以恶草喻恶人。北人见其花呼为紫菊，以其花似菊而紫也。"《本草纲目》云："马兰，湖泽卑湿处甚多。二月生苗，赤茎白根，长叶有刻齿，状似泽兰，但不香尔。南人多采汋晒干为蔬及馒馅。入夏高二三尺，开紫花，花罢有细子。"所言即为此种。春季采收该植物嫩苗，经沸水烫煮，可凉拌食用，为野菜时蔬。

● **产地**

主产于浙江、广东、广西、福建、湖北、四川、云南等地。

● **采收加工**

夏、秋二季采收，鲜用或晒干。

● **药材性状**

根状茎呈细长圆柱形，着生多数浅棕黄色细根和须根。茎圆柱形，直径 2~3mm，表面黄绿色，有细纵纹，质脆，易折断，断面中央有白色髓。叶互生，叶片皱缩卷曲，多已碎落，完整者展平后呈倒卵形、椭圆形或披针形，被短毛，有的于枝顶可见头状花序，花淡紫色或已结果。瘦果倒卵状长圆形，扁平，有毛。气微，味淡微涩。

● **性味功用**

辛，凉。凉血止血，清热利湿，解毒消肿。适用于吐血、衄血、血痢、崩漏、创伤出血、黄疸、水肿、淋浊、感冒、咳嗽、咽喉肿痛、痔疮、痈肿、丹毒、小儿疳积等病症。

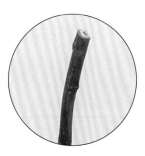

茎断面中央有白色髓

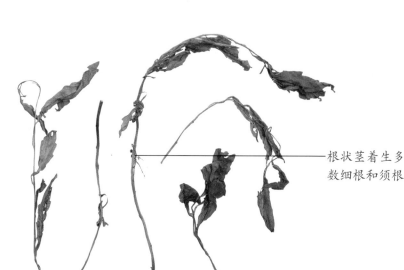

根状茎着生多数细根和须根

1cm

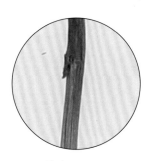

茎有细纵纹

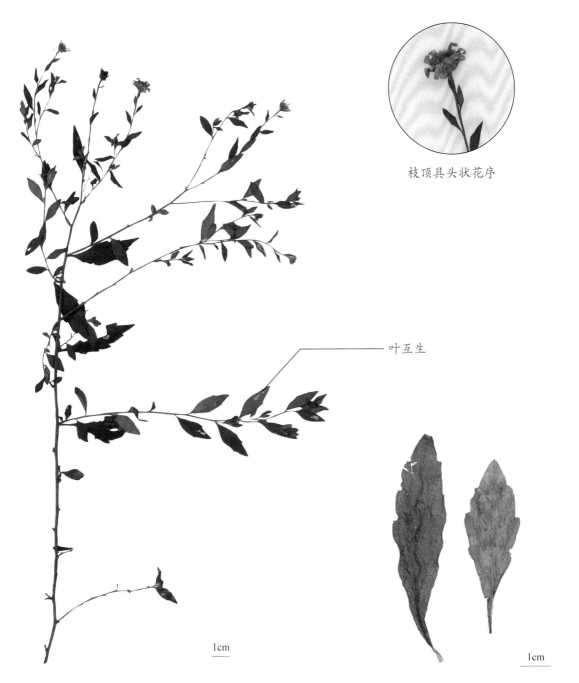

枝顶具头状花序

叶互生

叶完整者展平后呈倒卵形、椭圆形或披针形

1cm

1cm

● **附注**

该植物的根及根状茎亦可单独入药，名为马兰根。

马蹄金

- **别名**

  小金钱草、小马蹄草、小铜钱草、金钱草、金马蹄草。

- **来源**

  旋花科植物马蹄金 *Dichondra micrantha* Urban 的全草。

- **溯源**

  本品以"荷包草"之名载于《本草纲目拾遗》，曰："生古寺圆砌石间，似地连钱，而叶有皱纹，形如腰包，青翠可爱。"又引《百草镜》，云："二月十月发苗，生乱石缝中，茎细，叶如芡实大，中缺形似挂包、馄饨，故名。蔓延贴地，逐节生根，极易繁衍，山家阶砌乱石间多有之，四月、十月采，过时无。"

- **产地**

  主产于四川、浙江、福建、广西、湖南等地。

- **采收加工**

  全年随时可采，鲜用或洗净晒干。

- **药材性状**

  全草缠绕成团。茎细长，被灰色短柔毛，节上生根，质脆，易折断，断面中有小孔。叶互生，多皱缩，青绿色，灰绿色或棕色，完整者展平后圆形或肾形，直径 0.5~2cm，基部心形，上面微被毛，下面具短柔毛，全缘；叶柄长约 2cm；质脆易碎。偶见灰棕色近圆球形果实，直径约 2mm。种子 1~2，黄色或褐色，气微，味辛。以叶多、色青绿者为佳。

- **性味功用**

  苦、辛，凉。清热，利湿，解毒。适用于黄疸，痢疾，砂淋，白浊，水肿，疔疮肿毒，跌打损伤，毒蛇咬伤等病症。

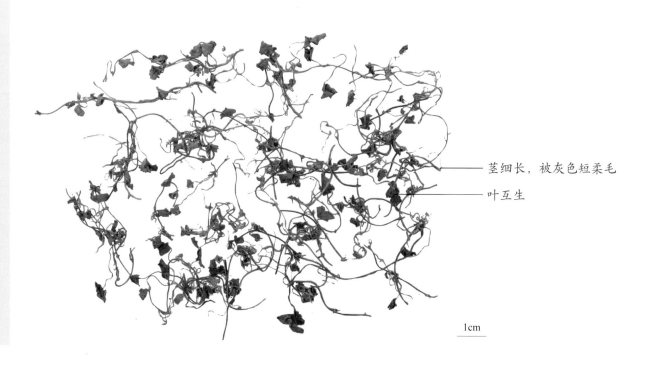

茎细长，被灰色短柔毛

叶互生

1cm

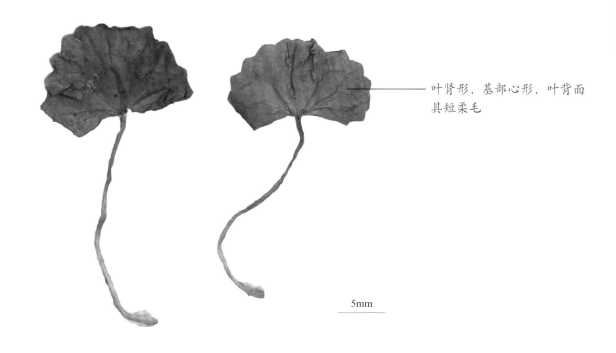

叶肾形，基部心形，叶背面
具短柔毛

5mm

天仙藤 ●

● **别名**

马兜铃藤、青木香藤。

● **来源**

马兜铃科植物马兜铃 *Aristolochia debilis* Sieb. et Zucc. 的茎叶。

● **溯源**

本品始载于《本草图经》，曰："天仙藤，生江淮及浙东山中……春生苗，蔓延作藤，叶似葛叶，圆而小，有毛白色，四时不凋，根有须。夏日采取根苗，南人用之最多。"结合其附图，所言或为马兜铃科植物寻骨风 *Aristolochia mollisima* Hance。马兜铃地上部分入药，见于《证类本草》"马兜铃"条下列《圣惠方》，曰："治草蛊术，生

西凉更西及岭南。人若行此毒，入人咽刺痛欲死者。用兜铃苗一两，为末。以温水调下一钱，自消。"《宝庆本草折衷》引《新安志》，云："天仙藤其生子状如铃，故名马兜铃。"其后，均认为天仙藤即为马兜铃的地上部分。

● **产地**

主产于浙江、江苏、安徽、湖北、湖南等地。

● **采收加工**

夏、秋二季割取地上部分，晒干。

● **药材性状**

茎细长圆柱形，略扭曲，直径1~3mm；表面黄绿色或黄褐色，有棱脊及节，节间长短不等；质脆，易折断，断面有数个大小

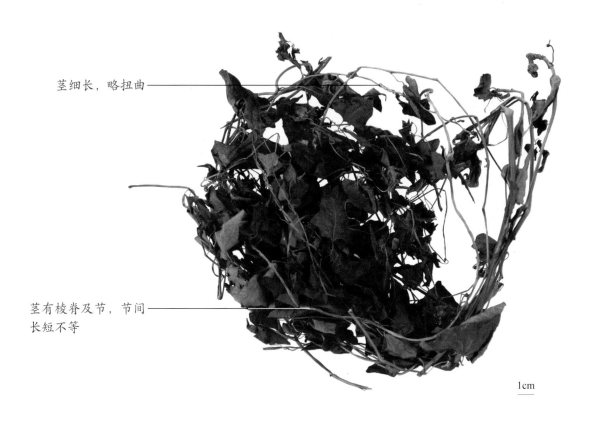

不等的维管束。叶互生，多皱缩、破碎，完整叶片三角状狭卵形或三角状宽卵形，基部心形，暗绿色或淡黄色，基生脉明显；叶柄细长。以茎细、叶多、色青绿者为佳。

● **性味功用**

苦，温；有毒。行气活血，利水消肿，解毒。适用于疝气痛，胃痛，产后血气痛，风湿痹痛，妊娠水肿，蛇虫咬伤等病症。

茎细长，略扭曲

茎有棱脊及节，节间长短不等

1cm

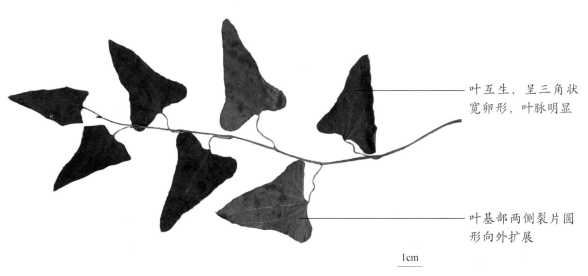

叶互生，呈三角状宽卵形，叶脉明显

叶基部两侧裂片圆形向外扩展

1cm

● **附注**

1. 该植物的根、果实均可入药，分别称为青木香、马兜铃。
2. 同属植物北马兜铃 *Aristolochia contorta* Bunge 的茎叶亦同等入药。

- **别名**

  冷水丹、高脚细辛、狗肉香。

- **来源**

  马兜铃科植物马蹄香 *Saruma henryi* Oliv. 的全草。

- **溯源**

  "马蹄香"之名始载于《新修本草》"杜蘅"条，曰："杜蘅叶似葵，形如马蹄，故俗云马蹄香。"经考证，其所言为马兜铃科植物杜衡 *Asarium forbesii* Maxim.。本品药用明确记载始于《陕西中草药》，云："冷水丹，味辛苦，性温；小毒。温中散寒，理气镇痛。主治胃寒痛，心前区痛，关节痛。（鲜叶）适量捣烂外敷，可治化脓疮疡。"

- **产地**

  主产于江西、湖北、湖南、陕西、甘肃、四川及贵州等地。

- **采收加工**

  夏、秋二季采挖全草，除去泥土，阴干。

- **药材性状**

  全草常捆成把。根状茎粗短，直径约5mm，有短分枝或残留地上茎。根多数细长，直径约1mm，灰棕色；质脆易折断，断面黄白色。地上茎灰黄色，有纵棱；断面中空，近三角形。叶多皱缩，水浸展平后完整者呈心形，长6~15cm，两面及边缘有柔毛，偶见已开裂的蓇葖果状蒴果。气香，味苦。

- **性味功用**

  辛、苦，温；小毒。祛风散寒，理气止痛，消肿排脓。适用于风寒感冒，咳嗽头痛，胃寒气滞，脘胀疼痛，胸痹疼痛，关节痛，劳伤身痛，痈肿疮毒等病症。

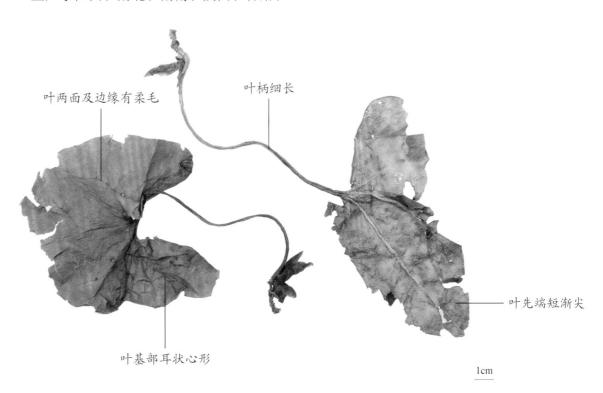

叶两面及边缘有柔毛

叶柄细长

叶先端短渐尖

叶基部耳状心形

1cm

马鞭草

- **别名**

  马鞭稍、白马鞭、铁扫帚。

- **来源**

  马鞭草科植物马鞭草 *Verbena officinalis* L. 的全草。

- **溯源**

  本品始载于《名医别录》。《新修本草》云："苗似狼牙及茺蔚，抽三四穗，紫花，似车前。穗类鞭鞘，故名马鞭。"《本草图经》曰："今衡山、庐山、江淮州郡皆有之。春生苗似狼牙，亦类益母而茎圆，高二三尺。抽三四穗子，七月、八月采苗叶，日干用。"并附图"衡州马鞭草"。所言皆是本品。

- **产地**

  主产于湖北、江苏、广西；我国长江以南各地均产。

- **采收加工**

  6~8 月花开放时割取地上部分，除去杂质，晒干。

- **药材性状**

  根状茎圆柱形。茎近方形，直径 0.2~0.4cm；表面灰绿色至黄绿色，粗糙被硬毛，有纵沟；质硬，易折断，断面纤维状，中央有白色的髓或已成空洞。叶对生，灰绿色或棕黄色，多皱缩破碎，具毛；完整叶片卵形至长圆形，羽状分裂或 3 深裂。穗状花序细长，小花排列紧密，有的已成果穗。果实包于灰绿色宿存萼内，小坚果灰黄色，长约 0.2cm，于放大镜下可见背面有纵脊纹。气微，味微苦。以色青绿、带花穗、无杂质者为佳。

- **性味功用**

  苦、辛，微寒。清热解毒，活血通经，利水消肿，截疟。适用于咽喉肿痛，牙龈肿痛，黄疸，痢疾，血瘀经闭，痛经，癥瘕，水肿，小便不利，疟疾，痈疮肿毒，跌打损伤等病症。

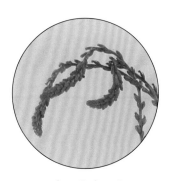

穗状花序细长

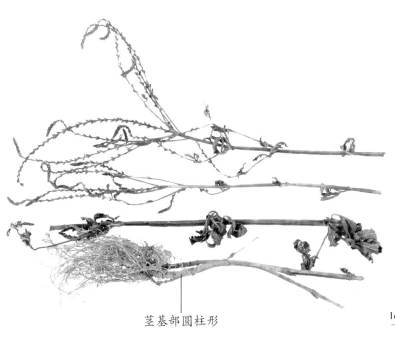

茎基部圆柱形

1cm

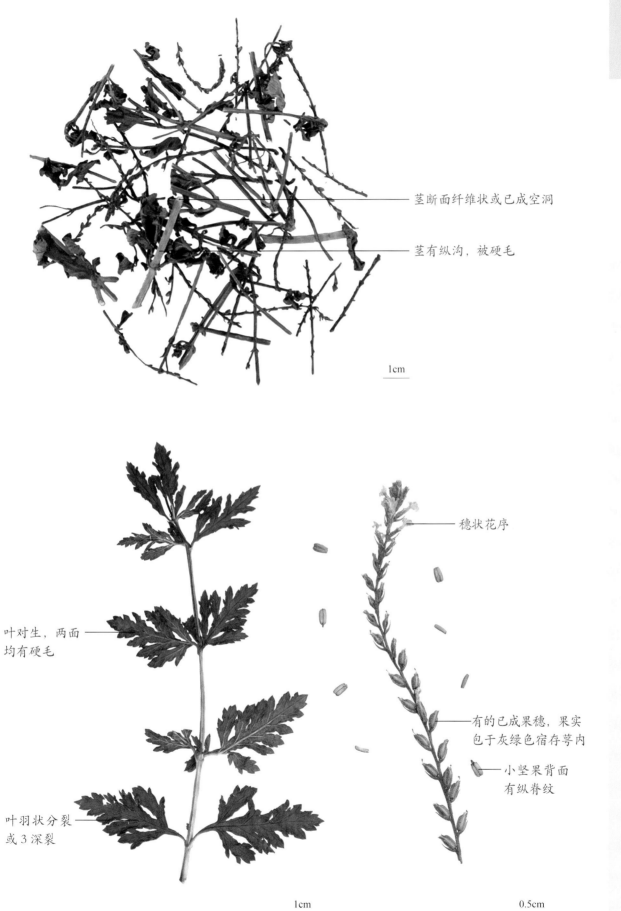

茎断面纤维状或已成空洞

茎有纵沟，被硬毛

1cm

穗状花序

叶对生，两面
均有硬毛

有的已成果穗，果实
包于灰绿色宿存萼内

小坚果背面
有纵脊纹

叶羽状分裂
或3深裂

1cm

0.5cm

天名精

● **别名**
鹤虱草、烟头草。

● **来源**
菊科植物天名精 *Carpesium abrotanoides* L. 的全草。

● **溯源**
本品始载于《神农本草经》，列为上品。《本草纲目》曰："天名精，嫩苗绿色，似皱叶菘芥，微有狐气。淘净炸之，亦可食。长则起茎，开小黄花，如小野菊花。结实如同蒿，子亦相似，最粘人衣，狐气尤甚，炒熟则香，故诸家皆云辛而香。"所言与此种相符。其果实入药，名为鹤虱；全草入药，名为天名精。

● **产地**
全国大部分地区均产。

● **采收加工**
7~8月采收全草，鲜用或晒干。

● **药材性状**
有多数细长的棕色根。茎表面黄绿色或黄棕色，有纵条纹，上部多分枝；质较硬，易折断，断面类白色，髓白色、疏松。叶多皱缩或脱落，完整叶片卵状椭圆形或长椭圆形，长10~15cm，宽5~8cm，先端尖或钝，基部狭成具翅的短柄，边缘有不规则锯齿或全缘，上面有贴生短毛，下面有短柔毛或腺点；质脆易碎。头状花序多数，腋生，花序梗极短；花黄色。气特异，味淡微辛。

● **性味功用**
苦、辛，寒。清热，化痰，解毒，杀虫，破瘀，止血。适用于乳蛾，喉痹，急慢惊风，牙痛，疔疮肿毒，痔瘘，皮肤痒疹，毒蛇咬伤，虫积，血瘕，吐血，衄血，血淋，创伤出血等病症。

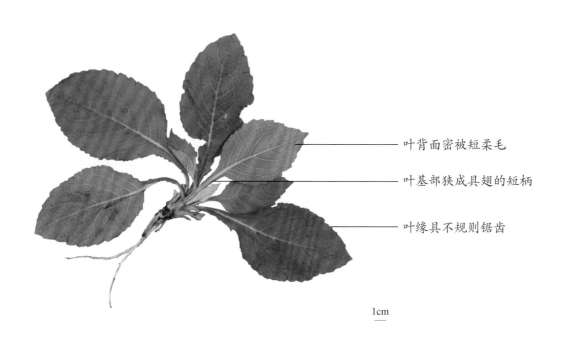

叶背面密被短柔毛

叶基部狭成具翅的短柄

叶缘具不规则锯齿

1cm

● 别名

土茵陈、土香薷、白花茵陈、香草、五香草。

● 来源

唇形科植物牛至 *Origanum vulgare* L. 的全草。

● 溯源

本品以"江宁府茵陈"之名始载于《本草图经》"茵陈"条，云："江宁府又有一种茵陈，叶大根粗，黄白色，至夏有花实。"结合其附图，与此种相符。《植物名实图考》曰："小叶薄荷，生建昌。细茎，小叶，叶如枸杞而圆，数叶揽生一处，梢开小黄花如粟。"

● 产地

主产于云南、四川、贵州等地。

● 采收加工

7~8 月割取地上部分（或拔取全草），除去泥沙及杂质，晒干。

● 药材性状

全草长 23~50cm。根较细小，略弯曲，直径 2~4mm，表面灰棕色；质略韧，断面黄白色。茎呈方柱形，紫棕色至淡棕色，密被细毛，节明显，节间长 2~5cm。叶对生，多皱褶或脱落，暗绿色或黄绿色，完整者展开后呈卵形或宽卵形，长 1.5~3cm，宽 0.7~1.7cm，先端钝，基部圆形，全缘，两面均有棕黑色腺点及细毛。聚伞花序顶生；苞片倒长卵形，黄绿色或黄褐色，有的先端带紫色；花萼钟状，先端 5 裂，边缘密生白色细柔毛。小坚果扁卵形，红棕色。气微香，味微苦。以叶多、气香浓者为佳。

● 性味功用

苦、微辛，凉。解表，理气，清暑，利湿。适用于感冒发热，中暑，胸膈胀满，腹满吐泻，痢疾，黄疸，水肿，带下，小儿疳积，麻疹，皮肤瘙痒，疮疡肿痛，跌打损伤等病症。

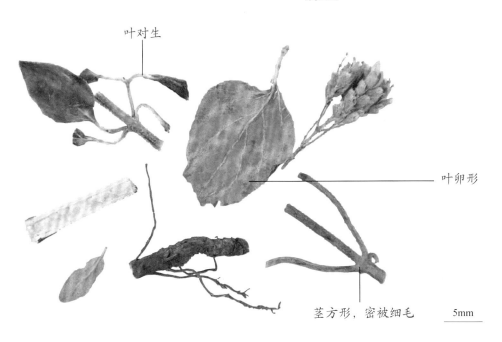

叶对生

叶卵形

茎方形，密被细毛　　5mm

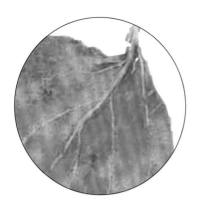

叶两面均有棕黑色腺点及细毛

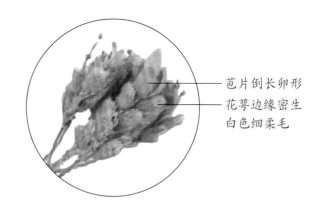

苞片倒长卵形

花萼边缘密生
白色细柔毛

聚伞花序顶生

天胡荽

● **别名**

满天星、破铜钱、小金钱草、遍地金。

● **来源**

伞形科植物天胡荽 *Hydrocotyle sibthorpioides* Lam. 的全草。

● **溯源**

《千金·食治》在"蘩蒌"条下记载："别有一种近水渠中温湿处，冬生，其状类胡荽，亦名鸡肠菜，可以疗痔病，一名天胡荽。"《本草纲目》载有"石胡荽"，云："石胡荽，生石缝及阴湿处小草也。高二三寸，冬月生苗，细茎小叶，形状宛如嫩胡荽，其气辛熏不堪食，鹅亦不食之。夏开细花，黄色，结细子，极易繁衍，僻地则铺满也。"以上所载均为此种。

● **产地**

主产于我国长江以南各地。

● **采收加工**

夏、秋二季采收全草，洗净，晒干。

● **药材性状**

多皱缩成团，根细，表面淡黄色或灰黄色。茎极纤细，弯曲，黄绿色，节处有根痕及残留细根。叶多皱缩破碎，完整叶圆形或近肾形，5~7浅裂，少不分裂，边缘有钝齿；托叶膜质；叶柄长0.7~9cm，扭曲状。伞形花序小。双悬果略呈心形，两侧压扁。气香。

● **性味功用**

辛、微苦，凉。清热利湿，解毒消肿。适用于黄疸，痢疾，水肿，淋症，目翳，喉肿，痈肿疮毒，带状疱疹，跌打损伤等病症。

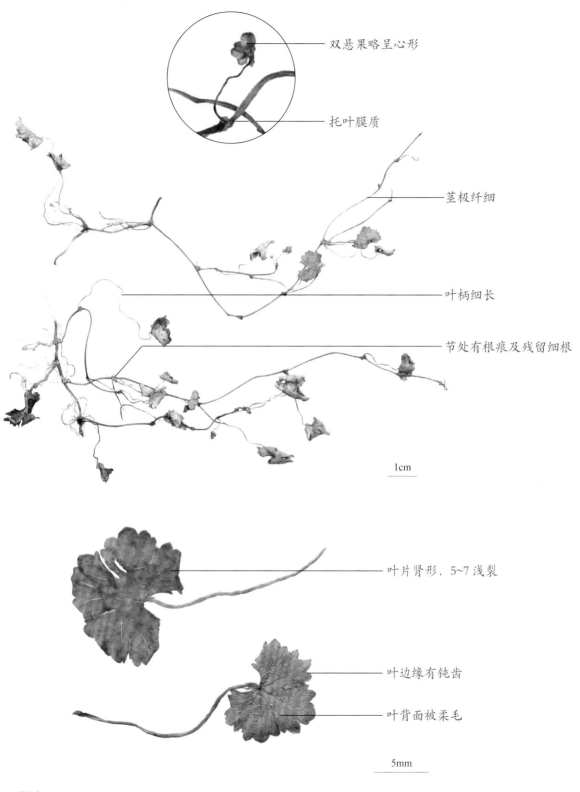

双悬果略呈心形

托叶膜质

茎极纤细

叶柄细长

节处有根痕及残留细根

1cm

叶片肾形，5~7浅裂

叶边缘有钝齿

叶背面被柔毛

5mm

● **附注**

同属植物破铜钱 *Hydrocotyle sibthorpioides* Lam. var. *batrachium* (Hance) Hand.-Mazz. ex Shan 亦同等入药。与天胡荽的区别：叶片 3~5 深裂几达基部，侧裂片间有一侧或两侧仅裂达基部 1/3 处，裂片楔形。

天香炉

- **别名**
  仰天盅、朝天罐、金香炉、小金钟、天吊香。

- **来源**
  野牡丹科植物金锦香 *Osbeckia chinensis* L. 的全草。

- **溯源**
  本品始载于《生草药性备要》，曰："天香炉，味淡辛，性平。治痫，去痰；牙痛，煲水含；通经，捶汁开酒服。"

- **产地**
  主产于我国华南、中南等地。

- **采收加工**
  夏、秋二季采挖全草，晒干。

- **药材性状**
  全草长约60cm。根圆柱形，灰褐色，木质较硬面脆。茎方柱形，老茎略呈圆柱形，粗2~4mm，黄绿色或紫褐色，被紧密的黄色粗伏毛，质脆易断，髓白色或中空。叶对生，有短柄，完整叶片呈线形至线状披针形，长2~5cm，宽2~6mm，先端尖，基部钝圆，上表面黄绿色，下表面色较浅，两面被糙伏毛；基出脉3~5条，侧脉不明显。头状花序球状；萼黄棕色，花冠暗紫红色，皱缩，易脱落。蒴果钟状，具杯状宿存萼，浅棕色或棕黄色，先端平截。气微，味涩，微甘。以叶多、带果者为佳。

- **性味功用**
  辛、淡，平。化痰利湿，祛斑止血，解毒消肿。适用于咳嗽，哮喘，小儿疳积，泄泻痢疾，风湿痹痛，咳血，衄血，吐血，便血，崩漏，痛经，经闭，产后瘀滞腹痛，牙痛，脱肛，跌打伤肿，毒蛇咬伤等病症。

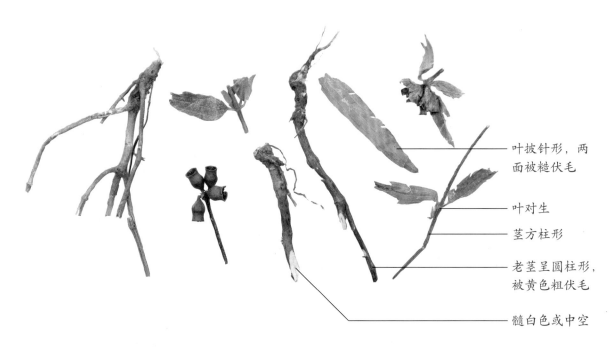

叶披针形，两面被糙伏毛

叶对生

茎方柱形

老茎呈圆柱形，被黄色粗伏毛

髓白色或中空

1cm

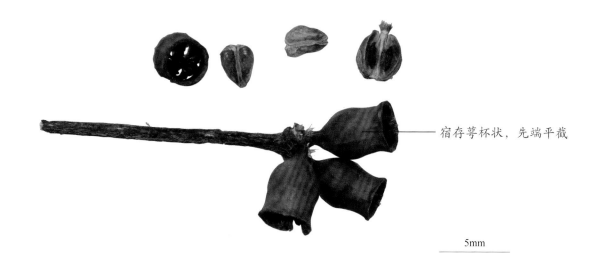

宿存萼杯状，先端平截

5mm

水案板

● **别名**

眼子菜、压水草、案板菜、滑油丹。

● **来源**

眼子菜科植物眼子菜 *Potamogeton distinctus* A. Benn. 或鸡冠眼子菜 *Potamogeton cristatus* Regel. et Maack 的全草。

● **溯源**

本品始载于《救荒本草》，曰："生水泽中，青叶背紫色，茎柔滑而细，长可数尺。"《植物名实图考》云："牙齿草，生云南水中，长根横生，紫茎，一枝一叶，叶如竹，光滑如荇，开花作小黄穗。"所述与今相符。

● **产地**

主产于我国华东地区。

● **采收加工**

夏季收取全草，洗净，晒干。

● **药材性状**

本品根状茎细长。茎丝状，圆形或近圆形。叶两型，沉没水中的条形，长达 6cm，先端极尖；浮在水面的椭圆形，长 1.5~3cm，宽 0.4~1cm，先端急尖，全缘，脉 7 条；叶柄短于叶片。穗状花序偶见，长椭圆形，长 0.5~1cm。小坚果斜宽倒卵形，背部有鸡冠状突起。

● **性味功用**

苦，寒。清热解毒，利湿通淋，止血，驱蛔。适用于湿热痢疾，黄疸，热淋，带下，鼻衄，痔疮出血，蛔虫病，疮痈肿毒等病症。

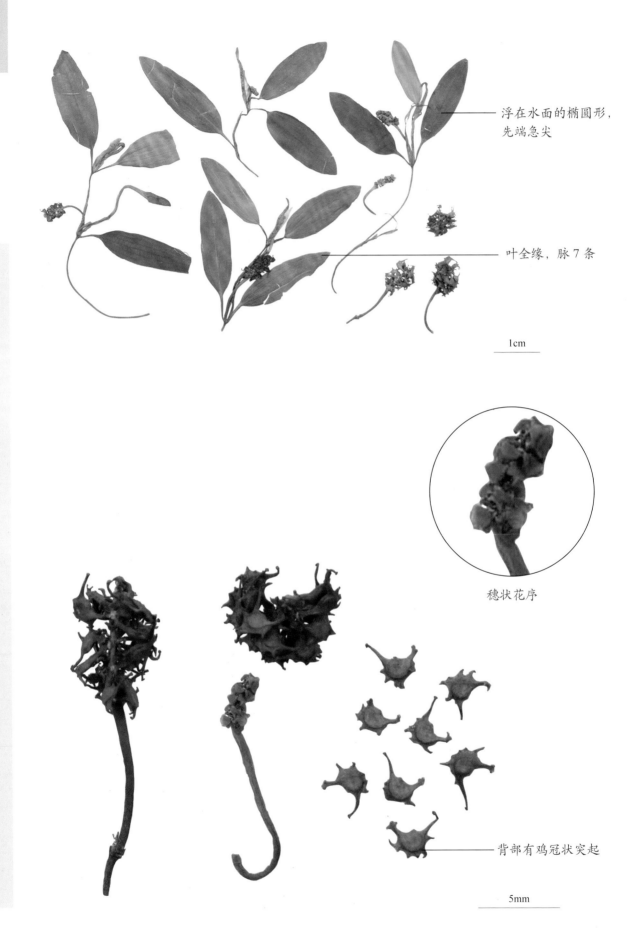

浮在水面的椭圆形，
先端急尖

叶全缘，脉7条

1cm

穗状花序

背部有鸡冠状突起

5mm

瓦 松

● **别名**

不死草、瓦花、瓦塔。

● **来源**

景天科植物瓦松 *Orostachys fimbriatua* (Turczaninow) A. Berger 的全草。

● **溯源**

本品以"昨叶何草"之名始载于《新修本草》，云："生上党屋上，如蓬初生。一名瓦松……叶似蓬，高尺余，远望如松栽，生年久瓦屋上。"古代本草对瓦松记载较为简单，可能包括景天科瓦松属的多种植物。我国瓦松属有 11 种，2 变种，不同地方就地取材，当地多种瓦松属植物药用的现象较为普遍。《中国药典》1963 年版以瓦松、晚红瓦松 *Orostachys japonicus* A. Berger 为正品，1977 年版及以后版本仅以瓦松为正品。

● **产地**

主产于辽宁、江苏、浙江、湖北等地。

● **采收加工**

夏、秋二季采收全草，沸水略烫后晒干。

● **药材性状**

本品茎黄褐或暗棕褐色，长 12~20cm，残留多数叶脱落后的疤痕，交互连接成棱形花纹。基生叶丛生，灰绿或黄褐色，皱缩卷曲，长 12~15mm，宽约 3mm。茎上部叶间带有小花，呈红褐色，小花柄长短不一。质轻脆，易碎。气微，味酸。

● **性味功用**

酸、苦，凉；有毒。凉血止血，清热解毒，收湿敛疮。适用于吐血，鼻衄，便血，血痢，热淋，月经不调，疔疮痈肿，痔疮，湿疹，烫伤，肺炎，肝炎，乳糜尿等病症。

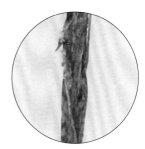

残留叶脱落后的疤痕，
交互连接成棱形花纹

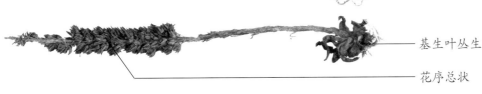

基生叶丛生

花序总状

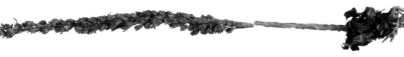

1cm

● **附注**

市场瓦松可分为两类，一类全草呈圆锥形，具分棱，花排列比较疏松；另一类花密集排列于茎中上部，呈圆锥形，无花棱或很短。前者主要为瓦松，后者主要为晚红瓦松，可能还有钝叶瓦松 *Orostachys malacophylla* (Pall.) Fisch.、黄花瓦松 *Orostachys spinosa* (L.) Sweet 等，注意区别。

水苦荬

● 别名
接骨仙桃、水接骨丹、水仙桃草、大仙桃草、仙桃草。

● 来源
玄参科植物北水苦荬 *Veronica anagallis-aquatica* L. 或水苦荬 *Veronica undulata* Wall. 的带虫瘿果实的地上部分。

● 溯源
《救荒本草》载有"水菾菖"条，云："一名水菠菜。水边多生。苗高一尺许，叶似麦蓝叶而有细锯齿，两叶对生，每两叶间对叉叉生两枝，稍间开青白花，结小青蓇葖，如小椒粒大。其叶味微苦，性寒。"《本草纲目拾遗》载"接骨仙桃"条，曰："生田野间，似鳢肠草。结子如桃，熟则微红，小如绿豆大，内有虫者佳。"《百草镜》云："仙桃草"近水处田塍多有之，谷雨后生苗，叶光长，类旱莲，高尺许，茎空，摘断不黑亦不香。立夏后开细白花，亦类旱莲，而成穗结实如豆，大如桃子，中空，内有

小虫在内，生翅，穴孔而出。采时须俟实将红，虫未出生翅时收用，药力方全。盖此药之用全在虫，须晒焙令内虫死。若挂悬风干，恐内虫生翅而出，药亦无用矣。按：此草须芒种后采，若过夏至，则虫穴空而出，化为小蚊，苞空无用矣。"以上所言均为此种。一般认为，本品以带虫瘿果实者为佳，但现今药材中大多数未带虫瘿果实，注意鉴别。

● 产地
我国南北各地均产，以西南、华东为多。

● 采收加工
夏季割取带虫瘿果实的地上部分，切碎，晒干。

● 药材性状
全草长 10~100cm。通常茎直立，上部多

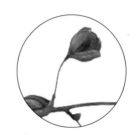

果实近圆形，先端微凹

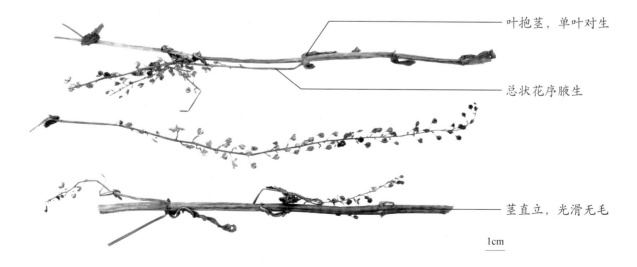

叶抱茎，单叶对生

总状花序腋生

茎直立，光滑无毛

1cm

分枝，光滑无毛，中空。单叶对生；无柄，上部叶半抱茎；完整叶片呈卵圆形或长卵形，长 2~10cm，宽 1~3.5cm，先端钝圆或锐尖，全缘或具波状齿。总状花序腋生，长于叶，多花；花小，多脱落。果实近圆形，先端微凹，常有小虫寄生，寄生后果实膨大成圆球形。种子细小，长圆形，扁平。以叶多、带虫瘿果实多者为佳。

● **性味功用**

苦，凉。清热解毒，活血止血。适用于感冒，咽痛，劳伤咯血，痢疾，血淋，月经不调，疮肿，跌打损伤等病症。

● **附注** ────────────────────────

玄参科植物蚊母草 *Veronica peregrina* L. 的带虫瘿的全草入药名为仙桃草，注意区别，详见"仙桃草"条。

牛耳岩白菜 ●

● **别名**

石三七、石虎耳、猫耳朵、岩白菜、岩青菜。

● **来源**

苦苣苔科植物牛耳朵 *Chirita eburnea* Hance 的全草。

● **溯源**

本品以"呆白菜"之名始载于《植物名实图考》，曰："呆白菜，生山石间，铺生不直立，一名矮白菜。极似莙荙，长根数寸。"结合其附图，所言即为此种。鄂西土家族中"七十二还阳"中"青菜还阳"即为本品。

● **产地**

主产于广东、广西、湖南、湖北、四川、贵州等地。

● **采收加工**

全年均可采收全草，晒干。

● **药材性状**

根状茎圆柱形，弯曲，有茎基残余，靠近根状茎头部处着生多数细长的须根。根茎长 1~7cm，直径 0.8~2cm。表面黄褐色，较光滑，有不规则的纵皱纹。质脆，易断，折断面较致密，黑褐色。维管束呈白色点状，断续连接成圆环。全草皱缩，叶基生，展平后呈卵形，全缘，两面均有毛茸，有时可见花枝或果枝。气微。

● **性味功用**

甘、微苦，凉。清肺止咳，凉血止血，解毒消痈。适用于阴虚肺热，咳嗽咯血，崩漏带下，痈肿疮毒，外伤出血等病症。

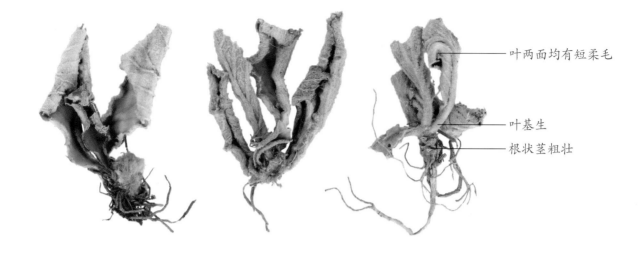

叶两面均有短柔毛

叶基生

根状茎粗壮

1cm

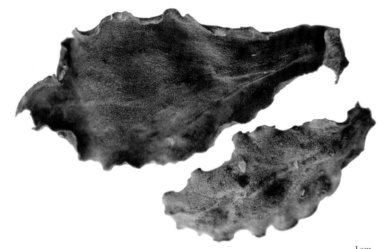

1cm

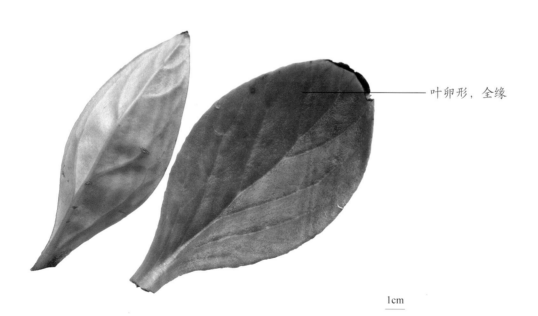

叶卵形，全缘

1cm

● **别名**

千斤草、千人拔、蟋蟀草。

● **来源**

禾本科植物牛筋草 *Eleusine indica* (L.) Gaertn. 的全草。

● **溯源**

本品始载于《百草镜》。《本草纲目拾遗》曰："牛筋草，一名千金草，夏初发苗，多生阶砌道左。叶似韭而柔，六七月起茎，高尺许，开花三叉，其茎弱韧，拔之不易断，最难芟除，故有牛筋之名。"所言即为此种。《广东省中药材标准（第一册）》（2004年）收录本品。

● **产地**

我国南北各地均产。

● **采收加工**

8~9月采挖全草，除去泥土及杂质，晒干。

● **药材性状**

须根细而密，黄棕色，直径0.5~1mm。秆丛生，呈扁圆柱形，淡灰绿色，有纵棱，节明显，节间长4~8mm，直径1~4mm。叶条形，长达15cm，宽0.3~0.5cm，叶脉平行条状。穗状花序数个，呈指状排列于茎顶端，常为3个，气微，味淡。

● **性味功用**

甘、淡，凉。清热利湿，凉血解毒。适用于伤暑发热，小儿惊风，乙脑，流脑，黄疸，淋证，小便不利，痢疾，便血，疮疡肿痛，跌打损伤等病症。

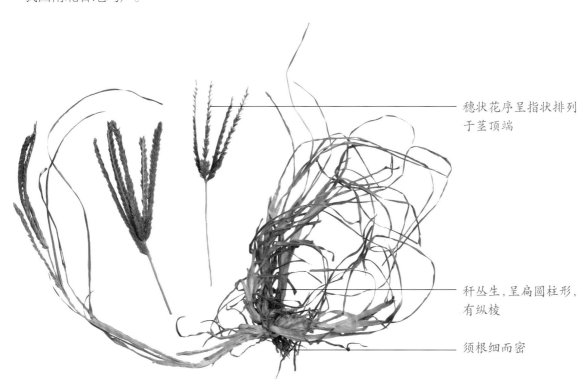

穗状花序呈指状排列于茎顶端

秆丛生，呈扁圆柱形，有纵棱

须根细而密

1cm

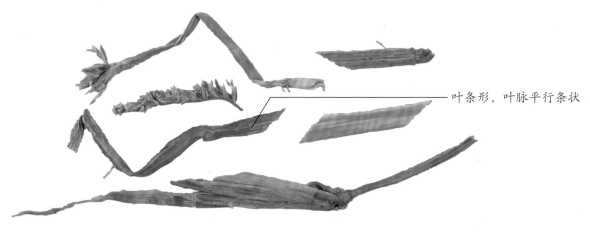

叶条形，叶脉平行条状

5mm

毛大丁草

- **别名**

  一枝香、一炷香、满地香、四皮香、白花一支香、头顶一枝香。

- **来源**

  菊科植物大丁草 *Leibnitzia anandria* (Linnaeus) Turczaninow 的全草。

- **溯源**

  本品以"小一支箭"之名始载于《滇南本草》，曰："小一支箭，一名白头翁。味苦，性温。功散疮毒，治小儿头秃疮，消散瘰疬结核，利小便，止尿血，利热毒，止膀胱偏坠气，疗乳蛾，腮红肿。"经陈封怀先生 20 世纪 50 年代调查，云南可用的"白头翁"即菊科植物大丁草。《植物名实图考》载有"一枝香"，曰："生广信。铺地生叶，如桂叶而柔厚，面光绿，背淡有白毛，根须长三四寸，赭色。土人以治小儿食积。"所言亦为此种。《广西中药志》记载本品在广西民间治疗小儿食积，与之相符。

- **产地**

  主产于我国长江以南各地。

- **采收加工**

  夏季采收，洗净，晒干或鲜用。

- **药材性状**

  根状茎丛生多数须根，长可达 11cm，表面棕褐色；质脆，断面黄白色。叶丛生，多皱缩，完整叶片展平后矩圆形或卵形，上面黑褐色，下面棕褐色，被黄白色绒毛；质脆，有的叶丛中留有一棕黄色头状花序，花梗中空。气微，味涩。以叶多、少破碎者为佳。

● 性味功用

苦、辛，凉。清热解毒、宣肺止咳，行气活血。适用于伤风咳嗽，胃脘胀痛，泄泻，痢疾，水肿，淋浊，疮疖肿毒，跌打肿痛，毒蛇咬伤等病症。

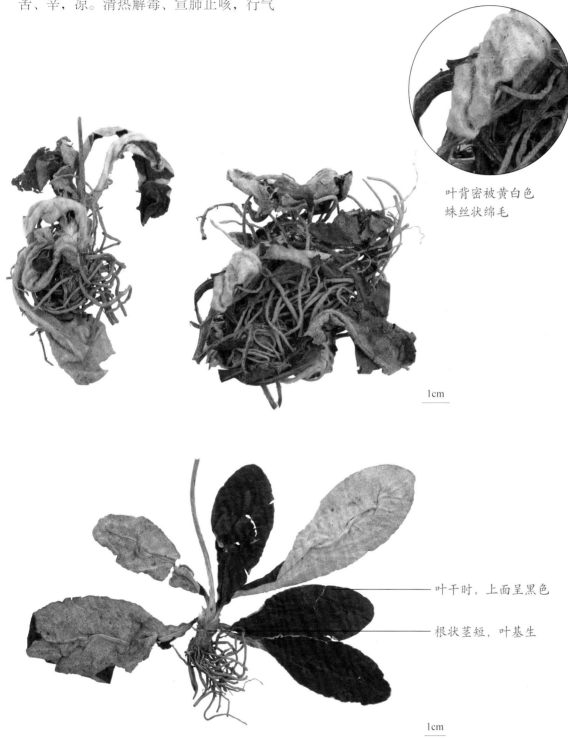

叶背密被黄白色蛛丝状绵毛

1cm

叶干时，上面呈黑色

根状茎短，叶基生

1cm

● 附注

菊科植物杏香兔儿风 *Ainsliaea fragrans* Champ. 入药亦名一枝香，注意区别，详见"杏香兔儿风"条。

毛 茛

● **别名**

水茛、天灸、鹤膝草、老虎草、老虎脚迹草、野芹菜。

● **来源**

毛茛科植物毛茛 *Ranunculus japonicus* Thunb. 的全草。

● **溯源**

本品始载于《本草拾遗》。《本草纲目》云："毛建、毛茛即今毛堇也。下湿处即多。春生苗，高者尺余，一枝三叶，叶有三尖及细缺。与石龙芮茎叶一样，但有细毛为别。四五月开小黄花，五出，甚光艳。结实状如欲绽青桑葚，如有尖峭，与石龙芮子不同。人以为鹅不食草者，大误也。方士取汁煮砂伏硫。沈存中《笔谈》所谓石龙芮有两种，水中者叶光而末圆，陆生者叶毛而末锐。此即叶毛者，宜辨之。"结合其附图，所言即为此种。本品含有白头翁素，民间常用来天灸发泡，用于治疗黄疸、肝炎、疟疾、风湿、牙疼等症。本品有毒，发泡时面积不宜过大。

● **产地**

产于我国各地，西藏除外。

● **采收加工**

7~8月采收带根全草，洗净，阴干；鲜用可随采随用。

● **药材性状**

本品为不规则的段。根状茎疙瘩状，残存须根棕黄色。茎圆柱形，稍扁，黄绿色，断面中空。叶多皱缩或破碎，绿褐色，叶背棕色。聚合果球形。叶辛、微苦。

● **性味功用**

辛，温；有毒。退黄、定喘、截疟、镇痛、消翳。适用于黄疸，哮喘，疟疾，偏头痛，牙痛，鹤膝风，风湿关节痛，目生翳膜，瘰疬，痈疽肿毒等病症。

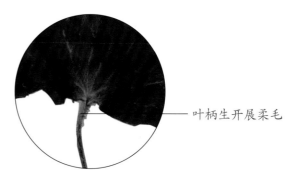

—— 叶柄生开展柔毛

▼ 毛茛

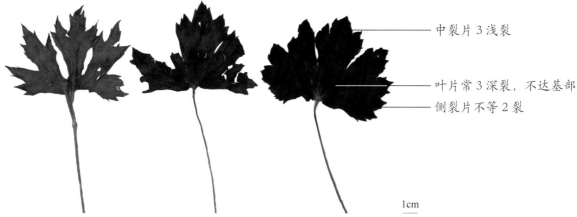

—— 中裂片3浅裂

—— 叶片常3深裂，不达基部
—— 侧裂片不等2裂

1cm

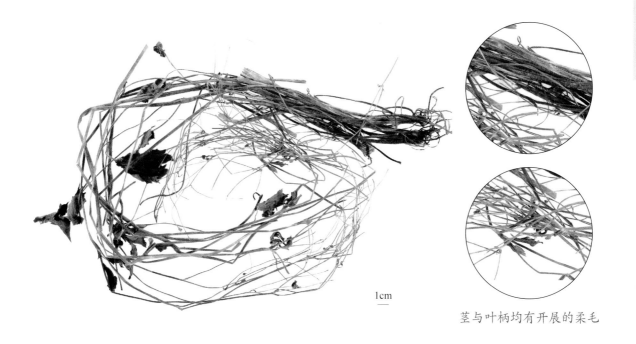

1cm

茎与叶柄均有开展的柔毛

▼ 禺毛茛

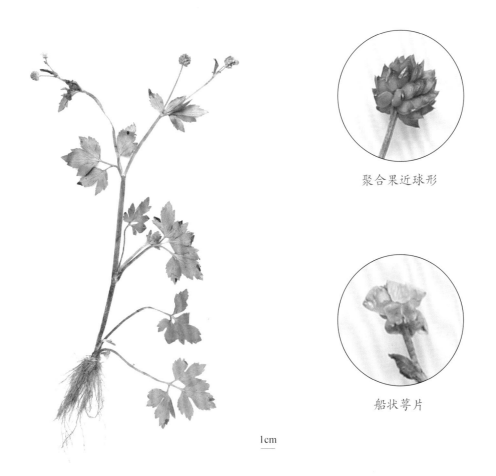

聚合果近球形

船状萼片

1cm

● 附注

　同属植物禺毛茛 *Ranunculus cantoniensis* DC. 等在民间亦同等入药，注意区别。

毛麝香

- **别名**

凉草。

- **来源**

玄参科植物毛麝香 *Adenosma glutinosum* (L.) Druce 的全草。

- **溯源**

《生草药性备要》收录"毛麝香"。《岭南采药录》云："毛麝香，枝叶根皮皆含芳香之气，能引药透入肌肤，颇有麝香之功用，故名。"目前，岭南地区习用的毛麝香与《岭南采药录》记载一致，即为本品。

- **产地**

主产于广东、广西、福建、云南等地。

- **采收加工**

秋季采收，除去泥沙，晒干。

- **药材性状**

茎圆柱形或近方柱形，多分枝，长20~ 50cm，直径0.2~0.4cm；表面黑褐色，有浅纵缩，被疏长毛；质脆，易折断，断面中空，带纤维性。叶对生，有短柄；叶片皱缩卷曲，完整者展平后呈披针状卵形至宽卵形，长1.5~5.0cm，先端短尖或渐尖，基部宽楔形至近心形，叶缘具短锯齿，叶面黑褐色，叶背浅棕褐色，两面均被茸毛，叶背面密具稍凹入的腺鳞。常见带果枝，果实褐色至棕黄色，宿存萼钟形，萼片5裂，其中1裂明显长大。气香，味辛凉、辣。

- **性味功用**

辛，温。祛风除湿，行气止痛，活血消肿。适用于风湿骨痹，气滞腹痛，疮疖肿毒，湿疹瘙痒，跌打损伤，蛇虫咬伤等病症。

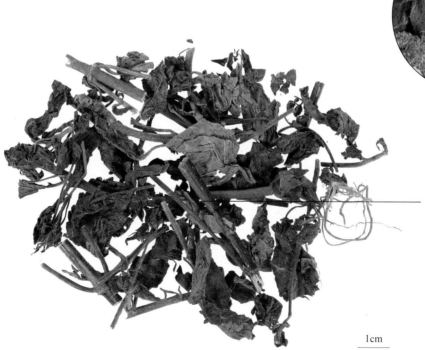

茎被疏长毛

茎圆柱形或近方柱形

1cm

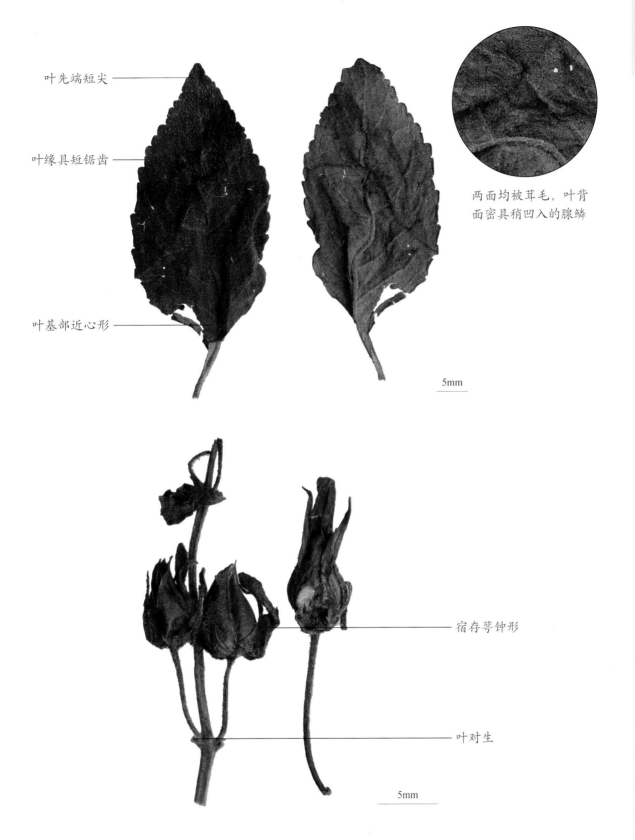

叶先端短尖

叶缘具短锯齿

叶基部近心形

两面均被茸毛，叶背
面密具稍凹入的腺鳞

5mm

宿存萼钟形

叶对生

5mm

全草类

● **附注**

　　毛麝香在不同区域会存在形态差异，市场上将个体矮小，花亦较小，花多叶密，全株显黑色
的类型，习称"细种毛麝香"或"矮脚毛麝香"。

乌蔹莓

- **别名**

  五叶藤、五爪龙、母猪藤、五爪藤。

- **来源**

  葡萄科植物乌蔹莓 *Cayratia japonica* (Thunb.) Gagnep. 的全草或根。

- **溯源**

  本品始载于《新修本草》，曰："乌蔹莓，蔓生，叶似白蔹，生平泽。"《本草纲目》云："塍堑间甚多，其藤柔而有棱，一枝一须，凡五叶。叶长而光，有疏齿，面青背淡。七八月结苞成簇，青白色。花大如粟，黄色四出。结实大如龙葵子，生青熟紫，内有细子。其根白色，大者如指，长一二尺，捣之多涎滑。"所言即为此种。

- **产地**

  主产于我国长江流域及以南各地。

- **采收加工**

  夏、秋二季割取地上部分，切段，晒干。

- **药材性状**

  茎圆柱形，扭曲，有纵棱，多分枝，带紫红色；卷须二歧分叉，与叶对生。叶皱缩，展平后为鸟足状复叶，小叶5，椭圆形、椭圆状卵形至狭卵形，边缘具疏锯齿，中间小叶较大，有长柄，侧生小叶较小；叶柄长可达4cm以上。浆果卵圆形，成熟时黑色。气微，味苦、涩。

- **性味功用**

  苦、酸，寒。清热利湿，解毒消肿。适用于热毒痈肿，疔疮，丹毒，咽喉肿痛，蛇虫咬伤，水火烫伤，风湿痹痛，黄疸，泻痢，白浊，尿血等病症。

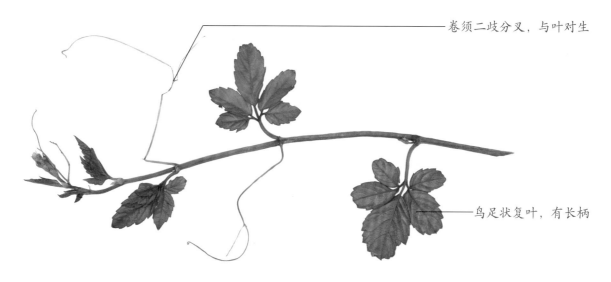

卷须二歧分叉，与叶对生

鸟足状复叶，有长柄

1cm

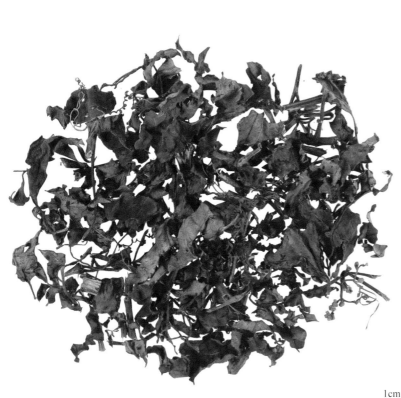

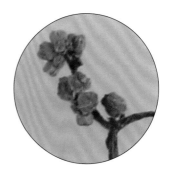

聚伞花序

1cm

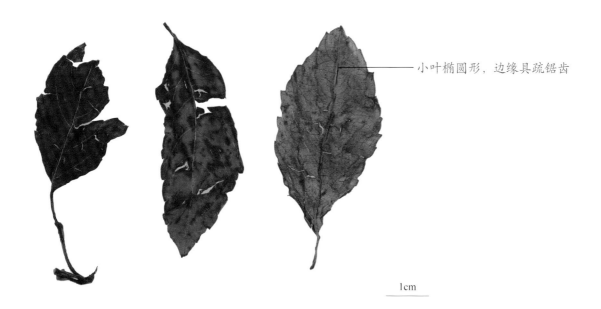

小叶椭圆形，边缘具疏锯齿

1cm

● **附注**

1. 本品在山东、江苏北部、安徽北部等地称为绞股蓝，注意鉴别。

2. 该植物的根及根状茎亦可单独入药，名为乌蔹莓根，功效同乌蔹莓。

乌蔹连

● 别名
乌泡连、如意草、鸡心七、苕叶细辛、白三百棒、红三百棒。

● 来源
堇菜科植物堇 *Viola moupinensis* Franch. 的全草。

● 溯源
本品以"细辛"之名始载于《滇南本草》，曰："细辛，白花者可用，紫花者不入药。味苦辛，性温。祛风明目，止头风，疗牙齿，功痈疽毒疮。"据考证，所言即为此种。

● 产地
主产于我国长江以南各地。

● 采收加工
夏、秋二季采收全草，洗净，晒干。

● 药材性状
本品多皱缩成团。湿润展开后，根状茎较粗大，主根明显，直径可达1cm，长可达14cm，并可见匍匐茎。基生叶心形，先端渐尖，边缘有钝锯齿。花淡棕紫色，具条纹。果较大，有的已开裂。气微，味微苦。

● 性味功用
微甘、涩，寒。清热解毒，活血止痛，止血。适用于疮痈肿毒，乳房硬肿，麻疹热毒，头痛，牙痛，跌扑损伤，开放性骨折，咳血，刀伤出血等病症。

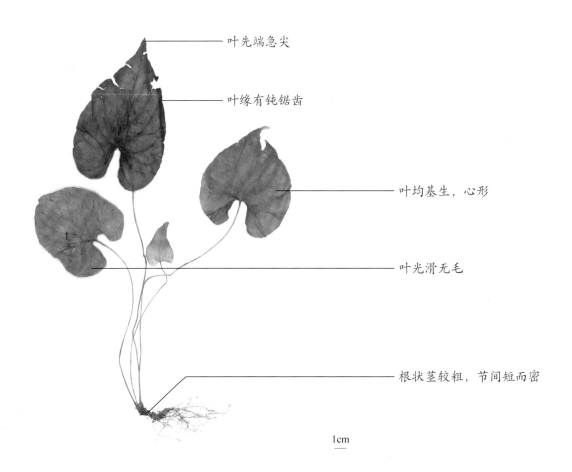

叶先端急尖

叶缘有钝锯齿

叶均基生，心形

叶光滑无毛

根状茎较粗，节间短而密

1cm

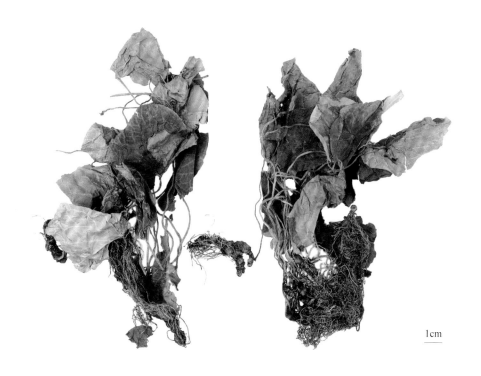

1cm

● 附注 ——————————————————————————————

部分地区亦有单独使用地下部分者，称为苕叶细辛。

火绒草

● 别名

老头草、老头艾、薄雪草。

● 来源

菊科植物火绒草 *Leontopodium leontopodioides* (Willd.) Beauv. 的地上部分。

● 溯源

本品始载于《内蒙古中草药》，为东北地区习用品种。近年来，发现本品含有苯乙双胍，可用于治疗糖尿病。

● 产地

主产于我国东北、华北、西北地区及山东等地。

● 采收加工

夏、秋间割取地上部分，除去杂质，晾干。

● 药材性状

全草长5~40cm，密被白色茸毛。花茎多数，簇生，无莲座状叶丛；花茎较细，被灰白色长柔毛或白色近绢状毛，不分枝或有时上部有伞房状或近总状花序枝。叶片条形或条状披针形，长2~4.5cm，宽0.2~0.5cm，无柄，下部较密，上部较疏；上面灰绿色，被柔毛，下面被白色或灰白色密绵毛或有时被绢毛。苞叶长圆形或条形，较上部叶鞘短，两面或下面被白色或灰白色厚茸毛，雄株多少开展成苞叶群，雌株不排列成明显的苞叶群。头状花序大，雌株的直径7~10mm，3~7个密集；小花雌雄异株。瘦果长圆形，黄褐色，长约1mm，有乳头状突起或密粗毛。气微，味淡。

● 性味功用

微苦，寒。疏风清热，利尿，止血。适用于流行性感冒，急、慢性肾炎，尿路感染，尿血，创伤出血等病症。

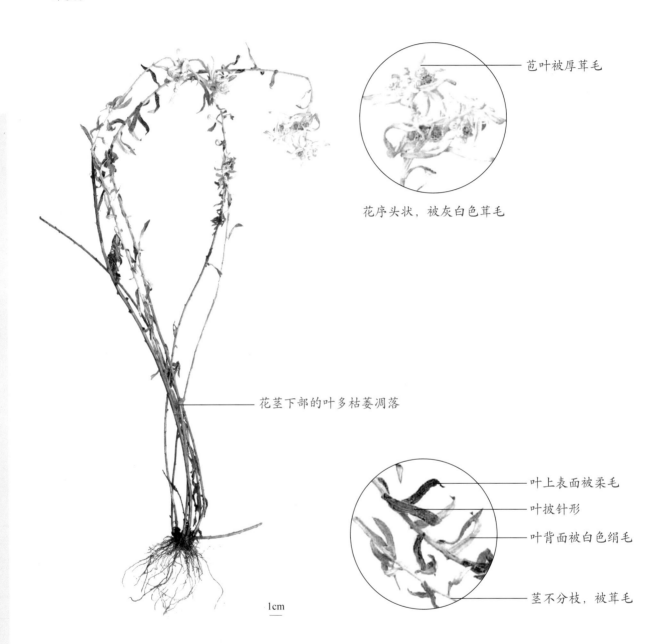

苞叶被厚茸毛

花序头状，被灰白色茸毛

花茎下部的叶多枯萎凋落

叶上表面被柔毛
叶披针形
叶背面被白色绢毛

茎不分枝，被茸毛

1cm

● 附注

1. 同属植物团球火绒草 *Leontopodium conglobatum* (Turcz.) Hand.-Mazz.、矮火绒草 *Leontopodium nanum* (Hook. f. et Thoms.) Hand.-Mazz. 在部分地区亦作老头草入药。

2. 《中华本草》载老头草来源为菊科植物黄白火绒草 *Leontopodium ochroleucum* Beauv. 的全草，注意区别。

● **别名**

井口边草、井边草。

● **来源**

凤尾蕨科植物井栏边草 *Pteris multifida* Poir. 的全草。

● **溯源**

宋代《履巉岩本草》载有"小金星凤尾草"，所附药图与此种相近。《植物名实图考》云："凤尾草，生山石及阴湿处，有绿茎、紫茎者。以名井阑草，或谓之石长生。"所言正是此种。

● **产地**

主产于我国华东、华南等地。

● **采收加工**

全年可采，洗净切段，晒干。

● **药材性状**

商品多扎成小捆。全草长 25~70cm。根状茎短，棕褐色，下面丛生须根。上面有簇生叶，叶柄细，有棱，棕黄色或黄绿色，长 4~30cm，易折断，叶片草质，一回羽状，灰绿色或黄绿色；不育叶羽片宽 4~8cm，边缘有不整齐锯齿，能育叶长条形，宽 3~6cm，边缘反卷，孢子囊群生于羽片下面边缘。气微，味淡或微涩。

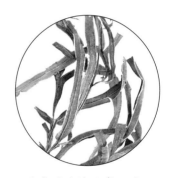

能育叶边缘反卷，孢子囊群生于羽片下面边缘

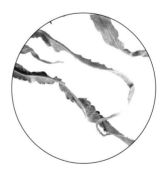

不育叶羽片边缘有不整齐锯齿

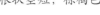

根状茎短，棕褐色

1cm

● **性味功用**

淡、微苦，寒。清热利湿，消肿解毒，凉血止血。适用于痢疾泄泻，淋浊，带下，黄疸，疔疮肿毒，喉痹乳蛾，淋巴结核，腮腺炎，乳腺炎，高热抽搐，蛇虫咬伤，吐血，尿血，便血及外伤出血等病症。

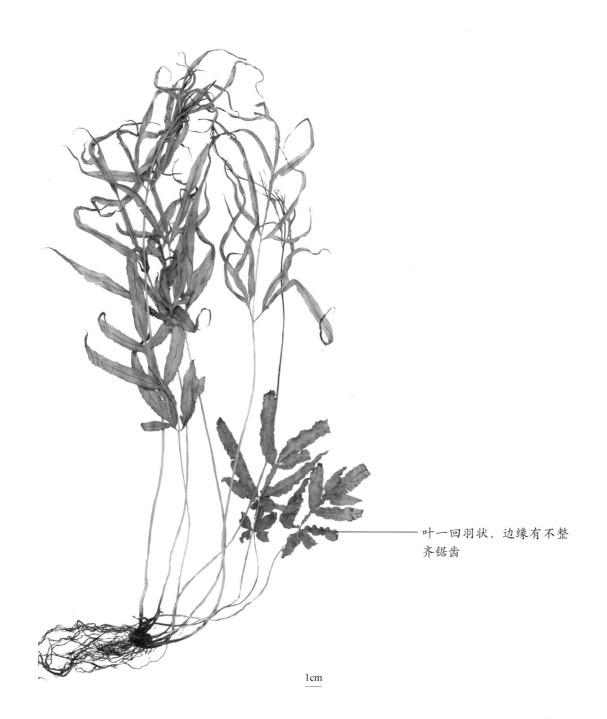

叶一回羽状，边缘有不整齐锯齿

1cm

● **附注**

同属植物凤尾蕨 *Pteris cretica* L.var. *nervosa* (Thunb.) Ching et S. H. Wu、粗糙凤尾蕨 *Pteris cretica* L.var. *laeta* (Wallich ex Ettingshausen) C. Chr. et Tardien Notul 等全草亦作凤尾草入药。

● **别名**

火炭藤、火炭须、火炭星。

● **来源**

蓼科植物火炭母 *Polygonum chinense* L. 的全草。

● **溯源**

《本草图经》载："火炭母草，生南恩州原野中，味酸，平，无毒。去皮肤风热，流注骨节，痈肿疼痛。茎赤而柔，似细蓼，叶端尖，近梗方；夏有白花，秋实如菽，青黑色，味甘可食。"《植物名实图考》云："俗呼乌炭子，以其子青黑如炭，小儿食之。冬初尚茂。俚医亦用以洗毒消肿。"结合其附图，所言与今相符。

● **产地**

主产于我国长江以南各地。

● **采收加工**

夏、秋间采收，鲜用或晒干。

● **药材性状**

茎扁圆柱形，有分枝，节稍膨大，下部节处有须根；表面淡绿色或紫褐色，无毛，有细棱；质脆，易折断，断面灰黄色，多中空。叶互生，多卷缩破碎，完整叶片矩圆状或卵状三角形，长 5~10cm，宽 2~4.5cm，先端短尖，基部截形或稍圆，全缘，上面暗绿色，下表面颜色较浅，两面近无毛。托叶鞘筒状，膜质，先端偏斜。气微，味酸、微涩。以叶多、色黄绿者为佳。

● **性味功用**

苦、酸，凉。清热解毒，利湿消滞，凉血止痒，明目退翳。适用于痢疾，肠炎，消化不良，肝炎，感冒，扁桃体炎，咽喉炎，白喉，百日咳，角膜云翳，霉菌性阴道炎，带下，乳腺炎，疖肿，小儿脓疱疮，湿疹，毒蛇咬伤等病症。

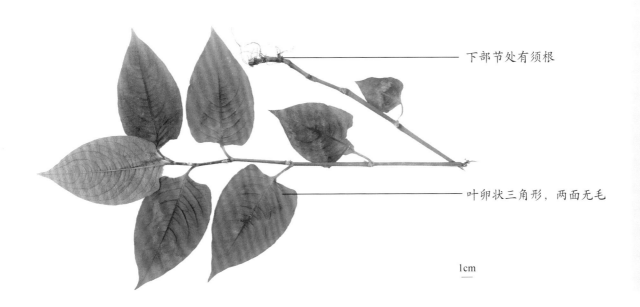

下部节处有须根

叶卵状三角形，两面无毛

1cm

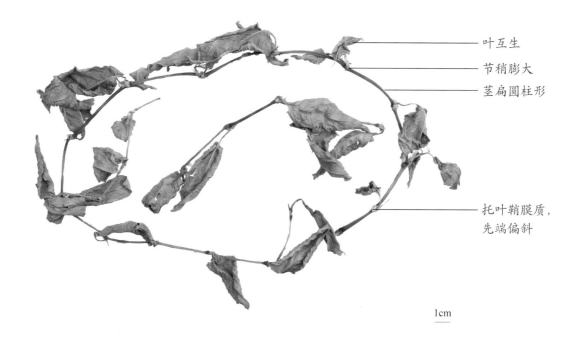

叶互生
节稍膨大
茎扁圆柱形
托叶鞘膜质，先端偏斜

1cm

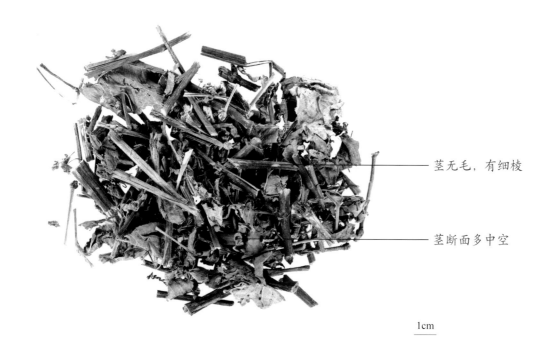

茎无毛，有细棱

茎断面多中空

1cm

● 附注

1. 本品为岭南地区常用中草药，《中国药典》1977 年版收载。

2.《中国药典》1977 年版在"火炭母"条下尚收载本品的变种硬毛火炭母 *Polygonum Chinense* var. *hispidum* Hook. f. 的全草。但硬毛火炭母产量较少。

● **别名**

白马骨、满天星、路边荆、天星木。

● **来源**

茜草科植物白马骨 *Serissa serissoides* (DC.) Druce 或 六月雪 *Serissa japonica* (Thunb.) Thunb. 的干燥全株。

● **溯源**

本品以"白马骨"之名始载于《本草拾遗》，云："白马骨……生江东，似石榴而短小，对节。"《花镜》始载"六月雪"，曰："六月雪，一名悉茗，一名素馨，六月开白花。树最小而枝叶扶疏，大有逸致，可作盆玩。喜清阴，畏太阳，深山丛木之下多有之。春间分种，或黄梅雨时扦插，宜浇浅茶。其性喜阴，故所主皆热证。"所言均为此种。市售六月雪药材有两种，一种为其地上部分，一种为根。在中药市场，以地上部分最为常见；一般认为，质量以根为佳。

● **产地**

主产于我国长江以南各地。

● **采收加工**

夏、秋二季割取地上部分，切段，晒干。

● **药材性状**

粗枝深灰色，表面有纵裂纹，栓皮易剥落；嫩枝浅灰色，微被毛；断面纤维性，木质，坚硬。叶对生或簇生，薄革质，黄绿色，卷缩或脱落。完整者展平后呈卵形或长圆状卵形，长 1.5~3cm，宽 5~12mm，先端短尖或钝，基部渐狭成短柄，全缘，两面羽状网脉突出。枝端叶间有时可见黄白色花，花萼裂片几与冠筒等长；偶见近球形的核果。气微，味淡。

● **性味功用**

苦、微辛，凉。祛风利湿，清热解毒。适用于感冒，黄疸型肝炎，肾炎水肿，咳嗽，喉痛，角膜炎，肠炎，痢疾，腰腿疼痛，咳血，尿血，妇女闭经，带下，小儿疳积，惊风，风火牙痛，痈疽肿毒，跌打损伤等病症。

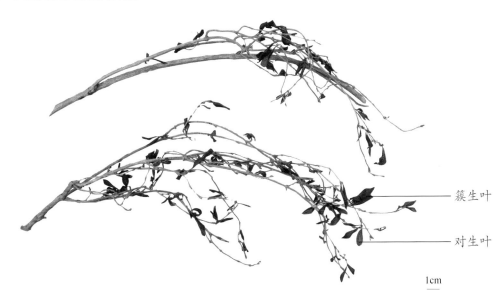

簇生叶

对生叶

1cm

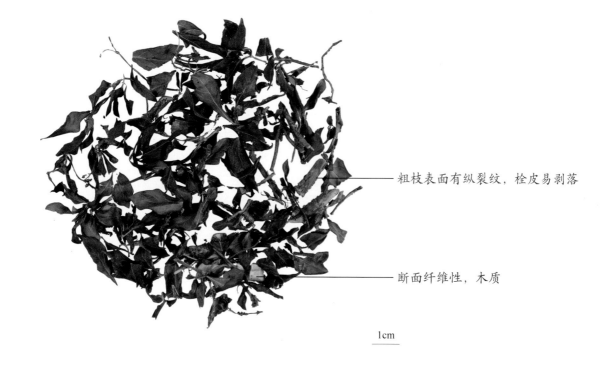

粗枝表面有纵裂纹，栓皮易剥落

断面纤维性，木质

1cm

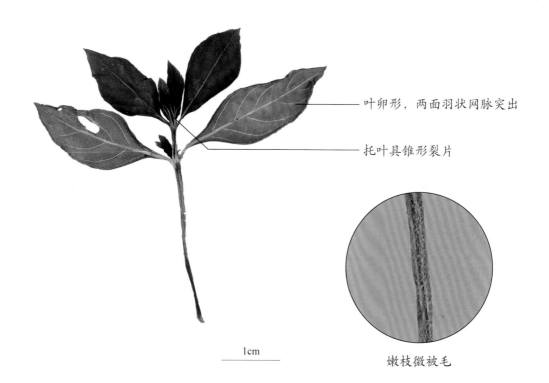

叶卵形，两面羽状网脉突出

托叶具锥形裂片

1cm

嫩枝微被毛

● **附注**

1.六月雪与白马骨形态相近，效用相似，民间用药很少区分，许多民间医所称的六月雪实际为白马骨。

2.该植物的根亦可单独入药，名为六月雪（白马骨）根，功效同六月雪。

- **别名**

大风艾、冰片艾、家风艾、大毛艾、大艾。

- **来源**

菊科植物艾纳香 *Blumea balsamifera* (L.) DC. 的全草。

- **溯源**

本品始载于《开宝本草》，并援引《广志》，曰："艾纳香，出西国，似细艾。"在冰片缺乏时期，本品可制作冰片，故又名冰片艾。至今，在广东、广西等地，仍作为冰片的品种之一。近年来，随着艾纳香的研究与开发的不断深入，艾纳香原料、艾粉、艾片和艾油价格暴涨，长期供不应求。

- **产地**

主产于广西、广东、贵州、云南等地。

- **采收加工**

12月采收，先把落叶集中，再把带叶的地上茎割下，鲜用或晒干；或运到加工厂用蒸馏法蒸得艾粉。

- **药材性状**

茎圆柱形，大小不等；表面灰褐色或棕褐色，有纵条棱，节间明显，分枝，密生黄褐色柔毛。木质部松软，黄白色，中央有白色的髓。干燥叶略皱缩或破碎，边缘具细锯齿，上表面灰绿色或黄绿色，略粗糙，被短毛，下表面密被白色长绒毛，嫩叶两面均被银白色绒毛，叶脉带黄色，下表面突出较明显。叶柄短，呈半圆形，两侧有2~4对狭线形的小裂片，密被短毛。叶质脆，易碎。气清凉而香，味辛。

- **性味功用**

辛、苦，温。祛风除湿，温中止泻，活血解毒。适用于风寒感冒，头风头痛，风湿痹痛，寒湿泻痢，寸白虫病，毒蛇咬伤，跌打伤痛，癣疮等病症。

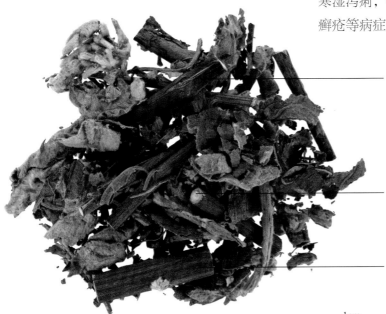

——— 茎圆柱形，节间明显

——— 木质部松软，中央有白色的髓

——— 茎有纵条棱，密生黄褐色柔毛

1cm

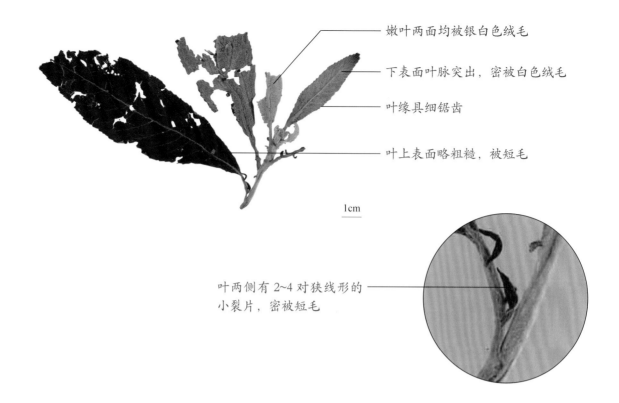

嫩叶两面均被银白色绒毛

下表面叶脉突出，密被白色绒毛

叶缘具细锯齿

叶上表面略粗糙，被短毛

1cm

叶两侧有 2~4 对狭线形的
小裂片，密被短毛

节节草

- **别名**
  土木贼、木贼草、笔管草、节骨草、驳骨草、空心草。

- **来源**
  木贼科植物笔管草 *Equisetum ramosissimum* subsp. *debile* (Roxb. ex Vauch.) Hauke 或节节草 *Equisetum ramosissimum* Desf. 的全草。

- **溯源**
  本品以"木贼"之名始载于《滇南本草》，曰："木贼，一名节节草，一名笔管草，一名豆根草。味辛微苦，性微温。行十二经络。散肝家流结成翳，治暴赤火眼珠胀痛，退翳膜，肉遮睛，治五淋，玉茎疼痛，小便赤白浊症。根治妇人白带，淋沥，破血，通妇人经闭，止大肠下血。"该植物形似中药木贼，故有土木贼、木贼草之名。

- **产地**
  主产于我国长江流域及以南各地。

- **采收加工**
  夏、秋二季采挖，洗净，晒干。

- **药材性状**
  笔管草：茎淡绿色至黄绿色，长约 50cm，有细长分枝，表面粗糙，有纵沟，节间长 5~8cm，中空。叶鞘呈短筒状，紧贴于茎；鞘齿膜质，先端钝头，基部平截，有一黑色细圈。气微，味淡。
  节节草：茎灰绿色，基部多分枝，长短不等，直径 1~2mm，中部以下节处有 2~5 个小枝，表面粗糙，有肋棱 6~20 条，棱上有 1 列小疣状突起。叶鞘筒似漏斗状，长为直径的 2 倍，叶鞘背上无棱脊，先端有尖三角形裂齿，黑色，边缘膜质，常脱落。质脆，易折断，断面中央有小孔洞。气微，味淡微涩。

● **性味功用**

甘、微苦，凉。明目，清热，利湿，止血。适用于目赤肿痛，风热感冒，翳膜遮睛，鼻衄，尿血，肠风下血，淋病，黄疸型肝炎，尿血，崩漏等病症。

▼ 节节草

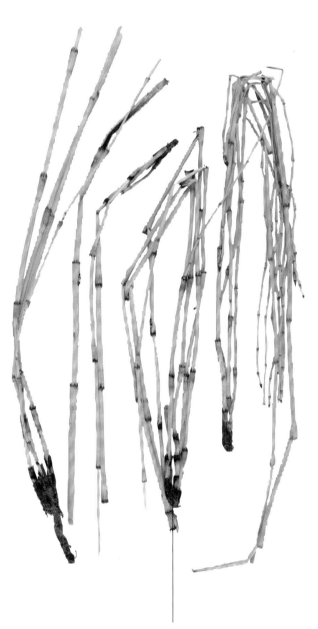

茎基部多分枝，长短不等

1cm

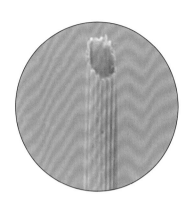

断面中央有小孔洞

茎表面粗糙，有肋棱 6~20 条

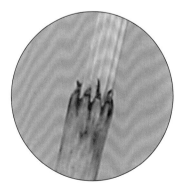

叶鞘筒似漏斗状，先端有尖三角形裂齿，黑色，边缘膜质

石刁柏

- **别名**
  芦笋、露笋、龙须菜。

- **来源**
  百合科植物石刁柏 *Asparagus officinalis* L.的嫩茎。

- **溯源**
  本品是欧洲传统食材，其食用历史可追溯到古罗马时期。我国自20世纪70年代开始大面积栽培。据研究报道，本品具有一定的抗肿瘤作用。春天，其嫩茎形如竹笋，因称芦笋或露笋。其长大后，像柏树叶子一样，又称石刁柏。《浙江省中药材标准》有收录。

- **产地**
  主产于福建、山东、河南、陕西等地。

- **采收加工**
  4~5月间采收嫩茎，随即采取保鲜措施，防止日晒、脱水。

- **药材性状**
  鲜石刁柏：圆柱形或圆锥形。不分枝，长10~25cm，直径2~15mm。先端鳞芽多聚生形成鳞芽群，表面绿色、白色或带有紫色；节间长约1.5~4cm，节上着生膜质鳞叶1枚，质脆，易折断，断面白质，淡黄白色，断面整齐，维管束散在排列。气清香，味微苦。以新鲜、粗壮者为佳。

  干石刁柏：扁圆柱形，多弯曲或扭曲，茎上有10~26条皱褶。体轻，易折断。其余特征同鲜石刁柏。

- **性味功用**
  微甘，平。清热利湿，活血散结。适用于肝炎，银屑病，高脂血症，乳腺增生等病症。

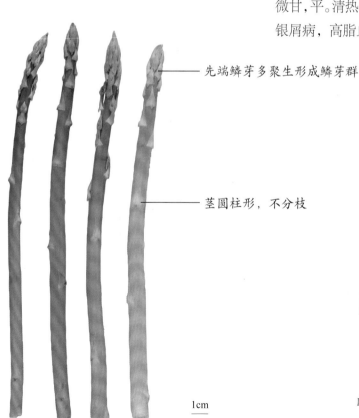

先端鳞芽多聚生形成鳞芽群

茎圆柱形，不分枝

1cm

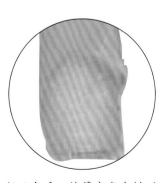

断面白质，维管束散在排列

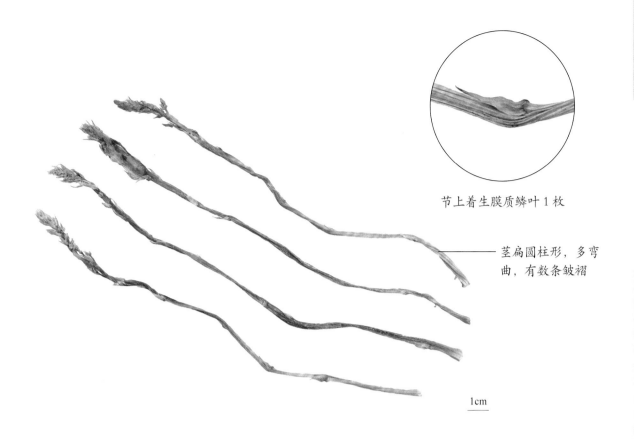

节上着生膜质鳞叶 1 枚

茎扁圆柱形，多弯曲，有数条皱褶

1cm

石见穿 ●

● 别名

紫参、石打穿、华鼠尾草。

● 来源

唇形科植物华鼠尾草 *Salvia chinensis* Benth. 的地上部分。

● 溯源

本品始载于《本草纲目》，云："石见穿，主骨痛，大风痛肿。"《植物名实图考》载有"小丹参"条，曰："叶似丹参而小，花亦如丹参，色淡红，一层五葩，攒茎并翘。唐钱起《紫参歌序》序，紫参五葩连萼，状飞鸟羽举，俗名五凤花，按形即此。"结合其附图，所言即为此种。本品为我国华东地区习用品种，用量较大。《中国药典》1977 年版收载本品。

● 产地

主产于我国华东地区。

● 采收加工

开花期割取地上部分，鲜用或晒干。

● 药材性状

茎方柱形，长 20~70cm，直径 1~4mm，单一或分枝；表面灰绿色或暗紫色，有白色长柔毛，以茎的上部及节处为多；质脆，易折断，折断面髓部白色或褐黄色。叶多卷曲，破碎，有时复叶脱落，仅见单叶，两面被白色柔毛，下面及叶脉上较明显，轮伞花序多轮，集成假总状，花冠二唇形，蓝紫色，多已脱落，宿存萼筒外面脉上有毛，筒内喉部有长柔毛。小坚果椭圆形，褐色。气微，味微苦、涩。以叶多、色绿、带花者为佳。

● **性味功用**

辛、苦，微寒。活血化瘀，清热利湿，散结消肿。适用于月经不调，痛经，经闭，崩漏，便血，湿热黄疸，热毒血痢，淋痛，带下，风湿骨痛，瘰疬，疮肿，乳痈，带状疱疹，麻风，跌打伤肿等病症。

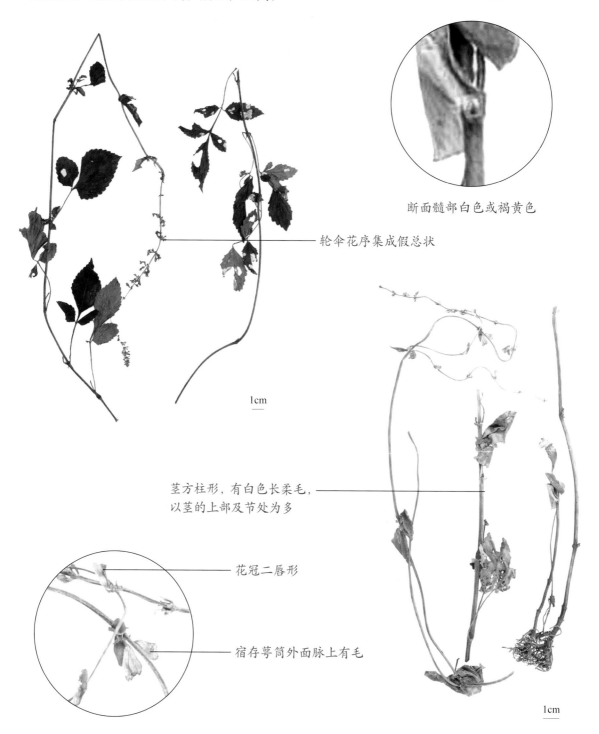

断面髓部白色或褐黄色

轮伞花序集成假总状

茎方柱形，有白色长柔毛，以茎的上部及节处为多

花冠二唇形

宿存萼筒外面脉上有毛

1cm

1cm

● **附注**

据谢宗万先生考证，《本草纲目拾遗》中石打穿，应为蔷薇科植物龙芽草 *Agrimonia pilosa* Ledeb.，注意区别。

石仙桃

● 别名

石上莲、石橄榄、千年矮、细颈葫芦。

● 来源

兰科植物石仙桃 *Pholidota chinensis* Lindl. 的全草。

● 溯源

本品始载于《生草药性备要》，曰："石仙桃，治内伤，化痰止咳。生在石壁之上，子似桃。"《植物名实图考》云："石兰，横根，先作一蒂如麦门冬，色绿，蒂上发两小叶，叶中抽小茎开花，瓣如瓯兰而短，心红瓣绿，与瓯兰无异，花罢结实，仍如门冬累累相连，盖即石斛一种。"所述与本品相似。目前，石仙桃属植物也常混作石斛类药材销售和应用。

● 产地

主产于我国华南、西南等地。

● 采收加工

秋季采收，以沸水略烫煮，晒干。

● 药材性状

本品根状茎圆球形，横生弯曲，粗短，直径5~10mm；节明显，节上有干枯的膜质鳞叶，每隔0.5~1.5cm生一枚假鳞茎，肉质肥厚呈瓶状，卵形，长圆形，长3~7.5cm，直径1.5~2.5cm；表面碧绿色或黄绿色，具5~7条纵棱或光滑，基部收缩成柄状，有的被鞘状鳞叶；顶端生叶2枚，多脱落而留有呈内外套叠的"V"形叶痕。叶片革质，较厚，椭圆形或披针形，长5~18cm或更长，宽3~6cm。先端渐尖，基部楔形，收缩成柄状。具数条平行叶脉，其中3条明显而突出于下表面。花序顶生，多已干枯。气微，味甘、淡。以根状茎及须根少、假鳞茎肥厚、断面类白色者为佳。

● 性味功用

甘、微苦，凉。养阴润肺，清热解毒，利湿，消瘀。适用于肺热咳嗽，咳血，吐血，眩晕，头痛，梦遗，咽喉肿痛，风湿疼痛，湿热浮肿，痢疾，带下，疳积，瘰疬，跌打损伤等病症。

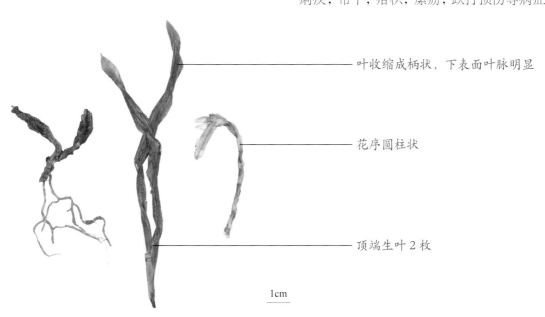

叶收缩成柄状，下表面叶脉明显

花序圆柱状

顶端生叶2枚

1cm

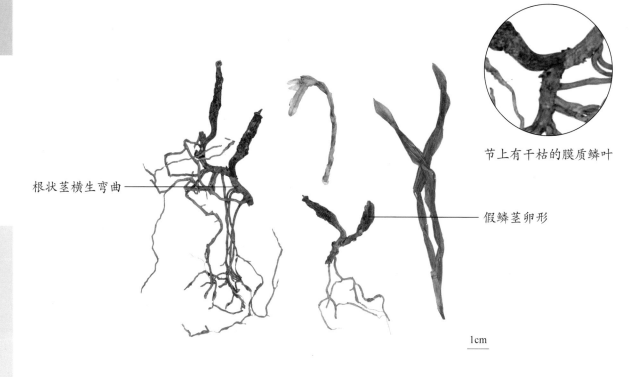

根状茎横生弯曲

节上有干枯的膜质鳞叶

假鳞茎卵形

1cm

石油菜

- **别名**
石花菜、石苋菜、打不死、小石芥、冷冻草。

- **来源**
荨麻科植物石油菜 *Pilea cavaleriei* H. Léveillé 的全草。

- **溯源**
本品始载于《广西中药志》，曰："石油菜，味淡，性平，无毒。入肺经。清热解毒，化痰止咳。治肺痨咳嗽，外治热毒恶疮。痰饮咳嗽及寒症忌用。"

- **产地**
主产于湖南、广西等地。

- **采收加工**
全年均可采收，洗净，晒干。

- **药材性状**
全草长 20~40cm。叶常集生枝顶，单叶对生，对生叶常不等大，易脱落；叶柄线形，长 0.5~2cm；叶片宽卵形或近圆形，长及宽 1~1.8cm，先端钝或近圆形，基部宽楔形或圆形，全缘或稍呈波状，钟乳体密生；基生脉 3 条。雌雄同株；雄花序总花梗长达 1.8cm；雄花密集；雌花序近无柄。瘦果卵形，扁，长约 0.8mm，光滑。气微，味淡。

- **性味功用**
微苦，凉。清肺止咳，利水消肿，解毒止痛。适用于肺热咳嗽，肺结核，肾炎水肿，烧烫伤，跌打损伤，疮疖肿毒等病症。

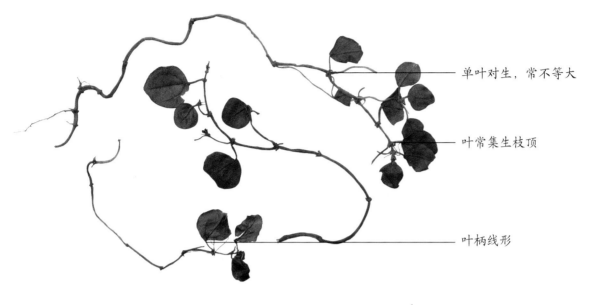

单叶对生，常不等大

叶常集生枝顶

叶柄线形

1cm

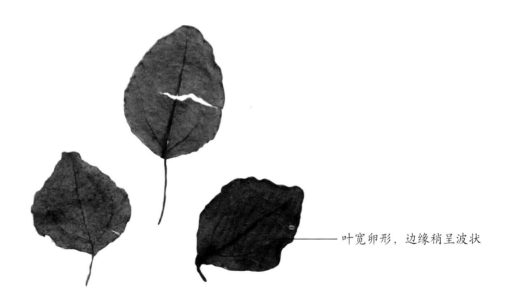

叶宽卵形，边缘稍呈波状

5mm

石吊兰

- **别名**

  岩豇豆、石豇豆。

- **来源**

  苦苣苔科植物吊石苣苔 *Lysionotus pauciflorus* Maxim. 的全草。

- **溯源**

  本品始载于《植物名实图考》，曰："石吊兰产信广、宝庆山石上。根横赭色，高四五寸。就根发小茎生叶，四五叶排生，簇攒光润，厚劲有锯齿，大而疏，面深绿，背淡，中唯直纹一缕，叶下生长须数条，就石上生根。"所言即为此种。《中国药典》1977 年版收录本品。

- **产地**

  主产于我国长江以南各地。

- **采收加工**

  8~9 月采收，鲜用或晒干。

- **药材性状**

  茎呈圆柱形，长短不一，直径 2~5mm，表面灰褐色或灰黄色，有粗皱纹，节略膨大，节间长短不一，有叶痕及不定根，质脆易折，断面不整齐，黄绿色。叶轮生或对生，多已脱落，完整叶片展平后呈长圆形至条形，长 12~15mm，宽 3~16mm，先端钝或尖，叶上半部有疏锯齿，边缘反卷，厚革质；叶面草绿色，叶背黄绿色，主脉下陷，背面凸起。气微，味苦。

- **性味功用**

  苦、辛，平。祛风除湿，化痰止咳，祛瘀通经。适用于风湿痹痛，咳喘痰多，月经不调，痛经，跌打损伤等病症。

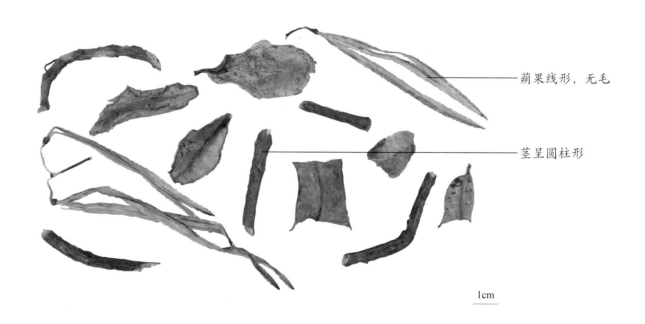

蒴果线形，无毛

茎呈圆柱形

1cm

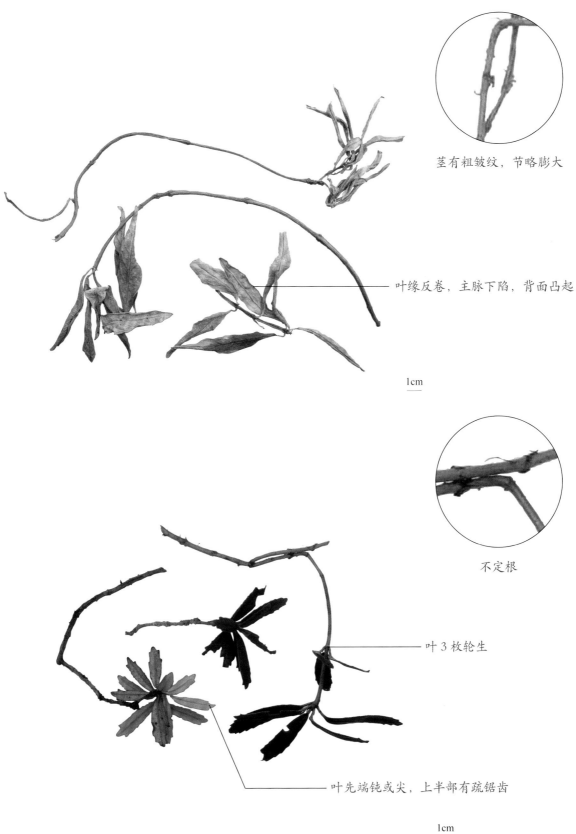

茎有粗皱纹，节略膨大

叶缘反卷，主脉下陷，背面凸起

1cm

不定根

叶 3 枚轮生

叶先端钝或尖，上半部有疏锯齿

1cm

附注

石吊兰素为本品的主要成分，叶中含量较高，而茎中较低。

石刷把

- **别名**
石寄生、铁石松、铁刷把、岩扫帚。

- **来源**
松叶蕨科植物松叶蕨 *Psilotum nudum* (L.) Beauv. 的全草。

- **溯源**
本品始载于《民间常用草药汇编》。松叶蕨习生于岩石裂隙处，茎上部分多二叉分枝，形如刷把或扫帚，因此称为石刷把、岩扫帚。

- **产地**
主产于我国华南、西南、华东等地。

- **采收加工**
夏、秋二季拔取全草，晒干。

- **药材性状**
全草呈绿色。茎二叉分枝，干后扁缩，具棱，直径2~3mm。叶极小，三角形；孢子叶阔卵形，二叉。孢子囊生于叶腋，球形，乳白色，纵裂为三瓣。气微，味淡、微辛。以色绿、完整者为佳。

- **性味功用**
辛，温。祛风除湿，活血止血。适用于风湿痹痛，风疹，经闭，吐血，跌打损伤等病症。

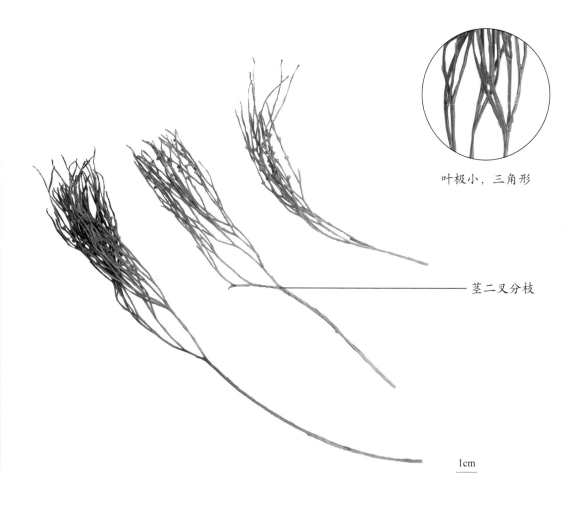

叶极小，三角形

茎二叉分枝

1cm

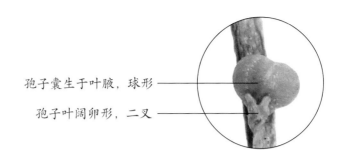

孢子囊生于叶腋，球形 ————

孢子叶阔卵形，二叉 ————

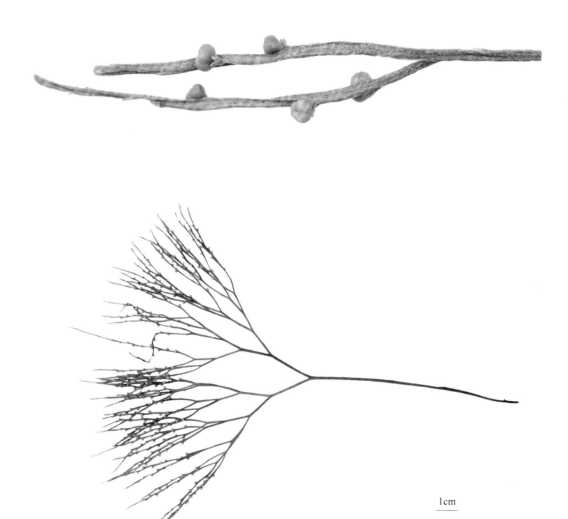

1cm

● **附注** ————————————————————————————————————

　　地衣类石蕊科植物松石蕊 *Cladonia fallax* Abbayes 的全株入药，称为金刷把，注意区别。

石蝉草

- **别名**

  火伤叶、胡椒草、石瓜子、豆瓣绿、豆瓣七。

- **来源**

  胡椒科植物石蝉草 *Peperomia blanda* (Jacquin) Kunth 的全草。

- **溯源**

  本品始载于《广西药用植物名录》。

- **产地**

  主产于福建、广西、广东、云南等地。

- **采收加工**

  夏、秋二季采收全草，晒干。

- **药材性状**

  茎肉质，圆柱形，弯曲，多分枝，长短不一；表面紫黑色，有纵皱纹及细小皮孔，具短茸毛，节上有时可见不定根。叶对生或 3~4 叶轮生，具短柄；叶片多卷缩，展平后呈菱状椭圆形或倒卵形，全缘，长 1~3cm，宽 0.5~1.5cm，先端钝圆，膜质，有腺点，叶脉 5 条，两面有细茸毛。气微，味淡。

- **性味功用**

  辛，凉。清热解毒，化瘀散结，利水消肿。适用于肺热咳喘，麻疹，疮毒，癌肿，烧烫伤，跌打损伤，肾炎水肿等病症。

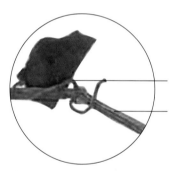

　叶对生或 3~4 叶轮生，具短柄

　茎肉质，圆柱形，有纵皱纹，具短茸毛

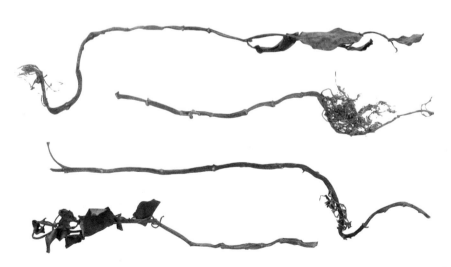

1cm

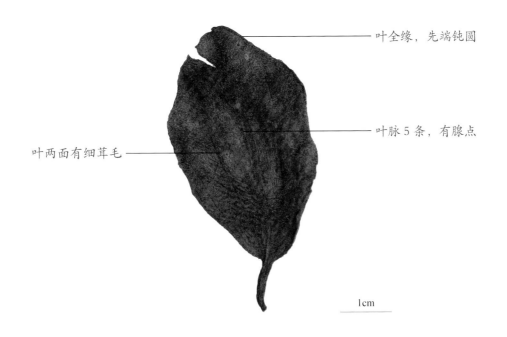

叶全缘，先端钝圆

叶脉 5 条，有腺点

叶两面有细茸毛

1cm

四叶草 ●

● **别名**

冷水丹、四方草、四叶蛇舌草、天良草。

● **来源**

茜草科植物四叶律 *Galium bungei* Steud. 的全草。

● **溯源**

本品始载于《江西草药》，曰："四叶草，性平，味甘。清热解毒，消肿止痛，通利小便。主治痢疾，热淋，赤白带，咳血，跌打损伤，蛇头疔。"

● **产地**

主产于我国华东等地。

● **采收加工**

夏季花期采收，鲜用或晒干。

● **药材性状**

全草长 15~40cm。根及茎基部呈红色或橙红色。茎细长，具四棱。叶 4 片轮生；近无柄；完整叶片卵状长圆形或披针状长圆形，长 0.8~2.5cm，宽 3~6mm，先端尖或钝尖，基部楔形，全缘，两面中脉及边缘疏生短刺状毛。聚伞花序顶生或腋生，花小，常脱落。果实近球形，直径 1~2mm，常双生，有小疣点或短钩毛。气微，味淡。

● **性味功用**

甘、苦，平。清热解毒，利尿消肿。适用于尿路感染，痢疾，咳血，妇女赤白带下，小儿疳积，痈肿疔毒，跌打损伤，毒蛇咬伤等病症。

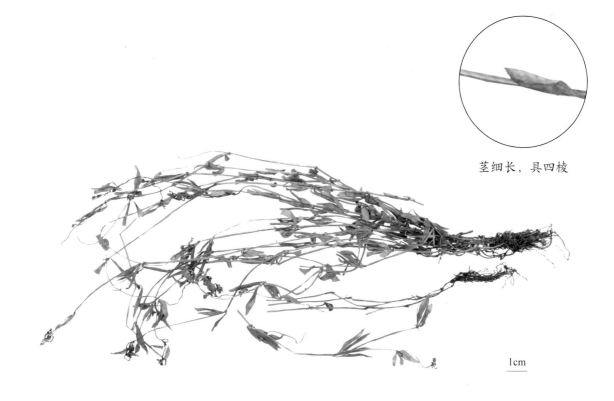

茎细长，具四棱

1cm

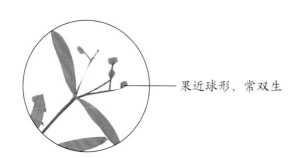

果近球形，常双生

聚伞花序顶生

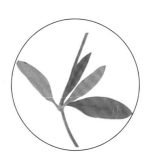

叶4片轮生，全缘

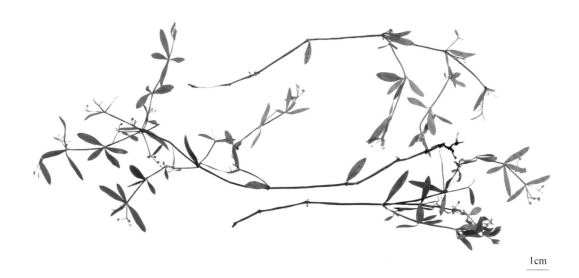

1cm

● **别名**

天茄子、苦葵、天泡草、野茄子、野辣椒、野葡萄、小苦菜。

● **来源**

茄科植物龙葵 *Solanum nigrum* L. 的地上部分。

● **溯源**

本品始载于《药性论》。《新修本草》云："即关河间谓之苦菜者。叶圆，花白，子若牛李子，生青熟黑。"《本草纲目》曰："四月生苗，嫩时可食，柔滑，渐高二三尺，茎大如箸，似灯笼草而无毛。叶似茄叶而小。五月以后，开小白花，五出黄蕊，结子正圆，大如五味子，上有小蒂，数颗同缀，其味酸。中有细子，亦如茄子之子。但生青熟黑者为龙葵。"所言即为此种。《中国药典》1977 年版收录本品。

● **产地**

我国南北各地均产。

● **采收加工**

夏、秋二季割取地上部分，切碎晒干。

● **药材性状**

茎圆柱形，多分枝，长 30~70cm，直径 2~10mm，表面黄绿色，具纵皱纹，质硬而脆，断面黄白色，中空。叶皱缩或破碎，完整者呈卵形或椭圆形，长 2~12cm，宽 2~6cm，先端锐尖或钝，全缘或有不规则波状锯齿，暗绿色，两面光滑或疏被短柔毛；叶柄长 0.3~2.2cm。花、果少见，聚伞花序蝎尾状，腋外生，花 4~6 朵，花萼棕褐色，花冠棕黄色。浆果球形，黑色或绿色，皱缩。种子多数，棕色。气微，味淡。以茎叶色绿、带果者为佳。

● **性味功用**

苦，寒。清热解毒，活血消肿。适用于疔疮、痈肿，丹毒，跌打扭伤，慢性支气管炎，肾炎水肿等病症。

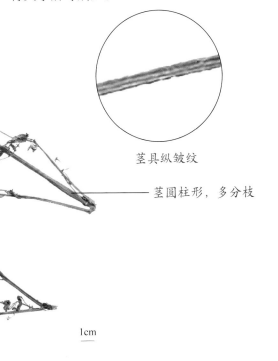

茎具纵皱纹

茎圆柱形，多分枝

1cm

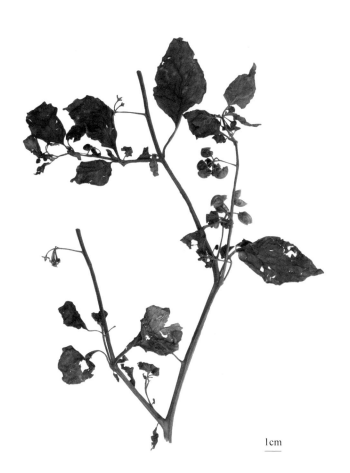

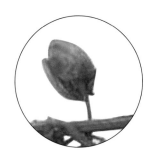

浆果球形，皱缩；种子多数

1cm

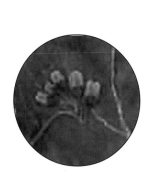

聚伞花序蝎尾状，腋外生

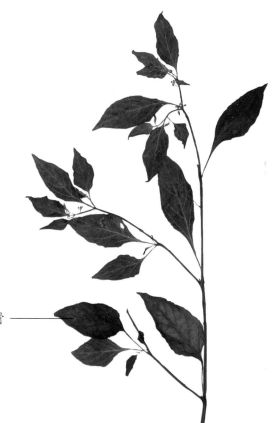

叶卵形，两面光滑
或疏被短柔毛

1cm

● 别名

珍珠草、疳积草、夜盲草。

● 来源

大戟科植物叶下珠 *Phyllanthus urinaria* L. 的全草。

● 溯源

本品以"珍珠草"之名始载于《生草药性备要》，曰："味劫，性温。治疗小儿疳眼、疳积，煲肉食，或煎水洗，又治亡乳汁，治主米疳者最效。又名日开夜闭。"《本草纲目拾遗》载有"真珠草"，云："此草叶背有小珠，昼开夜闭，高三四寸，生人家墙角下，处处有之。"《植物名实图考》载："叶下珠，江西、湖南砌下墙阴多有之。高四五寸，宛如初出夜合树芽，叶亦昼开夜合。叶下顺茎结子如粟，生黄熟紫。俚医云性凉，能除瘴气。"以上所言均为此种。古代本草中记载多用叶下珠治疗小儿疳积及天疱疮等。《广州常用草药增订本》《粤北草药》《广东中草药》等记载本品在肝炎、尿路感染等方面有良好的功效。20世纪90年代报道同属植物珠子草对抗乙肝病毒有效后，叶下珠受到关注。

● 产地

主产于我国长江流域及其以南各地。

● 采收加工

夏、秋二季拔取全草，除去泥土及杂质，晒干。

● 药材性状

本品长短不一，根状茎外表浅棕色，主根不发达，须根多数，浅灰棕色。茎枝有纵皱，灰棕色、灰褐色或棕红色，质脆易脆，断面中空。分枝有纵皱及不甚明显的膜翅状脊线。叶片薄而小，长椭圆形，尖端有短突尖，基部圆形或偏斜，边缘有白色短毛，灰绿色，皱缩，易脱落。花细小，腋生于叶背之下，多已干缩。有的带有三棱状扁球形黄棕色果实，其表面有鳞状凸起，常6纵裂。气微香，味微苦。

● 性味功用

微苦，凉。清热解毒，利水消肿，明目，消积。适用于痢疾，泄泻，黄疸，水肿，热淋，石淋，目赤，夜盲，疳积，痈肿，毒蛇咬伤等病症。

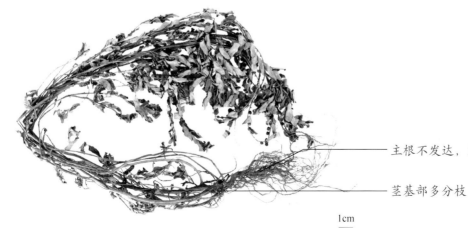

主根不发达，须根多数

茎基部多分枝

1cm

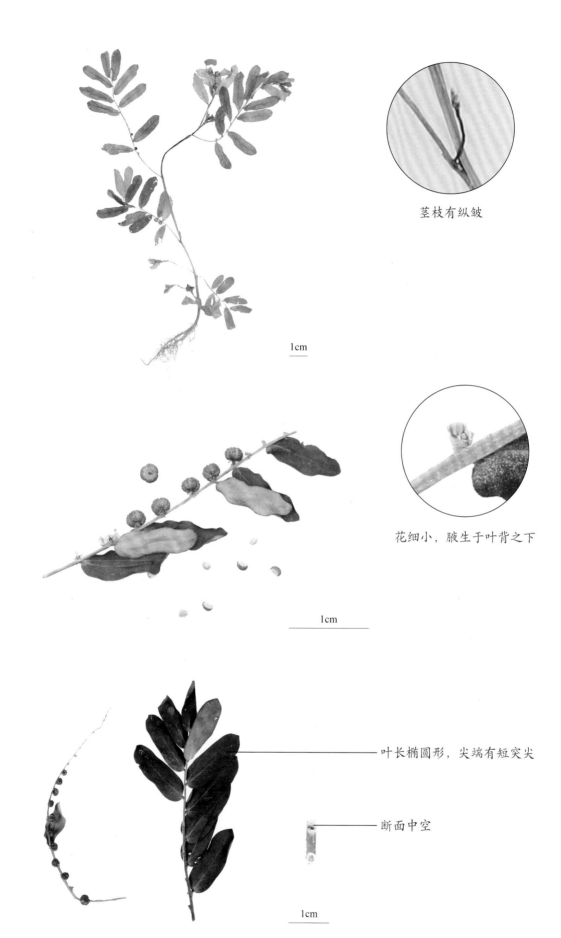

茎枝有纵皱

1cm

花细小，腋生于叶背之下

1cm

叶长椭圆形，尖端有短突尖

断面中空

1cm

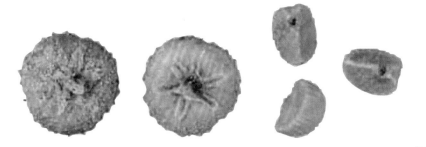

1mm

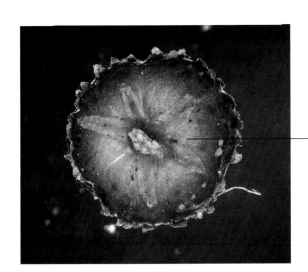

———— 叶下珠果实

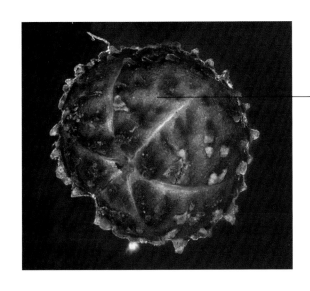

———— 果实三棱状扁球形, 表面有鳞状凸起,
常 6 纵裂

● **附注**
同属植物蜜柑草 *Phyllanthus ussuriensis* Ruprecht et Maximowicz 的全草常与本品混淆, 注意
鉴别。

田基黄

- **别名**
  地耳草、雀舌草、合掌草、一条香、金锁匙、降龙草。

- **来源**
  藤黄科植物地耳草 *Hypericum japonicum* Thunb. ex Murray 的全草。

- **溯源**
  本品始载于《生草药性备要》，曰："味苦甜，性平。治酒病，消肿胀，解蛊毒，敷大恶疮，理痞疮肿。"《植物名实图考》称为地耳草，云："地耳草，一名斑鸠窝，一名雀蛇草，生江西田野中，高三四寸，丛生，叶如小虫儿卧单，叶初生甚红，叶皆抱茎上耸，老则变绿，梢端春开小黄花。"据其描述及附图，所言与今相符。现代研究发现，本品对肝炎疗效确切。

- **产地**
  主产于我国长江流域及以南各地。

- **采收加工**
  春、夏二季开花时采收全草，晒干或鲜用。

- **药材性状**
  全草长 10~40cm。根须状，黄褐色。茎单一或基部分枝，光滑，具 4 棱，表面黄绿色或黄棕色；质脆，易折断，断面中空。叶对生，无柄；完整叶片卵形或卵圆形，全缘，具细小透明腺点，基出脉 3~5 条。聚伞花序顶生，花小，橙黄色。气无，味微苦。以色黄绿、带花者为佳。

- **性味功用**
  甘、微苦，凉。清热利湿，解毒，散瘀消肿，止痛。适用于湿热黄疸，痢疾，肺痈，痈疖肿毒，乳蛾，口疮，目赤肿痛，毒蛇咬伤等病症。

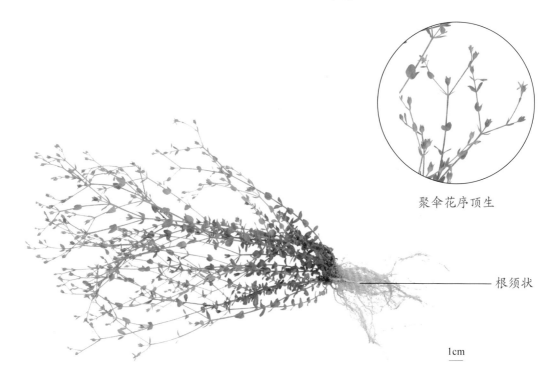

聚伞花序顶生

根须状

1cm

762

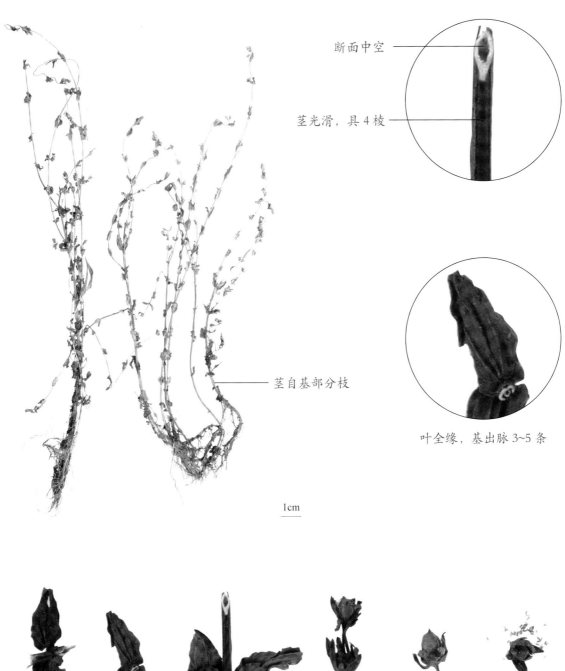

断面中空

茎光滑，具 4 棱

茎自基部分枝

叶全缘，基出脉 3~5 条

1cm

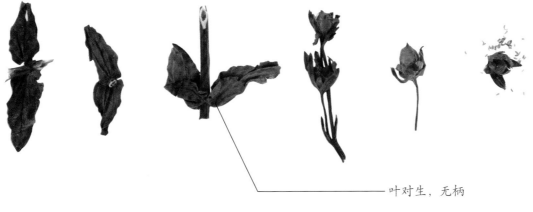

叶对生，无柄

1cm

四块瓦

- **别名**

  四大天王、四大金刚、四叶对、大叶及己。

- **来源**

  金粟兰科植物宽叶金粟兰 *Chloranthus henryi* Hemsl. 的全草。

- **溯源**

  本品以"四大天王"之名始载于《植物名实图考》，曰："四大天王生南安。绿茎赤节，一茎四叶，聚生梢端。叶际抽短穗，开小白花，点点如珠兰。赤根繁密。俚医以治风损跌打、无名肿毒。"结合其附图，所言即为此种。

- **产地**

  主产于浙江、江西、湖南、湖北、四川等地。

- **采收加工**

  春、夏二季采挖全草，晒干。

- **药材性状**

  根状茎粗短，不规则短圆柱形，顶端有多数圆形凹窝状茎痕或残留茎基；表面黑褐色，四周密生长而弯曲的细根，根直径约1mm；表面灰褐色或灰黄色。质脆，易折断，断面可抽出黄白色木质心。气微，味微辛。茎数个丛生，具6~7个明显的节，略膨大。叶对生，常4片生于茎上部，叶柄0.5~1.2cm；完整叶片宽椭圆形至倒卵形，长9~18cm，宽5~9cm，先端渐尖，基部楔形，边缘具锯齿，齿端有以腺体。穗状花序顶生，常两歧或总状分枝。

- **性味功用**

  辛，温；有毒。祛风除湿，活血散瘀，解毒。适用于风湿痹痛，肢体麻木，风寒咳嗽，跌打损伤，疮肿及毒蛇咬伤等病症。

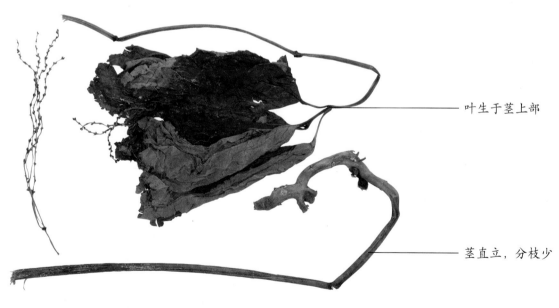

叶生于茎上部

茎直立，分枝少

1cm

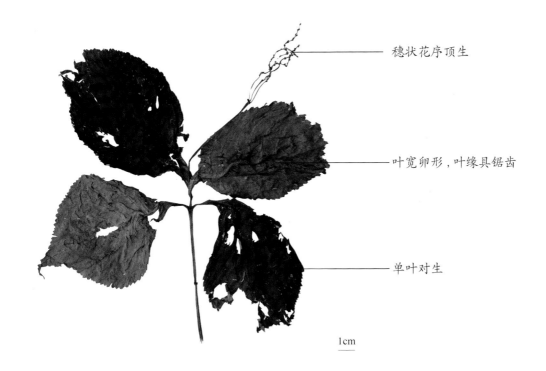

穗状花序顶生

叶宽卵形，叶缘具锯齿

单叶对生

1cm

仙人掌 ●

- **别名**

干仙人掌、霸王树、玉芙蓉、仙巴掌、佛手刺。

- **来源**

仙人掌科植物仙人掌 Opuntia dillenii (Ker-Gawl.) Haworth 的茎。

- **溯源**

本品始载于《花镜》，曰："仙人掌出自闽粤，非草非木，亦非果蔬，无枝无叶，又并无花，土中突发一片，与手掌无异。其肤色青绿，光润可观。掌上生米色细点，每年只生一叶于顶，今岁长在左，来岁则长在右，层累而上。"《植物名实图考》载："《岭南杂记》，仙人掌，人家种于田畔，以止牛践；种于墙头，亦辟火灾。无叶，枝青而扁厚有刺，每层有数枝，杈丫而生。其汁入目，使人失明。"结合其附图，所言即为此种。

- **产地**

主产于我国西南、华南地区及浙江、江西、福建等地。

- **采收加工**

全年可采，去刺后，趁鲜切碎，晒干。

- **药材性状**

饮片呈不规则颗粒状或扁平条带状。外表面灰绿色，光滑，边缘向内弯曲，小窠疏生，小窠残留刺状刚毛和短绵毛；扎手；内切面黄白色至黄棕色，显绵性。气微，味苦。

- **性味功用**

苦，寒。行气活血，凉血止血，解毒消肿。适用于胃痛，痞块，痢疾，喉痛，肺热咳嗽，肺痨咯血，吐血，痔血，疮痈疔疖，乳痈，痄腮，癣疾，蛇虫咬伤，烫伤，冻伤等病症。

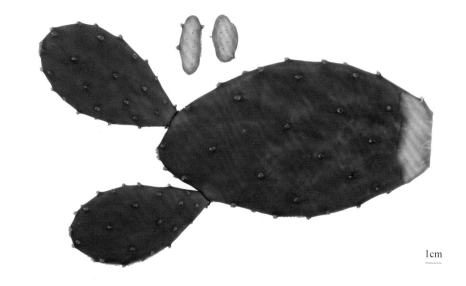

1cm

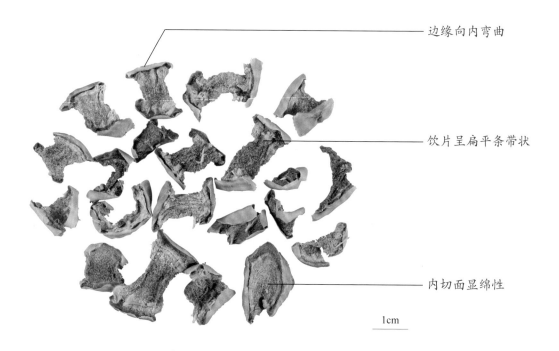

边缘向内弯曲

饮片呈扁平条带状

内切面显绵性

1cm

● **附注**

1. 同属植物单刺仙人掌 *Opuntia monacantha* Haworth 的茎在部分地区亦同等入药。

2. 该植物肉质茎中流出的浆液凝结物亦可入药，名为玉芙蓉。

仙桃草

● **别名**

接骨仙桃草、八卦仙桃、蟠桃草、蛟母草。

● **来源**

玄参科植物蚊母草 *Veronica peregrina* L. 带虫瘿的全草。

● **溯源**

本品以"水蓑衣"之名首载于《救荒本草》，《植物名实图考》在"水蓑衣"条下记载："按此草江西沙洲多有之，唯叶间青葱葵略带淡红色。余取破之，其中皆有一小虫踡伏其中。南方湿热，草木蕴结，化生虫蛾，不可细诘……又小说家谓有仙桃草，四五月麦田中蔓生，叶绿茎红，实大如椒，形如桃，中有一小虫，宜在小暑节十五日内取之，先期则无虫，后时则虫飞出。"所言正是此种。《中国药典》1977 年版收录本品。

● **产地**

主产于江苏、浙江、江西、安徽等地。

● **采收加工**

春、夏间采集果未开裂的全草（以带虫瘿者为佳），剪去根，拣净杂质，晒干或烘干。

● **药材性状**

茎圆柱形，直径约 1mm，表面枯黄色或棕色，老茎微带紫色，有纵纹；质柔软，折断面中空。叶大多脱落，残留的叶片淡棕色或棕黑色，皱缩卷曲。蒴果棕色，有多数细小而扁的种子。种子淡棕色，有虫瘿的果实膨大为肉质桃形。气微，味淡。以虫瘿多、内有小虫者为佳。

● **性味功用**

甘、辛，平。化瘀止血，清热消肿，止痛。适用于跌打损伤，咽喉肿痛，痈疽疮疡，咳血，吐血，衄血，肚胃气痛，疝气痛，痛经等病症。

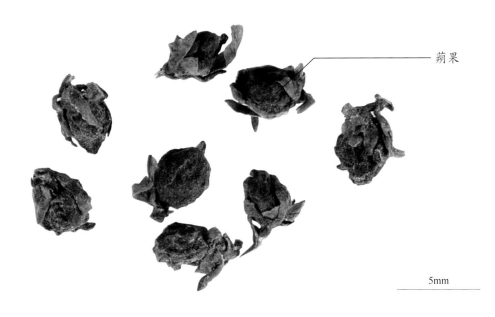

蒴果

5mm

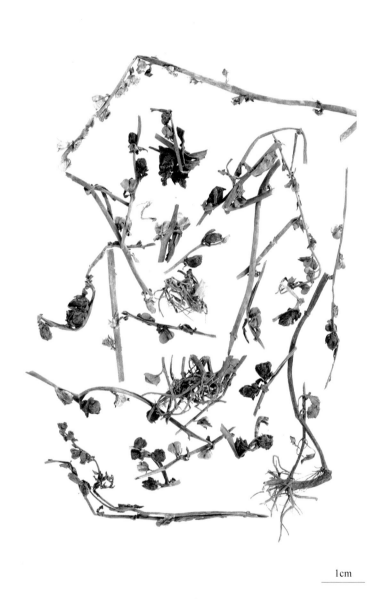

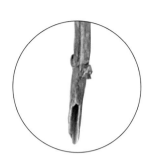

断面中空

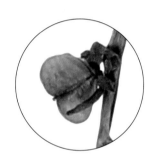

有虫瘿的果实为桃形

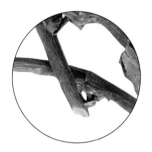

茎圆柱形有纵纹

1cm

● **附注** ———

同属植物水苦荬 *Veronica undulata* Wall. 带虫瘿的全草也称为仙桃草。

筋骨草

● **别名**

金创小草、白夏枯草、白毛夏枯草、白毛串。

● **来源**

唇形科植物筋骨草 *Ajuga decumbens* Thunb. 的全草。

● **溯源**

本品始载于《本草纲目拾遗》，曰："白毛夏枯草，产丹阳县者佳，叶梗同夏枯草，惟叶上有白毛，今杭城西湖凤凰山甚多。"《植物名实图考》载有"见血青"，云："生江西建昌平野，亦名白头翁。出生铺地，状如白菜，长三四寸，涤齿柔嫩，光润无皱，中抽数葶，逐节开白花，颇似益母草，花蒂有毛茸茸，又顶梢花白，故有白头翁之名。偶医捣敷疮毒。"所言亦为此种。

● **产地**

主产于我国华东地区，长江以南各地均产。

● **采收加工**

5~6 月齐地割起全草，拣净杂质，鲜用或晒干。

● **药材性状**

全草长 10~25cm。根细小，暗黄色。地上部分灰黄色或暗绿色，密被白柔毛。茎细，具四棱，柔韧，不易折断。叶对生，多皱缩，破碎，完整叶片展平后呈匙形或倒卵状披针形，长 3~6cm，宽 1.5~2.5cm，绿褐色，两面密被白色柔毛，边缘有波状锯齿；叶柄具狭翅。轮伞花序腋生，小花二唇形，黄褐色。气微，味苦。以色绿、花多者为佳。

● **性味功用**

苦、甘，寒。清热解毒，化痰止咳，凉血散血。适用于咽喉肿痛，肺热咳嗽，肺痈，目赤肿痛，痢疾，痈肿疔疮，毒蛇咬伤，跌打损伤等病症。

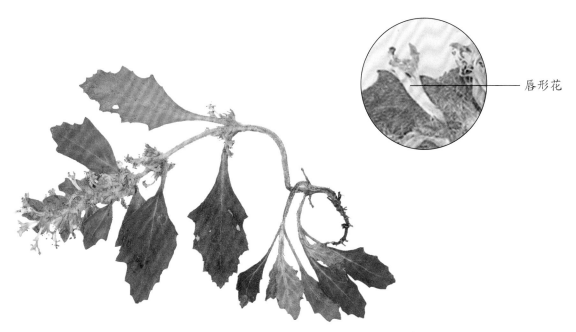

唇形花

1cm

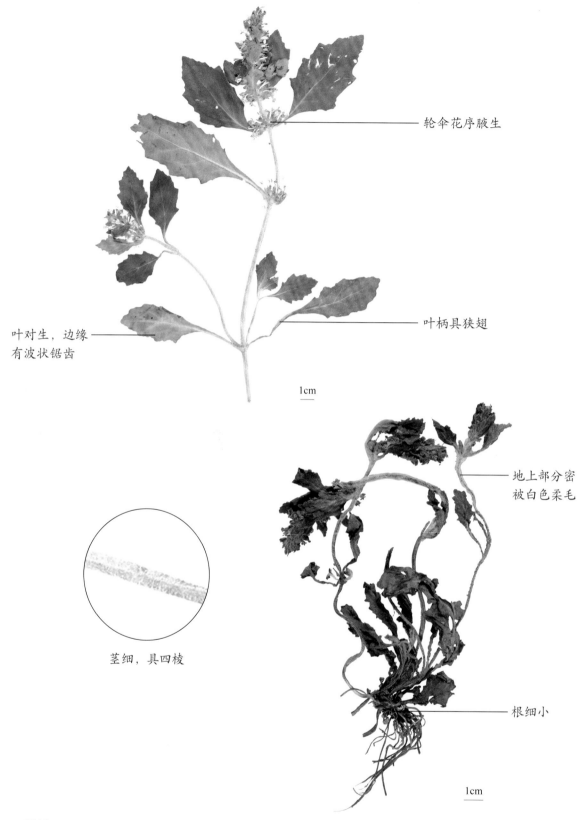

轮伞花序腋生

叶柄具狭翅

叶对生, 边缘
有波状锯齿

1cm

茎细, 具四棱

地上部分密
被白色柔毛

根细小

1cm

● 附注

同属植物紫背金盘 *Ajuga nipponensis* Makino 在华东亦作白毛夏枯草入药,《植物名实图考》
中"筋骨草"条所载正是此种。白毛夏枯草与夏枯草, 两者药用部位不同, 功能主治也不同,
应分别应用, 不能混淆。

白　英

● **别名**

白毛藤、蜀羊泉、毛风藤。

● **来源**

茄科植物白英 *Solanum lyratum* Thunb. 的地上部分。

● **溯源**

本品始载于《神农本草经》，列为上品。《新修本草》载："此鬼目草也。蔓生，叶似王瓜，小长而五桠。实圆若龙葵子，生青，熟紫黑。"《本草纲目》云："此俗名排风子是也。正月生苗，白色，可食。秋开小白花，子如龙葵子，熟时紫赤色。"《百草镜》曰："白毛藤，多生人家园圃中墙壁上，春生冬槁，结子小如豆而软，红如珊瑚，霜后叶枯，惟赤子累累，缀悬墙壁上，俗呼毛藤果。"《本草纲目拾遗》载："茎、叶皆有白毛，八九月开花藕合色，结子生青熟红，鸟雀喜食之。"以上所述均为此种。20 世纪 70 年代末，日本学者筛选抗癌药时，发现本品具有抗肿瘤作用；现今临床有用于治疗传染性肺炎及癌症，逐渐为人所关注。

● **产地**

主产于我国华东地区。

● **采收加工**

夏、秋二季割取地上部分，切段，晒干。

● **药材性状**

茎圆柱形，有分枝，长短不等，长可达 1.2m，直径 2~7mm。表面黄绿色至棕绿色，密被灰白色柔毛，粗茎通常毛较少或无毛。叶互生，叶片皱缩卷曲，暗绿色，展平后戟形或琴形，被毛茸；叶柄长 1~3cm。有时附黄绿色，或暗红色的果实。茎质硬而脆，断面纤维性，髓部白色或中空；叶质脆易碎。气微，味苦。以茎粗壮、叶绿、无果者为佳。

● **性味功用**

甘、苦，寒；小毒。清热利湿，解毒消肿。适用于湿热黄疸，胆囊炎，胆石症，肾炎水肿，风湿关节痛，妇女湿热带下，小儿高热惊搐，痈肿瘰疬，湿疹瘙痒，带状疱疹等病症。

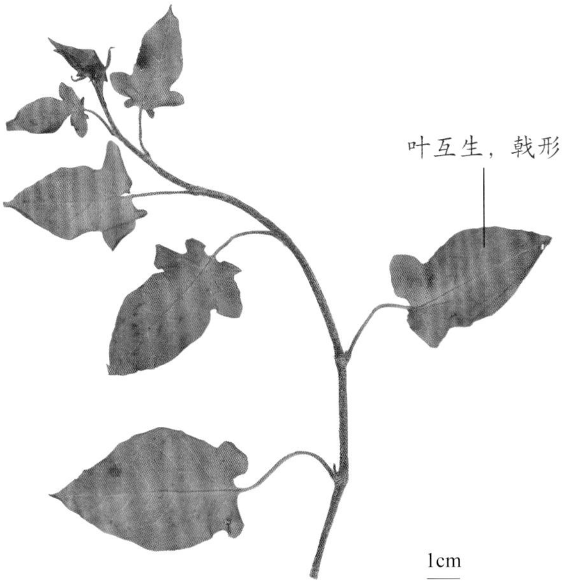

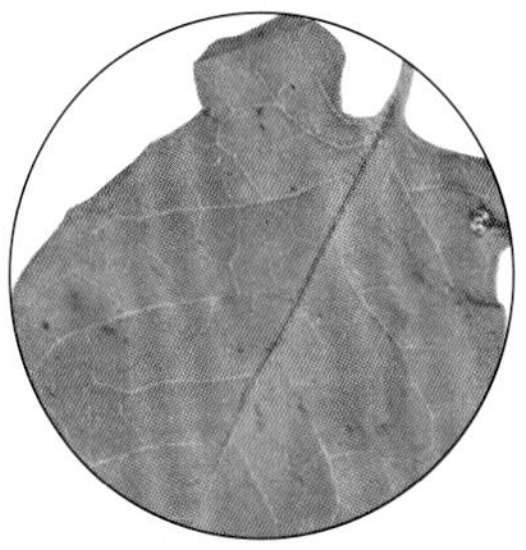

被毛茸

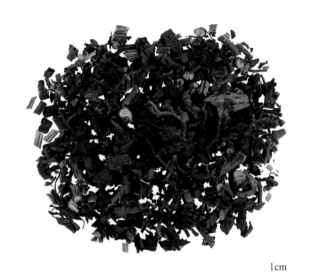

1cm

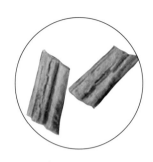

断面纤维性，髓部白色或中空

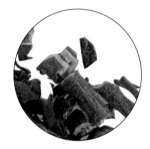

茎圆柱形，密被灰白色柔毛，
粗茎通常毛较少或无毛

白屈菜

● 别名

土黄连、八步紧、雄黄草、山黄连、假黄连。

● 来源

罂粟科植物白屈菜 *Chelidonium majus* L. 的全草。

● 溯源

白屈菜始载于《救荒本草》，曰："白屈菜，生田野中。苗高一二尺，初作丛生，茎叶皆青白色，茎有毛刺，梢头分叉，上开四瓣黄花，叶颇似山芥菜叶，而花叉极大，又似漏芦叶而色淡。"所言即为此种。《中国药典》1977 版收载本品，之后 2010 版又重新收载。

● 产地

主产于我国东北及华北地区。

● 采收加工

夏、秋二季割取地上部分，晒干。

● 药材性状

茎圆柱形，中空；表面黄绿色，有白粉；质轻易折断。叶互生，多皱缩破碎；完整叶片呈羽状分裂，裂片先端钝，边缘具不整齐缺刻，上面黄绿色，下面灰绿色，具白色柔毛，尤以叶脉为多。花瓣 4 片，卵圆形，黄色，常已脱落。蒴果细圆柱形，有众多细小、黑色具光泽的卵形种子。气微，味微苦。

● 性味功用

苦，凉；有毒。镇痛，止咳，利尿，解毒。适用于胃痛，腹痛，肠炎，痢疾，慢性支气管炎，百日咳，咳嗽，黄疸，水肿，腹水，疥癣疮痈，蛇虫咬伤等病症。

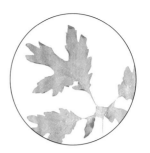

具白色柔毛，叶缘缺刻

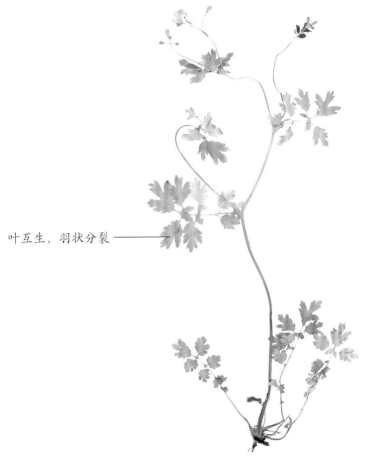

叶互生，羽状分裂 ——

1cm

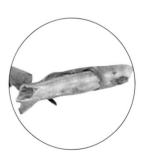

茎圆柱形，中空

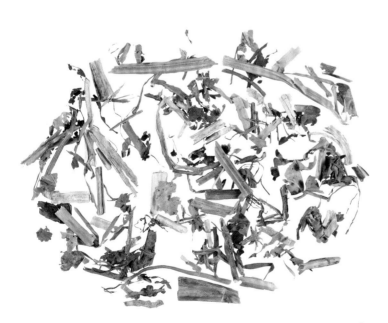

1cm

瓜子金

- 别名

瓜子草、竹叶地丁、小远志。

- 来源

远志科植物瓜子金 *Polygala japonica* Houtt. 的全草。

- 溯源

本品始载于《植物名实图考》，曰"瓜子金，江西、湖南多有之……高四五寸，长根短茎，数茎为丛，叶如瓜子而长，唯有直纹一线。叶间开小圆紫花，中有紫蕊。"所言即为此种。《中国药典》2015年版收录本品。

- 产地

主产于安徽、江苏、浙江等地。

- 采收加工

秋季采收全草，洗净泥土，晒干。

- 药材性状

根圆柱形，稍弯曲，表面黄褐色，有纵皱纹，质硬，断面黄白色。茎少分枝，长10~30cm，灰绿色或灰棕色。叶皱缩，展平后呈卵形或卵状披针形，长1~3cm，宽0.5~1cm，侧脉明显，先端短尖，基部圆形或楔形，全缘，灰绿色；叶柄短，有柔毛。总状花序腋生，最上的花序低于茎的顶端；花多皱缩。蒴果圆而扁，长约7mm，具较宽翅，萼片宿存。气微，味微辛苦。以叶多、有根者为佳。

- 性味功用

苦、微辛，平。祛痰止咳，散瘀止血，宁心安神，解毒消肿。适用于咳嗽痰多，跌打损伤，风湿痹痛，吐血，便血，心悸，失眠，咽喉肿痛，痈肿疮疡，毒蛇咬伤等病症。

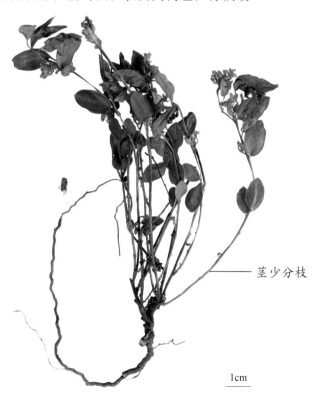

茎少分枝

1cm

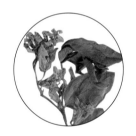

总状花序腋生

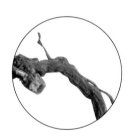

根圆柱形，有纵皱纵，断面黄白色

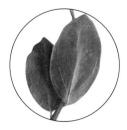

叶卵形，侧脉明显

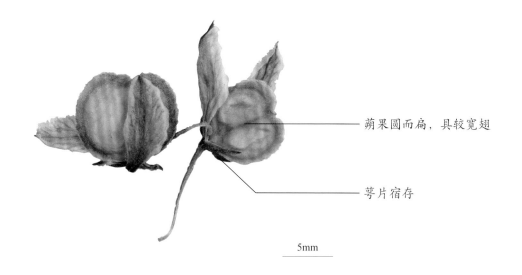

蒴果圆而扁，具较宽翅

萼片宿存

5mm

地　菍 ●

● **别名**

地稔草、铺地菍、铺地锦、地茄、地石榴。

● **来源**

野牡丹科植物地菍 *Melastoma dodecandrum* Lour. 的地上部分。

● **溯源**

本品以"山地菍"之名首载于《生草药性备要》，云："叶煎水，洗疳痔，热毒，麻疹，烂脚，蛇伤。"《植物名实图考》曰："地茄生江西山冈，铺地生，叶如杏叶而小柔厚，有直纹三道，叶中开粉紫花，团瓣如杏花，中有小缺。土医以治劳损，根大如指，长数寸。"所言即为此种。《岭南采药录》中称为铺地锦。《广东省中药材标准（第一册）》和《贵州省中药材、民族药材质量标准》收录本品。

● **产地**

主产于我国长江以南各地。

● **采收加工**

5~6月采割地上部分，除去杂质，晒干。

● **药材性状**

茎四棱形，多分枝，长10~25cm，直径1~2mm，表面灰褐色或棕褐色，扭曲，有纵条纹，节处有细须根。叶对生，深绿色，多皱缩破碎，展开后呈卵形或椭圆形，长1~4cm，宽0.8~3cm，仅上面边缘和下面脉上生极疏的糙伏毛。花棕褐色，萼筒5裂，花瓣5。气微，味微酸涩。以叶多、色绿、枝较少、不带花果者为佳。

● **性味功用**

甘、涩，凉。清热解毒，活血止血。适用于高热，肺痈，咽肿，赤白痢疾，黄疸，水肿，痛经，崩漏，带下，产后腹痛，瘰疬，痈肿，疔疮，痔疮，毒蛇咬伤等病症。

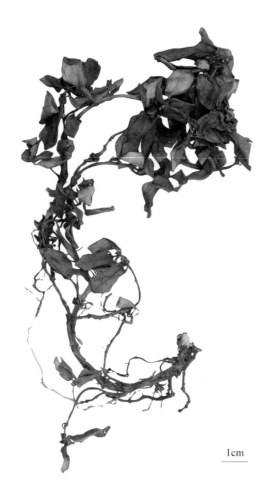

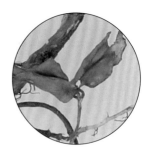

叶对生

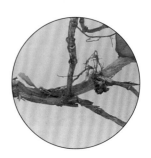

茎多分枝，扭曲，有纵
条纹，节处有细须根

1cm

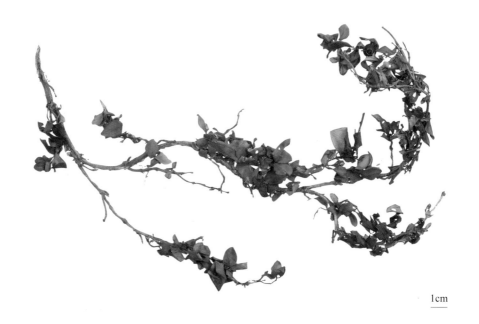

1cm

● **附注**

该植物的根及果实亦可入药，称之为地苓根、地苓果。

● **别名**

石莽草、省丁草、石辣蓼。

● **来源**

蓼科植物头花蓼 *Polygonum capitatum* Buch. -Ham. ex D. Don 的全草。

● **溯源**

本品始载于《广西中药志》。现今临床常用于治疗泌尿系统疾病。《贵州省中药材质量标准》（1988 年版）收录本品。

● **产地**

主产于江西、湖南、湖北及西南等地。

● **采收加工**

全年均可采，晒干或鲜用。

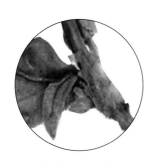

膜质托叶鞘筒状

● **药材性状**

茎圆柱形，红褐色，节处略膨大并有柔毛，断面中空。叶互生，多皱缩；展平后呈椭圆形，长 1.5~3cm，宽 1~2cm，先端钝尖，基部楔形，全缘，具红色缘毛，上面绿色，常有"人"字形红晕，下面绿色带紫红色，两面均被褐色疏柔毛；叶柄短或近无柄；托叶鞘筒状，膜质。花序头状，顶生或腋生；花被 5 裂；雄蕊 8。瘦果卵形，具 3 棱，黑色。气微，味微苦、涩。

● **性味功用**

苦、辛，凉。清热利湿，活血止痛。适用于痢疾，肾盂肾炎，膀胱炎，尿路结石，风湿痛，跌打损伤，痄腮，疮疡，湿疹等病症。

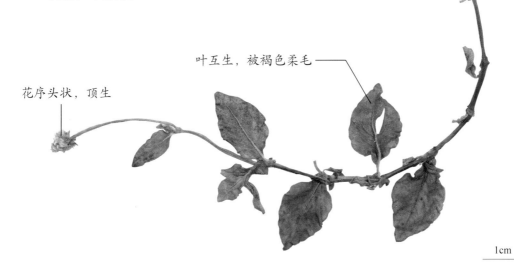

叶互生，被褐色柔毛

花序头状，顶生

1cm

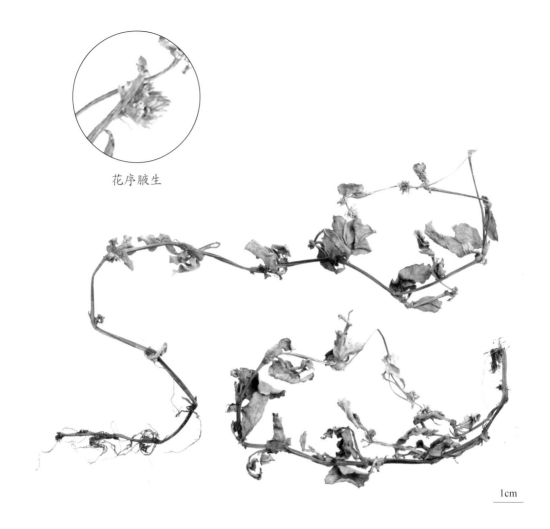

花序腋生

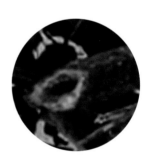

断面中空

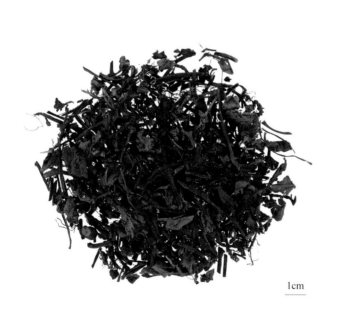

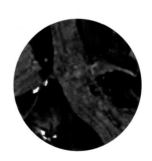

节处略膨大并有柔毛

● **别名**

破血丹、冰凌草、雪花草、六月令、山香草。

● **来源**

唇形科植物碎米桠 *Rabdosia rubescens* (Hemsl.) Hara 的地上部分。

● **溯源**

本品在历代本草未见记载。20世纪70年代初，从河南民间草药中发掘出来；济源地区民间用其治疗食道癌。现代研究发现，冬凌草主要成分冬凌草甲素、冬凌草乙素、迷迭香酸等具有显著抗癌、抑菌、抗炎等生理活性。1976年，开发有抗癌药物冬凌草片，治疗咽喉炎的冬凌草含片等。《中国药典》1977年版收录冬凌草，1996年以来，冬凌草片陆续被引入《国家中药保护品种》和《国家基本医疗保险药物品种》。《中国药典》2010年版、2015年版均收载本品。

● **产地**

主产于我国黄河流域及长江流域。

● **采收加工**

秋季割取地上部分，捡去杂质，晒干。

● **药材性状**

茎长30~70cm；基部近圆形，上部方柱形。下部表面灰棕色或灰褐色，外皮纵向剥落；上部表皮红紫色，有柔毛；质硬脆，断面淡黄色。叶对生，叶片皱缩，展平后呈卵形或菱状卵形，长2~6cm，宽1.5~3cm，先端锐尖或渐尖，基部宽楔形，并骤然渐狭下延成假翅，边缘具粗锯齿，齿尖具胼胝体，上面棕绿色，有腺点，下面淡绿色，沿脉有疏柔毛；具叶柄。聚伞状圆锥花序顶生，总梗与小花梗及花序轴密被柔毛；花小；花萼钟形，萼齿5，二唇形，花冠二唇形，雄蕊4。小坚果倒卵状三棱形，淡褐色。气微香，味苦回甜。以叶多、色绿者为佳。

● **性味功用**

苦、甘，微寒。清热解毒，活血止痛。适用于咽喉肿痛，感冒头痛，支气管炎，慢性肝炎，风湿关节痛，蛇虫咬伤等病症。

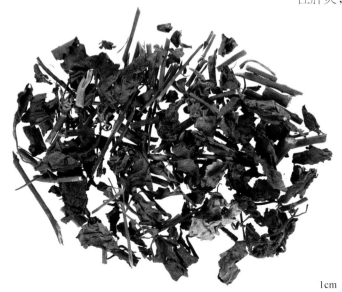

1cm

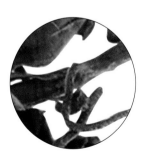

茎上部有柔毛

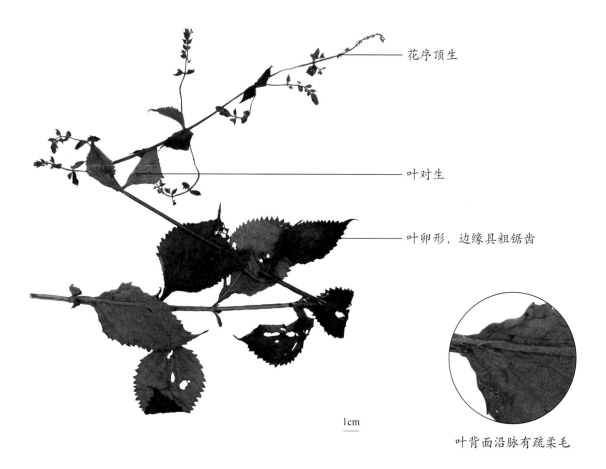

花序顶生

叶对生

叶卵形，边缘具粗锯齿

1cm

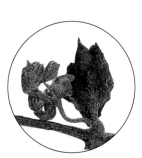

叶背面沿脉有疏柔毛

3~5 朵小花集成圆锥花序

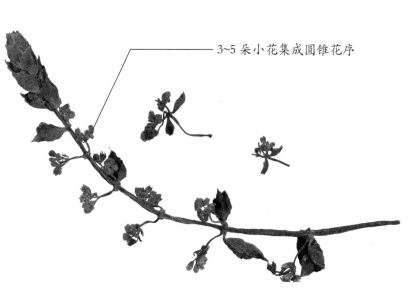

总梗与小花梗及
花序轴密被柔毛

5mm

杠板归

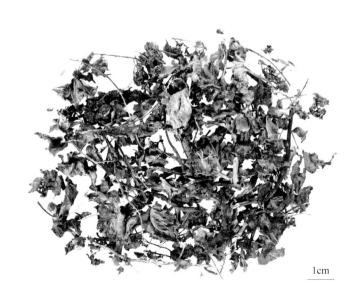

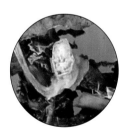
有髓部

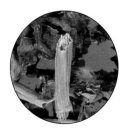
中空

1cm

● 別名

犁头刺、扛板归、蛇倒退、降龙草、蛇见退、三角藤、河白草。

● 来源

为蓼科植物杠板归 *Polygonum perfoliatum* L. 的全草。

● 溯源

"扛板归"之名始见于《万病回春》，曰："此草（扛板归）四五月生，至九月见霜即无。叶尖青，如犁头尖样，藤有小刺。有子圆黑如睛。"《生草药性备要》云："芽梗俱有勒，子蓝色，可食。"《本草纲目拾遗》载："雷公藤，生阴山脚下。立夏时发苗，独茎蔓生，茎穿叶心，茎上又发叶，叶下圆上尖如犁耙，又类三角枫，枝梗有刺。"《植物名实图考》曰："刺梨头，江西、湖南多有之。蔓生，细茎，微刺茸密，茎叶俱似荞麦。开小粉花成簇，无瓣。结碧实有棱，不甚圆，每分叉处有圆叶一片似蓼。"以上所言均为此种。称其为扛板归，盖因

其可治疗毒蛇咬伤，人被咬伤后，抬板而来，服药即愈，扛板而归，故有扛板归之名。用木杠抬板而归，曰"杠板归"亦可。《中国药典》1977 年版以"杠板归"之名收录。

● 产地

主产于我国长江流域及以南各地。

● 采收加工

夏、秋二季割取地上部分，晾干。

● 药材性状

茎细长，略呈方柱形，直径 1~5mm；表面红棕色、棕黄色或黄绿色，生有倒生钩状刺；节略膨大，具托叶鞘脱落后的环状痕，节间长 0.6~6cm；质脆，易折断，断面黄白色，有髓部或中空。叶互生；叶片多皱缩或破碎，完整者展平后近等边三角形，淡棕色或灰绿色，叶缘、叶背主脉及叶柄疏生倒生钩状刺。短穗状花序顶生，或生于上部叶腋，苞片圆形，花小、多萎缩或脱落。气微，味微酸。以叶多、色绿者为佳。

● **性味功用**

酸、苦，平。清热解毒，利湿消肿，散瘀止血。适用于疔疮痈肿，丹毒，痄腮，乳腺炎，聤耳，感冒发热，肺热咳嗽，百日咳，瘰疬，痔瘘，鱼口便毒，泻痢，黄疸，膨胀，水肿，淋浊，带下，疟疾，风火赤眼，跌打肿痛，吐血，便血，蛇虫咬伤等病症。

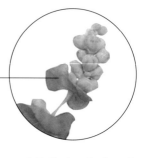

苞片圆形———

短穗状花（果）序顶生

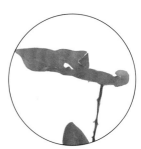

叶缘、叶背主脉及叶柄生倒生钩状刺

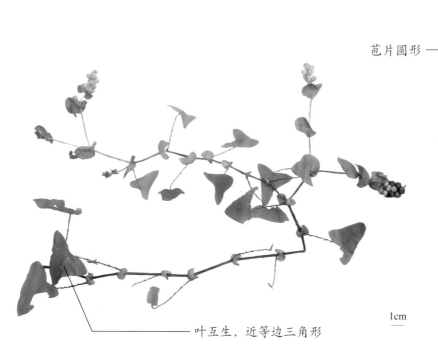

叶互生，近等边三角形

1cm

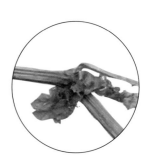

茎细长，呈方柱形，生有倒生钩状刺

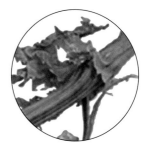

节具托叶鞘脱落后的环状痕

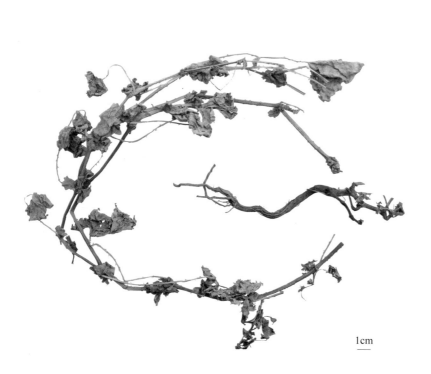

1cm

吉祥草

● **别名**

小叶万年青、观音草、玉带草。

● **来源**

百合科植物吉祥草 *Reineckea carnea* (Andr.) Kunth 的全草。

● **溯源**

本品始载于《本草拾遗》，曰："生两国，胡人将来也。"《本草纲目》云："吉祥草，叶如漳兰，四时青翠，夏开紫花成穗，易繁。"《植物名实图考》曰："松寿兰，叶微宽，花六出稍大，冬开，盆盎中植之。秋结实如天门冬，实色红紫有尖。"所言均为此种。

● **产地**

主产于我国黄河以南各地。

● **采收加工**

全年均可采挖全草，洗净，切碎晒干。

● **药材性状**

全草呈黄褐色。根状茎细长，节明显，节上有残留的膜质鳞叶，并有少数弯曲卷缩须状根。叶簇生；叶片皱缩，展开后呈线形、卵状披针形或线状披针形，全缘，无柄，先端尖或长尖，基部平阔，长 7~30cm，宽 5~28mm，叶脉平行，中脉显著。气微，味甘。

● **性味功用**

甘，凉。清肺止咳，凉血止血，解毒利咽。适用于肺热咳嗽，咯血，吐血，衄血，便血，咽喉肿痛，目赤翳障，痈肿疮疖等病症。

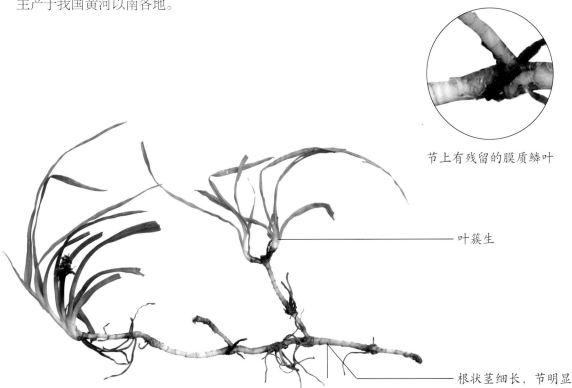

节上有残留的膜质鳞叶

叶簇生

根状茎细长，节明显

1cm

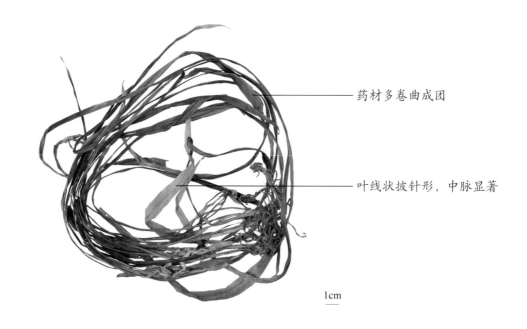

药材多卷曲成团

叶线状披针形，中脉显著

1cm

地柏枝

- **别名**

  百叶草、岩柏草、岩柏枝、石柏。

- **来源**

  卷柏科植物江南卷柏 *Selaginella moellendorffii* Hieron. 的全草。

- **溯源**

  《本草图经》载有"地柏"，云："地柏，生蜀中山谷，河中府亦有之。根黄，状如丝，茎细，上有黄点子。无花。叶三月生，长四五寸许。四月采，暴干用。蜀中九月药市，多有货之。主脏毒下血，神速。"所述与本种近似。

- **产地**

  主产于浙江、江西、四川、陕西、湖北、贵州等地。

- **采收加工**

  7~8月拔取全草，除去根部泥沙，晒干。

- **药材性状**

  根状茎灰棕色，屈曲，根自其左右发出，纤细，具根毛。茎禾秆色或基部稍带红色，高10~40cm，直径1.5~2mm，下部不分枝，疏生钻状三角形叶，贴伏于上，上部分枝羽状，全形呈卵状三角形。叶多扭曲皱缩，上表面淡绿色，背面灰绿色，二型，枝上两侧的叶为卵状披针形，大小近于茎上叶，贴生小枝中央的叶形较小，卵圆形，先端尖。孢子囊穗少见。茎质柔韧，不易折断；叶质脆，易碎。气微，味淡。以体整、色绿、无泥杂者为佳。

- **性味功用**

  辛、微甘，平。止血，清热，利湿。适用于肺热咯血，吐血，衄血，便血，痔疮出血，外伤出血，发热，小儿惊风，湿热黄疸，淋病，水肿，水火烫伤等病症。

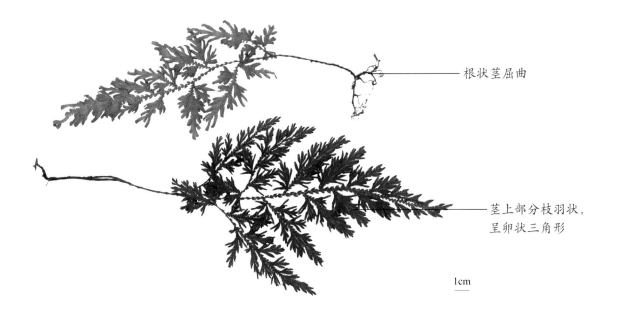

根状茎屈曲

茎上部分枝羽状，
呈卵状三角形

1cm

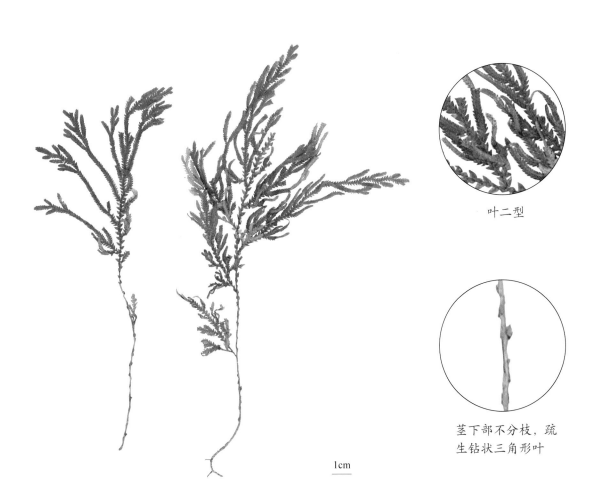

叶二型

茎下部不分枝，疏
生钻状三角形叶

1cm

老鹳草

- **别名**

  五叶草、老官草、老贯草、老鹳嘴、鸹子嘴。

- **来源**

  牻牛儿苗科植物牻牛儿苗 *Erodium stephanianum* Willd.、老鹳草 *Geranium wilfordii* Maxim. 或野老鹳草 *Geranium carolinianum* L. 的干燥地上部分。前者习称"长嘴老鹳草"，后两者习称"短嘴老草鹳"。

- **溯源**

  老鹳草来源之一的牻牛儿苗，始载于《救荒本草》，曰："牻牛儿苗又名斗牛儿苗。生田野中。就地拖秧而生，茎蔓细弱，其茎红紫色。叶似芫荽叶，瘦细而稀疏。开五瓣小紫花。结青蒌葵果儿，上有一嘴甚尖锐，如细锥子状。"《中国药典》收载老鹳草药材3个来源。其中牻牛儿苗药材习称"长嘴老鹳草"，老鹳草和野老鹳草药材习称"短嘴老鹳草"。

- **产地**

  主产于云南、贵州、四川、湖北等地。

- **采收加工**

  在枝叶生长最旺盛时采收，去净泥土和杂质，晒干。

- **药材性状**

  长嘴老鹳草：茎长30~50cm，直径0.3~0.7cm。多分枝，节膨大。表面灰绿色或淡紫色，有纵沟纹和稀疏茸毛。质脆，断面黄白色，有的中空。叶对生，具细长叶柄；叶片卷曲皱缩，质脆易碎，完整者为二回羽状深裂，裂片披针形。果实长圆形，长0.5~1cm，形似鹳喙，有的裂成5瓣，呈螺旋形卷曲。气微，味淡。

  短嘴老鹳草：茎较细，略短。叶片圆形，3或5深裂，裂片较宽，边缘具缺刻。果实球形，长0.3~0.5cm。花柱长1~1.5cm，有的5裂向上卷曲呈伞形。野老鹳草叶片掌状5~7深裂，裂片条形，每裂片又3~5深裂。

- **性味功用**

  苦、微辛，平。祛风通络，活血，清热利湿。适用于风湿痹痛，肌肤麻木，筋骨酸楚，跌打损伤，泄泻痢疾，疮毒等病症。

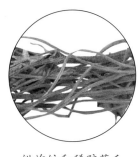

纵沟纹和稀疏茸毛

▼ 老鹳草

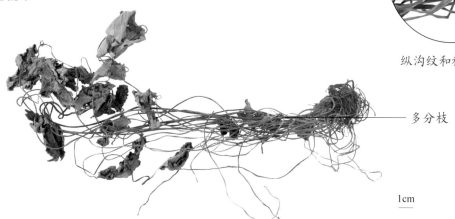

—— 多分枝

1cm

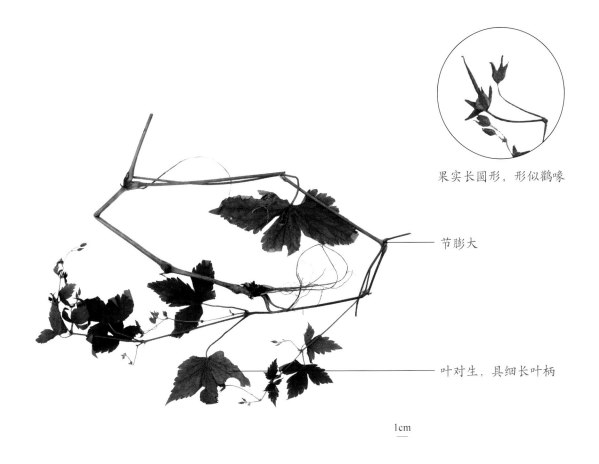

果实长圆形，形似鹳喙

节膨大

叶对生，具细长叶柄

1cm

▼ 野老鹳草

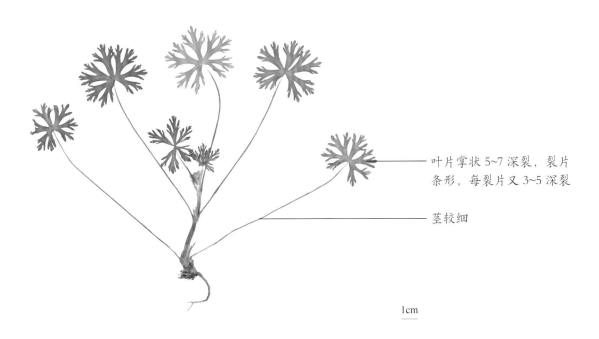

叶片掌状 5~7 深裂，裂片
条形，每裂片又 3~5 深裂

茎较细

1cm

● **附注**

牻牛儿苗科植物牻牛儿苗、老鹳草、鼠掌老鹳草 *Geranium sibiricum* L.、粗根老鹳草 *Geranium dahuricum* DC. 等在不同地区均作老鹳草入药。

地胆草

- **别名**

苦地胆、地苦胆。

- **来源**

菊科植物地胆草 *Elephantopus scaber* L. 的全草。

- **溯源**

本品首载于《本草求原》，曰："苦辛，平。凉血，消毒，散疮，理蛇鼠伤，去痰。根解暑热，同扁豆、片糖煎，治牙痛煎含。"《中国药典》1977 年版曾收录本品。20 世纪 70 年代以来，发现该植物含有抗癌活性成分，引起学者重视和关注。

- **产地**

主产于福建、广东、广西等地。

- **采收加工**

夏、秋间花期前采挖，洗净，晒干。

- **药材性状**

本品全长 15~40cm。根状茎长 2~5cm，直径 0.5~1cm；具环节，密被紧贴的灰白色茸毛，着生多数须根。叶多基生，皱缩，完整叶片展平后呈匙形或倒披针形，长 6~20cm，宽 1~4.5cm；黄绿色或暗绿色，多有腺点，先端钝或急尖，基部渐狭，边缘稍具钝齿；两面均被紧贴的灰白色粗毛，幼叶尤甚；叶短柄，稍呈鞘状，抱茎。茎圆柱形，常二歧分枝，密被紧贴的灰白色粗毛，茎生叶少而小。气微，味苦。

- **性味功用**

苦、辛，寒。清热泻火，凉血解毒，清热利湿。适用于感冒发热，咽喉肿痛，肺热咳嗽，顿咳，目赤肿痛，痢疾，湿热黄疸，内热消渴，水肿尿少，腹水膨胀，月经不调，带下，痈疮肿毒，湿疹，蛇虫咬伤等病症。

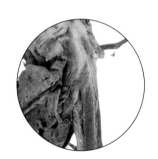

茎密被紧贴的灰白色粗毛

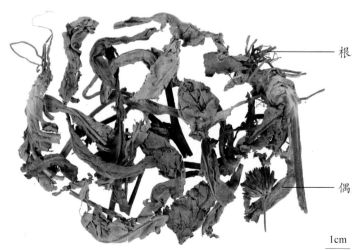

—— 根状茎着生多数须根

—— 偶见头状花序

1cm

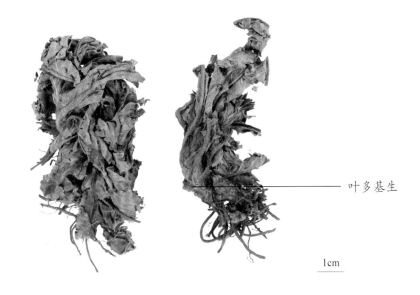

叶多基生

1cm

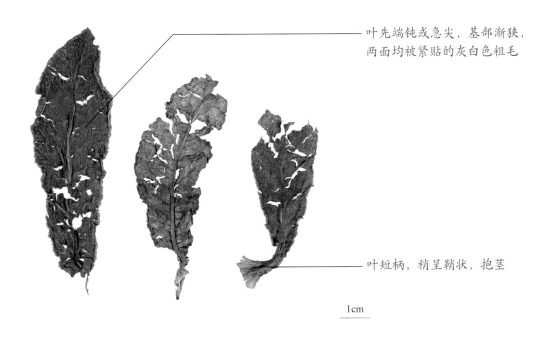

叶先端钝或急尖，基部渐狭，
两面均被紧贴的灰白色粗毛

叶短柄，稍呈鞘状，抱茎

1cm

● **附注**

1. 同属植物白花地胆草 *Elephantopus tomentosus* L. 在广东部分地区亦作地胆草入药。

2. 在广东部分地区（包括港澳地区）有将地胆草习称"土公英"，以未抽花葶前的全草混充蒲公英应用，注意鉴别。

地核桃

- **别名**

  山核桃、箭头草、匙头菜、地丁子。

- **来源**

  堇菜科植物球果堇菜 *Viola collina* Besser 的全草。

- **溯源**

  本品以"匙头菜"之名始载于《救荒本草》，曰："生密县山野中，作小科苗。其茎面凸背圆。叶似团匙头样，有如杏叶大，边微锯齿，开淡红花，结子黄褐色。其叶味甜。"仅为食用。地核桃的药用记载始于《贵州民间方药集》。

- **产地**

  主产于贵州、湖南、江苏及长江流域以北各地。

- **采收加工**

  夏、秋间采收全草，洗净，晒干。

- **药材性状**

  多皱缩成团，深绿色或枯绿色。根状茎稍长，主根圆锥形。全株有毛茸，叶基生，湿润展平后，叶片呈心形或近圆形，先端钝或圆，基部稍呈心形，边缘有浅锯齿。花基生，具柄，淡棕紫色，两侧对称。蒴果球形，具毛茸，果柄下弯。气微，味微苦。

- **性味功用**

  苦、辛，寒。清热解毒，散瘀消肿。适用于疮疡肿毒，肺痈，跌打损伤疼痛，刀伤出血，外感咳嗽等病症。

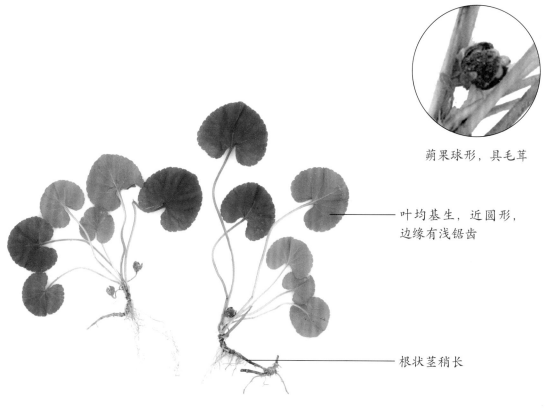

蒴果球形，具毛茸

叶均基生，近圆形，
边缘有浅锯齿

根状茎稍长

1cm

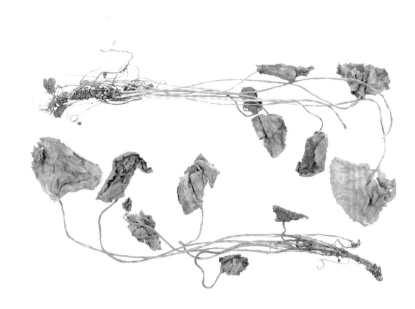

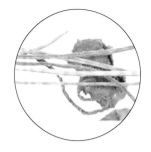

全株有毛茸

地蜂子

- **别名**

  蜂子七、山蜂子、三叶委陵菜、软梗蛇扭。

- **来源**

  蔷薇科植物三叶委陵菜 *Potentilla freyniana* Bornm. 的带根全草。

- **溯源**

  本品始载于《贵阳民间药草》，曰："酸，温，无毒。治肺虚咳嗽喘息，跌打损伤，疯狗咬伤，腹泻痢疾。"其根状茎形如蜂腹，故名地蜂子。

- **产地**

  主产于我国长江以南各地。

- **采收加工**

  夏季采挖带根全草，洗净，晒干。

- **药材性状**

  根状茎呈纺锤形、圆柱形或哑铃形，微弯曲，有的形似蜂腹，长 1.5~4cm，直径 0.5~1.2cm，表面灰褐色或黄褐色，粗糙，有皱纹和突起的根痕及须根。质坚硬，不易折断，断面颗粒状，深棕色或黑褐色，中央色深，在放大镜下可见白色细小结晶。气微，味微苦而涩，微具清凉感。基生叶掌状三出复叶，连叶柄长 4~30cm；托叶褐色；小叶片长圆形、卵形，边缘具多数急尖锯齿，两面疏生柔毛；花茎纤细，长 5~15cm；伞房状聚伞花序顶生；花小，黄色。

- **性味功用**

  苦、涩，微寒。清热解毒，敛疮止血，散瘀止痛。适用于咳喘，痢疾，肠炎，痈肿疔疮，烧烫伤，口舌生疮，骨髓炎，骨结核，瘰疬，痔疮，毒蛇咬伤，崩漏，月经过多，产后出血，外伤出血，胃痛，牙痛，胸骨痛，腰痛，跌打损伤等病症。

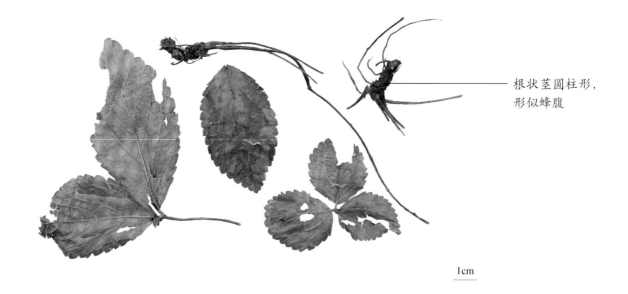

根状茎圆柱形，
形似蜂腹

1cm

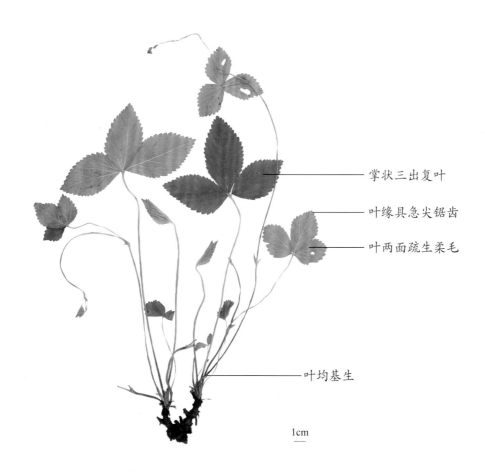

掌状三出复叶

叶缘具急尖锯齿

叶两面疏生柔毛

叶均基生

1cm

● **附注**

1. 同属植物中华三叶委陵菜 *Potentilla freyniana* Bornm var. *sinica* Migo 在部分地区亦同等入药。

2. 该植物的根状茎亦可单独入药，亦名地蜂子，并认为质佳。

● **别名**

奶汁草、铺地锦、铺地红、铺地草、红丝草。

● **来源**

大戟科植物地锦 *Euphorbia humifusa* Willd. ex Schlecht. 或斑地锦 *Euphorbia maculata* L. 的全草。

● **溯源**

本品始载于《嘉祐本草》，曰："生近道田野，出滁州者尤良。茎叶细弱，蔓延于地，茎赤，叶青紫色，夏中茂盛，六月开红花，结细实。"《本草纲目》在"地锦"条下记载："赤茎布地，故曰地锦……田野寺院及阶砌间皆有之小草也。就地而生，赤茎，黄花，黑实……断茎有汁。"所言与此种相符。

● **产地**

地锦：我国南北各地均产。

斑地锦：主产于我国华东地区。

● **采收加工**

秋季采收全株，洗净，晒干。

● **药材性状**

地锦：常皱缩卷曲，根细小。茎细，呈叉状分枝，表面带紫红色，光滑无毛或疏生白色细柔毛；质脆，易折断，断面黄白色，中空。叶对生，具淡红色短柄或几无柄；叶片多皱缩或已脱落，完整者展开呈长椭圆形，长 5~10mm，宽 4~6mm；绿色或带紫红色，通常无毛或疏生细柔毛；先端钝圆，基部偏斜，边缘具小锯齿或呈微波状。杯状聚伞花序腋生，细小。蒴果三棱状球形，表面光滑，种子细小，卵形，褐色。无臭，味微涩。以叶色绿、茎色绿褐或带紫红色、具花果者为佳。

斑地锦与前者的区别：叶上表面具一紫斑；蒴果密被白色细柔毛；种子卵形，有棱。

● **性味功用**

辛，平。清热解毒，利湿退黄，活血止血。适用于痢疾，泄泻，黄疸，咳血，吐血，尿血，便血，崩漏，乳汁不下，跌打肿痛及热毒疮疡等病症。

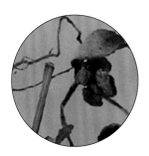

茎光滑无毛或疏生白色细柔毛

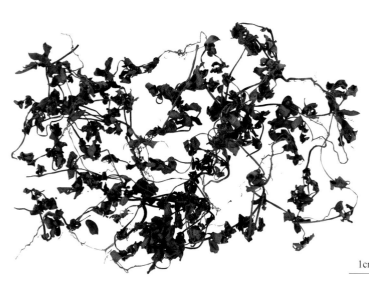

1cm

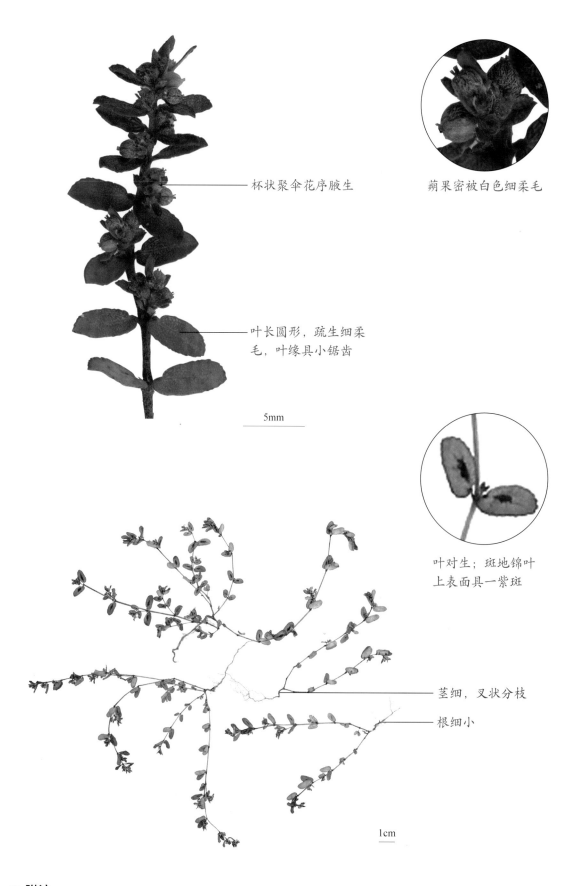

杯状聚伞花序腋生

蒴果密被白色细柔毛

叶长圆形，疏生细柔
毛，叶缘具小锯齿

5mm

叶对生；斑地锦叶
上表面具一紫斑

茎细，叉状分枝

根细小

1cm

● **附注** ─────

葡萄科植物地锦 *Parthenocissus tricuspidata* (Sieb. et Zucc.) Planch.，俗称爬山虎，注意区别。

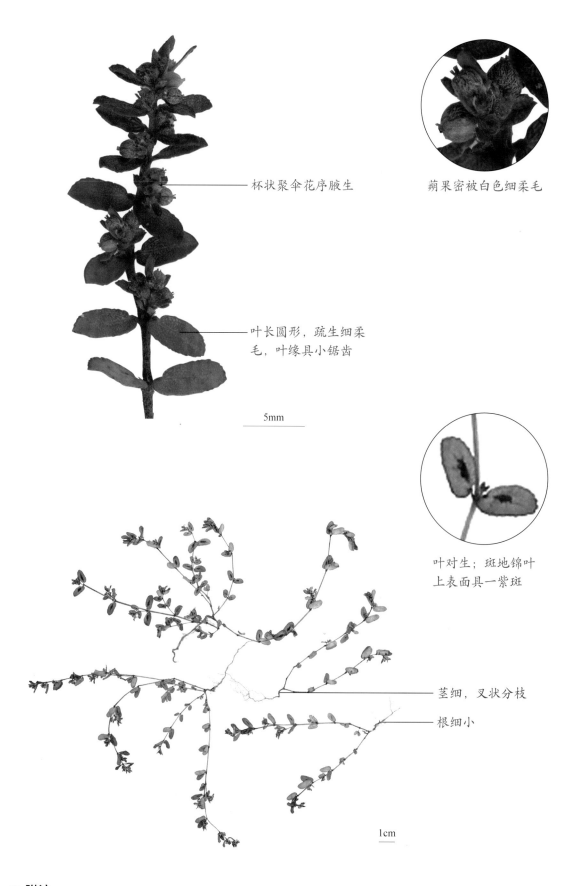

过坛龙

别名

铁线草、铁线蕨、铁笊篱、黑骨芒、秧居草、黑脚蕨。

来源

铁线蕨科植物扇叶铁线蕨 *Adiantum flabellulatum* L. 的全草。

溯源

本品始载于《植物名实图考》，曰："过坛龙，生南安，似铁角凤尾草，长茎分枝，叶稍大，盖一类。治疮毒，研末敷之，疮破不可擦。"结合其附图，所言即为此种。

产地

主产于我国西南地区。

采收加工

全年可采，洗净，晒干。

药材性状

全草长 20~50cm。根状茎短，密被棕色线状鳞片。叶柄长 10~25cm，亮紫黑色。叶片近革质，二至三回不对称的鸟趾状二叉分枝，叶轴和羽轴密被红棕色短刚毛；小羽片 8~15 对，互生，斜方状椭圆形至扇形，长约 1cm，宽约 1.5cm，具短柄。孢子囊群长椭圆形，背生于小羽片上缘及外缘的先端，每小羽片有 2~8 个。气微，味微苦。

性味功用

苦、辛，凉。清热利湿，解毒散结。适用于流感发热，泄泻，痢疾，黄疸，石淋，痈肿，瘰疬，蛇虫咬伤，跌打损伤等病症。

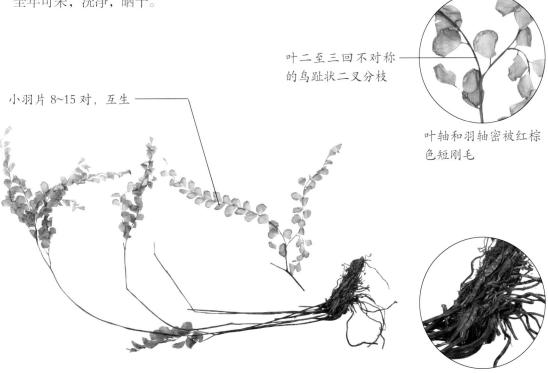

叶二至三回不对称的鸟趾状二叉分枝

叶轴和羽轴密被红棕色短刚毛

小羽片 8~15 对，互生

1cm

根状茎短，密被棕色线状鳞片

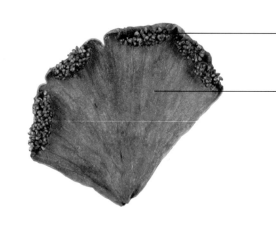

孢子囊群背生于小羽片上缘先端，每小羽片有 2~8 个

小羽片扇形

回回蒜

- **别名**

鹅巴掌、野桑椹、鸭脚板、水虎掌草、老虎爪子。

- **来源**

毛茛科植物茴茴蒜 *Ranunculus chinensis* Bunge 的全草。

- **溯源**

本品始载于《救荒本草》，曰："回回蒜，一名水胡椒，又名蝎虎草。生水边下湿地。苗高一尺许，叶似野艾蒿而硬，又甚花叉，又似前胡叶颇大，亦多花叉。苗茎梢头开五瓣黄花，结穗如初生桑椹子而小，又似初生苍耳实亦小，色青，味极辛辣。其叶味甜。"结合其附图，所言即为此种。

- **产地**

我国南北各地均产。

- **采收加工**

夏季采收全草，晒干。

- **药材性状**

全草长 15~50cm。茎及叶柄均有伸展的淡黄色糙毛。三出复叶，黄绿色，基生叶及下部叶具长柄；叶片宽卵形，长 3~12 cm，小叶 2~3 深裂，上部具少数锯齿，两面被糙毛。花序花疏生，花梗贴生糙毛；萼片 5，狭卵形；花瓣 5，宽卵圆形。聚合果长圆形，直径 6~10 mm；瘦果扁平，长 3~3.5 mm，无毛。气微，味淡。有毒。

- **性味功用**

辛、苦，温；有毒。解毒退黄，截疟，定喘，镇痛。适用于肝炎，黄疸，肝硬化腹水，疮癞，牛皮癣，疟疾，哮喘，牙痛，胃痛，风湿痛等病症。

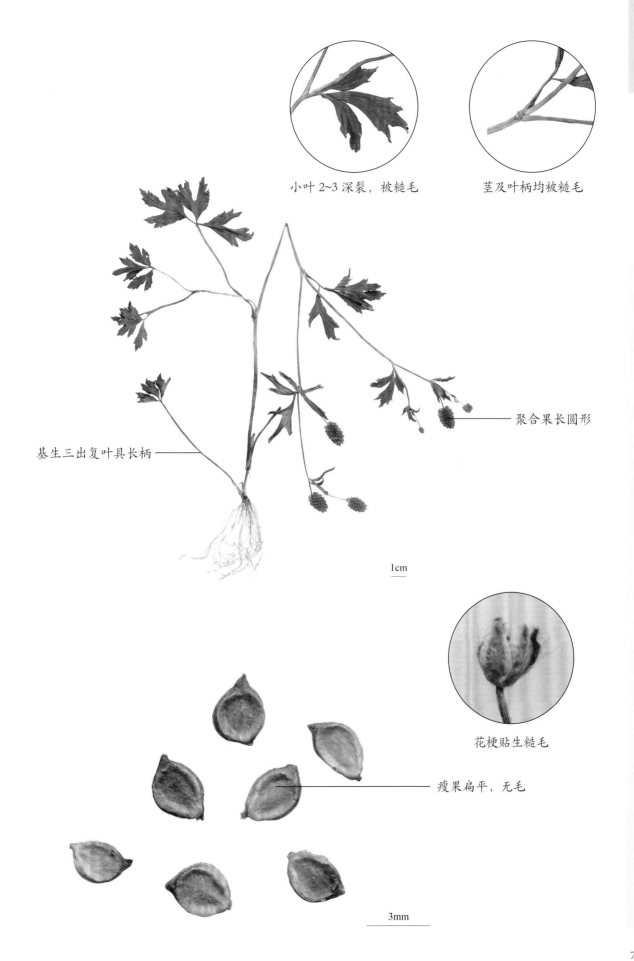

小叶 2~3 深裂，被糙毛

茎及叶柄均被糙毛

聚合果长圆形

基生三出复叶具长柄

1cm

花梗贴生糙毛

瘦果扁平，无毛

3mm

有瓜石斛

- **别名**
  带爪石斛、果上叶。

- **来源**
  兰科植物流苏金石斛 *Flickingeria fimbriata*
  (Bl.) Hawkes 带假鳞茎的全草。

- **溯源**
  本品始载于《广西药用植物名录》。

- **产地**
  主产于广东、广西、贵州、云南、湖南等地。

- **采收加工**
  夏、秋二季采收全草，蒸后晒干。

- **药材性状**
  根状茎长，下侧生有多数须根。茎呈圆柱
  形，光滑或具纵沟纹，表面金黄色，节明显，
  多分枝，每一分枝顶端有1膨大的扁纺锤
  形假鳞茎（俗称"瓜"），长3~4cm，直
  径0.3~1cm，具深纵纹。质柔易断，断面
  纤维性。假鳞茎顶有1叶，椭圆形或长圆形，
  长7~20cm，宽2~5cm，先端钝尖，无柄
  或基部收窄成短柄。气微，味微苦。

- **性味功用**
  甘、淡，微寒。清热润肺止咳。适用于咳嗽，
  肺结核，哮喘，胸膜炎，津伤口渴。

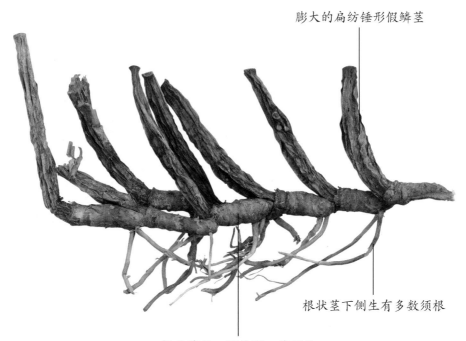

膨大的扁纺锤形假鳞茎

根状茎下侧生有多数须根

根状茎长，圆柱形，节明显

1cm

● 别名

消炎草、地石榴、积药草。

● 来源

檀香科植物百蕊草 *Thesium chinense* Turcz. 的全草。

● 溯源

"百蕊草"之名始见于《本草图经》"百乳草"条，载："根黄白色，形如瓦松，茎叶俱青，有如松叶，无花。三月生苗，四月长及五六寸许。四时采其根，晒干用。下乳，亦通顺血脉，调气甚佳。亦谓之百蕊草。"按其描述及功效，应为百合科天门冬属植物。现今所用百蕊草为檀香科植物，功效以清热解毒为主。《中国药典》1977年版收录百蕊草，安徽地方标准也有收录。

● 产地

主产于河北、河南、山西、安徽、浙江、广西等地。

● 采收加工

春、夏二季拔取全草，去净泥土，晒干。

● 药材性状

全草多分枝，长 20~40cm。根圆锥形，直径 1~4mm；表面棕黄色，有纵皱纹，具细支根。茎丛生，纤细，长 12~30cm，暗黄绿色，具纵棱；质脆，易折断，断面中空。叶互生，线状披针形，长 1~3cm，宽 0.5~15mm，灰绿色。小花单生于叶腋，近无梗。坚果近球形，直径约 2mm，表面灰黄色，有网状雕纹，有宿存叶状小苞片 2 枚。气微，味淡。以果多、色灰绿、无泥沙者为佳。

● 性味功用

辛、苦，寒。清热，利湿，解毒。适用于风热感冒、中暑、肺痈、乳蛾、淋巴结结核、乳痛、疖肿、淋证、黄疸、腰痛、遗精等病症。

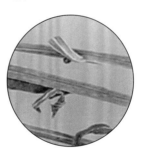

茎具纵棱

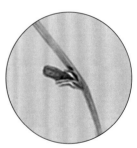

小花单生于叶腋

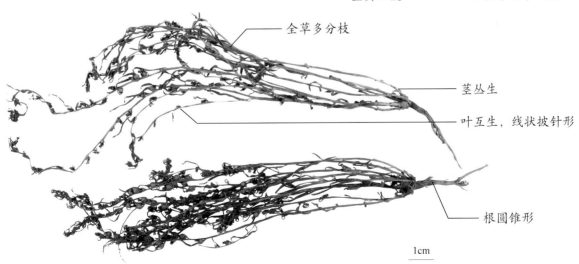

全草多分枝

茎丛生

叶互生，线状披针形

根圆锥形

1cm

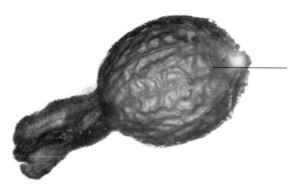

————— 坚果有网状雕纹

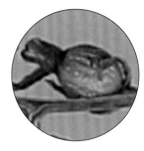

坚果球形，有宿存叶状小苞片2枚

● **附注** ——————————————————————————————————

本品尤其对口腔及咽喉炎症有较好的疗效。目前临床应用的百蕊草制剂和中成药有百蕊颗粒、百蕊草片等。

农吉利 _____

● 别名
野百合、佛指甲、响铃草、马响铃。

● 来源
豆科植物野百合 *Crotalaria sessiliflora* L. 的全草。

● 溯源
本品以野百合之名始载于《植物名实图考》，云："野百合，建昌、长沙洲诸间有之。高不盈尺，圆茎直韧。叶如百合而细，面青，背微白。枝梢开花，先发长苞有黄毛，蒙茸下垂，苞坼花见，如豆花而深紫。俚医以治肺风。南昌西山亦有之，或呼为佛指甲。"所言正是此种。本品原为民间草药，因能治疗肿疮疖、毒蛇咬伤，农民多得其利，故名农吉利。农吉利在民间用于治疗肿瘤，1971年以来，学者对其化学成分进行研究，分离出野百合碱，对动物肿瘤有抑制作用，

但对肝脏毒性较大，临床上供外用，用于皮肤癌及基底细胞癌。《中国药典》1977年版曾收录。

● 产地
主产于山东及长江以南各地。

● 采收加工
夏、秋二季拔取全草，切段晒干。

● 药材性状
茎圆柱形，稍有分枝，表面灰绿色，密被灰白色茸毛。单叶互生，叶片多皱缩卷曲，完整者线形或线状披针形，暗绿色，下表面有柔毛，全缘。荚果长圆柱形，长1~1.4cm，光滑，包于宿存萼内，宿存萼5裂，密被棕黄色或白色长毛。种子细小，肾形或心形而扁，成熟时棕色，有光泽。气无，味淡。以色绿、完整、果多者为佳。

● **性味功用**

甘、淡、平；有毒。清热，利湿，解毒，消积。适用于痢疾，热淋，喘咳，风湿痹痛，疔疮疖肿，毒蛇咬伤，小儿疳积，恶性肿瘤等病症。

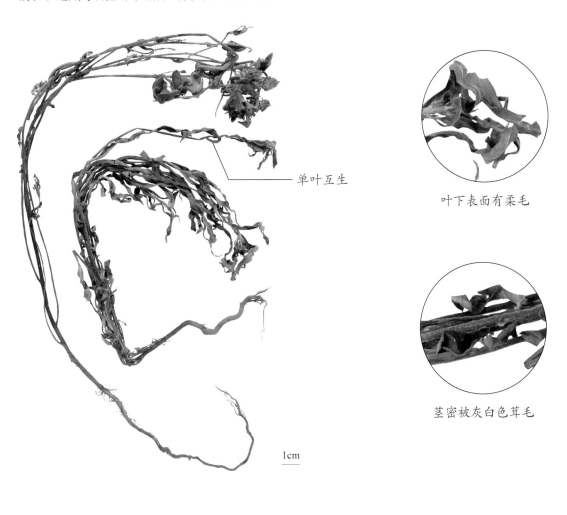

单叶互生

叶下表面有柔毛

茎密被灰白色茸毛

1cm

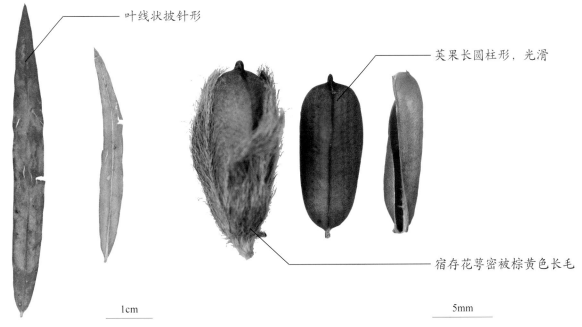

叶线状披针形

荚果长圆柱形，光滑

宿存花萼密被棕黄色长毛

1cm

5mm

血水草

- **别名**
  黄水芋、一口血、一滴血、一点血、小号筒、水黄连。

- **来源**
  罂粟科植物血水草 *Eomecon chionantha* Hance 的全草。

- **溯源**
  本品始载于《贵州民间药物》，云："血水草，性凉，味苦，有小毒。清热解毒。治小儿癣疮。"

- **产地**
  主产于我国长江以南各地。

- **采收加工**
  秋季采集全草，晒干。

- **药材性状**
  根和根状茎匍匐，黄棕色。茎光滑，略有光泽。叶基生；叶柄细长，长 10~30cm，基部具窄鞘；完整叶片卵圆状心形或圆心形，长 5~26cm，宽 5~20cm，先端急尖，基部耳垂状，长 2~9cm，表面绿色，背面灰绿色，有白粉，掌状脉 5~7 条，细脉网状，明显，边缘呈波状。花葶长 20~40cm，有花 3~5 朵，常脱落。蒴果长椭圆形，长约 2cm，直径约 0.5cm，先端稍细小。

- **性味功用**
  苦，寒；小毒。清热解毒，活血止痛，止血。适用于目赤肿痛，咽喉疼痛，口腔溃疡，疔疮肿毒，毒蛇咬伤，癣疮，湿疹，跌打损伤，腰痛，咳血等病症。

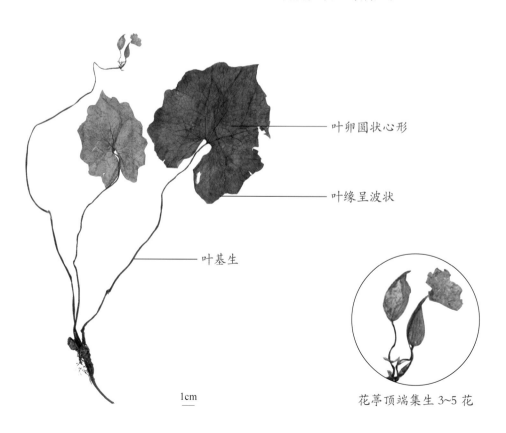

叶卵圆状心形

叶缘呈波状

叶基生

1cm

花葶顶端集生 3~5 花

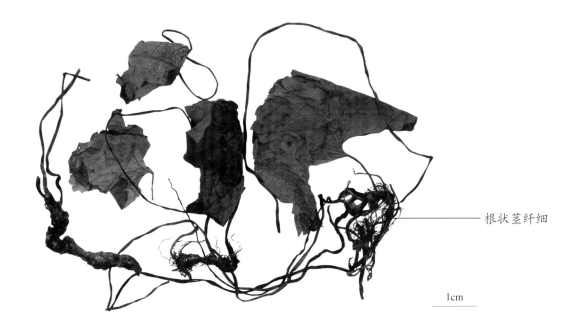

—— 根状茎纤细

1cm

● **附注** ————————————————————

该植物的根及根状茎亦可单独入药，亦名血水草（或血水草根）。

血盆草 ●

● 别名
叶下红、反背红、破萝子、单叶血盆草。

● 来源
唇形科植物血盆草 Salvia cavaleriei Lévl. var. simplicifolia E. Peter 的全草。

● 溯源
本品以"反背红"之名始载于《贵阳民间药草》，曰："苦、辛，寒，无毒。凉血，止血，活血。"

● 产地
主产于四川、湖南、湖北等地。

● 采收加工
全年均可采收，洗净，鲜用或晒干。

● 药材性状
茎四方形，表面具细柔毛。单叶对生或单数羽状复叶，叶片长卵圆形，先端渐尖或钝，基部略成心形，边缘圆齿形，上面暗紫色，下面紫红色，叶脉明显，下面脉上被绒毛，轮状总状花序。气微，味微苦。

● 性味功用
微苦，凉。凉血止血，活血消肿，清热利湿。适用于咳血，吐血，鼻衄，崩漏，创伤出血，跌打伤痛，疮痈疖肿，湿热泻痢，带下等病症。

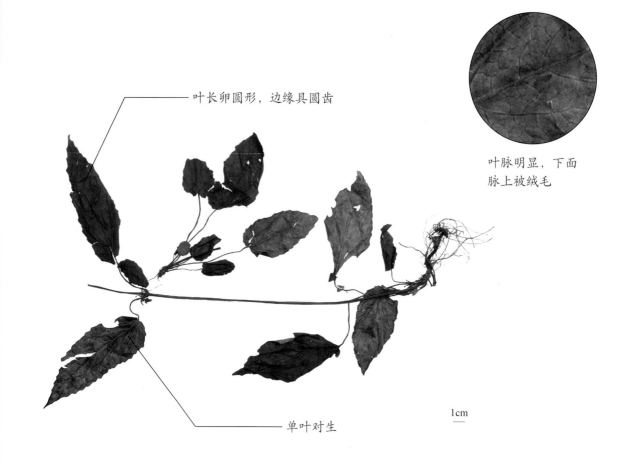

叶长卵圆形，边缘具圆齿

叶脉明显，下面
脉上被绒毛

单叶对生

1cm

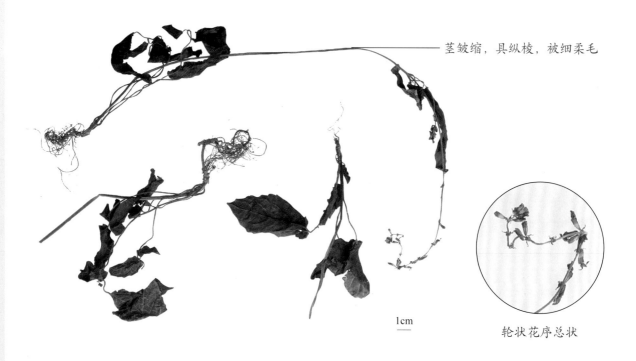

茎皱缩，具纵棱，被细柔毛

轮状花序总状

1cm

● **附注**

同属植物贵州鼠尾草 *Salvia cavaleriei* Lévl. 在部分地区亦同等入药。

向天盏

全草类

别名

金挖耳、耳挖草、金茶匙。

来源

唇形科植物韩信草 *Scutellaria indica* L. 的全草。

溯源

本品始载于《生草药性备要》，曰："味辛，性平。治跌打蛇伤，祛风散血，壮筋骨，消肿。浸酒妙。一名大力草，一名耳挖草。"因花的宿存萼之萼筒背部有一囊状盾鳞，形如挖耳勺，故有"耳挖草""向天盏""金钥匙"等名称。

产地

主产于我国华东、华南等地。

采收加工

春、夏二季拔取全草，洗净，晒干。

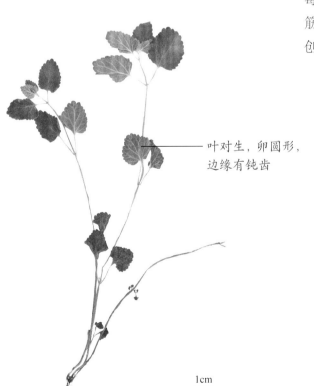

叶对生，卵圆形，边缘有钝齿

1cm

药材性状

全草长 10~25cm，全体被毛，叶上尤多。根纤细。茎方柱形，有分枝，表面灰绿色。叶对生，叶片灰绿色或绿褐色，多皱缩，展平后呈卵圆形，长 1.5~3cm，宽 1~2.5cm，先端圆钝，基部浅心形或平截，边缘有钝齿；叶柄长 0.5~2.5cm。总状花序顶生，花偏向一侧，花冠蓝色，二唇形，多已脱落。长约 1.5cm。宿存萼钟形，萼筒背部有一囊状盾鳞，呈"耳挖"状。小坚果圆形，淡棕色，气微，味微苦。以茎枝细匀、叶多、色绿褐、带"耳挖"状果枝者为佳。

性味功用

辛、苦，寒。清热解毒，活血止痛，止血消肿。适用于痈肿疔毒，肺痈，肠痈，瘰疬，毒蛇咬伤，肺热咳喘，牙痛，喉痹，咽痛，筋骨疼痛，吐血，咯血，便血，跌打损伤，创伤出血，皮肤瘙痒等病症。

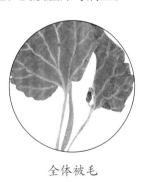

全体被毛

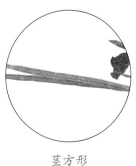

茎方形

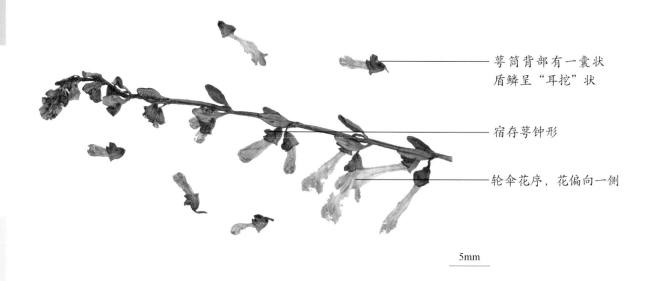

萼筒背部有一囊状盾鳞呈"耳挖"状

宿存萼钟形

轮伞花序，花偏向一侧

5mm

刘寄奴

- **别名**
南刘寄奴、六月霜、金寄奴、白花尾、九牛草。

- **来源**
菊科植物奇蒿 *Artemisia anomala* S. Moore 的地上部分。

- **溯源**
本品始载于《雷公炮炙论》。《本草图经》谓："生江南，今河中府、孟州、汉中亦有之。春生苗，茎似艾蒿，上有四棱，高三二尺以来。叶青似柳，四月开碎小黄白花，形如瓦松，七月结实似黍而细，一茎上有数穗互生。根淡紫色似蒿莒。六月、七月采苗，花、子通用。"《本草纲目》载："刘寄奴，一茎直上。叶似苍术，尖长糙涩，面深背淡。九月茎端分开数枝，一枝攒簇十朵小花，白瓣黄蕊，如小菊花状。花罢有白絮，如苦荬花之絮。其子细长，亦如苦荬子。"结合其附图，所言即为此种。

- **产地**
主产于江苏、浙江、江西等地。

- **采收加工**
夏、秋二季开花期割取地上部分，晒干。

- **药材性状**
全草长 60~90cm，茎圆柱形，直径 2~4mm，通常弯折；表面棕黄色或棕绿色，被白色毛茸，具细纵棱；质硬而脆，易折断，折断面纤维性，黄白色，中央具白色而疏松的髓。叶互生，通常干枯皱缩或脱落，展开后，完整叶片呈长卵圆形，长6~10cm，宽3~4cm，叶缘有锯齿，上面棕绿色，下面灰绿色，密被白毛；叶柄短。质脆易破碎或脱落。头状花序集成穗状圆锥花序，枯黄色。气芳香，味淡。以叶绿、花穗多者为佳。

● **性味功用**

辛、微苦，温。破瘀通经，止血消肿，消食化积。适用于经闭，痛经，产后瘀滞腹痛，恶露不尽，癥瘕，跌打损伤，金疮出血，风湿痹痛，便血，尿血，痈疮肿毒，烫伤，食积腹痛，泄泻痢疾等病症。

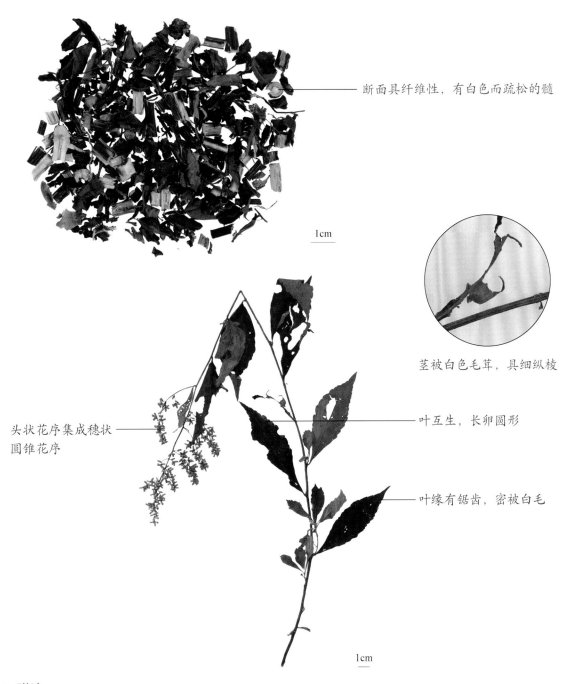

断面具纤维性，有白色而疏松的髓

1cm

茎被白色毛茸，具细纵棱

叶互生，长卵圆形

头状花序集成穗状圆锥花序

叶缘有锯齿，密被白毛

1cm

● **附注**

中药刘寄奴有南北之分，北刘寄奴为玄参科植物阴行草 *Siphonostegia chinensis* Benth 的全草，详见"铃茵陈"条。

冰糖草

- **别名**

  野甘草、香仪、珠子草、土甘草、四时茶。

- **来源**

  玄参科植物野甘草 *Scoparia dulcis* L. 的全株。

- **溯源**

  本品始载于《福建民间草药》，曰："治小儿肝炎烦热，鲜野甘草15g，酌加冰糖。开水炖服。"野甘草的茎叶放口中嚼，有甜味，故称为"冰糖草"。在南方地区，也作凉茶饮料，称四时茶。近年来，发现野甘草在抗氧化、治疗糖尿病和胃溃疡方面有较好疗效。

- **产地**

  主产于福建、广东、广西、云南等地。

- **采收加工**

  全年均可采挖，洗净，切碎，晒干。

- **药材性状**

  全草长可达1m。根粗壮，外皮棕褐色，内面淡黄白色。茎多分枝，枝有棱角及狭翅。叶对生或轮生，近无柄；完整叶片菱状卵形至菱状披针形，长0.5~3.5cm，宽者达1.5cm，上部叶较小而多，先端钝，基部长渐狭，全缘或前半部有齿，两面无毛。花单朵或成对生于叶腋；花梗细，长0.5~1cm；萼齿4；花小，黄棕色。蒴果卵圆形至球形，直径2~3mm，室间室背均开裂，中轴胎座宿存。气微，味甘甜。

- **性味功用**

  甘，凉。疏风止咳，清热利湿。适用于感冒发热，肺热咳嗽，咽喉肿痛，肠炎，痢疾，小便不利，脚气水肿，湿疹，痱子等病症。

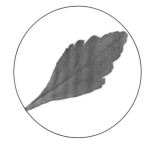

叶菱状卵形，前半部有齿

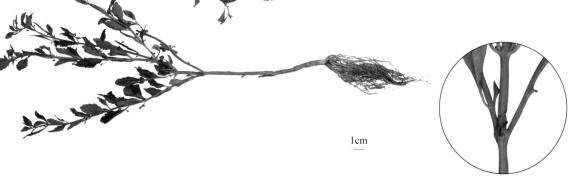

1cm

茎多分枝，具有棱角

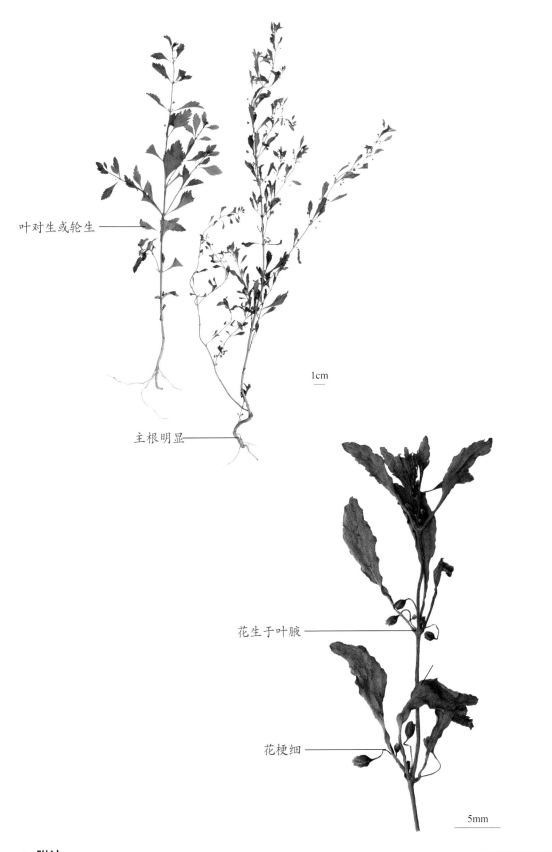

叶对生或轮生 ——

主根明显——

1cm

花生于叶腋 ——

花梗细 ——

5mm

● **附注** ————————————————————————

　　据报道，野甘草在高剂量时有潜在的毒性。野甘草有被作为茶饮的习惯，所以每日饮用的剂
　　量范围应予注意。

问 荆

- **别名**
  节节草、笔头草、土木贼。

- **来源**
  木贼科植物问荆 *Equisetum arvense* L. 的全草。

- **溯源**
  本品始载于《本草拾遗》，曰："生伊洛间洲渚，苗似木贼，节节相接，亦名接续草。"所言正是本品。

- **产地**
  主产于我国东北地区及陕西、四川、江西、安徽等地。

- **采收加工**
  夏、秋二季采收，割取全草，置通风处阴干。

- **药材性状**
  全草长约30cm，多干缩，或枝节脱落。茎略扁圆形或圆形，浅绿色，有细纵沟，节间长，每节有退化的鳞片叶，鞘状，先端齿裂，硬膜质。小枝轮生，梢部渐细。基部有时带有部分的根，呈黑褐色。气微，味稍苦涩。

- **性味功用**
  甘、苦，平。止血，利尿，明目。适用于吐血，咯血，便血，崩漏，鼻衄，外伤出血，目赤翳膜，淋病等病症。

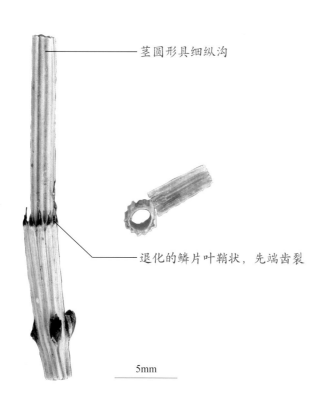

茎圆形具细纵沟

退化的鳞片叶鞘状，先端齿裂

5mm

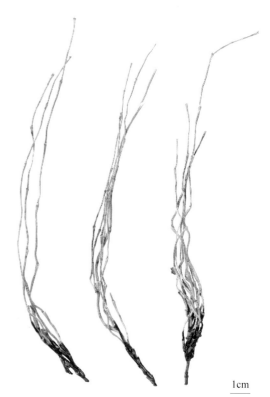

1cm

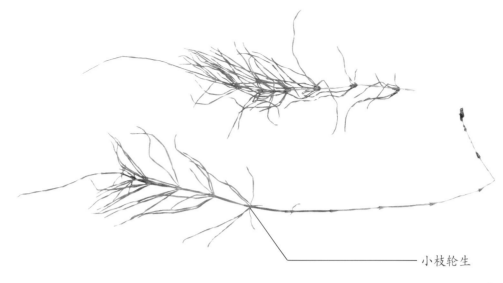

小枝轮生

1cm

羊耳菊 ●

● **别名**

白牛胆、猪耳风、羊耳风、白面风、八面风。

● **来源**

菊科植物羊耳菊 *Duhaldea cappa* (Buchanan-Hamilton ex D. Don) Pruski et Anderberg Compositae Newslett. 的全草。

● **溯源**

本品以"山白芷"之名始载于《生草药性备要》，曰："味辛，性平。祛风痰，散热毒，治哮喘。叶梗俱有毛。一名毛老虎，一名土白芷。"《植物名实图考》载有"密蒙花"条，云："湖南山中多有，人皆识之。开花黄白色，茸茸如须。"结合其附图，所言即为此种。《中国药典》1977 年版收载本品。

● **产地**

主产于我国长江以南各地。

● **采收加工**

夏、秋二季采收全草。

● **药材性状**

茎圆柱形，上部多分枝，直径 0.3~1cm，表面灰褐色至暗褐色，密被污白色茸毛，有细纵纹及凸起的椭圆形皮孔，叶痕明显，半月形，皮层易剥离。质硬，易折断，断面不平坦。叶片易脱落，常卷曲，展开后呈狭短圆形或近倒卵形，长 7~9cm，宽 1.5~2cm，上部叶渐小近无柄；叶缘有小锯齿，先端渐尖或钝形，基部浑圆形或近楔形，上表面黄绿色，具黄色粗毛，下表面黄白色，被白色绢毛；中脉和 10~12 对侧脉在下面高起，网脉明显。顶生或腋生头状花序组成伞房状；花小，黄色，具舌状花和管状花，瘦果具棱，有冠毛。气香，味辛微苦。以茎粗壮、叶多者为佳。

● **性味功用**

辛、微苦，温。散寒解表，祛风消肿，行气止痛。适用于风寒感冒，咳嗽，神经性头痛，胃痛，风湿腰腿痛，跌打肿痛，月经不调，带下，血吸虫病等病症。

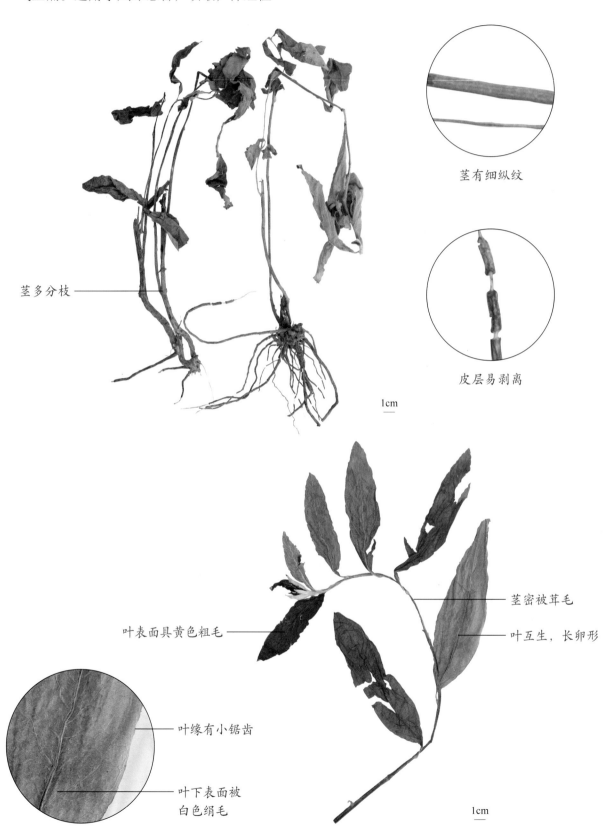

茎多分枝

茎有细纵纹

皮层易剥离

1cm

茎密被茸毛

叶表面具黄色粗毛

叶互生，长卵形

叶缘有小锯齿

叶下表面被
白色绢毛

1cm

羊乳藤

● 别名

四叶参藤。

● 来源

桔梗科植物羊乳 Codonopsis lanceolata (Sieb. et Zucc.) Trautv. 的地上部分。

● 溯源

本品药用始载于《植物名实图考》"奶树"条，曰："按《南越笔记》有乳藤如悬钩倒挂，叶尖而长，断之有白汁如乳。妇人产后，以藤捣汁，和米作粥食之，乳潼自通，皆此类也。"所言即为此种。该植物传统药用部位为根，在湖南地区地上部分亦可入药。

● 产地

主产于湖南。

● 采收加工

夏、秋二季割取地上部分，晒干。

● 药材性状

茎纤细，缠绕，直径 3~4mm，常有多数短细分枝，黄绿而微带紫色。叶在主茎上互生，披针形或菱状狭卵形，长 0.8~1.4cm，宽 0.3~0.7cm；在小枝顶端通常 2~4 叶簇生，呈轮生状，叶柄短小，长 1~5mm，叶片菱状卵形、狭卵形或椭圆形，长 3~10cm，宽 1.3~4.5cm，先端尖或钝，基部渐狭，通常全缘或有疏波状锯齿，上面绿色，下面灰绿色，叶脉明显。花单生或对生于小枝顶端；花梗长 1~9cm；花萼贴生至子房中部；花冠阔钟状，内有紫色斑；子房下位。蒴果下部半球状，上部有喙，直径 2~2.5cm。种子多数，卵形，有翼。

● 性味功用

苦，温。清热解毒，温润补虚，适用于通乳。

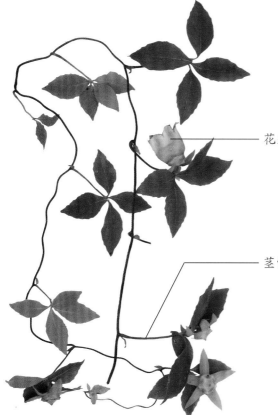

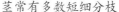 花生于小枝顶端

茎常有多数短细分枝

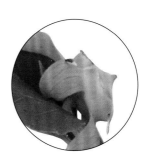

蒴果下部半球状，
上部有喙

1cm

813

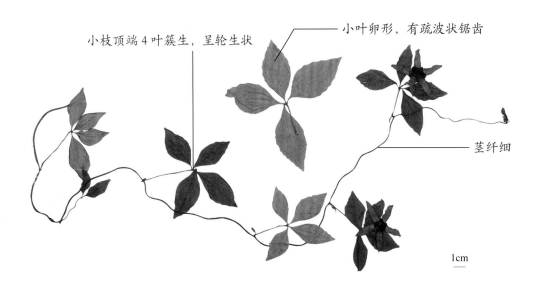

小枝顶端 4 叶簇生，呈轮生状

小叶卵形，有疏波状锯齿

茎纤细

1cm

● 附注 ————————————————————————————————

该植物的根亦可入药，详见"四叶参"条。

关公须 ————————————————————————————

● 别名

关羽须、根下红、落地红、红根草。

● 来源

唇形科植物关公须 *Salvia kiangsiensis* C. Y. Wu 的带根全草。

● 溯源

本品以"叶下红"之名始载于《植物名实图考》："叶下红，产建昌。铺地生，颇似紫菀。叶面青，背紫，碎纹粗涩如芥，背为光滑；长茎、长叶。"所言即为此种。

● 产地

主产于江西、福建、湖南等地。

● 采收加工

夏季采挖全草，洗净，晒干。

● 药材性状

根纤维状，簇生，略带红色。茎钝四棱形，具沟，被微柔毛。叶多为基生，叶柄长3~10cm；茎生叶约 2 对，叶柄长约 1cm 至近无柄，被短柔毛或微柔毛；叶片呈长圆状卵圆形、披针形或卵圆形，长 4~10cm，宽 2~4cm，先端锐尖，基部近心形或心形，上面绿色，无毛，下面紫色，沿脉被微柔毛，边缘具浅钝锯齿。轮伞花序 2~6 花，组成顶生或腋生的总状花序；花萼筒状钟形，外面紫色，萼檐二唇形；花冠二唇形，略带紫色。气微，味微苦。

● 性味功用

苦、辛，凉。凉血止血，活血消肿，清热解毒。适用于吐血、衄血、便血、崩漏、月经不调、跌打损伤、腰痛、乳腺炎、疔痈肿毒、毒蛇咬伤等病症。

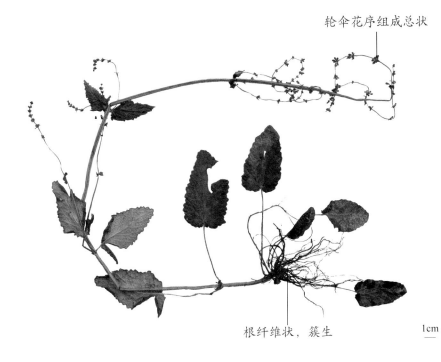

轮伞花序组成总状

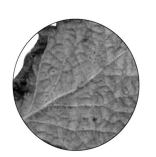

茎生叶约 2 对，被柔毛

根纤维状，簇生

1cm

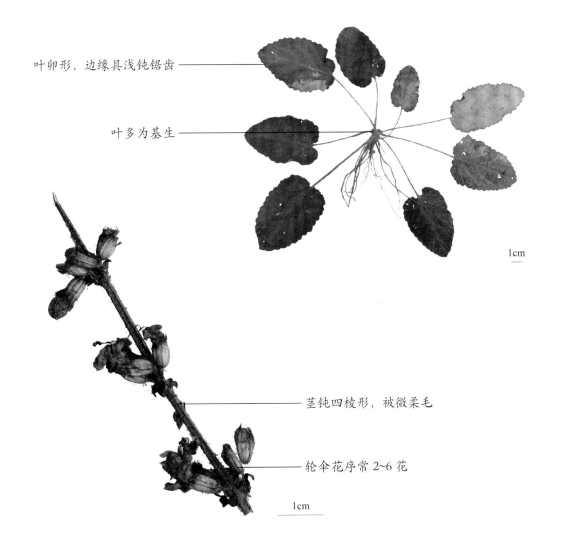

叶卵形，边缘具浅钝锯齿

叶多为基生

1cm

茎钝四棱形，被微柔毛

轮伞花序常 2~6 花

1cm

灯心草

- **别名**

  灯芯花、灯芯草。

- **来源**

  灯心草科植物灯心草 *Juncus effusus* L. 的茎髓。

- **溯源**

  本品始载于《开宝本草》，曰："灯心草，生江南泽地，丛生，茎圆细而长直，人将为席。"《植物名实图考》云："草以为席，瓢以为灯柱，江西泽畔极多，细茎绿润，夏从茎傍开花如穗，长不及寸，微似莎草花。俚医谓之水灯心。"所言与今相符。

- **产地**

  主产于江苏、四川、云南、贵州等地。

- **采收加工**

  夏、秋二季割取茎部，剥去外皮，取出茎髓，晒干。

- **药材性状**

  茎髓呈细长圆柱形，直径 0.1~0.3cm，多缠绕成小把或切成段。表面乳白色至淡黄白色，粗糙，有细纵沟纹。用放大镜观察，可见表面有许多丝状物，相互交织成网，最外多呈短毛状。质轻软如海绵状，略有弹性，易折断，断面不平坦，白色。气微，味淡。以色白、条长、粗细均匀、有弹性者为佳。

- **性味功用**

  甘、淡，寒。清心降火，利尿通淋。适用于淋病，水肿，小便不利，湿热黄疸，心烦不寐，小儿夜啼，喉痹，创伤等病症。

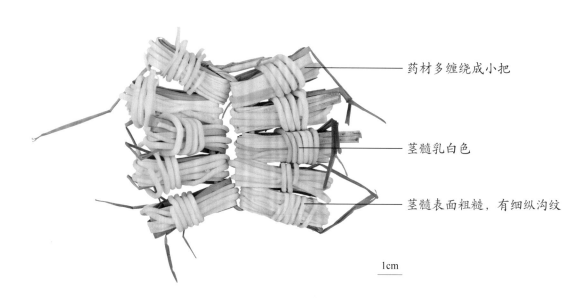

药材多缠绕成小把

茎髓乳白色

茎髓表面粗糙，有细纵沟纹

1cm

- **附注**

  四川所产灯心草，剥去外皮的称为"灯心"，未去皮的称为"灯草"。我国大部分地区所用均为剥去外皮者。

灯盏细辛

● **别名**

灯盏花、灯盏菊、细心草、灯盏草、罐儿草。

● **来源**

菊科植物短葶飞蓬 *Erigeron breviscapus* (Vant.) Hand.-Mazz. 的全草。

● **溯源**

本品以"灯盏花"之名始载于《滇南本草》，曰："灯盏花，一名灯盏菊，细辛草。味苦辛，性温。小儿脓耳，捣汁滴入耳内。左瘫右痪，风湿疼痛，水煎，点水酒服。"该植物花形似灯盏，须根味似细辛，故名。本品引起关注是二十世纪五六十年代，云南文山丘北县苗族医生罗老献方，历经云南省药物研究所多年研究，开发有灯盏细辛注射液、灯盏花素注射液、灯盏花素片等产品，用于心脑血管疾病。《中国药典》1977年版、2015年版均收录。

● **产地**

主产于云南、湖南、广西、四川、贵州等地。

● **采收加工**

夏、秋二季采收全草，洗净，晒干。

● **药材性状**

全草长 15~25cm。根状茎长 1~3cm，表面凹凸不平，着生多数圆柱形细根，直径约 1mm，表面淡褐色至黄褐色。茎圆柱形，直径 1~2mm，表面黄绿色至淡棕色，具细纵棱线，被白色短柔毛，质脆，易折断，断面淡黄白色，有髓或中空。基生叶片皱缩，破碎，完整者展开后呈卵状披针形、匙形、阔披针形、阔倒卵形，长 2~8cm，宽 4~11mm，黄绿色，先端短尖或浑圆，基部渐狭，全缘，茎生叶互生，披针形，长 8~40mm，宽 2~6mm，基部楔截形、抱茎。头状花序顶生。瘦果扁倒卵形。气微香，味辛、微苦。以根状茎粗壮、细根多、色绿黄者为佳。

● **性味功用**

辛、微苦，温。散寒解表，祛风除湿，活络止痛，消积。适用于感冒，风湿痹痛，瘫痪，胃痛，牙痛，小儿疳积，骨髓炎，跌打损伤等病症。

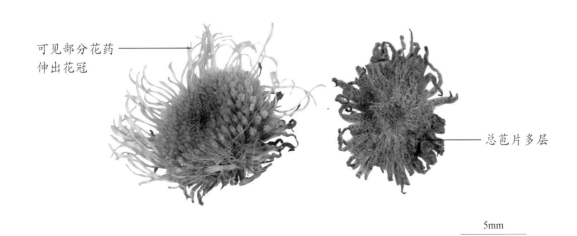

可见部分花药伸出花冠

总苞片多层

5mm

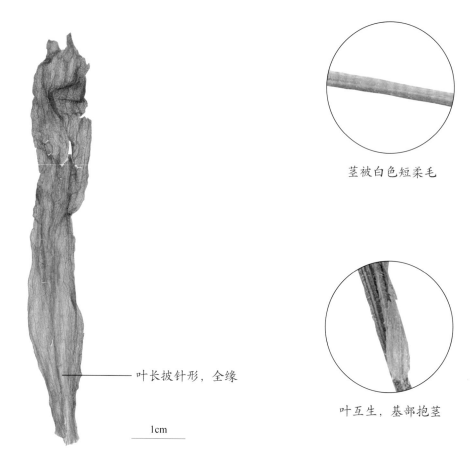

茎被白色短柔毛

叶长披针形，全缘

叶互生，基部抱茎

1cm

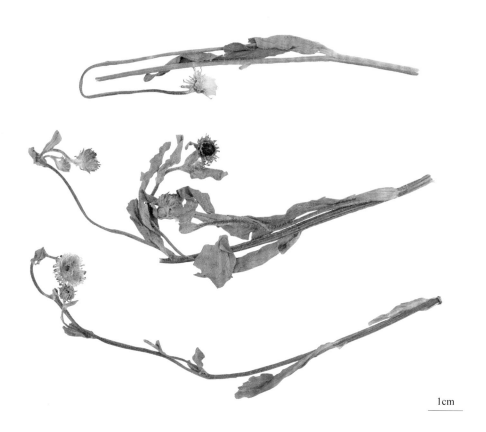

1cm

● 别名

苦蘵、鬼灯笼、天泡草、响铃草。

● 来源

茄科植物苦蘵 *Physalis angulata* L. 的全草。

● 溯源

《本草拾遗》在"苦菜"条下记载："苦蘵，叶极似龙葵。但龙葵子无壳，苦蘵子有壳。"所云即为此种。

● 产地

主产于我国长江以南各地。

● 采收加工

夏、秋二季采全草，鲜用或晒干。

● 药材性状

茎圆柱形，多分枝，表面具细柔毛或近光滑。叶互生，黄绿色，多皱缩或脱落，完整者卵形，长 3~6cm，宽 2~4cm，先端渐尖，基部偏斜，全缘或有疏锯齿，厚纸质；叶柄 1~3cm。花淡黄棕色，钟形，先端 5 裂。有的可见果实，球形，橙红色，外包淡绿黄色或灰棕色膨大的宿存萼，长约 2.5cm，有 5 条较深的纵棱。气微，味苦。以全草幼嫩、色黄绿、带宿存萼多者为佳。

● 性味功用

苦、酸，寒。清热，利尿，解毒，消肿。适用于感冒，肺热咳嗽，咽喉肿痛，牙龈肿痛，湿热黄疸，痢疾，水肿，热淋，天疱疮，疔疮等病症。

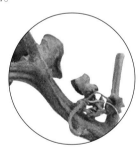

茎表面具细柔毛

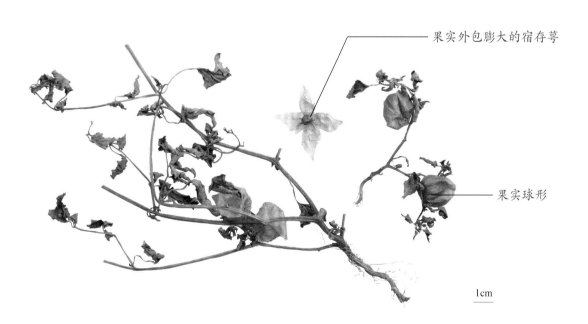

果实外包膨大的宿存萼

果实球形

1cm

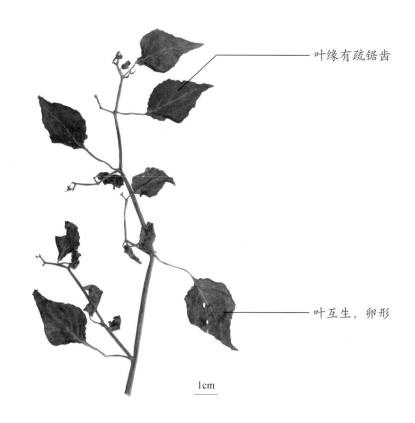

叶缘有疏锯齿

叶互生，卵形

1cm

寻骨风

- **别名**

清骨风、黄木香、白面风、寻风藤。

- **来源**

马兜铃科植物寻骨风 *Aristolochia mollissima* Hance 的全草。

- **溯源**

本品始载于《植物名实图考》："寻骨风，湖南岳州有之。蔓生，叶如萝藦，柔厚多毛，面绿背白。秋结实六棱，似使君子，色青黑，子如豆。"所言即为此种。由于其功能"散风痹通络，用治骨节痛"，故有寻骨风之称。《中国药典》1977 年版曾收录本品。

- **产地**

主产于江苏、湖南、江西等地。

- **采收加工**

5 月开花前采挖全草，除去泥土杂质，切段，晒干。

- **药材性状**

根状茎细长，圆柱形，多分枝，直径约 2mm，少数达 5mm。表面棕黄色，有纵向纹理，节间纹理，节间长 1~3cm。质韧而硬，断面黄白色。茎淡绿色，直径 1~2mm，密被白色绵毛。叶皱缩卷曲，灰绿色或黄绿色，展平后呈卵状心形，先端钝圆或短尖，两面密被白绵毛，全缘。质脆易碎。气微香，味苦、辛。以叶色绿、根状茎多、香气浓者为佳。

- **性味功用**

辛、苦，平；有毒。祛风除湿，活血通络，止痛。适用于风湿痹痛，肢体麻木，筋骨拘挛，脘腹疼痛，跌打伤痛，外伤出血，乳痈及多种化脓性感染等病症。

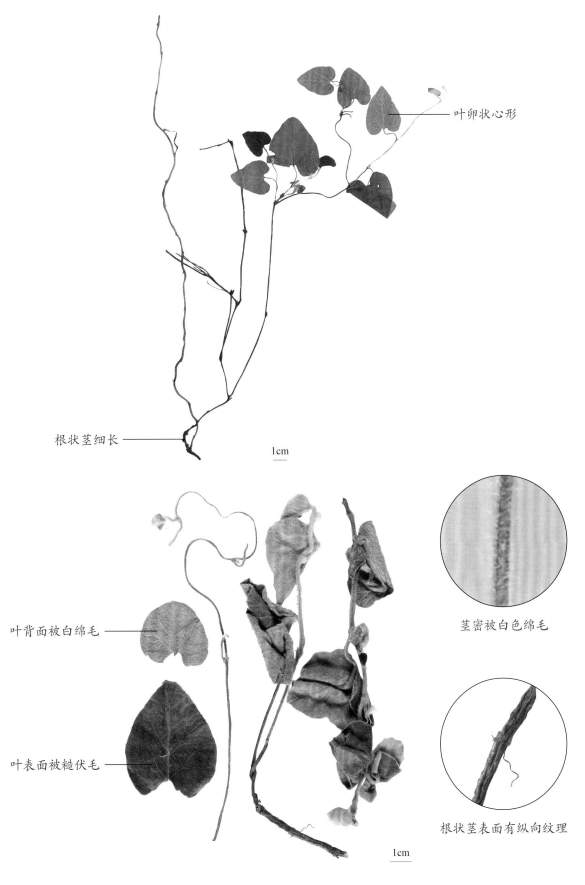

叶卵状心形

根状茎细长

1cm

叶背面被白绵毛

叶表面被糙伏毛

茎密被白色绵毛

根状茎表面有纵向纹理

1cm

● **附注**

该植物的根状茎亦可单独入药，名为寻骨风根，功效同寻骨风。

江南紫金牛

- **别名**
  白毛金刚、毛青杠、走马胎、木步走马胎、毛矮茶苞。

- **来源**
  为紫金牛科植物月月红 *Ardisia faberi* Hemsl. 的全草。

- **溯源**
  本品始载于《贵州中草药名录》。

- **产地**
  主产于我国西南地区。

- **采收加工**
  夏、秋二季采收全草，洗净，晒干。

- **药材性状**
  全草长 15~30cm，具匍匐根状茎，节处生不定根。茎单一，密被锈色卷曲长柔毛；叶片厚膜质或坚纸质，卵状椭圆形或披针状椭圆形，长 5~10cm，宽 2.5~4cm，先端渐尖，基部楔形，边缘具粗锯齿，幼时两面被卷曲的长柔毛，后期叶面仅中脉和侧脉被毛，无边缘脉。伞形花序腋生，总花梗长 1.5~2.5cm，小花梗长 0.7~1cm，均被卷曲长柔毛。花小，常脱落，花瓣棕褐色，具腺点。果实球形，红色，偶见。

- **性味功用**
  苦、辛，平。散风热，解毒利咽。适用于感冒风热，咳嗽，咽喉肿痛等病症。

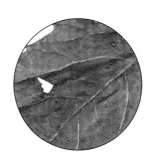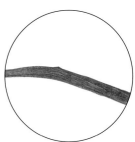

后期叶面仅中脉和侧脉被毛　茎密被锈色卷曲长柔毛

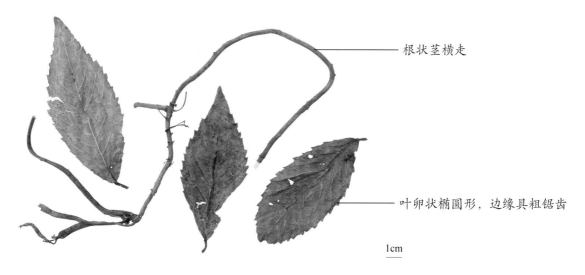

根状茎横走

叶卵状椭圆形，边缘具粗锯齿

1cm

- **附注**
  同属植物走马胎 *Ardisia gigantifolia* Stapf 入药，异名毛青杠，注意区别，详见"走马胎"条。

阴地蕨

- **别名**

一朵云、小春花。

- **来源**

阴地蕨科植物阴地蕨 *Botrychium ternatum* (Thunb.) Sw. 的全草。

- **溯源**

本品始载于《本草图经》，曰："生邓州顺阳县内乡山谷。叶似青蒿，茎青紫色，花作小穗，微黄，根似细辛。七月采根苗用。"所言正是此种。本品在福建闽东、浙江温州等地应用广泛。近年研究发现，本品在调节肝功能、抗肿瘤转移等方面有一定作用。

- **产地**

主产于浙江，江苏、安徽、福建、江西等地亦产。

- **采收加工**

秋季至次春采收，连根挖取，洗净，晒干。

- **药材性状**

下部簇生数条须根；根长约5cm，直径2~3mm，常弯曲，表面黄褐色，具横向皱纹；质脆易断，断面白色，粉性。总叶柄长2~4cm，表面棕黄色，基部有干缩褐色的鞘；营养叶柄长3~8cm，三角状而扭曲，具纵条纹，淡红棕色；叶片卷缩，黄绿色或灰绿色，展开后呈阔三角形，三回羽裂，侧生羽片3~4对；叶脉不明显。孢子叶柄长12~25cm，黄绿色或淡红棕色；孢子囊穗棕黄色。气微，味微甘而微苦。以根多、叶绿者为佳。

- **性味功用**

甘、苦，微寒。清热解毒，平肝息风，止咳，止血，明目去翳。适用于高热惊搐，肺热咳嗽，咳血，痢疾，疮疡肿毒，毒蛇咬伤，目赤，目生翳障等病症。

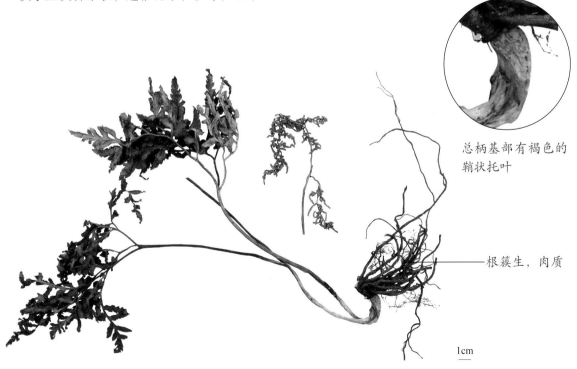

总柄基部有褐色的
鞘状托叶

根簇生，肉质

1cm

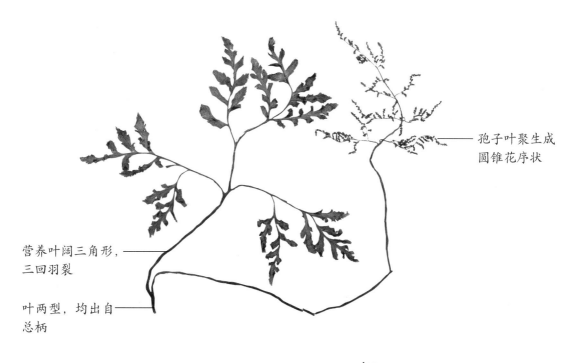

孢子叶聚生成
圆锥花序状

营养叶阔三角形，
三回羽裂

叶两型，均出自
总柄

1cm

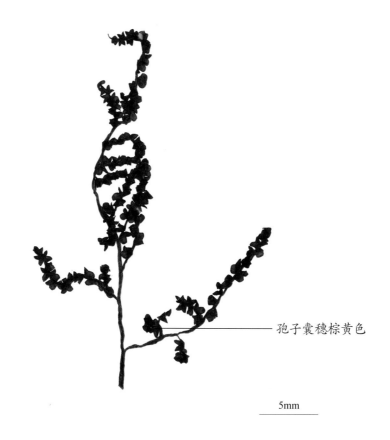

孢子囊穗棕黄色

5mm

● **附注**

　　湖南省部分地区有用阴地蕨煮鸡炖肉的习俗，用于治疗头晕头痛、咳嗽咯血等。有2例食用
阴地蕨炖鸡后中毒的报道，症状为胁肋、胸背、腹部表皮疼痛，日益加剧，继而全身瘫痪。

● 别名

虎舌红、天仙红衣、红地毯、红毛走马胎。

● 来源

紫金牛科植物虎舌红 *Ardisia mamillata* Hance 的全草。

● 溯源

本品以"红毛走马胎"之名始载于《民间常用草药汇编》，曰："红毛走马胎，为镇痉药，能除风寒湿气，治顽痹和脚膝不仁。"本品市售药材有两种，一种为根入药，一种为全株入药，注意区别。

● 产地

主产于四川、湖北、广东等地。

● 采收加工

夏、秋二季采收，洗净，切片，晒干。

● 药材性状

根状茎匍匐状，木质，直径约 3mm，褐红色。直立茎约 15cm，幼枝被锈色长柔毛，老枝几无毛。叶多生于茎中上部，近簇状，叶片展平后呈椭圆形或倒卵形，边缘稍具圆齿，边缘有腺点，两面绿色或深紫红色，被锈色或紫红色糙状毛，毛基部隆起如小瘤，具腺点，侧脉 6~8 对。叶柄密被毛。有时具花序或球形果实。气弱，味淡，略苦、涩。

● 性味功用

苦、辛，凉。祛风利湿，清热解毒，活血止血。适用于风湿痹痛，黄疸，痢疾，咳血，吐血，便血，经闭，产后恶露不尽，跌打损伤，乳痈，疔疮等病症。

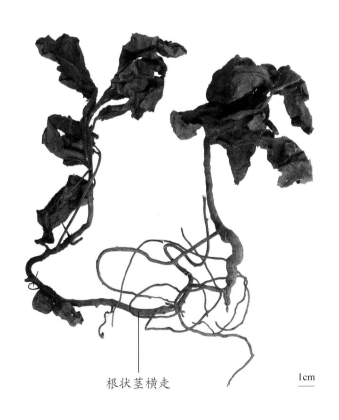

根状茎横走

1cm

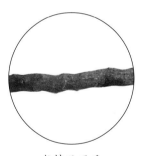

老枝几无毛

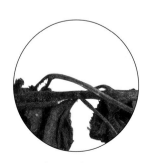

幼枝被锈色长柔毛

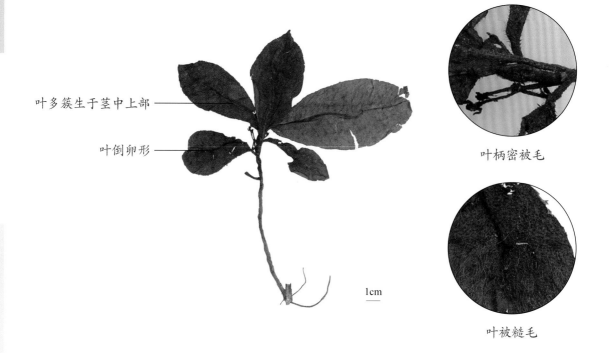

叶多簇生于茎中上部 ————

叶倒卵形 ————

1cm

叶柄密被毛

叶被糙毛

红旱莲

● **别名**
湖南连翘、房心草、黄海棠。

● **来源**
藤黄科植物黄海棠 *Hypericum ascyron* L. 的全草。

● **溯源**
本品果实在唐宋时期作为连翘入药。《新修本草》在"连翘"条下记载："此物有两种，大翘，小翘。大翘生下湿地，叶狭长似水苏，花黄可爱，着子似椿实未开者，作房翘出众草。"《本草图经》曰："今南中医家说云，连翘盖有两种……一种乃如菡萏，壳柔，外有跗萼抱之，无解脉，亦无香气，干之虽久，著茎不脱，此甚相

异也。今如菡萏者，江南下泽间极多。"所言即为本种。《植物名实图考》载为湖南连翘："湖南连翘生山坡，独茎方棱，长叶对生，极似刘寄奴……以治损伤，败毒。"至今，本品全草在湖南、湖北等地仍作刘寄奴入药，因其花黄色，又称"黄花刘寄奴"。本品功效与旱莲草相似，因茎与果实红色，故名"红旱莲"。

● **产地**
全国大部分地区均有产。

● **采收加工**
7~8月果实成熟时，割取地上部分，用热水泡过，晒干。

● 药材性状

本品为干燥全草，叶通常脱落。茎圆柱形，具四棱，表面红棕色，节处有叶痕，节间长约3.5cm；质硬，断面中空。蒴果圆锥形，3~5个生于茎顶，长约1.5cm，直径约8mm，表面红棕色，先端5瓣裂，裂片先端细尖，内面灰白色；质坚硬，中轴处着生多数种子。种子细小，红棕色，有细密小点。气微香，味苦。以茎红棕色、果实内种子饱满者为佳。

● 性味功用

苦，寒。凉血止血，活血调经，清热解毒。适用于血热所致吐血，咯血，尿血，便血，崩漏，跌打损伤，外伤出血，月经不调，痛经，疟疾，肝炎，痢疾，毒蛇咬伤，烫伤，湿疹，黄水疮等病症。

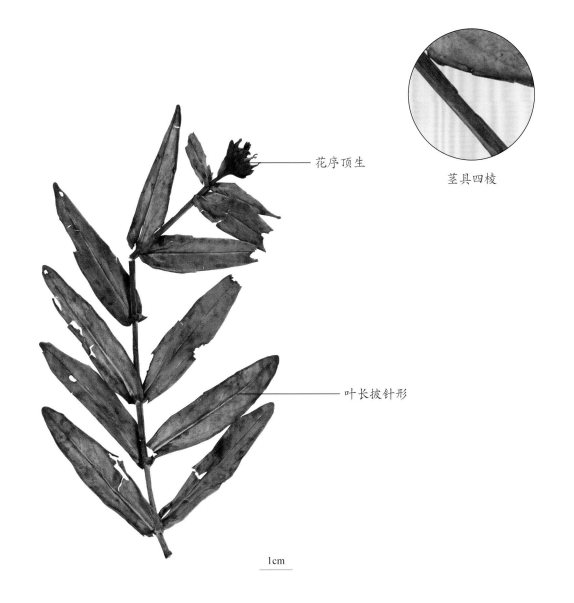

茎具四棱

花序顶生

叶长披针形

1cm

● 附注

本品为红旱莲，与旱莲草（即墨旱莲）为不同的药材，注意区别。

声色草

- **别名**
  星色草、广白头翁。

- **来源**
  石竹科植物白鼓钉 *Polycarpaea corymbosa* (L.) Lam. 的全草。

- **溯源**
  本品始载于《常用中草药手册》，曰："清热解毒，利小便。治痢疾，肠炎，淋病小便涩痛，痈疽肿毒。" 广东、香港习用本品作"白头翁"。

- **产地**
  主产于我国长江以南各地。

- **采收加工**
  春、秋二季拔取全草，除去杂质，晒干。

- **药材性状**
  本品全长 15~40cm。根单一，扭曲，表面浅棕黄色。茎近基部有密生的叶片和托叶，上部二歧分枝，表面被白色茸毛，枝纤细，质硬而脆，易折断，断面中空。单叶，对生，无柄，狭线性，长约 1cm，宽约 1mm，上部叶较细小。花小，多数，密集成顶生聚伞状花序，白色。气微，味淡。

- **性味功用**
  甘、淡，微寒。清热解毒，利湿，化积。适用于暑湿泄泻，热毒泻痢，热淋涩痛，腹水膨胀，小儿疳积，痈疽肿毒等病症。

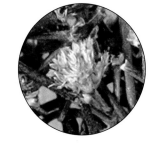

顶生聚伞状花序

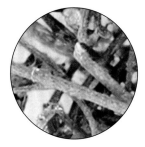

茎表面被白色茸毛

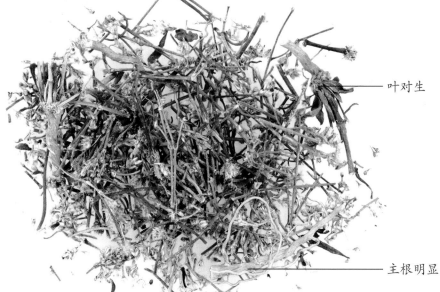

叶对生

主根明显

1cm

花生叶

- **别名**
  花生茎叶、落花生枝叶。

- **来源**
  豆科植物落花生 *Arachis hypogaea* L. 的茎叶。

- **溯源**
  本品始载于《滇南本草》，曰："茎叶，味甘淡，性平。治跌打损伤，敷伤处。"

- **产地**
  全国均有栽培。

- **采收加工**
  夏、秋二季采收茎叶，洗净，鲜用或切碎晒干。

- **药材性状**
  全草株高 30~70cm，茎匍匐或直立，有棱，被棕黄色长毛。偶数羽状复叶，互生；叶柄长 2~5cm，被棕色长毛；托叶 2 枚，基部与叶柄基部连生，披针形，长 3~4cm，脉纹明显；小叶 4 枚，完整者展开为椭圆形至倒卵形，长 2~6cm，宽 1~2.5cm，先端圆或钝。花单生或簇生于叶腋；花冠黄色，蝶形；雄蕊 10，9 枚合生。果实偶见，椭圆形，种子间常缢缩，长 1~5cm。种子 1~4 颗。气微，味淡。

- **性味功用**
  甘、淡，平。清热解毒，安神，降压。适用于跌打损伤，痈肿，疮毒，失眠，高血压等病症。

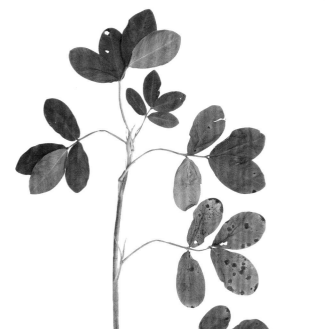

1cm

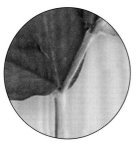

叶柄被长毛

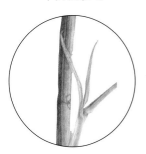

托叶 2 枚，披针形

偶数羽状复叶，互生

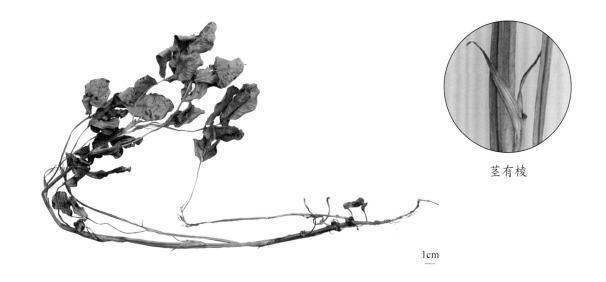

茎有棱

1cm

● **附注**

该植物的种皮、果皮均可入药，分别称为花生衣、花生壳。

杜　衡

● 别名

马细辛、马蹄细辛、马蹄香、水马蹄。

● 来源

马兜铃科植物杜衡 *Asarum forbesii* Maxim. 的全草。

● 溯源

杜衡之名始见于《名医别录》。《新修本草》曰："杜衡，叶似葵，形如马蹄，故俗云马蹄香。生山之阴，水泽下湿地。根似细辛、白前等。"《本草纲目》将土细辛称为杜衡的别名。《质问本草》云："土细辛生阴地，四时有叶，春开花，此一种其生处，叶形贴地，紫花，实处处之土产马蹄香也，

书名杜衡，亦有俗名土细辛。"

● 产地

主产于江苏、浙江、安徽、福建、江西、湖南等地。

● 采收加工

4~6月间采挖带根全草，洗净，晒干。

● 药材性状

根状茎呈不规则圆柱形，长约2cm，直径1.5~2mm；表面淡棕色或淡黄棕色，有多数环形的节，下部着生多数须根。根圆柱形，弯曲，长约7cm，直径1~2mm，表面灰白色至淡棕色，具细纵皱，质脆易断，断面平坦，类白色。顶端残留皱缩的叶柄或叶片，

叶1~4片，具长柄；完整叶片心状肾形，长2.5~4.5cm，宽3.5~6.5cm，上面灰绿色，具深棕色斑块。花偶见，钟状或坛状，紫褐色。气芳香，味辛辣。

● **性味功用**

辛，温；小毒。祛风散热，止痛，活血解毒。适用于风寒头痛，牙痛，喘咳，中暑腹痛，痢疾，急性胃肠炎，风湿关节疼痛，跌打损伤等病症；外用治毒蛇咬伤。

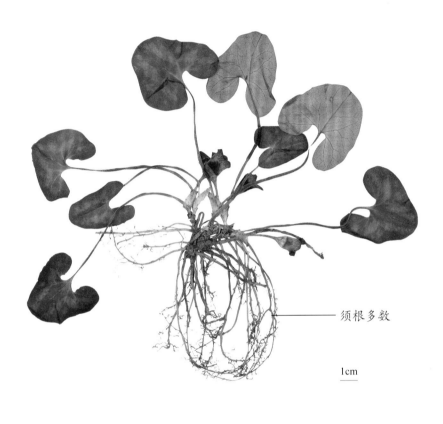

须根多数

1cm

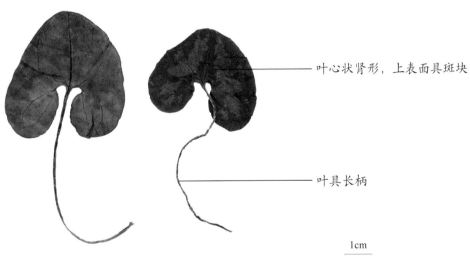

叶心状肾形，上表面具斑块

叶具长柄

1cm

● **附注**

自古及今，本品常混充中药细辛，注意鉴别。

杏香兔儿风

● 别名

兔耳一枝箭、一枝香、朝天一柱香、兔耳一支香。

● 来源

菊科植物杏香兔儿风 *Ainsliaea fragrans* Champ. 的全草。

● 溯源

《百草镜》载有"兔耳一枝箭"曰："兔耳一枝箭，叶如橄榄形，边有针刺，只七八叶，贴地生，八月抽茎，高近尺许，花如柏穗而有萌刺，茎叶有毛。七月采。"《本草纲目拾遗》名为金边兔耳，云："形如兔耳草，贴地生，叶上面淡绿，下面微白，有筋脉，绿边黄毛，茸茸作金色。初生时叶稍卷，如兔耳形。沙土山上最多。"所言即为此种。本品是国家中药保护品种"杏香兔儿风颗粒"和"杏香兔儿风片"的主要原料。《江西省中药材标准》（1996年版）、《上海市中药材标准》（1994年版）

均收载本品。

● 产地

主产于江西、江苏、浙江、福建、湖南等地。

● 采收加工

春、夏二季采收全草，拣去杂质，洗净泥土，晒干。

● 药材性状

本品皱缩卷曲。茎短，被褐色长柔毛。叶4~7枚，轮生或稍互生排列于短茎上，完整叶片展平后呈卵形，长5~10cm，宽3~7cm，先端较圆钝，基部心形，全缘，上表面几无毛，叶缘、下表面及叶柄被褐色柔毛；叶柄细，长可达7cm。气微香，味苦。

● 性味功用

甘、微苦，凉。清热补虚，凉血止血，利湿解毒。适用于虚劳骨蒸，肺痨咳血，妇女崩漏，湿热黄疸，水肿，痈疽肿毒，瘰疬结核，跌打损伤等病症。

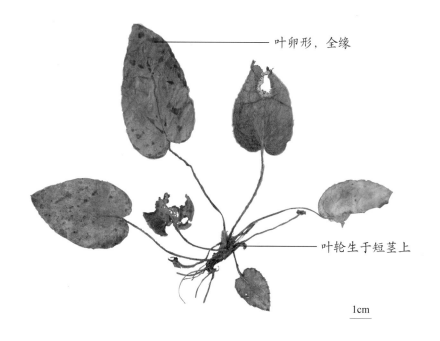

叶卵形，全缘

叶轮生于短茎上

1cm

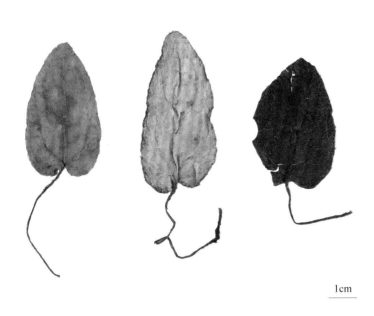

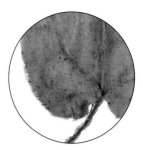

叶上表面几无毛

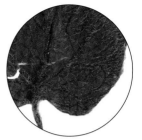

1cm

叶缘、下表面及叶柄
被褐色柔毛

活血丹

● **别名**

连钱草、遍地香、铜钱草、江苏金钱草、透骨消、透骨风。

● **来源**

唇形科植物活血丹 *Glechoma longituba* (Nakai) Kupr. 的全草。

● **溯源**

本品以"活血丹"之名始载于《植物名实图考》，云："活血丹，产九江、饶州，园圃、阶角、墙阴下皆有之。春时极繁，高六七寸，绿茎柔弱，对节生叶，叶似葵菜初生小叶，细齿深纹，柄长而柔。开淡红花，微似丹参花，如蛾下垂。入夏后即枯，不易寻矣。"结合其附图，所言即为本种。

● **产地**

主产于我国华东地区，我国南北各地均产。

● **采收加工**

4~5月割取全草，晒干。

● **药材性状**

茎呈方柱形，细而扭曲，长10~20cm，直径1~2mm，表面黄绿色或紫红色，具纵棱及短柔毛，节上有不定根；质脆，易折断，断面常中空。叶对生，灰绿色或绿褐色，多皱缩，展平后呈肾形或近心形，长1~3cm，宽1.5~3cm，边缘具圆齿；叶柄纤细，长4~7cm。轮伞花序腋生，花冠淡蓝色或紫色，二唇形，长达2cm。搓之气芳香，味微苦。以叶多、色绿、气香浓者为佳。

● **性味功用**

苦、辛，凉。利湿通淋，清热解毒，散瘀消肿。适用于热淋石淋，湿热黄疸，疮痈肿痛，跌扑损伤等病症。

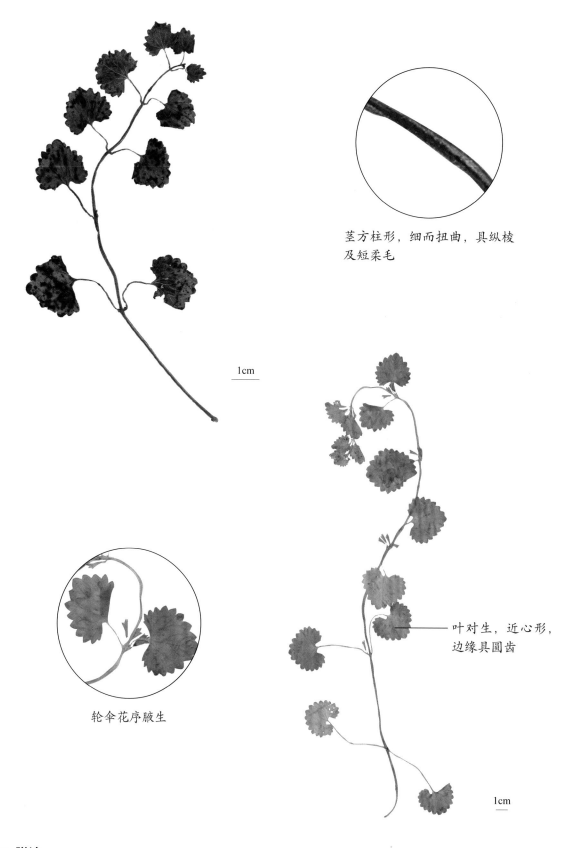

茎方柱形，细而扭曲，具纵棱
及短柔毛

1cm

叶对生，近心形，
边缘具圆齿

轮伞花序腋生

1cm

● **附注**

本品入药亦有透骨消之名。一般认为，中药透骨消（一名白透骨消）来源于同属植物白透骨
消 *Glechoma biondiana* (Diels) C. Y. Wu et C. Chen 的全草入药。

伸筋草

● **别名**

石松、筋骨草、舒筋草。

● **来源**

石松科植物石松 *Lycopodium japonicum* Thunb. 的全草。

● **溯源**

本品以"石松"之名始载于《本草拾遗》，曰："石松生天台山石上，如松，高一二尺。"《本草纲目》谓："此即玉柏之长者也，名山皆有之。"《植物名实图考》载有"筋骨草"，云："生山溪间，绿蔓茸毛，就茎生权，长至数尺。着地生根，头绪繁挐，如人筋络。俚医以为调和筋骨之药，名为小伸筋，秋时茎梢发白芽，宛如小牙。"所言均为此种。

● **产地**

主产于我国长江以南各地。

● **采收加工**

夏季采收全草，去净泥土，晒干。

● **药材性状**

匍匐茎圆柱形，细长弯曲，长可达 2m，多断裂，直径 3~5mm，表面黄色或淡棕色，侧枝叶密生，直径约 6mm，表面淡棕黄色。匍匐茎下有多数黄白色不定根，二歧分叉。叶密生，线状披针形，常皱缩弯曲，长 3~5mm，宽 0.3~0.8mm，黄绿色或灰绿色，先端芒状，全缘或有微锯齿，叶脉不明显。枝端有时可见孢子囊穗，直立棒状，多断裂，长 2~5cm，直径约 5mm。质韧，不易折断，断面浅黄色，有白色木心。气微，味淡。以色黄绿、无杂质者为佳。

● **性味功用**

苦、辛，平。祛风除湿，舒筋活血，止咳，解毒。适用于风寒湿痹，关节酸痛，皮肤麻木，四肢软弱，黄疸，咳嗽，跌打损伤，疮疡，疱疹，烫伤等病症。

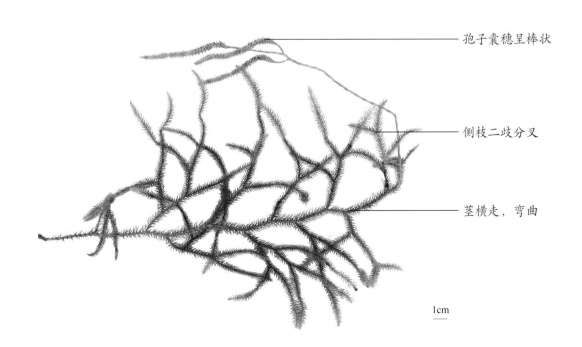

孢子囊穗呈棒状

侧枝二歧分叉

茎横走，弯曲

1cm

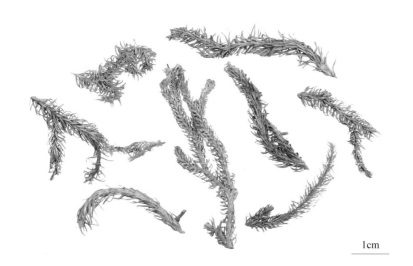

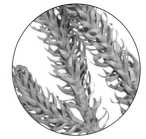

叶线状披针形，先端芒状

1cm

● **附注**

同科植物垂穗石松 *Lycopodium cernuum* Linnaeus 亦同等入药。

角 蒿

● 别名

羊角透骨草、羊角草、羊角蒿、落豆秧。

● 来源

紫葳科植物角蒿 *Incarvillea sinensis* Lam. 的全草。

● 溯源

本品始载于《雷公炮炙论》，谓其香而角短。《新修本草》曰："角蒿，叶似白蒿，花如瞿麦，红赤可爱。子似王不留行，黑色作角。七月、八月采。"《本草衍义》云："角蒿，茎叶如青蒿，开淡红紫花，花大约径三四分，花罢结角，长二寸许，微弯。"所言即为此种。

● 产地

主产于我国东北、华北等地。

● 采收加工

夏、秋二季割取地上部分，切段，晒干。

● 药材性状

全草长 30~100cm。茎圆柱形，多分枝，表面淡绿色或黄绿色，略具细棱或纵纹，光滑无毛；质脆，易折断，断面黄白色，髓白色。叶多破碎或脱落，完整叶片二至三回羽状细裂，末回裂片线状披针形。茎上部具总状排列的果实，呈羊角状，长 4~5.5（~10）cm，直径 0.4~0.6cm，多开裂，内具中隔。种子扁平，具膜质的翅，气微，味淡。

● 性味功用

辛、苦，寒。祛风湿，解毒，杀虫。适用于风湿痹痛，跌打损伤，口疮，齿龈溃烂，耳疮，湿疹，疥癣，滴虫阴道炎等病症。

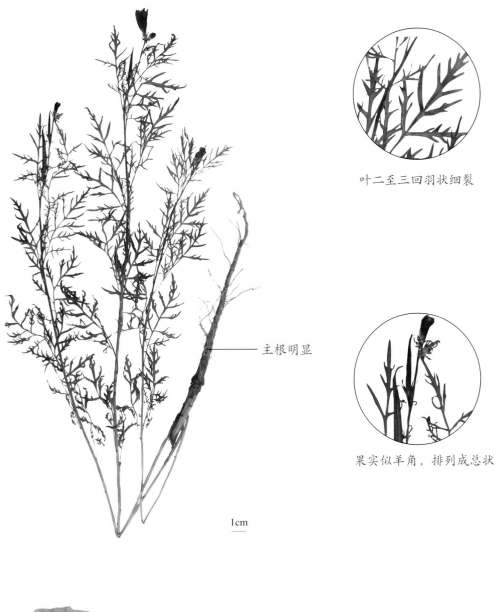

叶二至三回羽状细裂

主根明显

果实似羊角，排列成总状

1cm

种子扁平，具膜质的翅

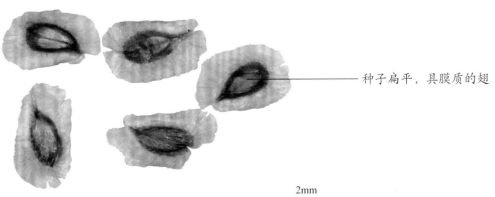

2mm

● **附注**

中药透骨草比较复杂，本品亦被称为羊角透骨草。

灵香草

- **别名**

  熏草、香草、灵草、零陵香、广零陵香。

- **来源**

  报春花科植物灵香草 *Lysimachia foenum-graecum* Hance 的全草。

- **溯源**

  本品在历史上曾是中药零陵香的来源之一。《本草图经》附图"蒙州零陵香"与本品相似。《植物名实图考》载"排草"条，曰："排草生湖南永昌府。独茎，长叶长根，叶参差生，淡绿，与茎同色，偏反下垂，微似凤仙花叶，光泽无锯齿；夏时开细柄黄花，五瓣尖长，有淡黄蕊一簇；花罢结细角，长二寸许；枯时束以为把售之，妇女浸油刡发。"结合其附图，所言亦为此种。

- **产地**

  主产于广西、广东、四川、云南、贵州等地。

- **采收加工**

  秋、冬二季割取地上部分，切段，晒干。

- **药材性状**

  茎呈类圆柱形，表面灰绿色或暗绿色，长7~40cm，直径约3mm，有纵纹及棱翅，棱边多向内卷，茎下部节上生有细根；质脆，易折断，断面类圆形，黄白色。叶互生，叶片多皱缩，展平后呈卵形、椭圆形，长5~10cm，宽2~5cm，先端微尖，基部楔形具翼，纸质，有柄。叶腋有时可见球形蒴果，类白色，果柄细长，达3.5cm，具宿存萼，果皮薄，内藏多数细小的棕色种子，呈三角形。气浓香，味微辛、苦。以茎叶嫩细、色灰绿、气香浓者为佳。

- **性味功用**

  辛、甘、平。解表，止痛，行气，驱蛔。适用于感冒头痛，咽喉肿痛，牙痛，胸腹胀满，蛔虫病等病症。

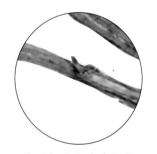

茎下部节上生有细根

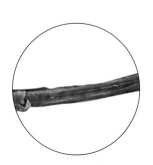

茎有纵纹及棱翅，棱边多向内卷

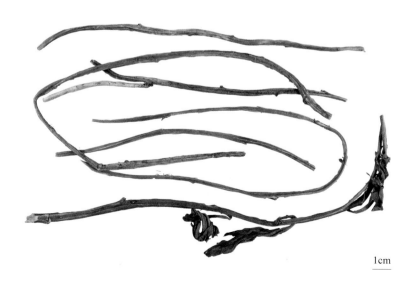

1cm

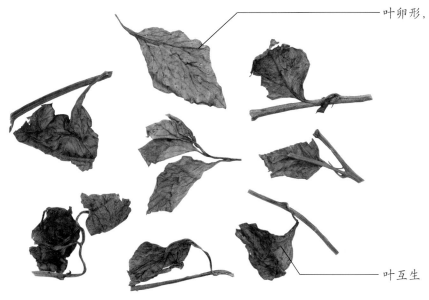

叶卵形，有柄

叶互生

1cm

鸡骨草 ●

● **别名**

地香根、黄食草。

● **来源**

豆科植物广州相思子 *Abrus pulchellus* subsp. *cantoniensis* (Hance) Verdcourk Kew Bull. 的全草。

● **溯源**

本品始载于《岭南采药录》，云："凡黄食症，取其根……服三四次便愈。"所言即为此种。其在保肝护肝，治疗肝炎、肝硬化方面有较好的疗效；已开发的中成药有鸡骨草丸、鸡骨草胶囊、舒肝合剂、结石通片、鸡骨草片等。岭南地区常用于作保肝的药膳如鸡骨草煲生鱼汤、鸡骨草红枣汤，也用于保健凉茶以去湿毒。

● **产地**

主产于广西、广东等地。

● **采收加工**

全年均可采挖，除去泥沙，晒干。

● **药材性状**

本品为带根全草，多缠绕成束。根圆锥形，上粗下细，有分枝，长短不一，直径 0.3~1.5cm；表面灰棕色，有细纵纹，质硬。根状茎短，结节状。茎丛生，藤状，长可达 1m，直径约 0.2cm；表面灰褐色，小枝棕红色，疏被短柔毛。偶数羽状复叶互生，小叶 8~11 对，多脱落；小叶长圆形，长 0.8~1.2cm，先端平截，有小突尖，下表面被伏毛。气微香，味微苦。

● **性味功用**

甘、微苦，凉。清热利湿，散瘀止痛。适

用于黄疸型肝炎，胃痛，风湿骨痛，跌打瘀痛，乳痈等病症。

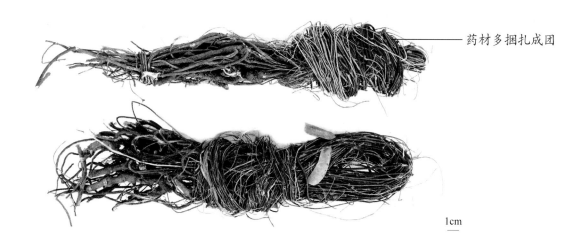

药材多捆扎成团

1cm

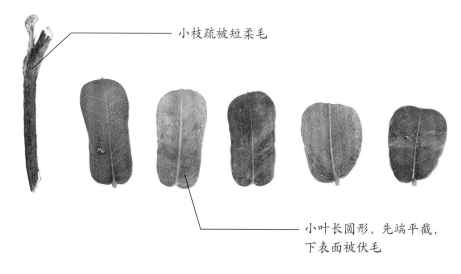

小枝疏被短柔毛

小叶长圆形，先端平截，下表面被伏毛

5mm

● **附注**

鸡骨草商品中，有小叶鸡骨草和长叶鸡骨草两种。前者即为本品，为《中国药典》收载品种，后者来源于毛相思子 *Abrus pulchellas* subsp. *mollis* (Hance) Verdcourt Kew Bull.，全株密被张开的黄色短柔毛，小叶 11~16 对，叶长 1.4~2.4cm，宽 0.6~0.8cm。

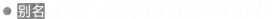

- **别名**

  土当归、活血莲、散血莲、凤尾七、铁板金。

- **来源**

  金星蕨科植物披针新月蕨 *Pronephrium penangianum* (Hook.) Holtt. 的全草。

- **溯源**

  本品始载于《四川常用中草药》，曰："鸡血莲，性凉，味苦涩。能散瘀血，除湿。根茎治崩漏，痢疾，跌打腰痛；叶治经血不调。"

- **产地**

  主产于我国中南、西南地区及陕西、甘肃、江西等地。

- **采收加工**

  夏、秋二季采收，晒干。

- **药材性状**

  根状茎长而横生，偶有披针形鳞片。叶柄长达 100cm，淡红棕色；叶片纸质，干后多呈浅紫色，长 40~80cm，一回羽状，羽片近对生，稍斜上，中部以下的羽片长 20~30cm，宽 2~2.7cm，基部圆楔形，边缘具软骨质尖齿或大锯齿，顶生羽片同形，有长柄，侧脉羽状，小脉除顶部 2~3 对分离外，均连接成 2 行长方形网眼。孢子囊群圆形，背生于小脉中部或中部稍下处，无囊群盖。

- **性味功用**

  苦、涩，凉。活血调经，散瘀止痛，除湿。适用于月经不调，崩漏，跌打伤痛，风湿痹痛，痢疾，水肿等病症。

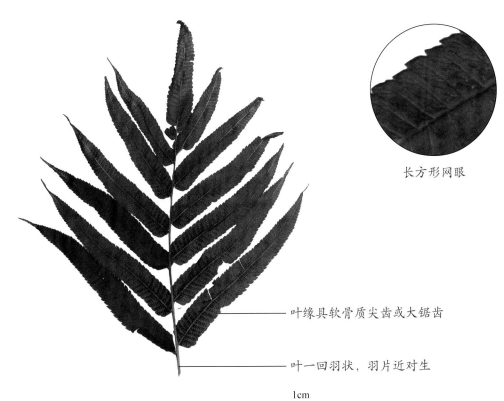

长方形网眼

叶缘具软骨质尖齿或大锯齿

叶一回羽状，羽片近对生

1cm

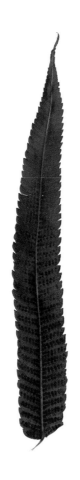

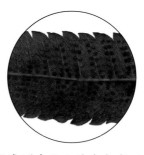

孢子囊群生于小脉中部或以下，
在侧脉间排成2行

1cm

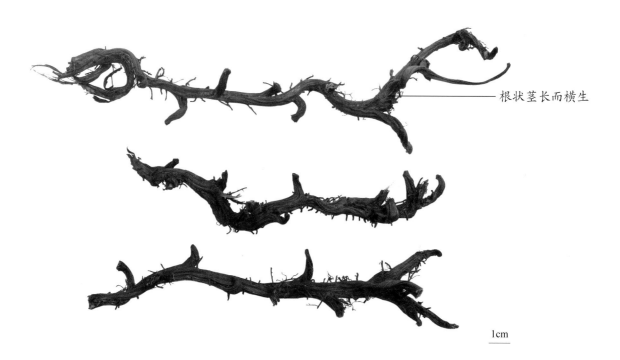

根状茎长而横生

1cm

● **附注**

薯蓣科植物薯莨 *Dioscorea cirrhosa* Lour. 的块茎入药，一名鸡血莲，注意区别。

鸡眼草

● 别名

掐不齐、人字草、夜关门、三叶草。

● 来源

豆科植物鸡眼草 Kummerowia striata (Thunb.) Schindl. 的全草。

● 溯源

本品始载于《救荒本草》，曰："又名掐不齐，以其叶用指甲掐之，作劐不齐，故名。生荒野中，塌地生，叶如鸡眼大，似三叶酸浆叶而圆，又似小虫儿卧单叶而大。结子如粟粒，黑褐色，味微苦，气与槐相类，性温。"所言即为此种。

● 产地

我国南北各地均产。

● 采收加工

夏季采收全草，晒干。

● 药材性状

茎枝圆柱形，多分枝，长 5~30cm，被白色向下的细毛。三出复叶互生，叶多皱缩，完整小叶长椭圆形或倒卵状长椭圆形，长 5~15mm；叶端钝圆，有小突刺，叶基楔形；沿中脉及叶缘疏生白色长毛；托叶 2 片。花腋生，花萼钟状，深紫褐色；蝶形花冠浅玫瑰色，较萼长 2~3 倍。荚果卵状矩圆形，先端稍急尖，有小喙，长达 4mm。种子 1 粒，黑色，具不规则褐色斑点，气微，味淡。

● 性味功用

辛、苦，平。清热解毒，健脾利湿，活血止血。适用于感冒发热，暑湿吐泻，黄疸，痈疖疮，痢疾，疳疾，血淋，咯血，衄血，跌打损伤，赤白带下等病症。

1cm

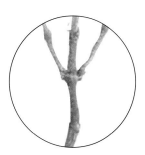

茎枝被倒生白色细毛

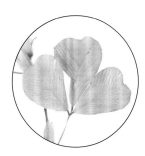

三出复叶互生

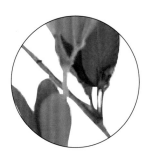

花腋生

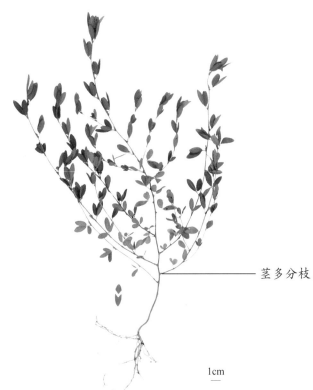

茎多分枝

1cm

● **附注**

同属植物长萼鸡眼草 *Kummerowia stipulacea* (Maxim.) Makino 在部分地区亦混同入药。

陆 英

● 别名

八棱麻、八里麻、接骨草、走马箭、走马风。

● 来源

忍冬科植物接骨草 *Sambucus javanica* Blume Bijdr. 的地上部分。

● 溯源

本品始载于《神农本草经》。《本草图经》载："生田野，今所在有之。春抽苗，茎有节，节间生枝，叶大似水芹及接骨。春夏采叶，秋冬采根、茎。"所言即为此种。

● 产地

主产于我国大部分地区。

● 采收加工

夏、秋二季割取地上部分，切段，晒干。

● 药材性状

茎具细纵棱，呈类圆柱形而粗壮，多分枝，直径约 1cm。表面灰色至灰黑色。幼枝有毛。质脆易断，断面可见淡棕色或白色髓部。羽状复叶，小叶 2~3 对，互生或对生；小叶片纸质，易破碎，多皱缩，展平后呈狭卵形至卵状披针形，先端长渐尖，基部钝圆，两侧不等，边缘有细锯齿。鲜叶片揉之有臭气。气微，味微苦。以茎嫩、叶多、色绿者为佳。

● **性味功用**

甘、微苦，平。祛风，利湿，舒筋，活血。
适用于风湿痹痛，腰腿痛，水肿，黄疸，跌打损伤，产后恶露不行，风疹瘙痒，丹毒，疮肿等病症。

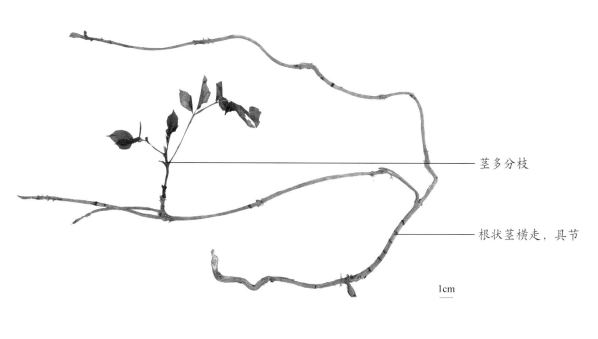

茎多分枝

根状茎横走，具节

1cm

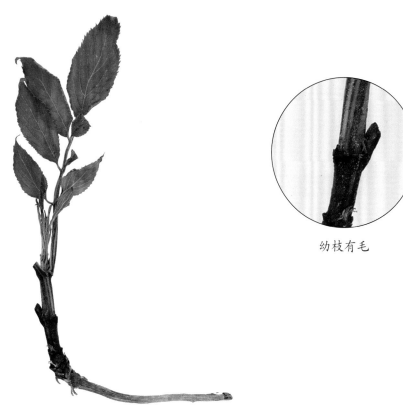

幼枝有毛

1cm

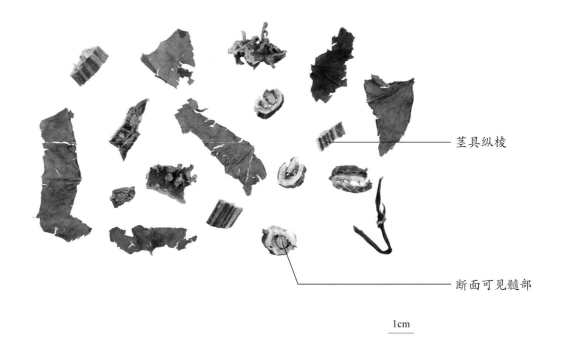

茎具纵棱

断面可见髓部

1cm

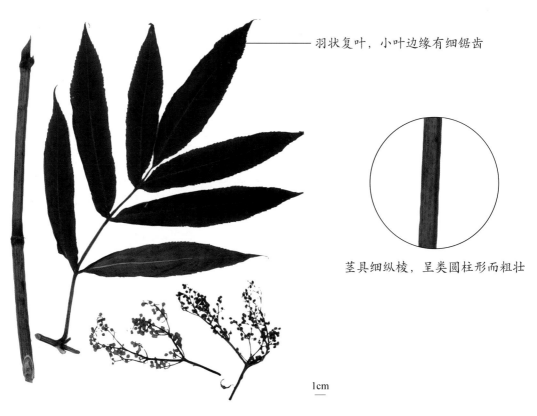

羽状复叶，小叶边缘有细锯齿

茎具细纵棱，呈类圆柱形而粗壮

1cm

● 附注

杜鹃花科植物羊踯躅 *Rhododendron molle* (Blume) G. Don 的果实一名八厘麻，注意区别，详见"六轴子"条。

● 别名

黄花蒿、蒿子、草青蒿、草蒿子、臭青蒿。

● 来源

菊科植物黄花蒿 *Artemisia annua* L. 的地上部分。

● 溯源

青蒿之名始载于《神农本草经》。《梦溪笔谈》曰："青蒿一类，自有两种，有黄色者，有青色者，本草谓之青蒿，亦恐有别也。陕西绥、银之间有青蒿，在蒿丛之间时有一两株，迥然青色，土人谓之香蒿，茎叶与常蒿悉同，但常蒿色绿而此蒿色青翠。一如松桧之色，至深秋，余蒿并黄，此蒿独青，气稍芬芳。恐古人所用，以此为胜。"可见当时青蒿基原有青、黄两种，色黄者即为黄花蒿，色青者为菊科植物青蒿 *Artemisia caruifolia* Buch. -Ham. ex Roxb.，并认为色青者质佳。《本草纲目》将青蒿与黄花蒿分列两条："黄花蒿，此蒿与青蒿相似，但此蒿色绿带淡黄，气辛臭不可食，人家采以罨酱黄酒曲者是也。"

现代研究发现，仅黄花蒿含有抗疟疾成分，且资源丰富，产量极大，市场均以此为正品，菊科植物青蒿不复药用。

● 产地

全国各地均产。

● 采收加工

花蕾期采收，切碎，晒干。

● 药材性状

茎圆柱形，上部多分枝，长 30~80cm，直径 0.2~0.6cm，表面黄绿色或棕黄色，具纵棱线；质略硬，易折断，断面中部有髓。叶互生，暗绿色或棕绿色，卷缩，易碎，完整者展平后为三回羽状深裂，裂片及小裂片矩圆形或长椭圆形，两面被短毛。头状花序细小，球形，直径约 2mm；花小，黄色。气香特异，味微苦。以色绿、叶多、香气浓者为佳。

● 性味功用

苦、微辛，寒。清热，解暑，除蒸，截疟。适用于暑热，暑湿，湿温，阴虚发热，疟疾，黄疸等病症。

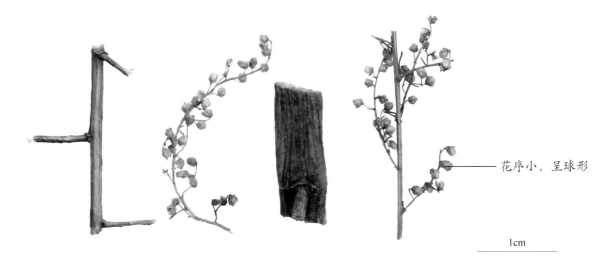

花序小，呈球形

1cm

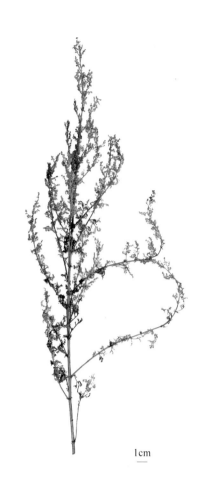

1cm

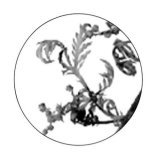

叶互生，三回羽状深裂，多卷曲

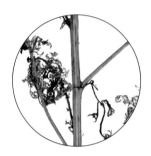

茎上部多分枝，具纵棱线

蛇泡簕

● 别名

小麦泡、红梅消、四月泡、天青地白草、茅莓。

● 溯源

蔷薇科植物茅莓 *Rubus parvifolius* L.的全草。

● 来源

本品始载于《本草纲目》，云："一种蔓小于蓬蘽，一枝三叶，叶面青，背淡白而微有毛，开小白花，四月实熟，其色红如樱桃者，俗名薅田藨，即《尔雅》所谓藨者也。"《植物名实图考》谓："红梅消，江西、湖南河淀多有之，细茎多刺，初生似丛，渐引长蔓可五六尺，一枝三叶，叶亦似薅田藨，初发面青，背白，渐长背即淡，三月间开小粉花，花色似红梅，不甚开放，下有绿蒂，就蒂结实如覆盆子，色鲜红，累累满枝，味酢甜可食。"以上所言均为此种。

● 产地

主产于江苏、浙江、广西、福建、江西、四川、广东等地。

● 采收加工

7~8月采收，割取全草，捆成小把，晒干。

药材性状

本品长短不一，枝和叶柄具小钩刺，枝表面红棕色或枯黄色；质坚，断面黄白色，中央有白色髓。叶多皱缩破碎，完整者展开为羽状三出复叶，小叶菱状圆形或宽倒卵形，边缘具齿，上面黄绿色，下面灰白色，被柔毛和稀疏小皮刺。枝上部往往附有枯萎的花序，花瓣多已掉落，萼片黄绿色，外卷，两面被长柔毛。气微弱，味微苦涩。

性味功用

苦、涩，凉。清热解毒，散瘀止血，杀虫疗疮。适用于感冒发热，咳嗽痰血，痢疾，跌打损伤，产后腹痛，疥疮，疖肿，外伤出血等病症。

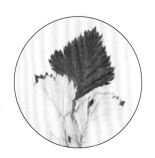

叶被柔毛和小皮刺

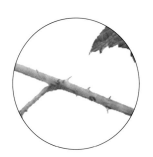

枝和叶柄具小钩刺

羽状三出复叶，小叶边缘具齿 ——

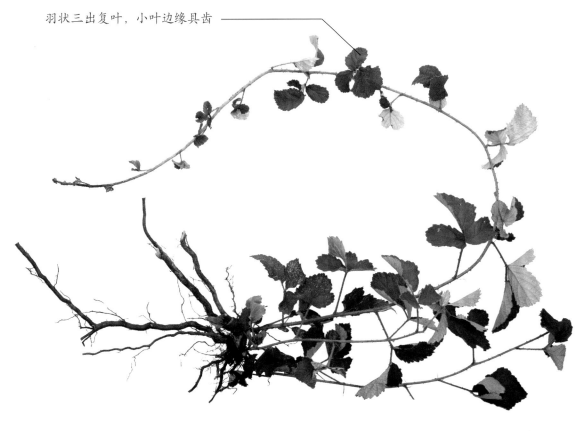

1cm

附注

该植物的根亦可入药，详见"蛇泡竻"条。

茅膏菜

- ● **别名**
  胡椒草、滴水不干、捕虫草、食虫草、珍珠草。

- ● **来源**
  茅膏菜科植物茅膏菜 *Drosera peltata* Smith ex Willdenow 的地上部分。

- ● **溯源**
  本品始载于《本草拾遗》，曰："茅膏菜，草高一尺，生茅中。叶有毛，如油腻粘人手。子作角，中有小子也。"《植物名实图考》云："石龙芽草，生山石上，根如小半夏，春无叶有花，细茎如丝参差，开五瓣小白花，花罢黄须下垂，高三四寸，小草尤纤。"并结合其附图，所言正是此种。

- ● **产地**
  主产于福建、广东、云南等地。

- ● **采收加工**
  5~6月采，鲜用或晒干。

- ● **药材性状**
  全草纤细，长5~25cm。茎圆形，直径0.5~1mm，表面棕黑色，具纵棱，多中空。叶片半月形，边缘有多数棕色的丝毛状物；叶柄细长。茎顶常具花或小蒴果。气微，味甘。

- ● **性味功用**
  甘、辛，平；有毒。祛风止痛，活血，解毒。适用于跌打损伤、腰肌劳损、胃痛、感冒、咽喉肿痛、痢疾、疟疾、小儿疳积、目翳、瘰疬、湿疹、疥疮等病症。

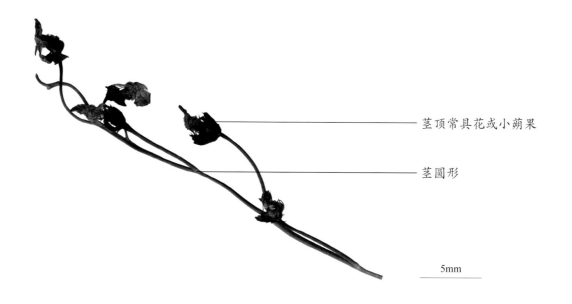

茎顶常具花或小蒴果

茎圆形

5mm

- ● **附注**

1. 同属植物光萼茅膏菜 *Drosera peltata* Smith var. *glabrata* Y. Z. Ruan 同等入药，主产于我国华东、华南等地。

2. 该植物地下块茎亦可入药，名为地下明珠，价格昂贵。

枫香寄生

- **别名**

路路通寄生、螃蟹脚。

- **来源**

桑寄生科植物枫香槲寄生 *Viscum liquidambaricolum* Hayata 的带叶茎枝。

- **溯源**

本品以"枫香寄生"之名始载于《生草药性备要》，云："枫香寄生，味辛性平。祛风去湿。洗疮疥，癫风毒烂，酒风。"《本草纲目拾遗》"枫上寄生"下载："汪连仕云，吊杀猢狲，一名上树猢狲，又名铁角狲儿，乃枫树上风木藤，至年远，结成连珠傀儡。"所言即为此种。该药材形态形似螃蟹腿脚，故名。

- **产地**

主产于我国华南、西南等地。

- **采收加工**

夏、秋间采，扎成束，晾干。

- **药材性状**

本品嫩枝交叉对生或二歧状分枝，扁平，呈长节片状，较肥厚，节部明显，节间长 2~4cm，宽 4~6mm，表面黄绿色或黄褐色，光滑无毛，具光泽，有明显的纵肋 5~7 条和不规则的纵皱纹，边缘较厚，节部可见鳞片状叶芽和花芽。质较脆，易折断，断面不平坦，纤维性，黄绿色，髓部不明显。有时可见果实，果实长圆形，长 5~7mm，直径约 4mm，黄棕色或黑色，表面平滑。气微，味淡。此外，尚有部分老枝入药，枝圆柱形，直径 0.5~1.5cm，表面黄褐色或黄棕色。

- **性味功用**

辛、苦，平。祛风除湿，舒筋活血，止咳化痰，止血。适用于风湿痹痛，腰膝酸软，跌打疼痛，劳伤咳嗽，崩漏带下，产后血气虚等病症。

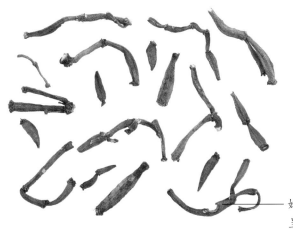

嫩枝交叉对生，呈长节片状

1cm

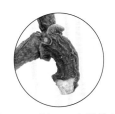

断面不平坦，具纤维性

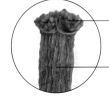

节部可见鳞片状叶芽和花芽

茎有明显纵肋

- **附注**

同属植物扁枝槲寄生 *Viscum articulatum* N. L. Buman 在部分地区亦同等入药。与前者区别：茎圆柱形，直径约 1cm；小枝扁平，长节片状，节间长 1.5~3cm，宽 2~3mm，纵肋 3~5 条，边缘薄。果实圆球形，直径 2~3mm，黄棕色或暗棕色。

刺芫荽

● **别名**

臭刺芹、野芫荽、野香草、石芫荽。

● **来源**

伞形科植物刺芹 *Eryngium foetidum* L. 的带根全草。

● **溯源**

本品始载于广州部队《常用中草药手册》，曰："野芫荽，微苦、辛，温。疏风除热，芳香健胃。治感冒胸痛，消化不良，肠炎腹泻，蛇咬伤。"

● **产地**

主产于广东、广西、云南、海南等地。

● **采收加工**

全年均可采，切段，晒干。

● **药材性状**

本品常切段。茎无毛，上部多分枝。基生叶披针形或倒披针形，革质，完整者长5~25cm，宽 1.2~4cm；先端钝，基部渐狭，有膜质叶鞘，边缘有骨质尖锐锯齿，两面无毛，羽状网脉达锯齿尖端成硬刺。茎生叶着生在每一叉状分枝的基部，对生，无柄，边缘有深锯齿，齿尖刺状。花葶多二歧分枝，具有疏生尖齿的茎生叶；由多数头状花序组成的聚伞花序具三至五回二歧分枝；总苞片 5~6，叶状，展开且反折，边缘有 1~3 刺状锯齿；小总苞片披针形，边缘膜质透明；萼齿卵状披针形，先端尖锐；花小，多脱落。双悬果球形或卵圆形，长 1.1~1.3mm，宽 2~1.3mm，表面有瘤状凸起。全株具特殊香气。

● **性味功用**

辛、苦，平。发表止咳，透疹解毒，理气止痛，利尿消肿。适用于感冒，咳喘，麻疹不透，咽痛，胸痛，食积，呕逆，脘腹胀痛，泻痢，肠痛，肝炎，淋痛，水肿，疮疖，烫伤，跌打伤肿，蛇咬伤等病症。

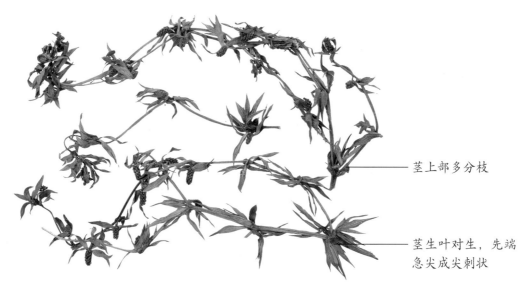

茎上部多分枝

茎生叶对生，先端急尖成尖刺状

1cm

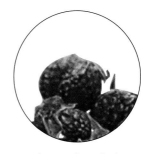

双悬果球形，表面有瘤状凸起

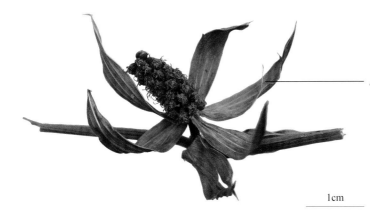

———— 总苞片 5~6，叶状，展开且反折

1cm

全草类

岩白菜 ●

- **别名**
  呆白菜、矮白菜、岩壁菜、观音莲、岩七。

- **来源**
  虎耳草科植物岩白菜 *Bergenia purpurascens* (Hook. f. et Thoms.) Engl. 的干燥根状茎或全草。

- **溯源**
  本品以"呆白菜"之名始见于《植物名实图考》，云："呆白菜，生山石间，铺生不植立，一名矮白菜，极似莙荙，长根数寸，主治吐血。"所言正是此种。岩白菜生长在海拔 2500~3600m 的温润峭壁石崖缝隙中。因其含有丰富的岩白菜素而被关注。

以岩白菜素为原料的多种复方制剂已用于临床治疗慢性支气管炎。岩白菜分布海拔较高，生长速度慢，生长周期长，由于过度采挖，野生资源已濒危。《中国药典》1977 年版收录本品，2015 年版再次被收载。

- **产地**
  主产于四川、云南、西藏等地。

- **采收加工**
  开花前采挖全草，除去枯叶及泥沙，晒干。

- **药材性状**
  全草长 25~30cm。根状茎粗直，圆柱形，长约 10cm，直径 1~1.5cm，外表粗糙，有大型的环节状纹理；根皮棕褐色，多成片脱落；质脆，断面内心棕红色。叶易破碎。完整叶片长椭圆形，全缘或有小齿，厚实无毛，枯绿黄色，叶背微带粉红；叶柄粉红色，基部具托叶鞘。花偶见，暗褐色或红褐色。以片大、根状茎粗壮者为佳。

● 性味功用

甘、涩，凉。滋补强壮，止咳止血。适用于虚弱头晕，劳伤咯血，吐血，淋浊，带下等病症。

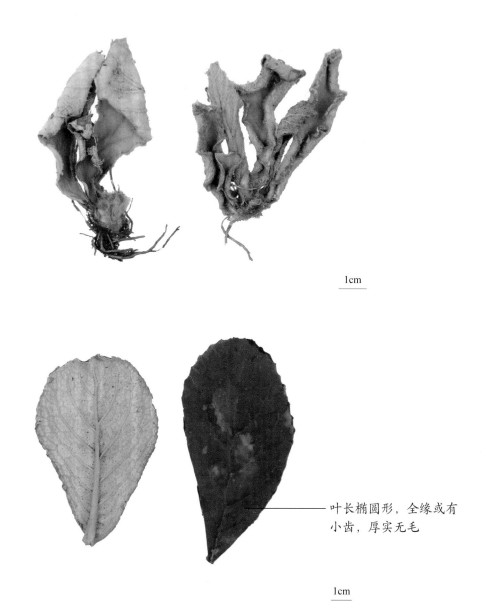

1cm

叶长椭圆形，全缘或有小齿，厚实无毛

1cm

● 附注

1. 该植物根状茎亦单独入药，名为岩菖蒲。

2. 同属植物厚叶岩白菜 *Bergenia crassifolia* (L.) Fritsch 和秦岭岩白菜 *Bergenia scopulosa* T. P. Wang 的全草在一些地区也作岩白菜。

● 别名

铁甲草、益肝草、乙肝草、肝炎草。

● 来源

豆科植物山扁豆 *Chamaecrista mimosoides* (L.) Greene 的全草。

● 溯源

本品以"山扁豆"之名始载于《救荒本草》，曰："山扁豆，生田野中，小科苗高一尺许，叶似蒺藜，叶微大，根叶比苜蓿叶颇长，又似初生豌豆叶，开黄花，结小扁角儿。"结合其附图，所言即为此种。

● 产地

主产于我国华南、中南、西南各地。

● 采收加工

夏、秋二季采收全草，扎成把，晒干。

● 药材性状

全草长 30~45cm。根细长，须根发达，外表棕褐色，质硬，不易折断。茎多分枝，呈黄褐色或棕褐色，被短柔毛。叶多卷曲，偶数羽状复叶，叶柄近基部具圆盘状腺体 1 枚；小叶 20~50 对，叶片线状镰形，长 3~4mm，宽 1mm；下部的叶多脱落；黄棕色至灰绿色，质脆易碎；托叶锥尖。气微，味淡。以叶多者为佳。

● 性味功用

甘、苦，平。清热解毒，健脾利湿，通便。适用于黄疸，暑热吐泻，小儿疳积，水肿，小便不利，习惯性便秘，疔疮痈肿，毒蛇咬伤等病症。

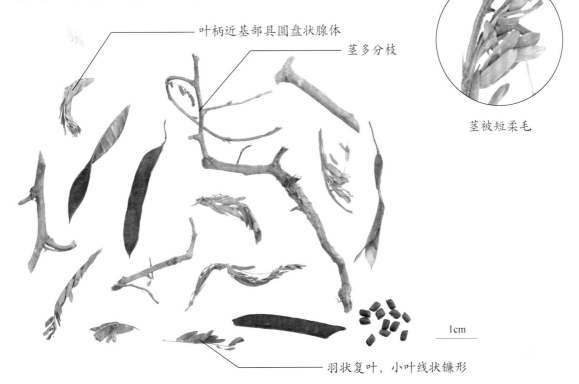

叶柄近基部具圆盘状腺体 — 茎多分枝

茎被短柔毛

羽状复叶，小叶线状镰形

1cm

● 附注

本品过量服用会引起腹泻，孕妇多食会导致流产，使用宜慎。

虎皮草

● **别名**

马耳朵、牛耳朵、龙香草、大虎耳草。

● **来源**

虎耳草科植物大叶金腰 *Chrysosplenium macrophyllum* Oliv. 的全草。

● **溯源**

本品始载于《陕西中草药》，云："虎皮草，味苦涩，性寒。清热解毒，生肌收敛。主治臁疮，烫火伤。"

● **产地**

主产于陕西及长江以南各地。

● **采收加工**

春、夏二季采收全草，晒干。

● **药材性状**

根状茎长圆柱形，长短不一，直径约3mm，表面淡棕褐色，具纵皱纹，被纤维状毛，节上有黄棕色膜质鳞片，及多数不定根。不育枝叶互生，具柄；基生叶数枚，具柄，叶片革质，倒卵形，长 2~19cm，宽 1.5~12cm，先端钝圆，全缘或具不明显的小圆齿，基部楔形，腹面疏生褐色柔毛，背面无毛；茎生叶通常 1 枚，较小，背面无毛，腹面和边缘疏生褐色柔毛。可见多歧聚伞花序，花序分枝疏生褐色柔毛或近无毛；苞叶卵形至阔卵形，萼片近卵形至阔卵形，黄绿色。或已结果。气微，味淡、微涩。

● **性味功用**

苦、涩、寒。清热解毒，止咳，止带，收敛生肌。适用于小儿惊风，无名肿毒，咳嗽，带下，臁疮，烫伤等病症。

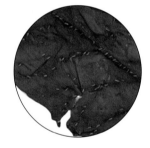

叶上表面疏被刺状柔毛

叶倒卵形

1cm

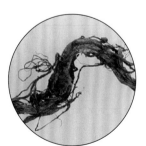

根状茎长圆柱形，具纵皱纹及不定根

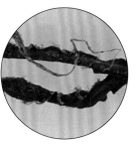

叶柄有棕色柔毛

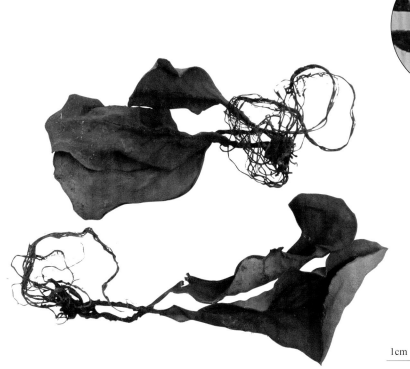

1cm

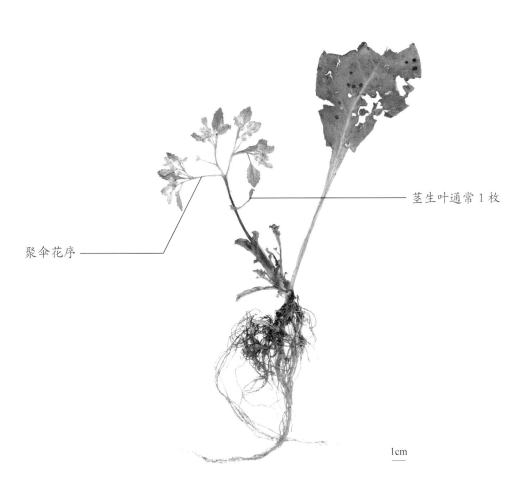

聚伞花序 —— 茎生叶通常 1 枚

1cm

虎耳草

● 别名

老虎耳、耳聋草、耳朵草、红线草、金丝草、天荷叶。

● 来源

虎耳草科植物虎耳草 *Saxifraga stolonifera* Curt. 的全草。

● 溯源

本品始载于《履巉岩本草》。《本草纲目》曰：“虎耳，生阴湿处，人亦栽于石山上。茎高五六寸，有细毛。一茎一叶，如荷盖状，人呼为石荷叶。叶大如钱，状似初生小葵叶及虎之耳形。夏开小花，淡红色。”《植物名实图考》云：“栽种者多白纹，自生山石间者淡绿色。有白毛，却少细纹。”结合其附图，所言即为此种。

● 产地

主产于我国华东以及西南各地。

● 采收加工

全年均可采收，拔出全草，洗净，晒干。

● 药材性状

全体被毛。单叶，基部丛生，叶柄长，密生长柔毛；完整叶片展开圆形至肾形，宽4~9cm，边缘浅裂和疏生不规则细锯齿；上面灰绿色，有时带白色斑纹，下面紫赤色，无毛，密生小球形的细点。花白色，上面3瓣较小，卵形，有黄色斑点，下面2瓣较大，披针形，倒垂。蒴果卵圆形。气微，味微苦。

● 性味功用

苦、辛，寒。疏风，清热，解毒，凉血。适用于风热咳嗽，肺痈，吐血，聤耳流脓，风火牙痛，风疹瘙痒，痈肿丹毒，痔疮肿毒，毒虫咬伤，烫伤，外伤出血等病症。

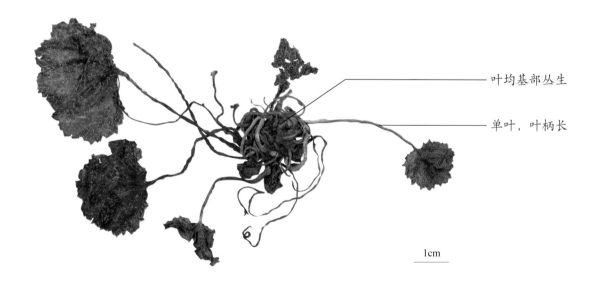

叶均基部丛生

单叶，叶柄长

1cm

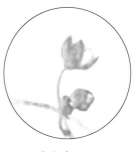

花白色，小

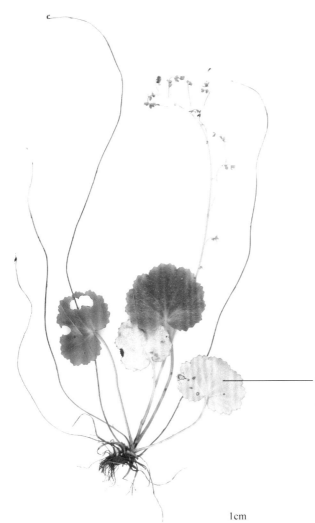

叶圆形，边缘浅裂
及不规则细锯齿

1cm

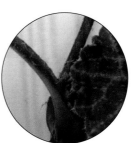

叶柄密生长柔毛

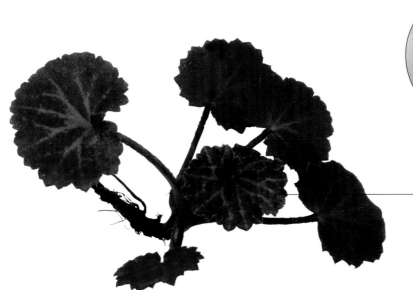

叶上面有时带白色斑纹

1cm

虎 刺

● **别名**

绣花针、千口针、老鼠刺、细花针、鸟不踏。

● **来源**

茜草科植物虎刺 *Damnacanthus indicus* Gaertn. 的全株。

● **溯源**

虎刺之名首载于《本草纲目》的"伏牛花"条，其基原植物难以考证。《植物名实图考》亦载有"伏牛花"，曰："伏牛花，《开宝本草》始著录。李时珍并入虎刺。今虎刺生山中林木下，叶似黄杨，层层如盘。开小白花，结红实，凌冬不凋。俚医亦用治风肿，未知即此木否？图以备考。"参考其附图，所言即为此种。《中国药典》1977 年版曾收录本品。

● **产地**

主产于我国长江以南等地。

● **采收加工**

全年均可采，切段或切碎，晒干。

● **药材性状**

商品多已切成短段。根较粗大，有的缢缩成连珠状，肉质，长短不一，直径 0.5~1.5cm，侧根较细；表面棕褐色、灰褐色或灰白色，有细纵皱纹，皮部常断裂，露出木部，木部细小，直径 1~3mm，有细纵纹，断面类白色。茎圆柱形，直径约 1cm，表面灰褐色，有纵皱纹，质硬，不易折断，断面不整齐，皮部薄，木部灰白色，有髓。小枝叶腋有成对坚硬的细针刺，长 1~2cm。叶对生，革质，多卷曲，展平后呈卵形或椭圆形，长 1~2cm，宽 0.7~1cm，先端短尖，基部圆形，全缘，有时可见背脉具疏毛；叶脉短。花黄白色。气微，味微苦、甘。

● **性味功用**

苦、甘，平。祛风利湿，活血消肿。适用于风湿痹痛，痰饮咳嗽，肺痈，水肿，痞块，黄疸，妇女经闭，小儿疳积，荨麻疹，跌打损伤，烫伤等病症。

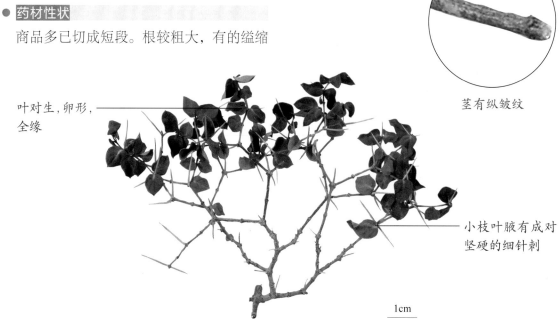

茎有纵皱纹

叶对生,卵形,
全缘

小枝叶腋有成对
坚硬的细针刺

1cm

● 别名
树葱、老鼠尾巴。

● 来源
兰科植物棒叶鸢尾兰 *Oberonia cavaleriei* Finet 的全草。

● 溯源
本品以"树葱"之名始载于《云南中草药》，曰："辛微苦，温。解毒，清热，接骨。主治锌、野荸荠、菌子、野皂角等中毒，肺炎，支气管炎，肝炎，尿路感染，中耳炎，外伤出血，疮痈，疯狗咬伤。孕妇忌用。"

● 产地
主产于我国西南地区。

● 采收加工
全年可采，切段，晒干。

● 药材性状
全草长 15~16cm。茎很短，具 4~5 片叶。叶两侧排列，展开呈线状圆柱形，肉质，长 7~20cm，直径 5~7mm，常稍弧曲，基部具关节。穗状花序常短于叶，具多数密集的小花；花小，白色或浅绿色。气微，味淡。

● 性味功用
辛、微苦，凉。清热解毒，散瘀止血。适用于支气管炎，肺炎，肝炎，尿路感染，中耳炎，疮痈，骨折，外伤出血等病症。

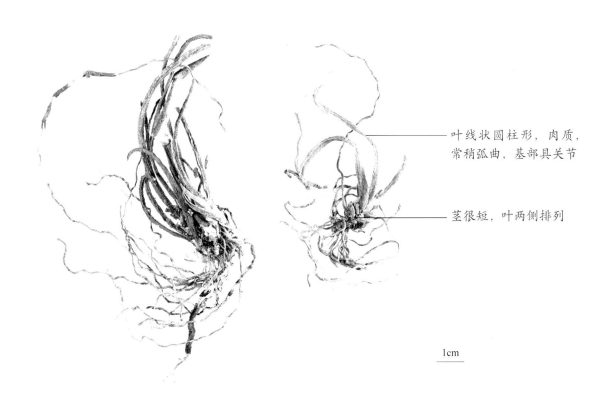

叶线状圆柱形，肉质，常稍弧曲，基部具关节

茎很短，叶两侧排列

1cm

岩黄连

- **别名**
  岩胡、岩连、菊花黄连、土黄连。

- **来源**
  罂粟科植物石生黄堇 *Corydalis saxicola* Bunting 的带根全草。

- **溯源**
  本品始载于《贵州民间药物》，谓："岩黄连，性凉，味苦。清热解毒，止痛止血。"近年来，岩黄连多用于治疗肝炎、肝硬化、肺癌等疾病。广西靖西端午节有干品，野生资源已日渐减少，现已开展引种栽培。

- **产地**
  主产于我国西南地区。

- **采收加工**
  夏季盛花期采收全草，除去杂质，晒干。

- **药材性状**
  根类圆柱形或圆锥形，稍扭曲，下部有分枝，直径 0.5~2cm。表面淡黄色至棕黄色，具纵裂纹或纵沟，栓皮发达易剥落；质松，断面不整齐，似朽木状，皮部与木部界限不明显。叶具长柄，柔软卷曲，长10~15cm；叶片多皱缩破碎，淡黄色，完整者二回羽状分裂，一回裂片5枚，奇数对生，末回裂片菱形或卵形。总状花序顶生或与叶对生，长 7~14cm；花棕黄色，具短距。果实圆柱形，略弯曲。种子多数，圆形，种阜杯状，包住种子一半。气微，味苦涩。以根系完整、叶多、花多者为佳。

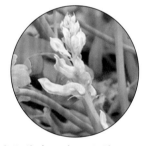

总状花序顶生，小花具短距

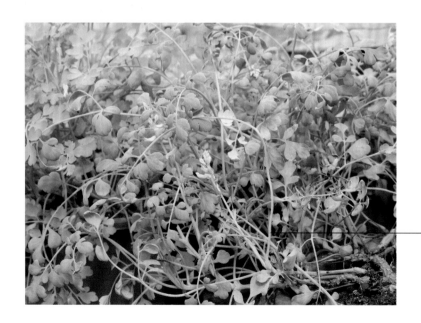

叶具长柄，羽状全裂

● **性味功用**

苦，凉。清热解毒，利湿，止痛止血。适用于肝炎，口舌糜烂，风火眼，目翳，痢疾，腹泻，腹痛，痔疮出血等病症。

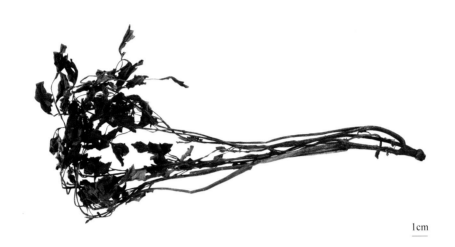

1cm

垂盆草 ●

● **别名**

狗牙草、佛指甲、三叶佛甲草、太阳花。

● **来源**

景天科植物垂盆草 *Sedum sarmentosum* Bunge 的全草。

● **溯源**

《百草镜》载有"鼠牙半支"，谓："二月发苗，茎白，其叶三瓣一聚，层积蔓生，花后即枯，四月开花黄色，如瓦松。"所言与本种相符。

● **产地**

主产于我国华东地区。

● **采收加工**

全年可采，在沸水中略烫，晒干。

● **药材性状**

全草稍卷缩。根细短，茎纤细，灰棕色，长 4~8cm，直径 1~2mm，茎上有 10 余个稍向外凸的褐色环状节，节上常残留不定根，先端有时带花；质地较韧或脆，断面中心淡黄色。叶片皱缩，易破碎并脱落，完整叶片呈倒披针形至矩圆形，棕绿色，长 1.5cm，宽 0.4cm。花序聚伞状；小花黄白色。气微，味微苦。

● **性味功用**

甘、淡，凉。清热利湿，解毒消肿。适用于湿热黄疸，淋病，泻痢，肺痈肠痈，疮疖肿毒，虫蛇咬伤，水火烫伤，咽喉肿痛，口腔溃疡，湿疹，带状疱疹等病症。

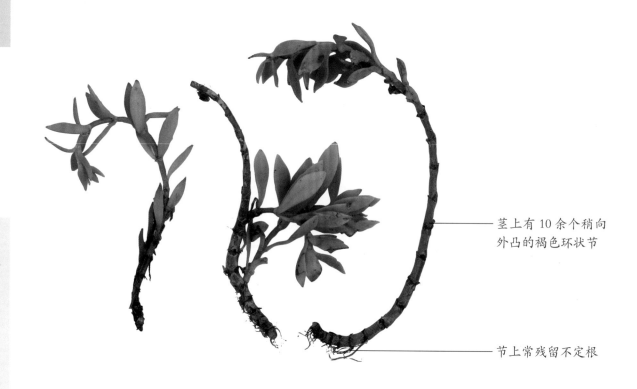

茎上有 10 余个稍向
外凸的褐色环状节

节上常残留不定根

1cm

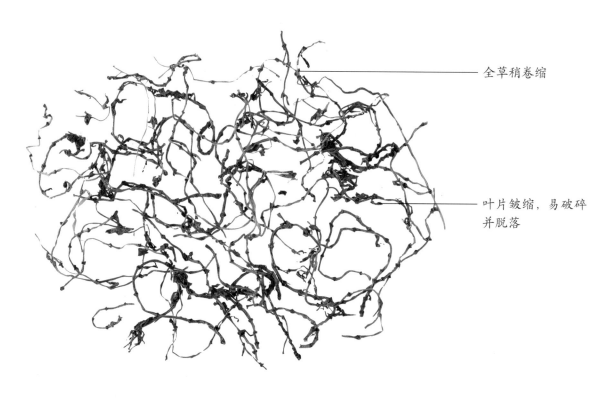

全草稍卷缩

叶片皱缩，易破碎
并脱落

1cm

● 别名

翻白草、白头翁、天青地白、北紫草、痢疾草。

● 来源

蔷薇科植物委陵菜 *Potentilla chinensis* Ser. 的带根全草。

● 溯源

本品始载于《救荒本草》。近年来，临床上多以其单方或复方治疗糖尿病。据罗集鹏先生报道，委陵菜在粤北和珠江三角洲作白头翁使用，在粤东作北紫草用，在粤西又称为紫草茸。应予以注意。《中国药典》2005 年版收载本品。

● 产地

主产于我国长江以北各地。

● 采收加工

春季未抽茎时采挖，除去泥沙，晒干。

● 药材性状

根圆柱形或类圆锥形，略扭曲，有的分枝，长 5~17cm，直径 0.5~1cm；表面暗棕色或暗紫红色，有纵纹，粗皮易成片状剥落；根头部稍膨大；质坚，易折断，断面皮部薄，暗棕色，常与木部分离，射线呈放射状排列。叶基生，单数羽状复叶，有柄；小叶狭长椭圆形，边缘羽状深裂，下面及叶柄均密被灰白色柔毛。气微，味涩，微苦。以无花茎、色灰白、无杂质者为佳。

● 性味功用

苦，寒。清热解毒，凉血止痢。适用于赤痢腹痛，久痢不止，痔疮出血，痈肿疮毒等病症。

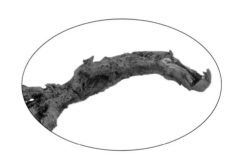

根表面暗棕色或暗紫红色，
有纵纹，粗皮易成片状剥落

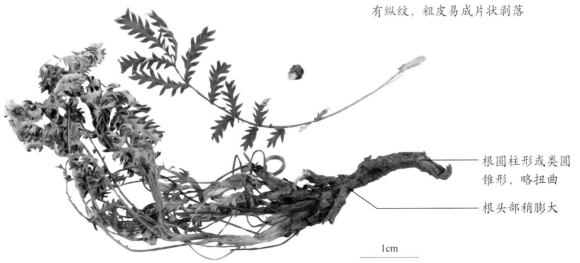

根圆柱形或类圆锥形，略扭曲

根头部稍膨大

1cm

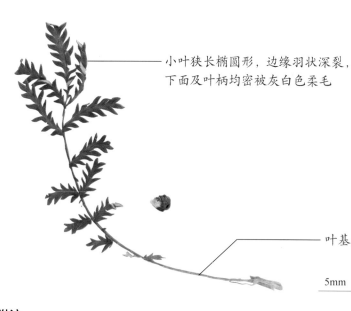
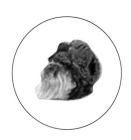

小叶狭长椭圆形，边缘羽状深裂，下面及叶柄均密被灰白色柔毛

断面皮部薄，暗棕色，常与木部分离，射线呈放射状排列

叶基生，单数羽状复叶，有柄

5mm

● 附注

1. 本品常混充中药翻白草（来源为同属植物翻白草 *Potentilla discolor* Beg. 的带根全草），注意鉴别。

2. 其根常混充中药白头翁（来源为毛茛科植物白头翁 *Pulsatilla chinensis* (Bge.) Regel 的根），注意鉴别。

金毛耳草

● 别名

铺地蜈蚣、铜眼狮、黄毛耳草。

● 来源

茜草科植物金毛耳草 *Hedyotis chrysotricha* (Palib.) Merr. 的全草。

● 溯源

本品始载于《浙江中草药》。《江西省中药材标准》1996 年版收录本品。以黄毛耳草为主要原料的成药有肠炎宁片和肠炎宁糖浆等。

● 产地

主产于我国长江以南各地。

● 采收加工

夏、秋二季采收，晒干或鲜用。

● 药材性状

全体被黄色或灰白色柔毛。茎细，稍扭曲，表面黄绿色或绿褐色，有明显纵沟纹；节上有残留须根；质脆，易折断。叶对生，叶片多向外卷曲，完整者展开后呈卵形或椭圆状披针形，长 1~2.2cm，宽 5~13mm，全缘，上面绿褐色，下面黄绿色；两面均被黄色柔毛，托叶短，合生；叶柄短。蒴果球形，被疏毛，直径约 2cm。气微，味苦。以身干、色黄绿、带叶者为佳。

● 性味功用

甘，凉。清热利湿，消肿解毒。适用于湿热黄疸，泄泻，痢疾，带状疱疹，肾炎水肿，乳糜尿，跌打肿痛，毒蛇咬伤，疮疖肿毒，血崩，带下，外伤出血等病症。

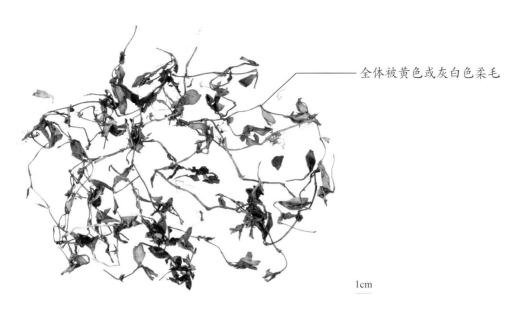

全体被黄色或灰白色柔毛

1cm

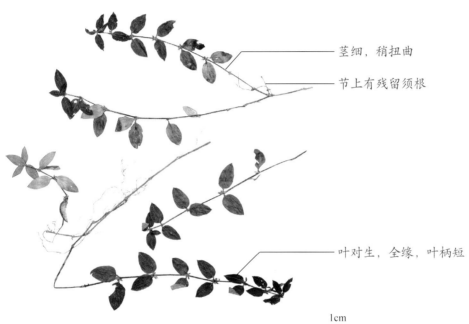

茎细，稍扭曲

节上有残留须根

叶对生，全缘，叶柄短

1cm

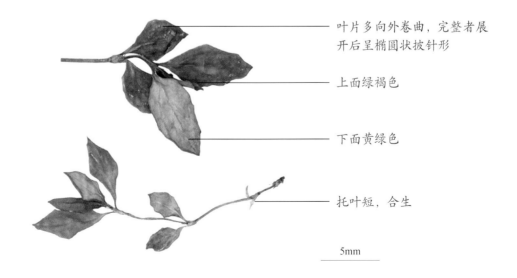

叶片多向外卷曲，完整者展
开后呈椭圆状披针形

上面绿褐色

下面黄绿色

托叶短，合生

5mm

金耳环

- **别名**

  土细辛、大叶细辛、大细辛、马蹄细辛。

- **来源**

  马兜铃科植物金耳环 *Asarum insigne* Diels 或长茎金耳环 *Asarum longerhizomatosum* C. F. Liang et C. S. Yang 的全草。

- **溯源**

  本品始载于《广西中草药》，曰："金耳环，味辛，性温。祛风散寒，平喘止咳，行气止痛，解毒消肿。主治风寒咳嗽，支气管哮喘，腹寒痛，龋齿痛，毒蛇咬伤，跌打肿痛。"

- **产地**

  主产于我国华南地区。

- **采收加工**

  夏、秋二季连根采挖，去泥土，阴干。

- **药材性状**

  金耳环：根状茎粗短。根丛生，直径2~3mm，灰黄色。叶片展平后呈长卵形、卵形或三角状卵形，长10~15cm，宽6~11cm，先端急尖或渐尖，上面中脉两侧有白色云斑，脉上及边缘有柔毛，下面放大镜下可见颗粒状油点；叶柄有柔毛。可见花，紫褐色，较大，花被管钟状，喉部无膜环。气辛香，有浓烈麻辣味。以须根多、色土黄、气香、味辛辣者为佳。

  长茎金耳环：根状茎细长，节间长6~12cm。根纤细，稀肉质而较粗壮。叶片长方状、卵形或卵状椭圆形，上面散生短毛；叶柄无毛。花紫绿色，花被管圆筒状，喉部膜环宽2mm，内壁有纵行脊棱。

- **性味功用**

  辛、微苦，温；小毒。温经散寒，祛痰止咳，散瘀消肿，行气止痛。适用于风寒咳嗽，风寒感冒，慢性支气管炎，哮喘，慢性胃炎，风寒痹痛，龋齿痛，跌打损伤，毒蛇咬伤等病症。

▼ 金耳环

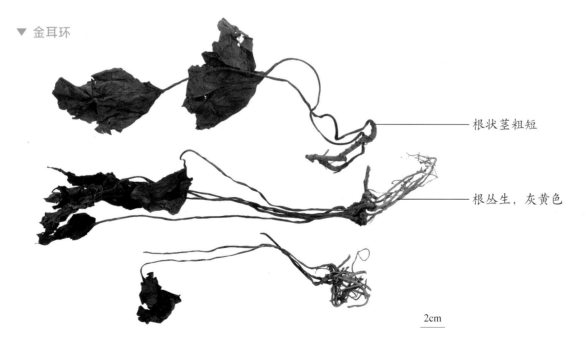

根状茎粗短

根丛生，灰黄色

2cm

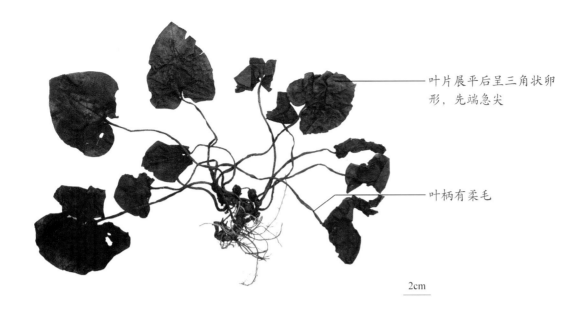

叶片展平后呈三角状卵形，先端急尖

叶柄有柔毛

2cm

附注

同属植物慈姑叶细辛 *Asarum sagittarioides* C. F. Liang、红金耳环 *Asarum petelotii* O. C. Schmidt 等多种植物在不同地区均有金耳环、土细辛、大细辛之名，注意鉴别。

金线莲

别名

金线兰、金钱草、鸟人参、金线入骨消。

来源

兰科植物花叶金线兰 *Anoectochilus roxburghii* (Wall.) Lindl 的全草。

溯源

本品始载于《全国中草药汇编》，曰："金线莲，甘、平。清热凉血，除湿解毒。主治肺结核咯血，尿血，小儿惊风，破伤风，肾炎水肿，风湿痹痛，跌打损伤，毒蛇咬伤。"该植物在我国华南、西南等地亦广泛栽培。

产地

主产于福建、广东、台湾等地。

采收加工

夏、秋二季采收，鲜用或晒干。

药材性状

根状茎较细，节明显，棕褐色。叶上面黑紫色，有金黄色网状脉，下面暗红色，主脉3~7条。总状花序顶生，花序轴被柔毛，萼片淡紫色。气微，味淡。

性味功用

甘，凉。清热凉血，除湿解毒。适用于肺热咳血，肺结核咯血，尿血，小儿惊风，破伤风，肾炎水肿，风湿痹痛，跌打损伤等病症。

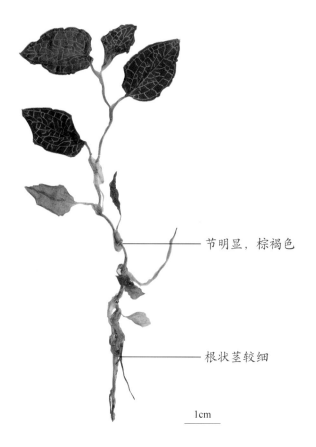

节明显，棕褐色

根状茎较细

1cm

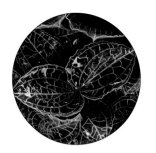

叶上面黑紫色，
有金黄色网状脉

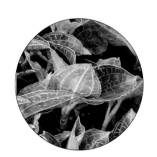

叶下面暗红色，
主脉 3~7 条

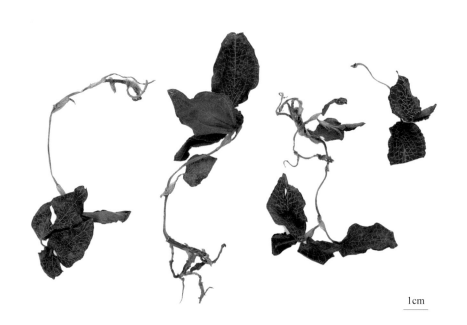

1cm

● **附注**

同属植物台湾银线兰 *Anoectochilus formosanus* Hayata、浙江金线莲 *Anoectochilus zhejiangensis* Z. Wei et Y. B. chang、香港金线莲 *Anoectochilus yungianus* S. Y. Hu 的全草在部分地区亦作金线莲入药。

金钱草

 别名

四川大金钱草、大金钱草、黄疸草、大连钱草、黄花过路草。

 来源

报春花科植物过路黄 *Lysimachia christinae* Hance 的全草。

 溯源

本品以"神仙对坐草"之名始载于《百草镜》，曰："此草清明时发苗，高尺许，生山湿阴处。叶似鹅肠草，对节，立夏时开小花，三月采，过时无。"《本草纲目拾遗》谓："神仙对坐草，一名蜈蚣草。山中道旁皆有之，蔓生，两叶相对，青圆似佛耳草，夏开小黄花，每节间有二朵，故名。"《植物名实图考》载"过路黄"条，云："过路黄，江西坡塍多有之。铺地拖蔓，叶如豆叶，对生附茎。叶间春开五尖瓣黄花，绿跗尖长，与叶并茁。"以上所载均为此种。清乾隆年间，四川百草堂有总结草药治病的验方抄本，其中有金钱草治疗"黄痢走胆"的记载，曰："黄痢走胆周身黄，金钱草是救命主，炕干为末冲甜酒，草药更比宫药强。"

 产地

主产于四川及长江流域。

 采收加工

夏、秋二季割取地上部分，除去杂质草，晒干。

 药材性状

全草多皱缩成团，下部茎节上有时着生纤细须根。茎扭曲，直径约 1mm；表面红棕色，具纵直纹理；断面实心，灰白色。叶对生，多皱缩破碎，完整叶宽卵形或心形，全缘，上面暗绿色至棕绿色，下面色较浅，用水浸后，透光可见黑色短条纹；叶柄细长，叶腋有时可见花或果实。气微、味淡。以叶大、色绿者为佳。

 性味功用

甘、微苦，凉。利水通淋，清热解毒，散瘀消肿。适用于肝、胆及尿路结石，热淋，肾炎水肿，湿热黄疸，疮毒痈肿，毒蛇咬伤，跌打损伤等病症。

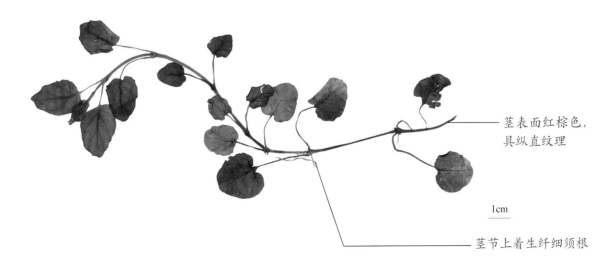

茎表面红棕色，具纵直纹理

1cm

茎节上着生纤细须根

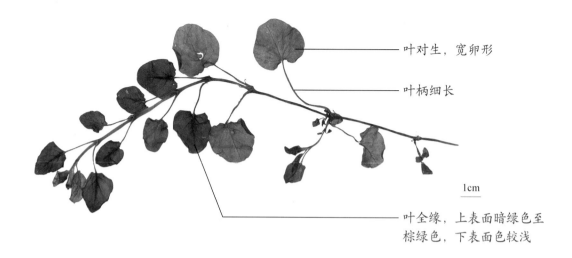

叶对生，宽卵形

叶柄细长

1cm

叶全缘，上表面暗绿色至棕绿色，下表面色较浅

● **附注**

1. 中药金钱草在不同地区来源植物不尽相同。据报道，旋花科植物马蹄金 *Dichondra micrantha* Urban、豆科植物广金钱草 *Desmodium styracifolium* (Osb.) Merr.、唇形科植物活血丹 *Glechoma longituba* (Nakai) Kupr. 等在不同地区均作金钱草入药，注意区别。
2. 同属植物点腺过路黄 *Lysimachia hemsleyana* Maxim. 常混同入药，注意鉴别。

肺形草

● 别名

双蝴蝶、蝴蝶草、花蝴蝶、甜甘草、喇叭藤。

● 来源

龙胆科植物双蝴蝶 *Tripterospermum chinense* (Migo) H. Smith 的全草。

● 溯源

本品以"双蝴蝶"之名始载于《植物名实图考》，曰："双蝴蝶，建昌山石向阴处有之。叶长圆三寸余，有尖，二四对生，两大两小，面青蓝，有碎斜纹；背红紫，有金钱四五缕，两长叶铺地如蝶翅，两小叶横出如蝶腹及首尾，短根数缕为足。"参考其附图，所言即为此种。《本草纲目拾遗》记载"紫背稀奇"，云："紫背生阴山，著地布苗，叶有两大两小，面灰色，有直纹，背微紫，若起心，有藤一二尺长，叶尖，对生，治痘毒。用活草一斤作二服，酒煎下，已成速愈，未成立消。"应为本品。

● 产地

主产于浙江、安徽、江西、福建、湖南等地。

● 采收加工

夏、秋二季采收全草，晒干。

● 药材性状

全草多折褶皱缩，通常具叶4片，有时脱落而仅有2片。完整的经水浸后展开，叶片两大两小，"十"字形对生，卵圆形或椭圆形，长 3~7.5cm，宽 1.5~3.5cm，上面绿色，有斑块，主脉 3 条，2 条靠近边缘，下面紫绿色。基部具短根，棕褐色。气微，味微苦。

● **性味功用**

辛、苦，寒。清肺止咳，凉血止血，利尿解毒。适用于肺热咳嗽，肺痨咯血，肺痈，肾炎，乳痈，疮痈疔肿，创伤出血，毒蛇咬伤等病症。

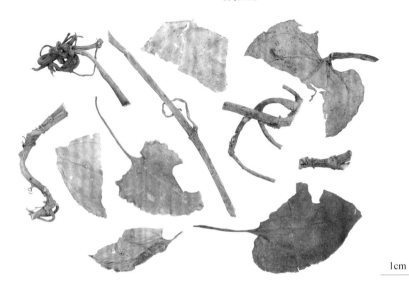

1cm

▼ 基生叶上面

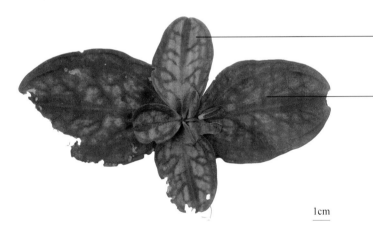

叶上面绿色，有斑块，主脉 3 条，2 条靠近边缘

常具叶 4 片，两大两小，"十"字形对生，卵圆形或椭圆形

1cm

▼ 基生叶背面

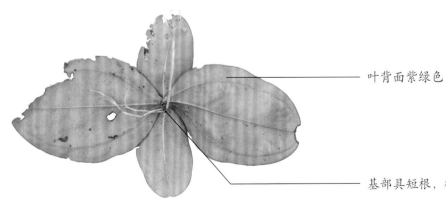

叶背面紫绿色

基部具短根，棕褐色

1cm

肺筋草

- **别名**

  一窝蛆、金线吊白米、粉条儿菜、肺痈草、蛆儿草。

- **来源**

  百合科植物粉条儿菜 *Aletris spicata* (Thunb.) Franch. 或短柄粉条儿菜 *Aletris scopulorum* Dunn 的带根全草。

- **溯源**

  "粉条儿菜"之名始载于《救荒本草》，曰："生田野中，其叶初生就地，丛生，长则四散纷垂，叶似萱草叶而瘦细微短，叶间撺葶，开淡黄花，叶甜。"据王锦秀考证，《救荒本草》中粉条儿菜为菊科植物华北鸦葱 *Scorzonera albicaulis* Bunge。《植物名实图考》载有"肺筋草"，云："江西山坡有之。叶如茅芽，长四五寸，光润有直纹……春抽细葶，开白花，圆而有叉，如石榴花。蒂大如米粒。细根亦短。"所言与今相符。《植物名实图考》中"肺筋草"应为百合科 *Aletris* 属植物。后《草木便方》载有"肺经草"也为 *Aletris* 属植物。王锦秀考证，日本学者最早将《植物名实图考》中粉条儿菜定为 *Aletris japonica*，而实际上《植物名实图考》中粉条儿菜全文引用《救荒本草》。日本学者的错误考订，影响到我国学者。因此 *Aletris* 属中文名应为"肺筋草属"，不宜称为"粉条儿菜属"。*Aletris* 属植物具多数金黄色须根，根毛局部膨大，形如白色米粒，故称"金线吊白米"。白色膨大的根毛，又如一窝蛆，故又名"一窝蛆""蛆儿草"。

- **产地**

  主产于我国长江流域。

- **采收加工**

  5~6 月采收，洗净，鲜用或晒干。

- **药材性状**

  全草长 40~80cm。根状茎短，须根丛生，

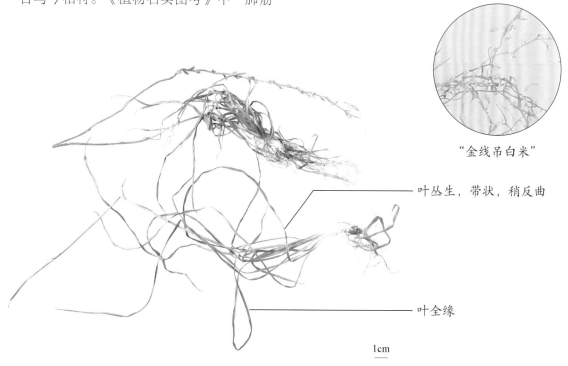

"金线吊白米"

叶丛生，带状，稍反曲

叶全缘

1cm

纤细弯曲，有的着生多数白色细小块根，习称金线吊白米。叶丛生，带状，稍反曲，长 10~20cm，宽 0.3~0.5cm；灰绿色，先端尖，全缘。花茎细柱形，稍波状弯曲，直径 0.2~0.3cm，被毛；总状花序穗状，花几无梗，黄棕色，花被片 6，长约 0.5cm，裂片条状披针形。蒴果倒卵状三棱形。气微，味淡。

● 性味功用

甘、苦，平。清热，润肺止咳，活血调经，杀虫。适用于咳嗽，咯血，百日咳，喘息，肺痈，乳痈，腮腺炎，经闭，缺乳，小儿疳积，蛔虫病，风火牙痛等病症。

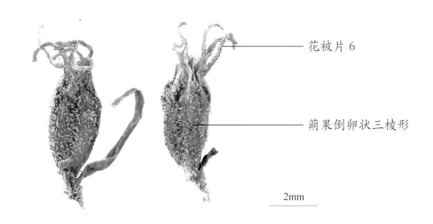

花被片 6

蒴果倒卵状三棱形

2mm

● 附注

同属植物无毛粉条儿菜 *Aletris glabra* Bur. et Franch. 在部分地区亦同等入药。

鱼鳖金星 ●

● 别名

抱石莲、瓜子菜、瓜子金。

● 来源

水龙骨科植物抱石莲 *Lemmaphyllum drymoglossoides* (Bak.) Ching 的全草。

● 溯源

本品始载于《本草纲目拾遗》，云："生背阴山石上，立夏后发苗，根细如纤线，蔓延石上。叶不对节，一长一圆，长者为鱼，圆者为鳖。鱼叶经霜即老，背起金星，

惟鳖叶无。亦生西湖飞来峰绝顶。"所言正是此种。

● 产地

主产于我国长江流域各省及西南地区。

● 采收加工

全年均可采收，清除泥沙，洗净，晒干。

● 药材性状

根状茎纤细，淡绿色，疏生顶部长钻形、下部近圆形并成星芒状的鳞片。叶二型；营养叶短小，肉质，长圆形、近圆形或倒

卵形,长1.5~3cm,宽1~1.5cm;孢子叶较长,倒披针形或舌形,有短柄。孢子囊群圆形,背生于中脉两侧。

适用于小儿高热,疟腮,风火牙痛,痞块,臌胀,淋浊,咯血,吐血,衄血,便血,尿血,崩漏,外伤出血,疔疮痈肿,瘰疬,跌打损伤,高血压,鼻炎,支气管炎等病症。

● **性味功用**

微苦,平。清热解毒,利水通淋,消瘀,止血。

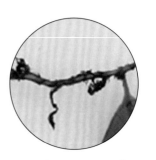

根状茎纤细,淡绿色

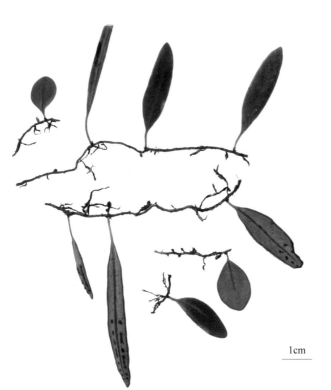

1cm

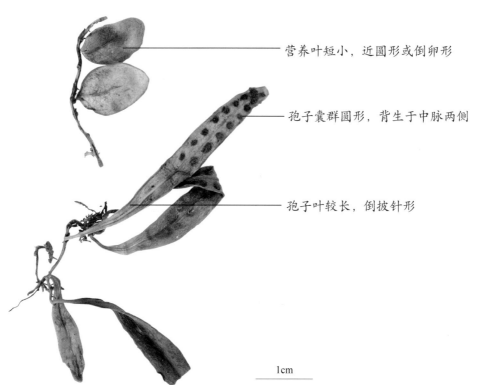

营养叶短小,近圆形或倒卵形

孢子囊群圆形,背生于中脉两侧

孢子叶较长,倒披针形

1cm

鱼胆草

全草类

● **别名**

青鱼胆草、水黄连、水灵芝、蔓龙胆。

● **来源**

龙胆科植物川东獐牙菜 *Swertia davidii* Franch. 的全草。

● **溯源**

本品始载于《分类草药性》，曰："鱼胆草，性凉。治火淋，敷疮。"本品为湘西、鄂西、川东等土家族习用药，主要用于治疗湿热、痢疾、喉头红肿、恶疮疥癣等。湖南省张家界市桑植地区，民间常大量采集开花期的鱼胆草，晒干或阴干后代替茶叶。每日开水冲服，用于日常保健。《四川省中药材标准》1987 年版收录本品。

● **产地**

主产于四川、湖南、湖北、重庆等地。

● **采收加工**

夏、秋二季拔取全草，洗净，晒干。

● **药材性状**

根纤细，圆柱形，黄色。茎略呈四棱形，基部多分枝，光滑无毛。茎纤细。单叶对生，近无柄；多皱缩。完整叶片线形或线状披针形，长 1~4cm，宽 1~3mm，先端尖，全缘，略反卷。有时可见残留花序或花。气微，味苦。

● **性味功用**

苦，凉。清热解毒，利湿。适用于湿热黄疸，肺热咳嗽，咽喉肿痛，牙痛，痢疾，尿路感染，化脓性骨髓炎，结膜炎，附件炎，盆腔炎，带状疱疹，疥癣疮毒等病症。

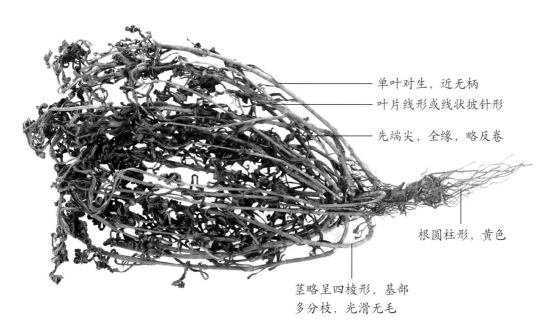

单叶对生，近无柄
叶片线形或线状披针形
先端尖，全缘，略反卷
根圆柱形，黄色
茎略呈四棱形，基部多分枝，光滑无毛

1cm

兔儿伞

- **别名**

  七里麻、一把伞、伞把草、兔打伞。

- **来源**

  菊科植物兔儿伞 *Syneilesis aconitifolia* (Bge.) Maxim. 的根或全草。

- **溯源**

  本品始载于《救荒本草》，曰："兔儿伞，生荥阳塔儿山荒野中。其苗高二三尺许，每科初生一茎。茎端生叶，一层有七八叶，每叶分作四叉排生，如伞盖状，故以为名。后于叶间蹿生茎叉，上开淡红白花。根似牛膝而疏短。"结合其附图，所言即为此种。

- **产地**

  主产于江苏、浙江、贵州、湖南、陕西、河北、吉林等地。

- **采收加工**

  春、夏二季采挖全草，切段，晒干。

- **药材性状**

  根状茎呈扁圆柱形，多弯曲，表面棕褐色，粗糙，向下生多条根。根类圆柱状，弯曲，长5~15cm，直径0.1~0.3cm；表面灰棕色或淡棕黄色，表面密被灰白色根毛，具细纵皱纹，易折断，皮部白色，木部棕黄色；气微特异，味辛凉。茎生叶互生，向上减小，叶柄2~16cm；完整叶片圆盾形，直径12~20cm，掌状分裂，裂片复作羽状分裂，边缘具不规则锐齿，无毛。头状花序多数，密集成复伞房状，顶生；瘦果圆柱形，长5~6mm，具纵条纹；冠毛棕褐色。

- **性味功用**

  辛、苦，微温；有毒。祛风除湿，舒筋活血，解毒消肿。适用于风湿麻木，肢体疼痛，跌打损伤，月经不调，痛经，痈疽肿毒，瘰疬，痔疮等病症。

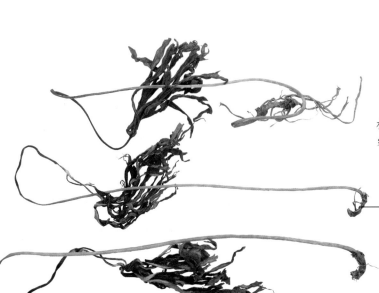

根圆柱状，弯曲；表面淡棕黄色，密被灰白色根毛，具细纵皱纹

—— 根状茎呈扁圆柱形，多弯曲

1cm

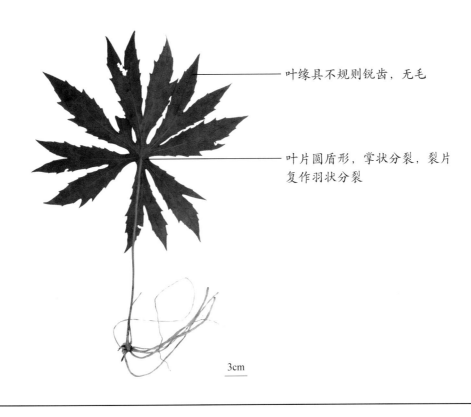

叶缘具不规则锐齿，无毛

叶片圆盾形，掌状分裂，裂片
复作羽状分裂

3cm

● **附注**

1. 菊科植物杏香兔儿风 *Ainsliaea fragrans* Champ. 的全草入药，一名兔耳风，市场常以兔儿伞混充兔耳风，注意区别。

2. 该植物的根及根状茎亦可单独入药，功效同兔儿伞。

夜关门 ●

● 别名

铁扫帚、封草、关门草、夜闭草。

● 来源

豆科植物尖叶铁扫帚 *Lespedeza juncea* (L. f.) Pers. var. *sericea* (Thunb.) Maxim. 的全草。

● 溯源

本品以"铁扫帚"之名始载于《救荒本草》，云："铁扫帚，生荒野中，就地丛生，一本二三十茎，苗高三四尺，叶似苜蓿叶而细长，又似胡枝子叶而短小，开小白花，其叶味苦。"《植物名实图考》载有"野鸡草"，

曰："江西、湖南坡阜多有之，长茎细叶，如辟草，秋时叶际开小黄花，如豆花而极小，与叶相同，宛如雉尾，湖南谓之白马鞭。"所言均为此种。铁扫帚植物的叶子，白天张开，傍晚合拢，故称"夜关门"。民间取地上部分作扫帚，又称"铁扫帚"。

● 产地

主产于我国长江以南各地。

● 采收加工

夏、秋二季割取地上部分，除去杂质，切段，晒干。

● **药材性状**

茎枝细长，被微柔毛。三出复叶互生，密集，多卷曲皱缩，完整小叶线状楔形，长1~2.5cm；叶端钝或截形，有小锐尖，在中部以下渐狭；上面无毛，下面被灰色丝毛。短总状花序腋生，花萼钟形，蝶形花冠淡黄白色至黄棕色，心部带红紫色。荚果卵形，稍斜，长约3mm，棕色，先端有喙。气微，味苦。

● **性味功用**

苦，凉。补肾涩精，健脾利湿，祛痰止咳，清热解毒。适用于肾虚，遗精，遗尿，尿频，白浊，带下，泄泻，痢疾，水肿，小儿疳积，咳嗽气喘，跌打损伤，目赤肿痛，痈疮肿毒，毒虫咬伤等病症。

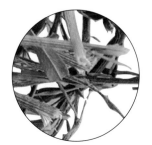

茎枝细长，被微柔毛

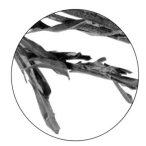

叶互生，密集，多卷曲皱缩

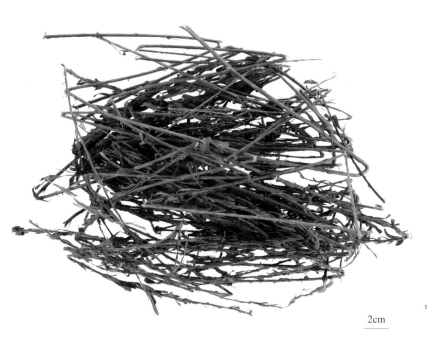

2cm

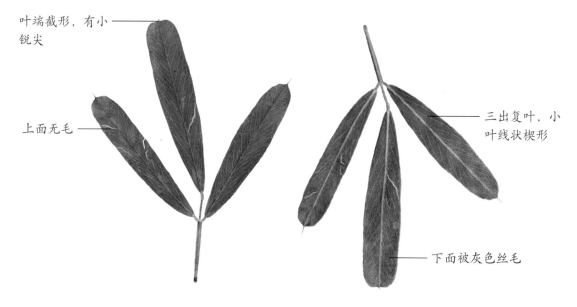

叶端截形，有小锐尖

上面无毛

三出复叶，小叶线状楔形

下面被灰色丝毛

1cm

● **别名**

飞龙草、拉拉藤。

● **来源**

茜草科植物茜草 *Rubia cordifolia* L. 的地上部分。

● **溯源**

本品以 "土茜苗" 之名始载于《救荒本草》，云："本草根名茜根，一名地血，一名茹藘，一名茅蒐，一名蒨。生乔山川谷。徐州人谓之牛蔓，西土出者佳，今北土处处有之，名土茜根，可以染红。叶似枣叶形，头尖下阔，纹脉竖直，茎方，茎叶俱涩，四五叶对生节间，茎蔓延附草木，开五瓣淡银褐花，结子小如菉豆粒，生青熟红，根紫赤色。味苦，性寒，无毒。一云味甘，一云味酸，畏鼠姑。叶味微酸。" 所言即为此种。茜草藤、乌梅、甘草为小儿泻停颗粒的原料，茜草藤为主药，用以健脾、燥湿、止泻。

● **产地**

主产于四川、江苏、上海、浙江等地。

● **采收加工**

夏、秋二季采集地上部分，晒干。

● **药材性状**

茎基部直径达 3~4mm，呈圆形，外表面淡紫红色或棕红色；上端茎呈四方形，枯绿色，茎的棱上有粗糙细毛刺。体轻，质脆，易断，断面平整，内心色白而松。茎节上轮生叶片，叶柄及叶背中肋上均有倒刺毛。叶多脱落。气微，味微苦。

● **性味功用**

苦，凉。止血，行瘀。适用于吐血，跌打损伤，风痹，腰痛，痈毒，疔肿等病症。

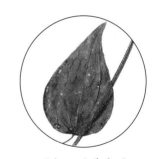

叶柄及叶背中肋
上均有倒刺毛

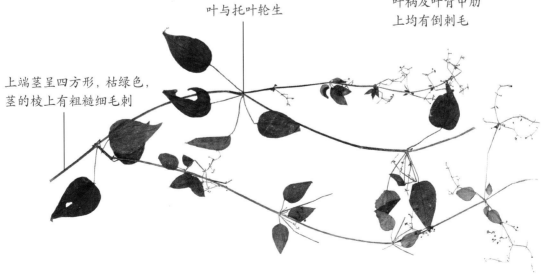

叶与托叶轮生

上端茎呈四方形，枯绿色，
茎的棱上有粗糙细毛刺

1cm

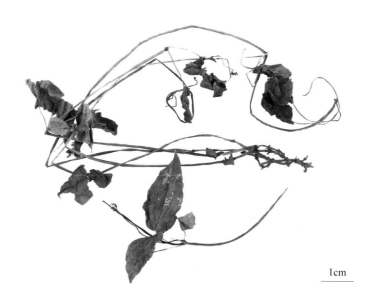

1cm

● 附注

同属植物东南茜草 *Rubia argyi* (H. Lévl. et Vaniot) H. Hara ex Lauener 的地上部分亦作飞龙草入药。

泽　漆

● 别名

猫眼草、五朵云、乳浆草、五灯草。

● 来源

大戟科植物泽漆 *Euphorbia helioscopia* L. 的全草。

● 溯源

本品始载于《神农本草经》，列为下品。《本草纲目》载："今考《土宿本草》及《宝藏论》诸书，并云泽漆是猫儿眼睛草，一名绿叶绿花草，一名五凤草。江湖原泽平陆多有之。春生苗，一科分枝成丛，柔茎如马齿苋，绿叶如苜蓿叶，叶圆而黄绿，颇似猫睛，故名猫儿眼。茎头凡五叶中分，中抽小茎五枝，每枝开细花青绿色，复有小叶承之，齐整如一，故又名五凤草，绿叶绿花草。掐一茎有汁粘人。"所言即为此种。

● 产地

主产于我国华东、华中等地。

● 采收加工

4~5月开花时拔取全草，晒干。

● 药材性状

全草长约30cm，茎光滑无毛，多分枝，表面黄绿色，基部呈紫红色，具纵纹，质脆。叶互生，无柄，倒卵形或匙形，长1~3cm，宽0.5~1.8cm，先端钝圆或微凹，基部广楔形或突然狭窄，边缘在中部以上具锯齿；茎顶部具5片轮生叶状苞，与下部叶相似。多歧聚伞花序顶生，有伞梗；杯状花序钟形，黄绿色。蒴果无毛。种子卵形，表面有凸起网纹。气酸而特异，味淡。以茎粗壮、黄绿色者为佳。

● **性味功用**

辛、苦，微寒；有毒。行水消肿，化痰止咳，解毒杀虫。适用于水气肿满，痰饮喘咳，疟疾，细菌性痢疾，瘰疬，结核性瘘管，骨髓炎等病症。

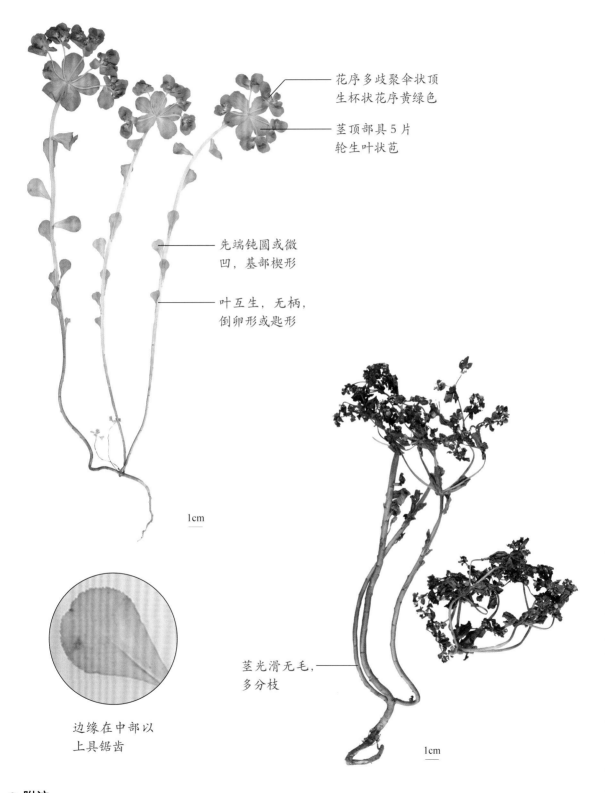

花序多歧聚伞状顶生杯状花序黄绿色

茎顶部具 5 片轮生叶状苞

先端钝圆或微凹，基部楔形

叶互生，无柄，倒卵形或匙形

1cm

茎光滑无毛，多分枝

1cm

边缘在中部以上具锯齿

● **附注**

该植物鲜品折断有乳汁，民间用以疗癣、鸡眼等。

狗舌草

- **别名**

  狗舌头草、白火丹草、铜交杯、糯米青。

- **来源**

  菊科植物狗舌草 *Tephroseris kirilowii* (Turcz. ex DC.) Holub 的全草。

- **溯源**

  本品始载于《新修本草》，曰："狗舌草，叶似车前，无文理，抽茎，花黄白，细，丛生渠堑湿地"。所言即为此种。

- **产地**

  主产于我国华东、华北、东北等地。

- **采收加工**

  春、夏二季采收，洗净，鲜用或晒干。

- **药材性状**

  全草长 20~60cm，茎、叶、花序等密被白色蛛丝状毛。根状茎斜升，常覆盖褐色宿存叶柄，具多数纤维状根。茎直立，多不分枝。基生叶数个，莲座状，具短柄，完整叶片呈椭圆形或近匙形，长 5~10cm，宽 1.5~2.5cm，先端钝，具小尖，基部楔状至渐狭成具狭至宽翅叶柄；茎生叶无柄，卵状椭圆形，向上渐小，基部半抱茎。数个头状花序在茎顶排成伞房状；花序梗长 1.5~5cm；舌状花一层，黄色；管状花多数，黄色。瘦果圆柱形，长 2.5cm，被密硬毛；冠毛白色。气微，味苦。

- **性味功用**

  苦，寒。清热解毒，利水，活血，杀虫。适用于肺脓肿，疖肿，尿路感染，肾炎水肿，口腔炎，跌打损伤，湿疹，疥疮，阴道滴虫等病症。

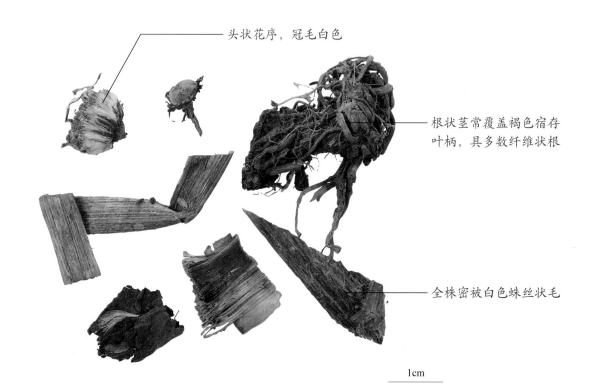

头状花序，冠毛白色

根状茎常覆盖褐色宿存叶柄，具多数纤维状根

全株密被白色蛛丝状毛

1cm

● 别名

石卷柏、地侧柏、石柏、地柏草。

● 来源

卷柏科植物兖州卷柏 *Selaginella involvens* (Sw.) Spring 的全草。

● 溯源

《本草图经》在"卷柏"条下记载，谓："卷柏，生常山山谷间，今关、陕、沂、兖诸州亦有之。宿根紫色多须，春生苗似柏叶而细碎，拳挛如鸡足，青黄色，高三五寸，无花子。多生石上，五月、七月采，阴干。"与本品近似。

● 产地

主产于我国长江以南各地。

● 采收加工

全年均可采收，拔取全草，切碎晒干。

● 药材性状

全草长 14~45cm。主茎直立，下部不分枝的部分长 6~15cm，圆柱形，禾秆色；上部呈复叶状分枝，基部的侧枝最大，多回分枝。枝上的叶较密，异型，排成4行；侧叶不对称，卵状披针形，长约 2mm，宽约 1.25mm，先端急尖，全缘；中叶卵形，长 1.5mm，宽 0.7mm，全缘，内侧有锯齿。孢子囊穗单生，常生于中部以上分枝的顶端，四棱形，长 4~20mm，孢子叶卵形，长约 1.5mm，宽约 1mm，先端长渐尖，边缘有小齿。大孢子囊近球形，小孢子囊圆肾形。

● 性味功用

淡、微苦，凉。清热利湿，止咳，止血，解毒。适用于湿热黄疸，痢疾，水肿，腹水，淋证，痰湿咳嗽，咯血，吐血，便血，崩漏，外伤出血，乳痈，瘰疬，痔疮，烫伤等病症。

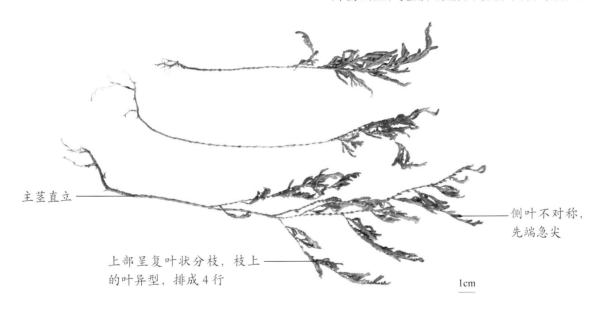

主茎直立 ——

上部呈复叶状分枝，枝上 —— 的叶异型，排成 4 行

侧叶不对称，—— 先端急尖

1cm

● 附注

《中华本草》认为，中药石上柏为卷柏科植物深绿卷柏 *Selaginella doederleinii* Hieron. 的全草，注意区别。

珍珠菜

- **别名**

  扯根菜、通筋草、狼尾巴花、调经草。

- **来源**

  报春花科植物矮桃 *Lysimachia clethroides* Duby 的全草。

- **溯源**

  本品以"扯根菜"之名始载于《植物名实图考》，曰："按此草，湖南坡陇上多有之。俗名矮桃，以其叶似桃叶，高不过二三尺，故名。俚医以为散血之药。"结合其附图，所言即为此种。

- **产地**

  我国南北各地均产。

- **采收加工**

  夏、秋二季拔取全草，晒干。

- **药材性状**

  根状茎细圆柱形，淡红色。茎直立，不分枝，圆柱形。单叶互生；近于无柄或具长 2~10mm 的柄；完整叶片呈卵状椭圆形或阔披针形，长 6~14cm，宽 2~5cm，先端渐尖，基部渐狭，边缘稍背卷，两面疏生毛和黑色腺点。总状花序顶生，果时长 20~40cm，花密集；花萼 5 裂；花冠白色，5 裂；雄蕊 5，内藏。果实近球形，直径 2.5~3mm。气微，味微苦。

- **性味功用**

  苦、辛，平。清热利湿，活血散瘀，解毒消痈。适用于水肿，热淋，黄疸，痢疾，风湿热痹，带下，经闭，跌打骨折，外伤出血，乳痈，疔疮，蛇咬伤等病症。

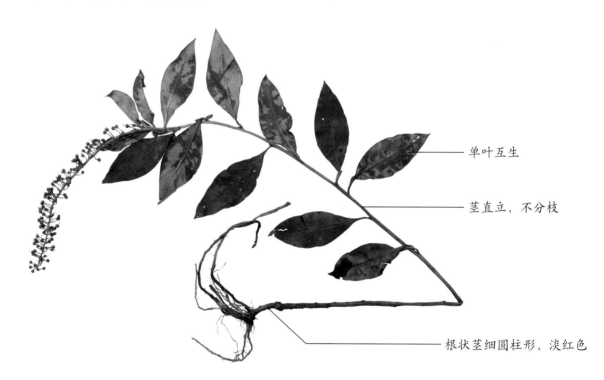

单叶互生

茎直立，不分枝

根状茎细圆柱形，淡红色

1cm

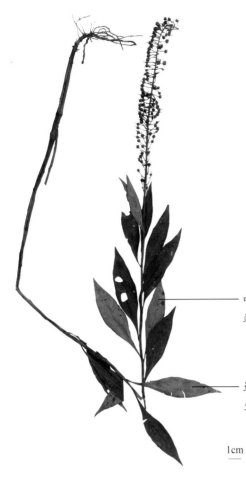

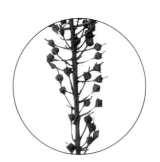

果实近球形

叶片卵状椭圆形，先端渐尖，基部渐狭

边缘稍背卷，两面疏生毛和黑色腺点

1cm

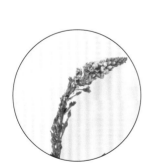

总状花序顶生，花密集

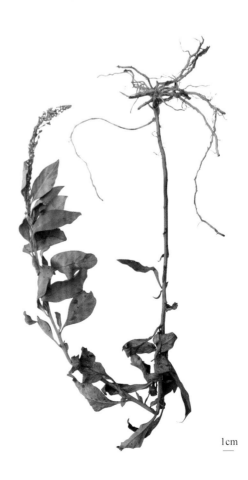

1cm

草牡丹

● **别名**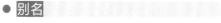
牡丹藤。

● **来源**
毛茛科植物大叶铁线莲 *Clematis heracleifolia* DC. 的全株。

● **溯源**
本品始载于《天目山药用植物志》，曰："草牡丹，治手足关节痛风。"

● **产地**
主产于湖南、湖北、江西、浙江等地。

● **采收加工**
夏、秋二季采收，切段，晒干。

● **药材性状**
根粗大，木质化；表面棕黄色。茎圆柱形，多切成段直径 5~8mm，下段茎木化，上段茎草质，黄绿或绿褐色，具纵棱。叶对生，完整叶为三出复叶，先端小叶较大，宽卵形，长宽均 6~13cm，先端短尖，基部楔形，不分裂或 3 浅裂，边缘有粗锯齿，具柄；侧生小叶近无柄，较小。聚伞花序顶生或腋生，花梗粗壮，有白色糙毛，花淡蓝色。气微，味微苦。

● **性味功用**
辛、苦，微温。祛风除湿，止泻痢，消痈肿。适用于风湿性关节痛，腹泻，痢疾，结核性溃疡等病症。

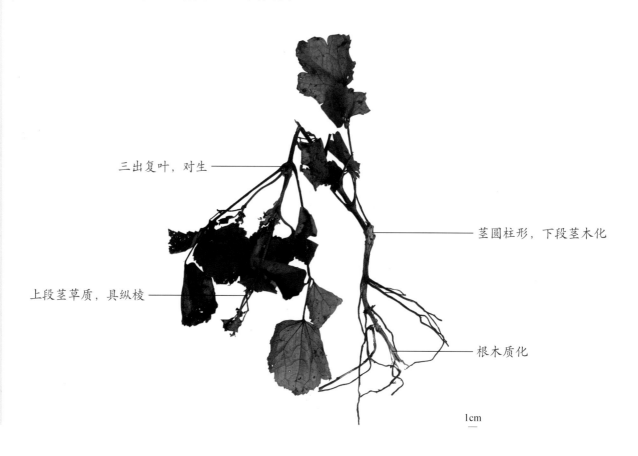

三出复叶，对生

茎圆柱形，下段茎木化

上段茎草质，具纵棱

根木质化

1cm

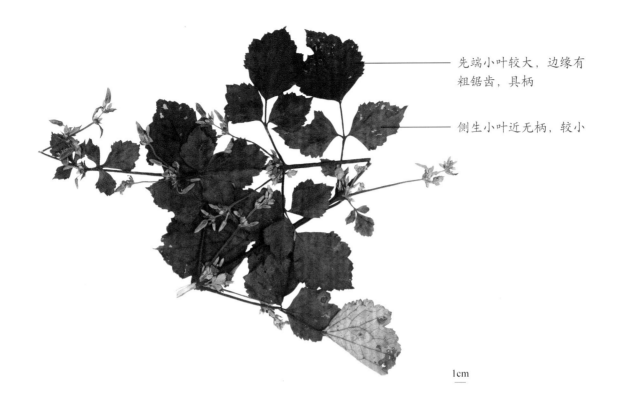

先端小叶较大，边缘有
粗锯齿，具柄

侧生小叶近无柄，较小

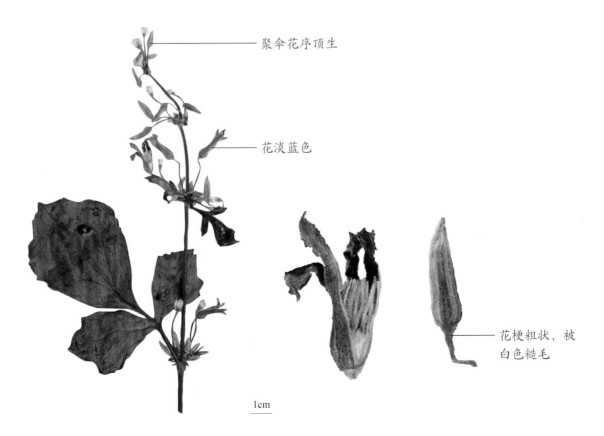

聚伞花序顶生

花淡蓝色

花梗粗状，被
白色糙毛

1cm

草珊瑚

● **别名**

九节风、九节茶、肿节风、满山香、接骨莲。

● **来源**

金粟兰科植物草珊瑚 *Sarcandra glabra* (Thunb.) Nakai 的茎叶。

● **溯源**

本品以"草珊瑚"之名始载于《汝南圃史》。《植物名实图考》载有"接骨木"条，云："江西广信有之。绿茎圆节，颇似牛膝。叶生节间，长几二寸，圆齿稀纹，末有尖。以有接骨之效，故名。"所言即为此种。

● **产地**

主产于江西、浙江、广西等地。

● **采收加工**

全年均可采收，切段，晒干。

● **药材性状**

茎圆柱形，直径约 0.5cm，多分枝，节部膨大；表面深绿色或棕褐色，具细纵皱纹，粗茎有稀疏分布的皮孔；质脆，易折断，断面淡棕色，边缘纤维状，中央具棕色疏松的髓或中空。叶对生，叶柄长 0.5~1cm，较硬，基部合生抱茎；叶片薄革质，卵状披针形或长椭圆形，表面光滑，上面棕色或灰绿色，下面色较淡，边缘具粗锯齿，齿尖有黑褐色腺体，叶脉在两面均隆起。枝端常有棕色的穗状花序，多分枝。气微香，味微辛。以茎、叶色绿者为佳。

● **性味功用**

辛、苦，平。祛风除湿，活血散瘀，清热解毒。适用于风湿痹痛，肢体麻木，跌打损伤，骨折，妇女痛经，产后瘀滞腹痛，肺炎，急性阑尾炎，急性胃肠炎，细菌性痢疾，胆囊炎，脓肿，口腔炎等病症。

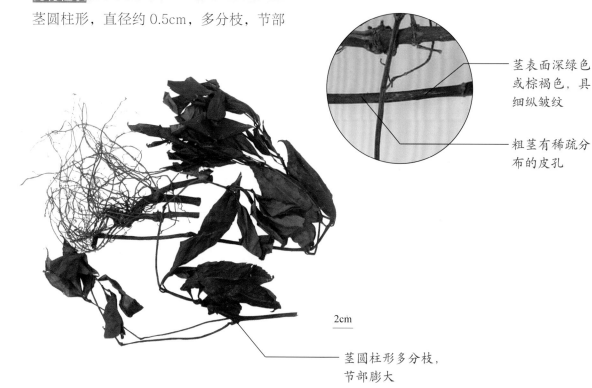

茎表面深绿色或棕褐色，具细纵皱纹

粗茎有稀疏分布的皮孔

2cm

茎圆柱形多分枝，节部膨大

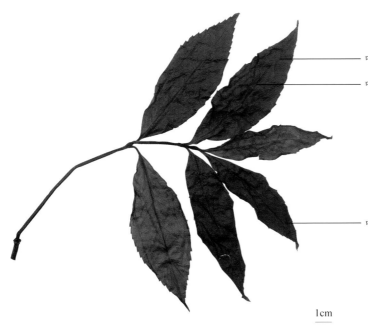

叶对生，基部合生抱茎

叶脉在叶片两面均隆起

叶缘具粗锯齿，齿尖有黑褐色腺体

1cm

响铃豆

- **别名**

  小响铃、狗响铃、假花生、黄疸草。

- **来源**

  豆科植物响铃豆 *Crotalaria albida* Heyne 的全草。

- **溯源**

  本品以"黄花地丁"之名始载于《滇南本草》，谓："黄花地丁，味苦、微辛，性寒。发散疮痈，解疮毒肿痛。入肺，消痰、定喘、止咳嗽。"据考证，所言即为此种。

- **产地**

  主产于我国长江以南各地。

- **采收加工**

  夏、秋二季采收，鲜用，或扎成把晒干。

- **药材性状**

  全草长15~60cm。枝条细弱，略被短毛。单叶互生，几无叶柄；完整叶片展开后呈倒披针形，基部叶较大，上部叶较小，先端圆钝，基部渐狭，叶背灰绿色，被柔毛。总状花序顶生及腋生，花疏生；苞片细小，线形或丝状；花萼短管状，5深裂；花冠淡黄色，蝶形；雄蕊10，花丝合生。果实圆柱形，长7~10mm。种子6~12颗。气微，味淡。

- **性味功用**

  苦、辛，凉。泻肺消痰，清热利湿，解毒消肿。适用于咳喘痰多，湿热泻痢，黄疸，小便淋痛，心烦不眠，乳痈，痈肿疮毒等病症。

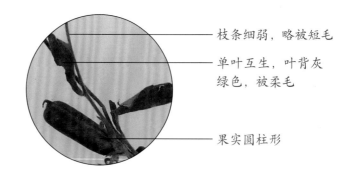

枝条细弱，略被短毛

单叶互生，叶背灰绿色，被柔毛

果实圆柱形

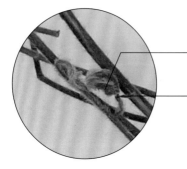

花萼5深裂；花冠淡黄色，蝶形

苞片细小，线形

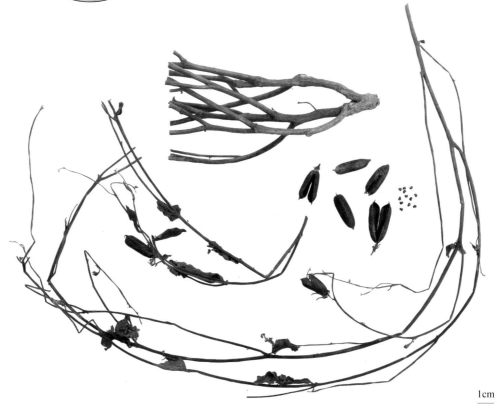

1cm

● **附注**

野百合 *Crotalaria sessiliflora* L.、假地蓝 *Crotalaria ferruginea* Grah. 等多种同属植物在不同地区入药，均有响铃草（豆）之名，注意区别。

别名

癫子草、癞蛤蟆草、虾蟆草、雪里青、雪见草。

来源

唇形科植物荔枝草 *Salvia plebeia* R. Br. 的地上部分。

溯源

本品始载于《本草纲目》，列入有名未用类。《本草纲目拾遗》曰："《百草镜》，荔枝草，冬尽发苗，经霜雪不枯，三月抽茎，高近尺许，开花细紫成穗，五月枯，茎方中空，叶尖长，面有麻累，边有锯齿，三月采。辛亥，予寓临安署中，见荒圃中多此物，叶深青，映日有光，边有锯齿，叶背淡白色，丝筋纹缀，绽露麻累，凹凸最分明，凌冬不枯，皆独瓣，一丛数十叶。点缀砌草间，亦雅观也。"所言即为此种。

产地

主产于我国华东地区。

采收加工

6~7月割取地上部分，除净杂质，扎成小把，晒干。

药材性状

全草长 15~80cm，上部多分枝。茎方柱形，直径 2~8mm，表面灰绿色至棕褐色，被短柔毛，断面类白色，中空。叶对生，常脱落或破碎，完整叶多皱缩或卷曲，展开后呈长椭圆形或披针形，长 1.5~6cm，边缘有圆锯齿或钝齿，背面有金黄色腺点，两面均被短毛；叶柄长 0.4~1.5cm，密被短柔毛。轮伞花序顶生或腋生，花序具花 2~6，集成多轮的假总状或穗状花序；花冠多脱落；宿存花萼钟状，长约 3mm，灰绿色或灰棕色，被有金黄色腺点及短柔毛，内藏棕褐色倒卵圆形的小坚果。

性味功用

苦、辛，凉。清热解毒，凉血散瘀，利水消肿。适用于感冒发热，咽喉肿痛，肺热咳嗽，咳血，吐血，尿血，崩漏，痔疮出血，肾炎水肿，白浊，痢疾，痈肿疮毒，湿疹瘙痒，跌打损伤，蛇虫咬伤等病症。

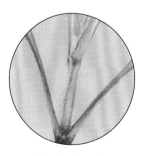

叶柄密被短柔毛

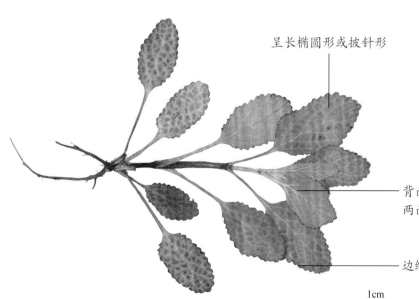

呈长椭圆形或披针形

背面有金黄色腺点，两面均被短毛

边缘有圆锯齿或钝齿

1cm

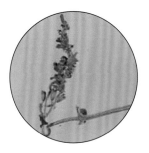

钟状宿存花萼，灰绿色或灰棕
色，被有金黄色腺点及短柔毛

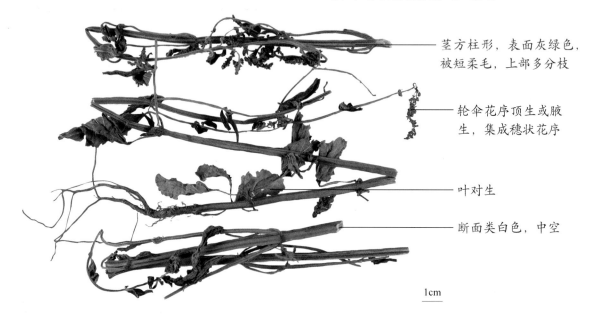

茎方柱形，表面灰绿色，
被短柔毛，上部多分枝

轮伞花序顶生或腋
生，集成穗状花序

叶对生

断面类白色，中空

1cm

香细辛

- **别名**
四块瓦、土细辛、四叶对、玉珠兰、四对草。

- **来源**
金粟兰科植物丝穗金粟兰 *Chloranthus fortunei*
(A. Gray) Solms-Laub. 的全草或根。

- **溯源**
丝穗金粟兰分布广，生于低海拔的山坡和
低山，历代本草记载较多。唐《本草拾遗》
始载有"剪草"，谓："生山泽间，叶如
茗而细。江东用之。"《本草图经》曰："生

润州（今江苏镇江）。"并附有图（润州
剪草）。据草本、多数细长须根、茎丛生、
具明显的节、叶生茎顶、花序穗状、可见
伸长线状物等特点，应为此种。本品须根
多数，黑色，味麻辣，略似细辛。民间常
冠以细辛之名，亦曾混淆细辛正品。该植
物叶对生，常4叶集生枝顶，民间亦称为
四块瓦、四大金刚。

- **产地**
主产于我国华东地区及湖北、湖南等地。

- **采收加工**

夏季采挖带根全草，除去泥土及杂质，晒干。

- **药材性状**

根状茎呈团块状，节间较密。须根细长弯曲，直径 0.5~1.5mm；表面灰黄色或灰棕色，具明显纵皱纹，有支根痕；质脆易断，皮部易与本部剥离而露出木心。茎具纵棱；表面浅棕色；节处棕黑色，具残存托叶，节间长 4~10cm。叶对生，茎顶两对密集，常似 4 叶轮生；叶皱缩，展平后椭圆形或倒卵状椭圆形，长 4~10cm，宽 2.5~6cm，边缘具圆锯齿，灰绿色；叶柄长 0.5~1.5cm。有的可见单一顶生的穗状花序（或果序）。气香，味苦、辛。

- **性味功用**

辛、苦，平；有毒。祛风活血，解毒消肿。适用于风湿痹痛，跌打损伤，疮疖癣疥，毒蛇咬伤等病症。

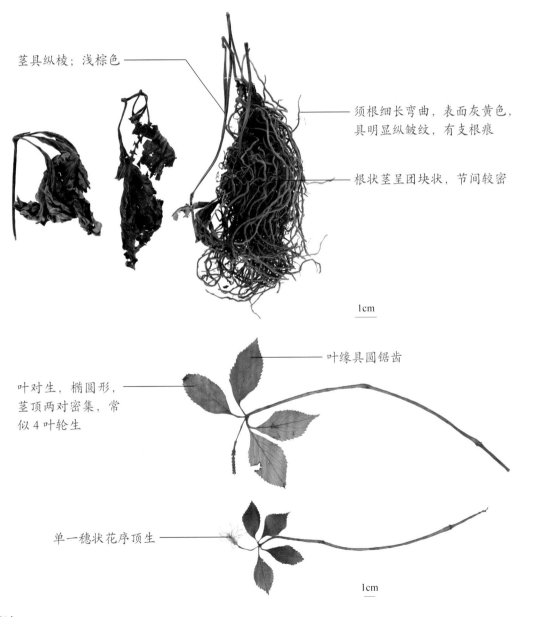

茎具纵棱；浅棕色

须根细长弯曲，表面灰黄色，具明显纵皱纹，有支根痕

根状茎呈团块状，节间较密

1cm

叶缘具圆锯齿

叶对生，椭圆形，茎顶两对密集，常似 4 叶轮生

单一穗状花序顶生

1cm

- **附注**

报春花科植物落地梅 *Lysimachia paridiformis* Franch. 及巴东过路黄 *Lysimachia patungensis* Hand.-Mazz. 等的全草在各地亦名四块瓦（或大四块瓦），注意鉴别。

石香薷

● **别名**
香薷草、香菜、香薷、石香薷、细叶香薷、青香薷。

● **来源**
唇形科植物江香薷 *Mosla chinensis* Maxim. 'Jiangxiangru' 或 石 香 薷 *Mosla chinensis* Maxim. 的地上部分。

● **溯源**
本品始载于《名医别录》。唐代萧炳《四声本草》，谓："今新定、新安有，石上者彼人名石香薷，细而辛更绝佳。"所言即为此种。本品在江西分宜、新余等地大面积长期栽培后，形成江香薷这一道地药材。现今，野生品（即华荠苧）称青香薷，栽培品习称江香薷。

● **产地**
（野生品）主产于我国华东、中南等地；（栽培品）以江西量大。

● **采收加工**
夏、秋二季花初开时割取地上部分，阴干或晒干。

● **药材性状**
青香薷：全体长14~30cm，密被白色短茸毛。茎多分枝，方形，近基部圆形，直径0.5~5mm；表面黄棕色，近基部常呈棕红色，节明显，节间长2~5cm；质脆，易折断，断面淡黄色，叶对生，多脱落，皱缩或破碎，完整者展平后呈狭长披针形，长0.7~2.5cm，

小坚果4枚，包于宿存萼内

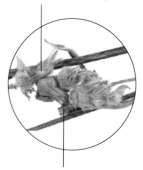

全体密被白色短茸毛

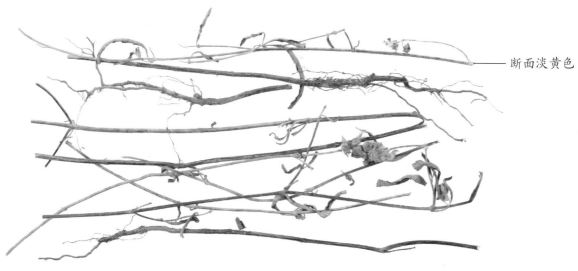

断面淡黄色

1cm

宽约 4mm，边缘有疏锯齿，黄绿色或暗绿色；质脆，易碎。花轮密集成头状；苞片被白色柔毛；花萼钟状，先端 5 裂；花冠皱缩或脱落。小坚果 4 枚，包于宿存萼内，香气浓，味辛凉。以枝嫩、穗多、香气浓者为佳。

江香薷：长 55~66cm，表面黄绿色，质较柔软。边缘有 5~9 个疏浅锯齿，果实直径 0.9~1.4mm，表面具疏网纹。

● **性味功用**

辛，微温。发汗解暑，和中化湿，行水消肿。适用于夏月外感风寒，内伤于湿，恶寒发热，头痛无汗，脘腹疼痛，呕吐腹泻，小便不利，水肿等病症。

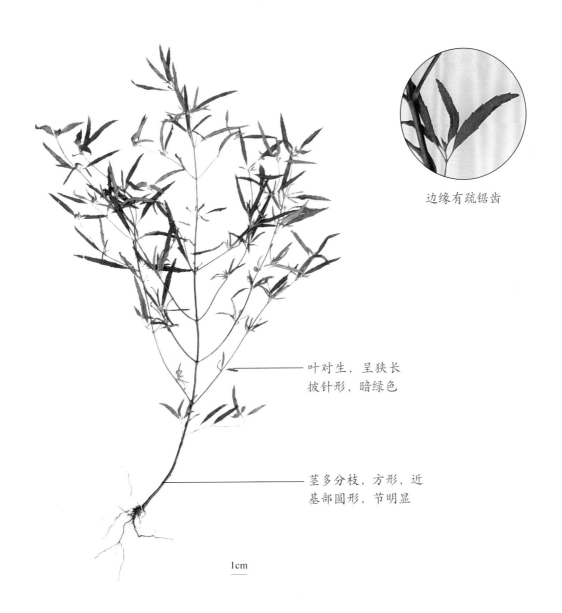

边缘有疏锯齿

叶对生，呈狭长披针形，暗绿色

茎多分枝，方形，近基部圆形，节明显

1cm

● **附注**

《药材资料汇编》载有"江香薷"条，认为来源为唇形科植物海州香薷 *Elsholtzia splendens* Nakai ex F. Maekawa，《中国药典》1963 年、1977 年、1985 年、1990 年各版的香薷亦只收海州香薷一种。这是当时缺乏实地调查造成的错误结论，现已更正。

鬼针草

- **别名**
  鬼钗草、盲肠草、针包草、一把针、金盏银盘、刺针草。

- **来源**
  菊科植物鬼针草 *Bidens pilosa* L. 的全草。

- **溯源**
  本品始载于《本草拾遗》，曰："生池畔，方茎，叶有桠，子作钗脚，着人衣如针。北人谓之鬼针，南人谓之鬼钗。"《百草镜》载有"铁筅帚"，云："山间多有之。绿茎而方，上有紫线纹，叶似紫顶龙芽，微有白毛，七月开小黄花，结实似筅帚形，能刺人手。故又名千条针。"所言均为菊科鬼针草属植物。我国鬼针草属植物约9种，遍布南北各地。大部分种类在各地民间自采自用，常统称为鬼针草。

- **产地**
  全国大部分地区均产。

- **采收加工**
  秋季采收。除去杂质，晒干。

- **药材性状**
  茎钝四棱形，基部直径达 6mm。中部叶对生，茎下部叶较小，常在开花前枯萎；中部叶对生，具柄，三出，小叶椭圆形或卵状椭圆形，叶缘具粗锯齿；顶生小叶稍大对生或互生。头状花序总苞草质，绿色，边缘被短柔毛，托片膜质，背面褐色，边缘黄棕色；花黄棕色或黄褐色，无舌状花。有时可见 10 余个长条形具 4 棱的果实；果实棕黑色，先端有针状冠毛 3~4 条，具倒刺。气微，味淡。以色绿、叶多者为佳。

- **性味功用**
  苦，微寒。清热解毒，祛风除湿，活血消肿。适用于咽喉肿痛，痢疾，肠痈，疔疮肿毒，蛇虫咬伤，风湿痹痛，跌打损伤等病症。

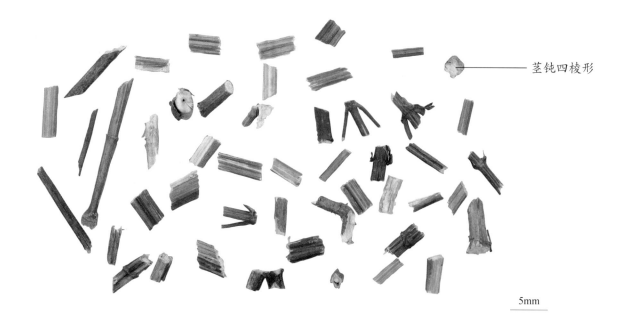

茎钝四棱形

5mm

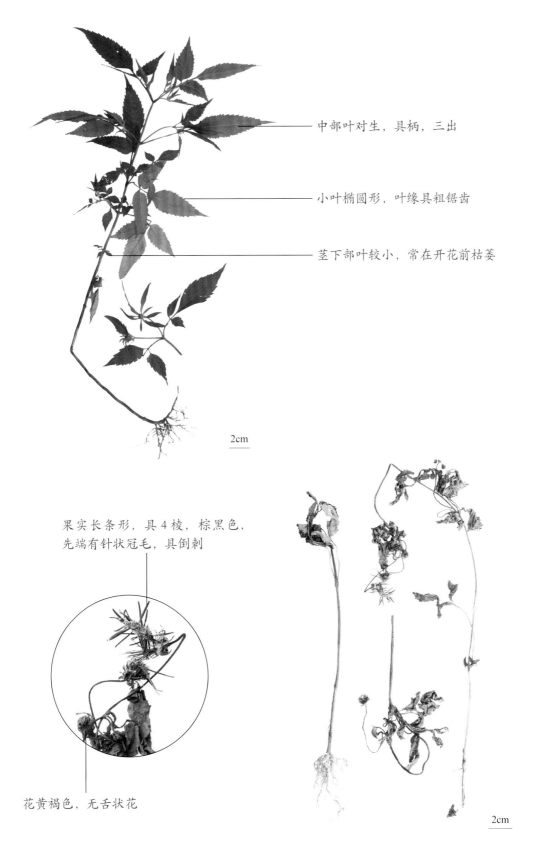

中部叶对生，具柄，三出

小叶椭圆形，叶缘具粗锯齿

茎下部叶较小，常在开花前枯萎

2cm

果实长条形，具4棱，棕黑色，
先端有针状冠毛，具倒刺

花黄褐色，无舌状花

2cm

● **附注**

同属植物婆婆针 *Bidens bipinnata* L.、金盏银盘 *Bidens biternata* (Lour.) Merr. et Sherff、白花鬼针草 *Bidens pilosa* L. var. *radiate* Sch.-Bip.、小花鬼针草 *Bidens parviflora* Willd. 等在不同地区均作鬼针草入药。

独一味

- **别名**
  吉布孜（藏语）、大巴（藏语）、打布巴（藏语）、野秦艽。

- **来源**
  唇形科植物独一味 *Lamiophlomis rotate* (Benth.) Kudo 的地上部分。

- **溯源**
  本品为藏医药习用品种。《月王药诊》《四部医典》及《晶珠本草》等藏族医籍均有收载。《晶珠本草》引藏书《图鉴》，曰："独一味分两种，一为山生，一为川生。二种形态一样。叶圆形，厚而有疣状腺点，铺贴地面舒展而生，茎方形，状如节载，花分紫、黄、白三种，被刺。状如狗尾。"所述与今相符。本品在止血、镇痛、活血化瘀、抗菌消炎、提高特异性和非特异性免疫等方面具有活性，已开发有独一味颗粒（片、丸、滴丸等），奇正消痛贴膏等中藏成药品种。

- **产地**
  全国各地均产。

- **采收加工**
  9~10 月采挖全株，去净泥土及须根，晒干。

- **药材性状**
  根呈圆锥形，长 10~15cm，直径 7~16mm；表面棕黄色，具浅槽、棱及皱纹；质脆，易折断，断面边缘浅棕色，内环黄白色，中心枯朽。茎呈方柱形，表面粗糙，被毛。叶暗绿色或褐绿色，多皱缩。完整者展平后呈鞭形、扇形、肾形或三角形，长 5~12cm，宽 6~15cm，先端圆，边缘有钝齿，两面均有毛。轮伞花序，花序轴密生短柔毛；花冠二唇形，紫色，多已脱落；宿存萼聚集，表面观呈蜂窝状，萼齿 5，外被疏刚毛，齿端具刺尖。气微香，味微甜，后微涩。

- **性味功用**
  甘、苦，平。活血化瘀，消肿止痛。适用于跌打损伤，筋骨疼痛，关节肿痛，痛经，崩漏等病症。

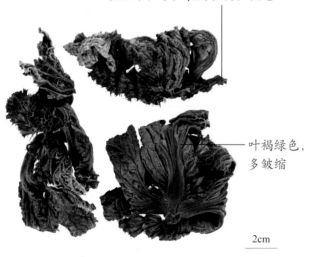

茎呈方柱形，表面粗糙，被毛

叶褐绿色，多皱缩

2cm

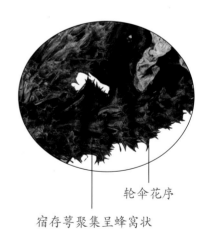

轮伞花序

宿存萼聚集呈蜂窝状

- **附注**

《四川中药志》（1960 年）载："凡无瘀滞者及孕妇勿服。"

● **别名**

独脚金、金锁匙、疳积草、黄花甘、五疳草。

● **来源**

玄参科植物独脚金 Striga asiatica (L.) O. Kuntze 的全草。

● **溯源**

本品为我国西南地区民间常用药，始载于《生草药性备要》，云："味淡，平。除小儿黄气，六腑虫积。"

● **产地**

主产于广西、福建等地。

● **采收加工**

夏、秋二季采收，洗净，晒干。

● **药材性状**

全体呈黄褐色或绿褐色，茎细，被灰白色糙毛。叶线形或披针形，多数脱落。中部以上为稀疏的穗状花序，除少数未结果的植株可见干枯的花冠外，其余大部都已脱落；萼管状。蒴果黑褐色，藏于萼筒中，花柱残存。种子细小，黄棕色。以植株完整、带绿色、无泥砂杂质者为佳。

● **性味功用**

甘、微苦，凉。健脾消积，清热杀虫。适用于小儿伤食，疳积黄肿，夜盲，夏季热，腹泻，肝炎等病症。

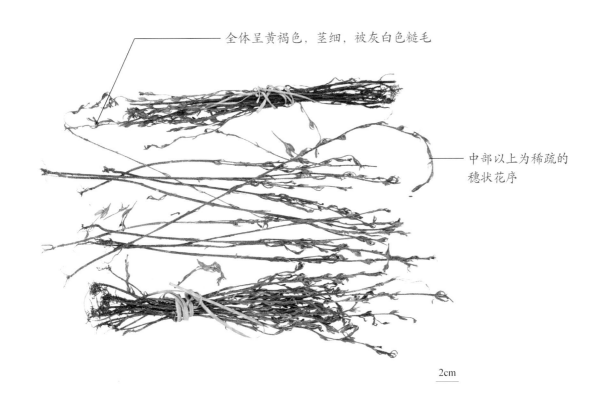

全体呈黄褐色，茎细，被灰白色糙毛

中部以上为稀疏的穗状花序

2cm

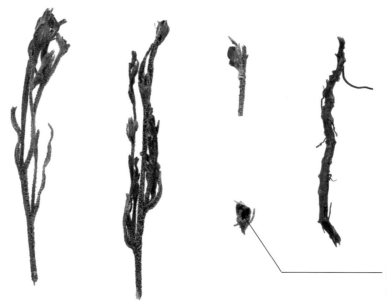

蒴果黑褐色，藏于萼筒中，
花柱残存

● 附注

旋花科植物土丁桂 *Evolvulus alsinoides* (L.) L. 的全草常混充独脚金，注意鉴别。

绞股蓝

● 别名
绞股兰、七叶胆、小苦药、五叶参。

● 来源
葫芦科植物绞股蓝 *Gynostemma pentaphyllum* (Thunb.) Makino 的地上部分。

● 溯源
本品始载于《救荒本草》，云："绞股蓝，生田野中，延蔓而生，叶似小蓝叶，短小较薄，边有锯齿，又似痫见草，叶亦软，淡绿，五叶攒生一处，开小花，黄色，亦有开白花者，结子如豌豆大，生则青色，熟则紫黑色，叶味甜。"所言即为本种。20世纪70年代，研究发现绞股蓝含有人

参皂苷类成分，并具有降血脂、降血糖等众多药理作用。绞股蓝市场用量大增，现今多加工制成绞股蓝茶，以供茶饮。

● 产地
主产于我国长江以南各地。

● 采收加工
夏、秋二季采割地上部分，洗净，晒干。

● 药材性状
茎纤细，灰棕色或暗棕色，表面具纵沟纹，被稀疏茸毛。叶片多皱缩，完整叶片展开后为复叶，小叶膜质，通常5~7枚，少数9枚，叶柄长2~4cm，被糙毛；侧生小叶卵状长圆形或长圆状披针形，中央1枚较大，

长 4~12cm，宽 1~3.5cm；先端渐尖，基部楔形，两面被粗毛，叶缘有锯齿，齿尖具芒。果实圆球形，偶见，直径约 5mm，果梗长 3~5mm。味苦回甘，具草腥气。

● 性味功用

苦、微甘，凉。清热，补虚，解毒。适用于体虚乏力，虚劳失精，白细胞减少症，高脂血症，病毒性肝炎，慢性胃肠炎，慢性支气管炎等病症。

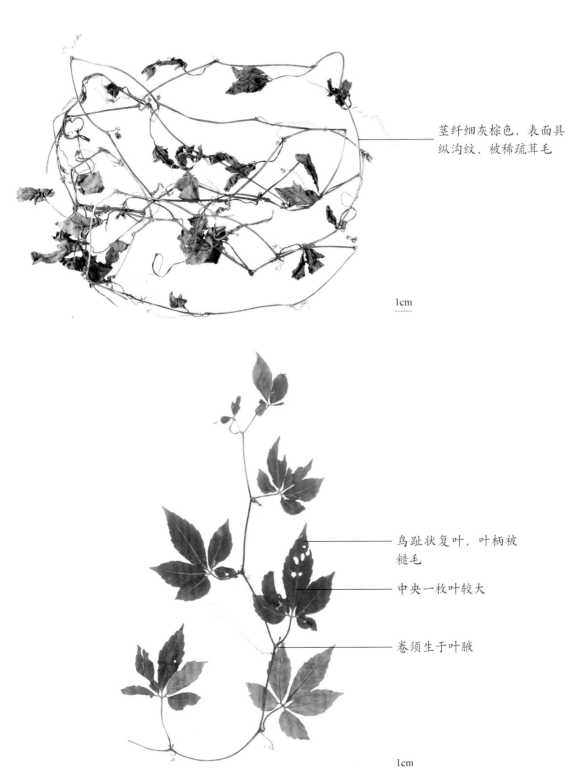

茎纤细灰棕色，表面具纵沟纹，被稀疏茸毛

1cm

鸟趾状复叶，叶柄被糙毛

中央一枚叶较大

卷须生于叶腋

1cm

迷迭香

● **来源**

唇形科植物迷迭香 *Rosmarinus officinalis* Linn. 的全草。

● **溯源**

本品原产于欧洲及非洲地中海沿岸，曹魏时期即引入我国。药用记载始于《本草拾遗》，并援引《广志》云："出西海"。《本草纲目》曰："魏文帝时自西域移植庭中……其草修干柔茎，细枝弱根，繁花结实，严霜弗凋。收采幽杀，摘去枝叶，入袋佩之，芳香甚烈，与今之排草同气。"所述即为此种。迷迭香精油已广泛用于香精香料、化妆品、药品、食品中。

● **产地**

主产于我国华东、华南及西南各地。

● **采收加工**

5~6 月采收，洗净，切段，晒干。

● **药材性状**

茎及老枝圆柱形，暗灰色，表面不规则纵裂，常块状剥落，幼枝四棱形，密被白色星状细绒毛。叶常丛生，近无柄；叶片线形，长 1~2.5cm，宽 1~2mm，先端钝，基部渐狭，全缘，向背面卷曲，革质，上面灰绿色，近无毛，下面密被白色星状绒毛。气香特异，味微苦，微辛。

● **性味功用**

辛，温。发汗，健脾，安神，止痛。适用于各种头痛，防止早期脱发。

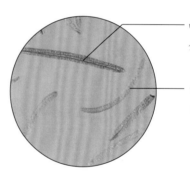

叶片线形，近无柄，全缘，向背面卷曲

叶背面密被白色星状绒毛

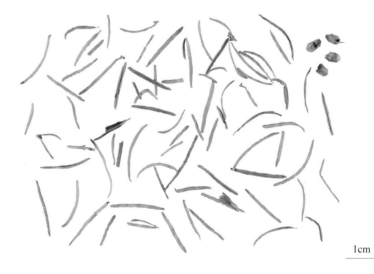

1cm

● **附注** ─────────

《植物学大辞典》载："将其枝叶蒸馏之，采取迷迭油，以之供外用，亦间有内用者。此油有毒，故用时若其量过多，足以致死。"

● **别名**

穿钱草、顶心风、狮子草。

● **来源**

龙胆科植物穿心草 *Canscora lucidissima* (H. Lévl. et Vant.) Hand. -Mazz. 的全草。

● **溯源**

本品始载于《广西民间常用中草药手册》，曰："味微甘微苦，性平，无毒。理气，止痛，止咳。治肺热咳嗽，心胃气痛，毒蛇咬伤。"

● **产地**

主产于我国西南地区。

● **采收加工**

秋、冬二季采收，洗净，扎把晒干。

● **药材性状**

全株高 10~30cm，光滑无毛。茎纤细，棕黄色至棕褐色，多分枝。基生叶卵形，对生，具短叶柄；中上部茎生叶为穿茎叶，叶片圆形，直径 7~20mm，表面灰绿色，具突出的网状脉。聚伞花序呈假二叉状分枝，苞片叶状；花小，多脱落。果实宽长圆形，长 4~5mm。种子多数，黄褐色，表面具网纹。气微，微苦。

● **性味功用**

微苦，凉。清热解毒，理气活血。适用于肺热咳嗽，肝炎，钩端螺旋体病，胸痛，胃痛，跌打损伤，毒蛇咬伤等病症。

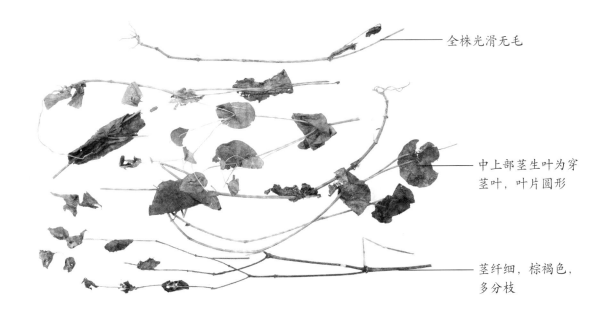

全株光滑无毛

中上部茎生叶为穿茎叶，叶片圆形

茎纤细，棕褐色，多分枝

1cm

莲生桂子花

- **别名**
  莲生桂子草、七姊妹、状元红、竹林标、半天花、刀口药。

- **来源**
  萝藦科植物马利筋 *Asclepias curassavica* L. 的全草。

- **溯源**
  本品始载于《植物名实图考》，云："莲生桂子花，云南园圃有之。细根丛茁，青茎对叶，叶似桃叶微阔。夏初叶际抽枝，参差互发，一枝蓓蕾十数，长柄柔绿，圆苞摇丹颇似垂丝海棠，初开五尖瓣红花，起台生小黄筒子，五枝簇如金粟，筒中复有黄须一缕，内嵌淡黄心，微突，此花大仅如五铢钱，朱英下揭，雌蕊上擎，宛似别样莲花中撑出丹桂也。结角如婆婆针线包而上矗，绒白子红，老即迸飞。"所言即为此种。

- **产地**
  主产于福建、广西、四川、云南等地。

- **采收加工**
  全年均可采，晒干或鲜用。

- **药材性状**
  茎直，较光滑。单叶对生，叶片披针形，先端急尖，基部楔形，全缘。有的可见伞形花序，花梗被毛，或披针形蓇葖果，内有许多具白色绢毛的种子。气特异，味微苦。

- **性味功用**
  苦，寒；有毒。清热解毒，活血止血，消肿止痛。适用于咽喉肿痛，肺热咳嗽，热淋，月经不调，崩漏，带下，痈疮肿毒，湿疹，顽癣，创伤出血等病症。

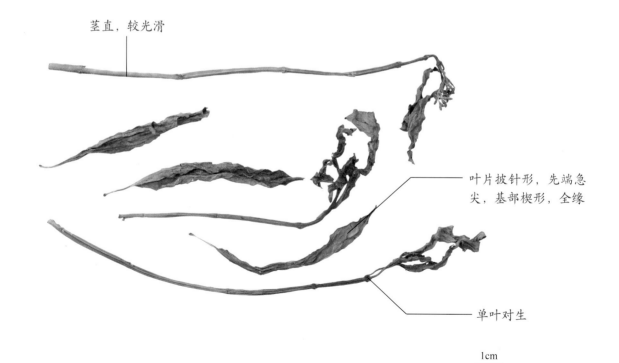

茎直，较光滑

叶片披针形，先端急尖，基部楔形，全缘

单叶对生

1cm

荷莲豆草

● **别名**

荷莲豆菜、水蓝青、水冰片、穿线蛇、对叶莲。

● **来源**

石竹科植物荷莲豆草 *Drymaria cordata* (Linnaeus) Willdenow ex Schultes 的全草。

● **溯源**

本品始载于《贵州民间药物》，曰："荷莲豆菜，性平，味微涩。治风湿，黄疸，散痞块。"

● **产地**

主产于我国华南、西南等地。

● **采收加工**

夏季采全草，晒干。

● **药材性状**

全草长 60~90cm。茎光滑，纤细，下部有分枝。叶对生，完整者卵圆形至近圆形，长 1~1.5cm，宽 1~1.2cm，叶脉 3~5 条，膜质；具短叶柄。绿色小花顶生或腋生，偶见。气微，味微涩。

● **性味功用**

苦，凉。清热利湿，活血解毒。适用于黄疸，水肿，疟疾，惊风，风湿脚气，疮痈疖毒，小儿疳积，目翳，胬肉等病症。

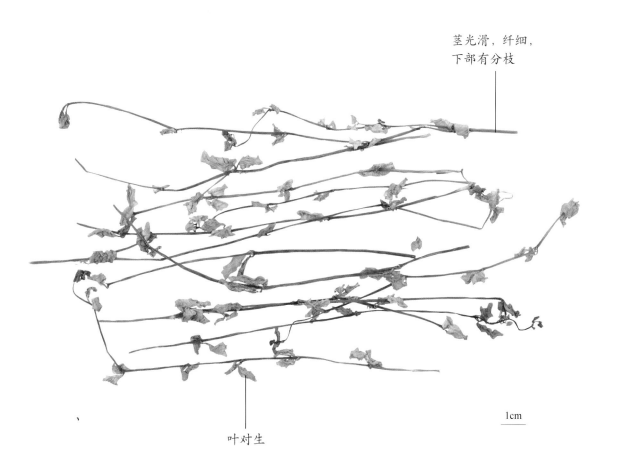

茎光滑，纤细，下部有分枝

叶对生

1cm

全草类

907

鸭跖草

● **别名**

鸭舌草、鸡舌草、竹叶草、鸭脚草。

● **来源**

鸭跖草科植物鸭跖草 *Commelina communis* L. 的全草。

● **溯源**

本品始载于《本草拾遗》，曰："生江东、淮南平地，叶如竹，高一二尺，花深碧，有角如鸟嘴……花好为色。"《本草纲目》云："竹叶菜处处平地有之。三四月生苗，紫茎竹叶，嫩时可食。四五月开花，如蛾形，两叶如翅，碧色可爱。结角尖曲如鸟喙，实在角中，大如小豆，豆中有细子，青碧如黛也。"所言即为此种。

● **产地**

主产于我国东南地区。

● **采收加工**

6~7月开花期采收全草，鲜用或阴干。

● **药材性状**

全草长至60cm，黄绿色，老茎略呈方形，表面光滑，具数条纵棱，直径约2mm，节膨大，基部节上常有须根；断面坚实，中部有髓。叶互生，皱缩成团，质薄脆，易碎；完整叶片展平后呈卵状披针形或披针形，长3~9cm，宽1~3cm，先端尖，全缘，基部下延成膜质鞘，抱茎，叶脉平行。聚伞花序，总苞心状卵形，折合状，边缘不相连；花多脱落，萼片膜质。气微，味甘、淡。以色黄绿者为佳。

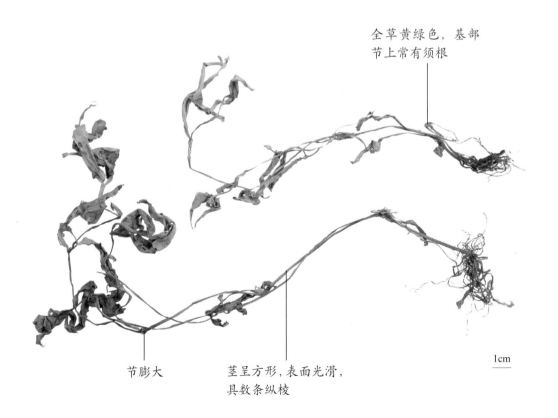

全草黄绿色，基部节上常有须根

节膨大

茎呈方形，表面光滑，具数条纵棱

1cm

● **性味功用**

甘、淡，寒。清热解毒，利水消肿。适用于风热感冒，热病发热，咽喉肿痛，痈肿疔毒，水肿，小便热淋涩痛等病症。

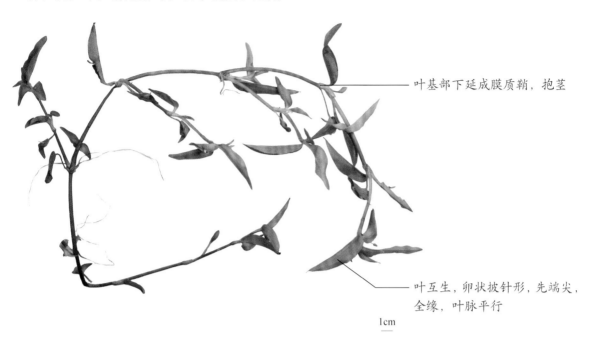

叶基部下延成膜质鞘，抱茎

叶互生，卵状披针形，先端尖，全缘，叶脉平行

1cm

铁灯兔儿风 ●

● **别名**

永嘉兔耳风、灯台兔儿风、高脚一枝香、九叶莲、铁雨伞。

● **来源**

菊科植物铁灯兔儿风 *Ainsliaea macroclinidioides* Hayata 的全草。

● **溯源**

本品始载于《全国中草药汇编》。

● **产地**

主产于安徽、浙江、江西、福建、台湾、湖北、湖南、广东等地。

● **采收加工**

春、夏二季采收，切段晒干。

● **药材性状**

根状茎粗短，具多数须根。茎单一，不分枝，下部略带紫色，密被棕色长柔毛，后期常脱落。叶聚生于茎中部呈莲座状，叶柄长3~8cm，有毛或变无毛，叶片宽卵形或卵状长圆形，长3~8cm，宽2~5cm，先端急尖，基部圆形或浅心形，上面近无毛，下面疏生毛，边缘有芒状齿。头状花序常排成总状；总苞长约1cm，4~5层。瘦果有条纹，稍有毛，冠毛羽毛状，污白色。

● **性味功用**

微辛，凉。清热解毒。适用于鹅口疮。

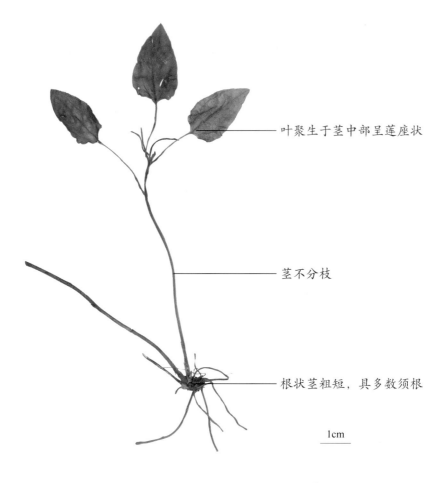

叶聚生于茎中部呈莲座状

茎不分枝

根状茎粗短，具多数须根

1cm

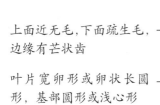

上面近无毛,下面疏生毛,边缘有芒状齿

叶片宽卵形或卵状长圆形，基部圆形或浅心形

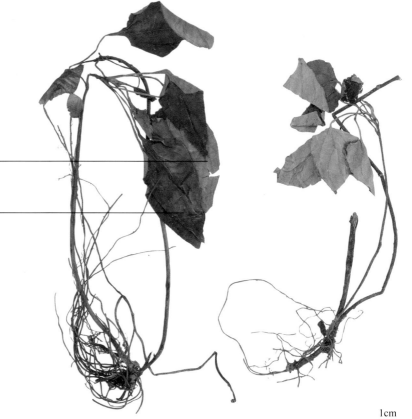

1cm

铁苋菜

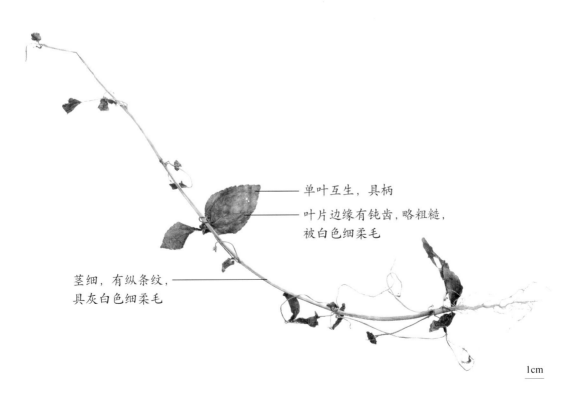（此处为版面示意）

● 别名

海蚌含珠、痢疾草、血见愁、蚌壳草。

● 来源

大戟科植物铁苋菜 *Acalypha australis* L. 的地上部分。

● 溯源

《植物名实图考》载："人苋，盖苋之通称。北地以色青黑而茎硬者当之，一名铁苋。叶极粗涩，不中食，为刀疮要药。其花有两片，承一、二圆蒂，渐出小茎，结子甚细，江西俗呼海蚌含珠，又曰撮斗撮金珠，皆肖其形。"所言即为此种。

● 产地

我国南北各地均产。

● 采收加工

5~7月间采收全草，除去泥土杂质，晒干。

● 药材性状

全草长20~40cm，茎细，单一或分枝，棕绿色，有纵条纹，具灰白色细柔毛。单叶互生，具柄；叶片膜质，卵形或卵状菱形或近椭圆形，长2.5~5.5cm，宽1.2~3cm，先端稍尖，基部广楔形，边缘有钝齿，表面棕绿色，两面略粗糙，均有白色细柔毛。花序自叶腋抽出，单性，无花瓣；苞片呈三角状肾形。蒴果小，三角状半圆形，直径3~4mm，表面淡褐色，被粗毛。气微，味苦、涩。

● 性味功用

苦，凉。清热利湿，凉血解毒，消积。适用于痢疾，泄泻，吐血，衄血，尿血，便血，崩漏，小儿疳积，痈疖疮疡，皮肤湿疹等病症。

单叶互生，具柄

叶片边缘有钝齿，略粗糙，被白色细柔毛

茎细，有纵条纹，具灰白色细柔毛

1cm

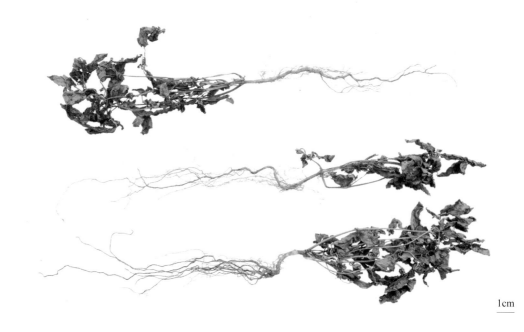

1cm

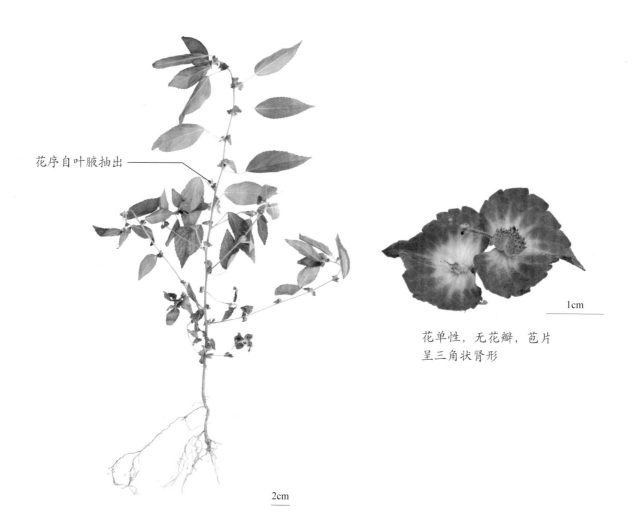

花序自叶腋抽出 ———

2cm

1cm

花单性，无花瓣，苞片
呈三角状肾形

● **附注** ————————————————————————

同属植物裂苞铁苋菜 *Acalypha supera* Forsskāi 在部分地区亦同等入药。

● 别名
香水花、芦藜花、鹿铃草、铃铛花。

● 来源
百合科植物铃兰 *Convallaria majalis* L. 的全草。

● 溯源
本品为东北地区民间常用药，始载于《东北药植志》。一般全草入药，亦有部分地区单独用根者。

● 产地
主产于我国东北地区。

● 采收加工
7~9 月采挖，去净泥土，晒干。

● 药材性状
全草长 10~30cm。根状茎细长，匍匐状，具多数肉质须根。叶通常 2 枚。完整叶片椭圆形或椭圆状披针形，长 7~20cm，宽 3~8cm，全缘，先端急尖，基部楔形，叶脉平行弧形。叶柄长 8~20cm，稍呈鞘状。总状花序，偏向一侧，花白色或黄白色，约 10 朵，下垂，有香气。

● 性味功用
甘、苦，温；有毒。温阳利水，活血祛风。适用于充血性心力衰竭，风湿性心脏病，阵发性心动过速，浮肿等病症。

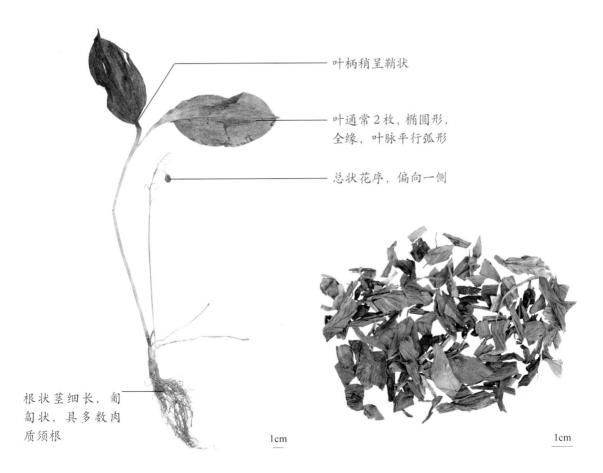

叶柄稍呈鞘状

叶通常 2 枚，椭圆形，全缘，叶脉平行弧形

总状花序，偏向一侧

根状茎细长，匍匐状，具多数肉质须根

1cm

1cm

铃茵陈

● 别名

金钟茵陈、黄花茵陈、北刘寄奴、角茵陈、草茵陈。

● 来源

玄参科植物阴行草 *Siphonostegia chinensis* Benth. 的全草。

● 溯源

《本草图经》在"茵陈"条下记载，曰："茵陈有数种，此又其一也。滇南谓之金钟茵陈，既肖其实形，亦闻名易晓，主利小便，疗胃中湿痰热发黄，或眼仁发黄，或周身黄肿，与茵陈主疗同。"《滇南本草》名列"金钟茵陈"条。《植物名实图考》名为"阴行草"，云："阴行草，丛生，茎硬有节，褐黑色，有微刺。细叶。花苞似小罂，上有歧，瓣如金樱子形而深绿；开小黄花，略似豆花……滇南谓之金钟茵陈，既肖其实形，亦闻名易晓。"按其形态描述及附图，所言即为此种。本品在江西、湖南、浙江、云南等地名为金钟茵陈、铃茵陈、黄花茵陈等，在北方地区普遍作刘寄奴使用。《中药志》（第四册）称之为北刘寄奴。

● 产地

我国大部分地区均产。

● 采收加工

8~9月间割取全草，晒干。

● 药材性状

全株长30~70cm，密被锈色短毛。茎直立，上部多分枝，稍具棱，上部红棕色。叶对生；无柄或具短柄；叶片多皱缩破碎，完

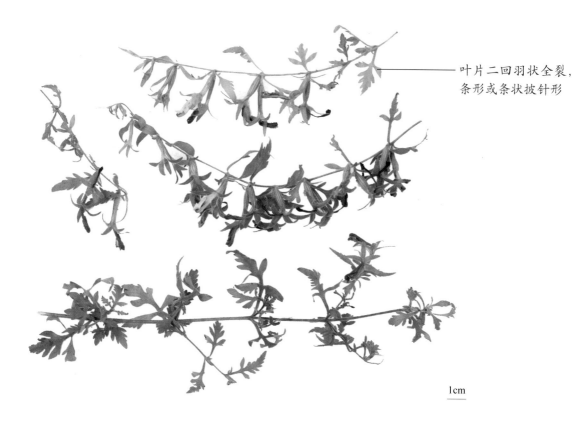

叶片二回羽状全裂，条形或条状披针形

1cm

整叶片二回羽状全裂，条形或条状披针形，长约8mm，宽1~2mm。花对生于茎枝上部，疏总状花序；萼筒长1~1.5cm，有10条显著主脉，萼齿5裂；花冠棕色；雄蕊4枚。果实宽卵圆形，包于宿存萼内。种子黑色。

● **性味功用**

苦，凉。清热利湿，凉血止血，祛瘀止痛。适用于湿热黄疸，肠炎痢疾，小便淋浊，痈疽丹毒，尿血，便血，外伤出血，痛经，瘀血经闭，跌打损伤，关节炎等病症。

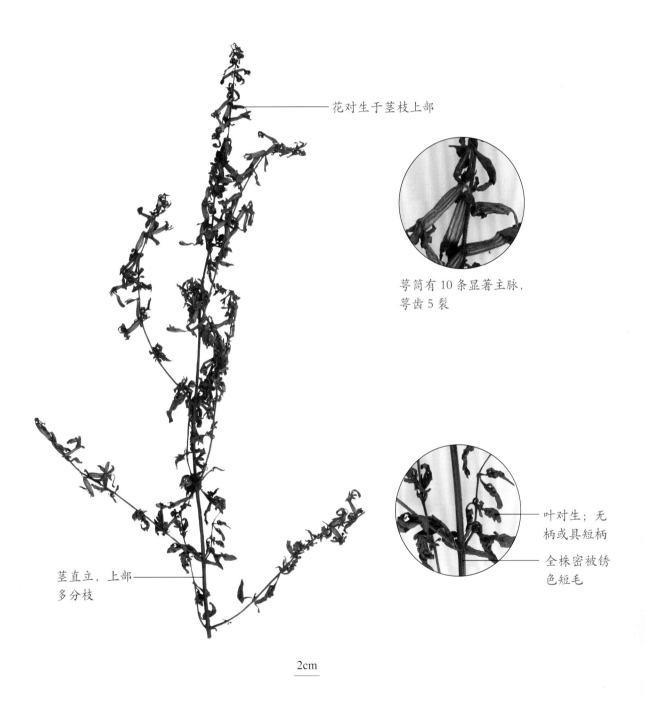

花对生于茎枝上部

萼筒有10条显著主脉，萼齿5裂

茎直立，上部多分枝

叶对生；无柄或具短柄

全株密被锈色短毛

2cm

● **附注**

菊科植物奇蒿 *Artemista anomala* S. Moore 的全草，称为刘寄奴（或南刘寄奴），注意鉴别。

积雪草

● 别名

崩大碗、马蹄草、铜钱草。

● 来源

伞形科植物积雪草 Centella asiatica (L.) Urban 的全草。

● 溯源

本品以"积雪草"之名始载于《神农本草经》。《新修本草》曰："此草叶圆如钱大，茎细劲，蔓延生溪涧侧，捣傅热肿丹毒，不入药用。荆楚人以叶如钱，谓为地钱草。"本品经冬寒积雪而不凋，故有积雪草之名。叶片圆形或肾圆形，叶基部深心形，如缺口的饭碗，故名崩大碗。崩大碗之名始见于《本草求原》，云："老公根，即崩大碗，又名葵蓬菜。甘淡辛寒，除热毒，治白浊，浸疳疮，理小肠气。"现今，积雪草的有效成分积雪草总苷广泛用于治疗皮肤创伤、下肢溃疡、烧伤等。岭南地区将本品习作凉茶，以解暑热。《中国药典》2015 年版收录。

● 产地

主产于我国西南、华南、中南、华东等地。

● 采收加工

夏季采收全草，晒干或鲜用。

● 药材性状

本品多皱缩成团。根圆柱形，长 3~4.5cm，直径 1~1.5mm，表面淡黄色或灰黄色，有纵皱纹。茎细长、弯曲，淡黄色，在节处有明显的细根残迹或残留的细根。叶多皱缩破碎，灰绿色，完整的叶圆形或肾形，直径 2~6cm，边缘有钝齿，下面有细毛；叶柄长 1.5~7cm，常扭曲，基部具膜质叶鞘。气特异，叶淡微辛。

● 性味功用

苦，辛，寒。清热利湿，活血止血，解毒消肿。适用于发热，咳喘，咽喉肿痛，肠炎，痢疾，湿热黄疸，水肿，淋证，尿血，衄血，痛经，崩漏，丹毒，瘰疬，疔疮肿毒，带状疱疹，跌打肿痛，外伤出血，蛇虫咬伤等病症。

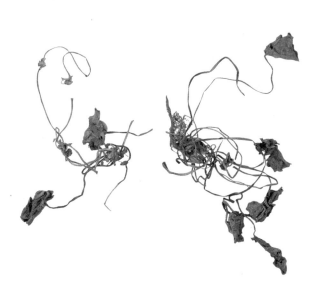

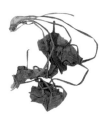

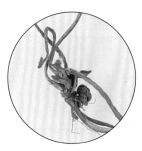

茎细长弯曲，在节处有明显的细根残迹

1cm

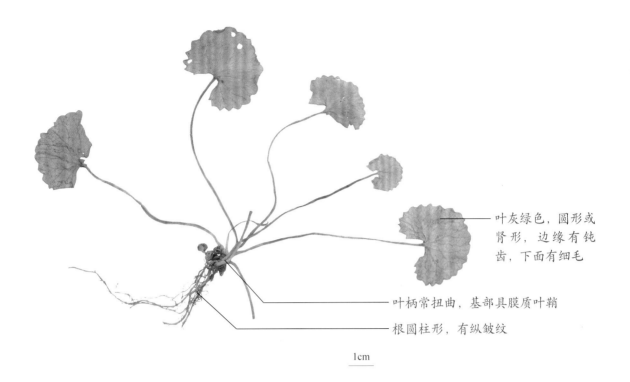

叶灰绿色，圆形或
肾形，边缘有钝
齿，下面有细毛

叶柄常扭曲，基部具膜质叶鞘

根圆柱形，有纵皱纹

1cm

透骨消 ●

● 别名

白透骨消、见肿消。

● 来源

唇形科植物白透骨消 *Glechoma biondiana* (Diels) C. Y. Wu et C. Chen 的全草。

● 溯源

本品始载于《中国植物志》1977 年版。本品为陕西南部秦岭一带民间习用品。

● 产地

主产于陕西南部。

● 采收加工

夏季割取全草，晒干。

● 药材性状

本品多皱缩成团，全体被具节的长柔毛。茎长 15~30cm，茎四棱形，基部匍匐，略带紫褐色，节处有须根。叶多皱缩或破碎，完整叶片展开呈心脏形，长 2~4.2cm，宽 1.9~3.8cm，先端急尖，常具小尖头，基部心形，边缘具卵形粗圆齿，叶柄长 1.2~2.5cm。聚伞花序通常 3 花，呈轮伞花序；花萼管状，先端 5 齿裂；花冠棕色，二唇形；雄蕊 4；子房 4 裂。成熟小坚果长圆形，深褐色。

● 性味功用

辛，温。祛风活血，利湿解毒。适用于风湿痹痛，跌打损伤，肺痈，黄疸，急性肾炎，尿道结石，痄腮等病症。

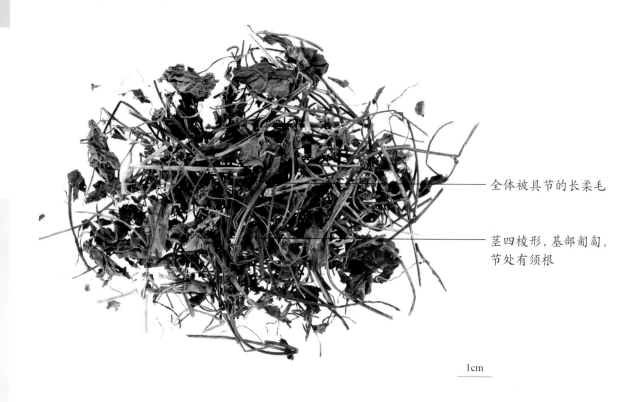

全体被具节的长柔毛

茎四棱形，基部匍匐，
节处有须根

1cm

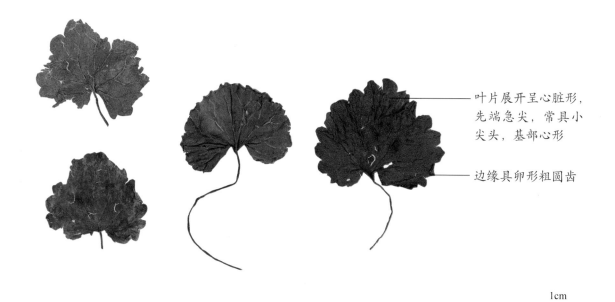

叶片展开呈心脏形，
先端急尖，常具小
尖头，基部心形

边缘具卵形粗圆齿

1cm

● 别名

臭梧桐、臭草、臭茉莉、臭芙蓉。

● 来源

马鞭草科植物臭牡丹 *Clerodendrum bungei* Steud. 的茎叶。

● 溯源

本品始载于《本草纲目拾遗》，曰："臭牡丹，叶形与臭梧桐相同，但薄而糙，气亦臭，五月开花成朵，一蒂百花，色粉红。"《植物名实图考》谓："臭牡丹，一名臭枫根，一名大红袍。高可三四尺，圆叶有尖，如紫荆叶而薄，又似桐叶而小，稍端叶颇红，就梢内开五瓣淡紫花，成攒，颇似绣球而须长如聚针。南安人取其根，煎洗脚肿。"结合其附图，所言即为此种。

● 产地

主产于我国长江以南各地。

● 采收加工

夏、秋二季采集枝端茎叶，切段，晒干。

● 药材性状

小枝呈长圆柱形，长 1~1.5m，直径 3~12mm，表面灰棕色至灰褐色，皮孔点状或稍呈纵向延长，节处叶痕呈凹点状，质硬，不易折断，切断面皮部棕色，菲薄，木部灰黄色，髓部白色。气微，味淡。叶多皱缩破碎，完整者展平后呈宽卵形，长 7~20cm，宽 6~15cm，先端渐尖，基部截形或心形，边缘有细锯齿，上面棕褐色至棕黑色，疏被短柔毛，下面色稍淡，无毛或仅脉上有毛，基部脉腋处可见黑色疤痕状的腺体，叶柄黑褐色，长 3~6cm。气臭，味微苦、辛。以枝嫩、叶多者为佳。

● 性味功用

辛、微苦，平。解毒消肿，祛风湿，降血压。适用于痈疽，疔疮，发背，乳痈，痔疮，湿疹，丹毒，风湿痹痛，高血压病等病症。

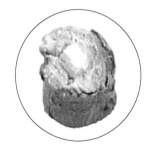

皮部棕色，木部灰黄色，髓部白色

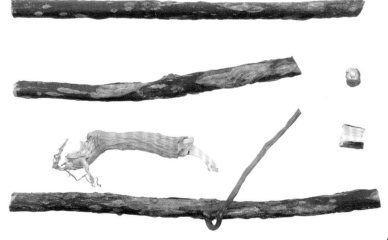

1cm

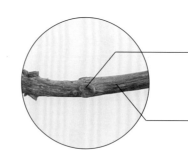

节处叶痕呈凹点状

皮孔点状或稍呈纵向延长

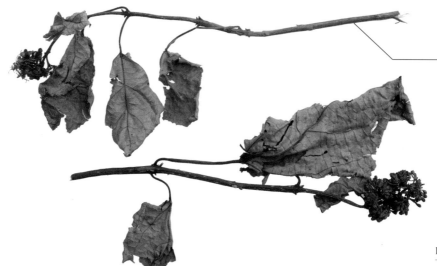

小枝呈长圆柱形，表面灰棕色至灰褐色

1cm

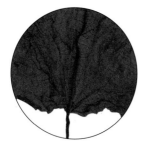

基部脉腋处可见黑色疤痕状的腺体

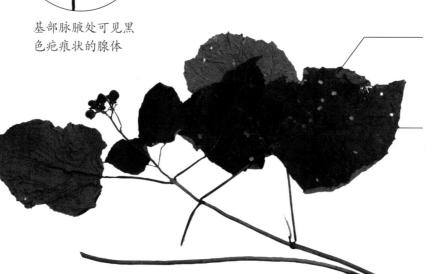

叶呈宽卵形，先端渐尖，基部截形或心形

叶缘有细锯齿，上面棕褐色，疏被短柔毛

1cm

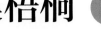

臭梧桐

● 别名

地梧桐、臭牡丹、海州常山。

● 来源

马鞭草科植物海州常山 *Clerodendrum trichotomum* Thunb. 的嫩枝及叶。

● 溯源

《本草图经》以"海州常山"之名收载本品，附图隶属"蜀漆"条下。《群芳谱》曰："臭桐生南海及雷州，近海州郡亦有之。叶大如手，作三花尖，长青不凋，皮若梓白而坚韧，可作绳，入水不烂，花细白如丁香，而臭味不甚美，远观可也。人家园内多植之。"《本草纲目拾遗》载："臭梧桐，生人家墙砌下甚多，一名芙蓉根。叶深绿色，大暑后开花，红而淡，似芙蓉，外苞内蕊，花白五出，瓣尖蒂红，霜降后苞红，中有实，作紫翠色。"所言正是此种。

● 产地

主产于我国华东、中南等地。

● 采收加工

6~10月采收，捆扎成束，晒干。

● 药材性状

小枝类圆形或略带方形，直径约3mm，黄绿色，有纵向细皱纹，具黄色点状皮孔，密被短茸毛，稍老者茸毛脱落；质脆，易折断，断面木部淡黄色，髓部白色。叶对生，多皱缩卷曲，或破碎，完整者展平后呈广卵形或椭圆形，长7~15cm，宽5~9cm，先端渐尖，基部阔楔形或截形，全缘或具波状齿，上面灰绿色，下面黄绿色，两面均有短柔毛；叶柄长2~8cm，密被短柔毛。花多枯萎。气异臭，味苦、涩。以花枝干燥、叶色绿者为佳。

● 性味功用

苦、微辛，平。祛风除湿，平肝降压，解毒杀虫。适用于风湿痹痛，半身不遂，高血压病，偏头痛，疟疾，痢疾，痈疽疮毒，湿疹疥癣等病症。

全草类

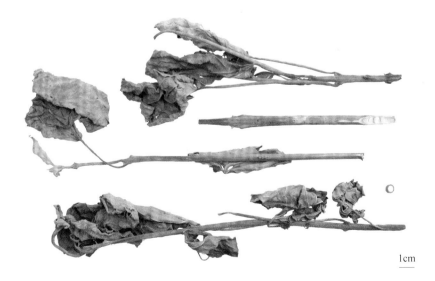

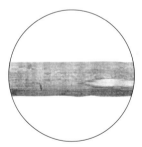

小枝类圆形，有纵向细皱纹，具黄色点状皮孔

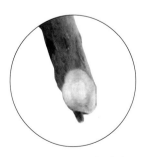

皮部棕色，木部灰黄色，髓部白色

1cm

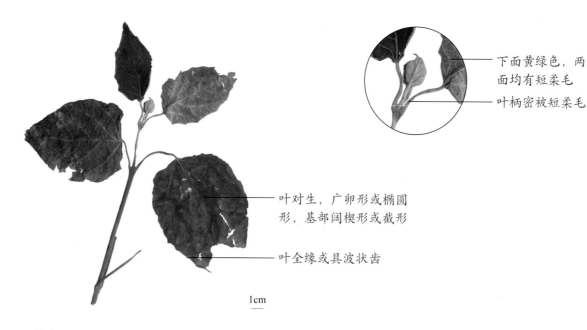

下面黄绿色，两面均有短柔毛

叶柄密被短柔毛

叶对生，广卵形或椭圆形，基部阔楔形或截形

叶全缘或具波状齿

1cm

● **附注**

该植物的根亦可入药，名为臭梧桐根或海州常山根。曾有过量服用臭梧桐叶中毒的报道。不宜服之过量。

通天草

● 别名

荸荠梗、地栗梗、荸荠苗。

● 来源

莎草科植物荸荠 *Eleocharis dulcis* (N. L. Burm.) Trin. ex Henschel 的地上部分。

● 溯源

本品始载于《饮片新参》，曰："通天草，即荸荠梗。色青黄中空。苦平微香。化湿热，利小便通淋。"著名中医颜德馨曾习以水蛭配通天草，活血通窍治疗老年期痴呆。

● 产地

全国各地均产。

● 采收加工

7~8月间，将茎割下，捆成把，晒干或鲜用。

● 药材性状

茎呈扁柱形，长60~90cm，直径4~7mm，顶端有穗状花序，茎上部淡黄色，不易拉断，下部淡绿色，易拉断。表面皱缩有纵纹，具光泽，节处稍膨大，质轻而松软，折断面中空或有白色膜状间隔，放大镜下观察呈蜂窝状。气微，味淡。

● 性味功用

苦，凉。清热解毒，利尿，降逆。适用于热淋，小便不利，水肿，疔疮，呃逆等病症。

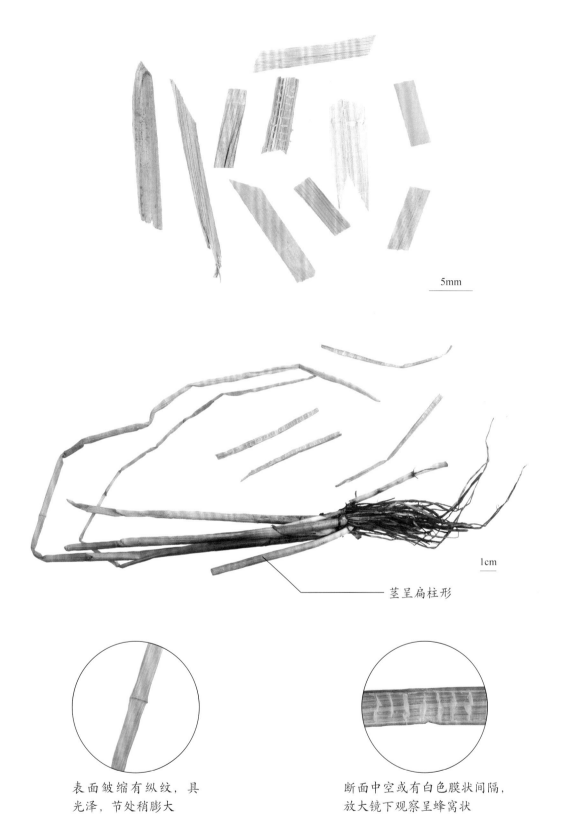

5mm

1cm

茎呈扁柱形

表面皱缩有纵纹，具
光泽，节处稍膨大

断面中空或有白色膜状间隔，
放大镜下观察呈蜂窝状

● **附注**

江苏、浙江一带常销售的通天草即为本品，而北方销售的"冲天草"，则为莎草科植物水葱
Schoenoplectus tabernaemontani (C. C. Gmelin) Palla Verh. K. K. Zool. -Bot. Ges. Wien. 的地上
部分。"通天草"与"冲天草"皆以其为直上冲（通）天，字义相同，容易混淆。

海金沙藤

● 别名
海金沙草、金沙藤。

● 来源
海金沙科植物海金沙 *Lygodium japonicum* (Thunb.) Sw. 的地上部分。

● 溯源
本品始载于《本草纲目》，曰："江浙、湖湘、川陕皆有之，生山林下。茎细如线，引于竹木上，高尺许。其叶细如园荽叶而甚薄，背面皆青，上多皱文。皱处有沙子，状如蒲黄粉，黄赤色。不开花，细根坚强。其沙及草皆可入药。方士采其草取汁，煮砂、缩贺。"所言与今相符。本品为冠通片的主要原料之一。

● 产地
主产于我国华东、中南及西南地区。

● 采收加工
夏、秋二季采收，除去杂质，鲜用或晒干。

● 药材性状
全草多为把状。茎纤细，缠绕扭曲，长达1m以上，禾秆色。多分枝，长短不一。叶对生于短枝两侧，二型，草质皱缩。营养叶尖三角形，二回羽裂；一回羽片 2~4 对，互生，卵圆形，长 4~8cm，宽 3~6cm；二回羽片 2~3 对，卵状三角形，掌状 3裂，裂片短而阔，顶生裂片长 2~3cm，宽 6~8mm，边缘有不规则的浅圆齿；孢子叶卵状三角形，长宽近等，10~20cm；一回羽片 4~5 对，互生，长圆状披针形，长 5~10cm，宽 4~6cm；二回羽片 3~4 对，卵状三角形。羽片下面边缘有流苏状孢子囊穗，黑褐色。体轻，质脆，易折断。气微，味淡。

● 性味功用
甘，寒。清热解毒，利水通淋，活血通络。适用于热淋、石淋、血淋、小便不利、水肿、白浊、带下、肝炎、泄泻、痢疾、感冒发热、咳喘、咽喉肿痛、口疮、目赤肿痛、疖腮、乳痈、丹毒、带状疱疹、水火烫伤、皮肤瘙痒、跌打伤肿、风湿痹痛、外伤出血等病症。

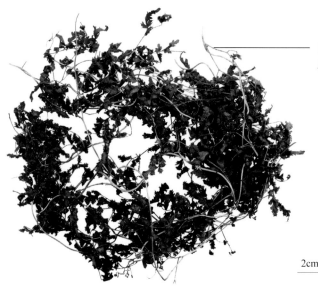

茎纤细，多分枝，缠绕扭曲，禾秆色

2cm

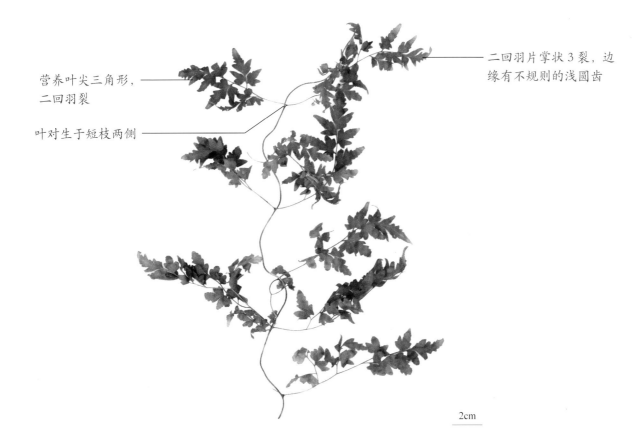

营养叶尖三角形，
二回羽裂

叶对生于短枝两侧

二回羽片掌状 3 裂，边
缘有不规则的浅圆齿

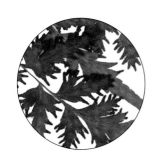

叶下面边缘有流苏状黑褐
色孢子囊穗

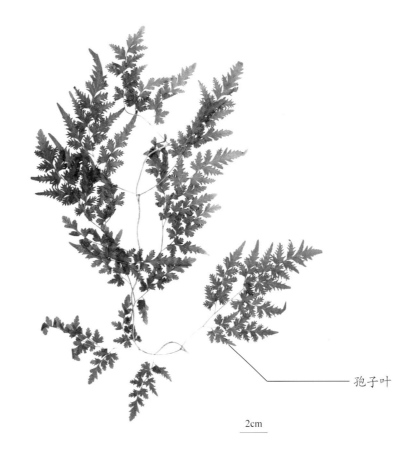

孢子叶

2cm

2cm

浮 萍

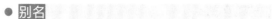

● 别名

浮萍草、紫背浮萍、浮漂、水萍。

● 来源

浮萍科植物紫萍 *Spirodela polyrrhiza* (L.) Schleid. 的干燥全草。

● 溯源

本品以"水萍"之名始载于《神农本草经》。《新修本草》谓："水萍者有三种，大者名蘋，水中又有荇菜，亦相似而叶圆，水上小浮萍主火疮。"《本草拾遗》曰："《本经》云水萍，应是小者。"《本草纲目》云："本草所用水萍，乃小浮萍，非大蘋也。"又云："浮萍处处池泽止水中甚多，季春始生……一叶经宿即生数叶。叶下有微须，即其根也。一种背面皆绿者。一种面青背紫赤若血者，谓之紫萍，入药为良。"所言与今相符。紫萍的叶状体较大，采集较容易，为市售药材的主体。

● 产地

主产于湖北、福建、四川、江苏、浙江等地。

● 采收加工

6~9月采收。捞出后去杂质，洗净，晒干。

● 药材性状

叶状体呈卵形、卵圆形或卵状椭圆形，直径3~6mm。单个散生或2~5片集生，上表面淡绿至灰绿色，下表面紫绿至紫棕色，边缘整齐或微卷，上表面有一小凹陷，下表面该处生有数条须根。质轻，易碎。气微，味淡。以色绿、背紫者为佳。

● 性味功用

辛，寒。发汗解表，透疹止痒，利水消肿，清热解毒。适用于风热表证，麻疹不透，隐疹瘙痒，水肿，癃闭，疮癣，丹毒，烫伤等病症。

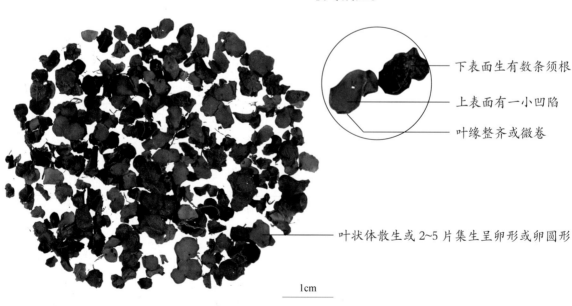

下表面生有数条须根

上表面有一小凹陷

叶缘整齐或微卷

叶状体散生或2~5片集生呈卵形或卵圆形

1cm

● 附注

另有中药名为地浮萍，即为伞形科积雪草 *Centella asiatica* (L.) Urb. 的全草，一名崩大碗，注意区别，详见"积雪草"条。

中国冷背药材清源图鉴·各论

● 别名

苏败酱、败酱草。

● 来源

十字花科植物菥蓂 *Thlaspi arvense* L. 的全草。

● 溯源

本品始载于《神农本草经》，列为上品。《本草纲目》云："荠与菥蓂一物也，但分大小二种耳。小者为荠，大者为菥蓂，菥蓂有毛。故其子功用相同，而陈士良之本草，亦谓荠实一名菥蓂也。葶苈与菥蓂同类，但菥蓂味甘花白，葶苈味苦花黄为异耳。"《救荒本草》载有"遏蓝菜"，曰："遏蓝菜，生田野中下湿地，苗初塌地生，叶似初生菠菜叶而小，其头颇圆，叶间撺葶分叉，上结荚儿，似榆钱状而小，其叶味辛香，微酸，性微温。"所言与本种相符。现今市场常以"苏败酱"入药。

● 产地

主产于江苏、浙江、湖北、安徽等地。

● 采收加工

5~6 月果实成熟时采收，晒干。

● 药材性状

全草长 15~55cm。根细长，圆锥形；表面灰黄色，质硬脆，易折断，折断面不平坦。茎圆柱形，直径 1~5mm；表面灰黄色或灰绿色，有细纵棱；质脆易折断，折断面中央有白色疏松的髓。叶多碎落。总状花序生于茎枝顶端及叶腋。短角果卵圆形而扁平，长 0.8~1.5cm，宽 0.5~1.3cm；表面灰黄色或灰绿色，中央略隆起，边缘有宽翅，宽 1.5~3mm，两面中央各有 1 纵棱线，先端凹陷，基部有细果柄，长约 1cm；假隔膜纵分成 2 室，每室有种子 5~7 粒，果实开裂后，留下一纺锤形的白色膜状中隔。气微，味淡。以果实完整、色黄绿者为佳。

● 性味功用

苦、甘，微寒。清热解毒，利水消肿。适用于目赤肿痛，肺痈，肠痈，泄泻，带下，产后瘀血腹痛，消化不良，肾炎水肿，肝硬化腹水，痈疮肿毒等病症。

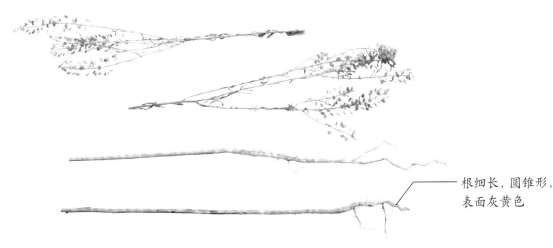

根细长，圆锥形，
表面灰黄色

2cm

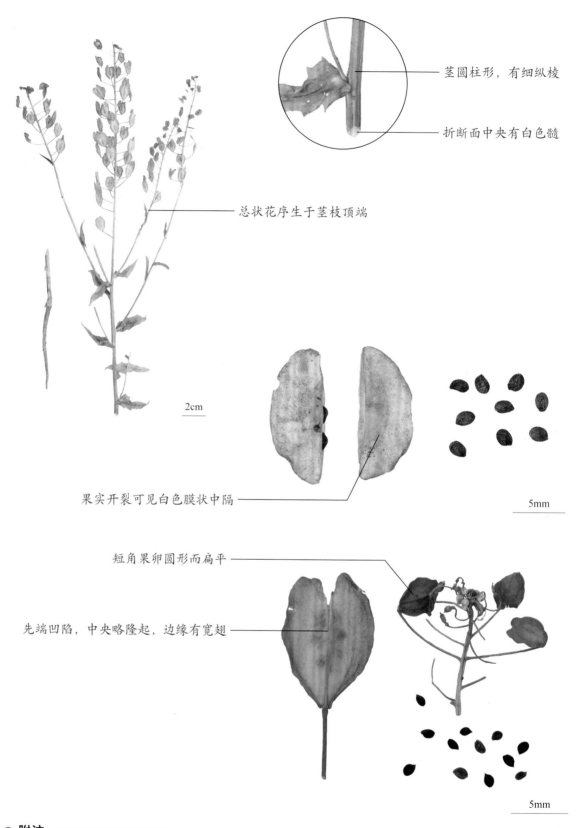

茎圆柱形，有细纵棱

折断面中央有白色髓

总状花序生于茎枝顶端

2cm

果实开裂可见白色膜状中隔

5mm

短角果卵圆形而扁平

先端凹陷，中央略隆起，边缘有宽翅

5mm

● **附注**

1. 该植物的种子亦可入药，名为菥蓂子（或败酱子）。

2. 除本品外，市场上冠以败酱草之名的，尚有败酱科植物败酱 *Patrinia scabiosaifolia* Link、攀倒甑 *Patrinia villosa* (Thunkerg) Dufresne 的全草，称为败酱草。另有菊科苣荬菜 *Sonchus arvensis* L. 的全草，名为北败酱，注意区别。

萝藦

● 别名

萝藦藤、奶浆藤、婆婆针线包、白环藤、刀口药。

● 来源

萝藦科植物萝藦 *Metaplexis japonica* (Thunb.) Makino 的全草。

● 溯源

"萝藦"之名始载于《本草经集注》"枸杞"条下，载："萝藦一名苦丸，叶厚大，作藤。生摘之，有白色乳汁。人家多种之。可生啖，亦蒸煮食也。"《本草拾遗》曰："萝藦敷肿。东人呼为白环藤，生篱落间，折有白汁，一名雀瓢。"《救荒本草》载有"羊角菜"条，云："生田野下湿地中。拖藤蔓而生，茎色青白。叶似马兜铃叶而长大，又似山药叶，亦长大，面青，背颇白，皆两叶相对生。茎叶折之具有白汁出。叶间出荑，开五瓣小白花。结角似羊角状，中有白瓢。"《本草纲目》谓："萝藦，三月生苗，蔓延篱垣，极易繁衍。其根白软，其叶长而厚大前尖，根与茎叶，断之皆有白乳如枸汁。六七月开小长花如铃状，紫白色。结实长二三寸，大如马兜铃，一头尖，青壳轻软，中有白绒及浆，霜后枯裂则子飞，其子轻薄，亦如兜铃子。"以上所言均为此种。

● 产地

我国大部分地区均产，以北方为多。

● 采收加工

夏、秋二季采收全草，晒干。

● 药材性状

草质藤本。卷曲成团。根细长，直径 2~3mm，浅黄棕色。茎圆柱形，扭曲，直径 1~3mm，表面黄白色至黄棕色，具纵纹，节膨大；折断面髓部常中空，木部发达，可见数个小孔。叶皱缩，完整叶片湿润展平后呈卵状心形，长 5~12cm，宽 4~7cm，背面叶脉明显，侧脉 5~7 对，气微，味甘平。

● 性味功用

甘、辛，温。补精益气，通乳，解毒。适用于虚损劳伤，阳痿，遗精，带下，乳汁不足，丹毒，瘰疬，疔疮，蛇虫咬伤等病症。

茎圆柱形，扭曲，节膨大

叶片卵状心形，背面叶脉明显

2cm

● 附注

该植物的果皮亦可入药，详见"天浆壳"条。

雪灵芝

- **别名**
  藏雪灵芝。

- **来源**
  石竹科植物甘肃雪灵芝 *Arenaria kansuensis* Maxim. 的全草。

- **溯源**
  《四部医典》《晶珠本草》中已有记载。生长于海拔 3800~5300 m 的高山草甸和砾石带，为多年生垫状草本，生长极为缓慢。本品为传统藏药。

- **产地**
  主产于青海、西藏、甘肃、四川等地。

- **采收加工**
  夏季采全草，晒干。

- **药材性状**
  整体呈垫状半圆球形，直径达 15cm，高 6.2cm。主根圆柱形，长约 20cm，灰棕色，质脆，易折断，断面黄白色，木质部浅黄色；叶针状线形，基部膜质微抱茎；花单生枝顶，白色。气微，味淡。

- **性味功用**
  苦、微甘，寒。清热止咳，利湿退黄，蠲痹止痛。适用于外感发热，肺热咳嗽，黄疸，淋浊，风湿痹痛，高血压病等病症。

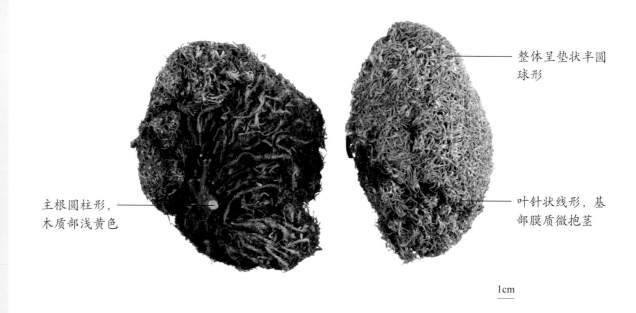

主根圆柱形，木质部浅黄色

整体呈垫状半圆球形

叶针状线形，基部膜质微抱茎

1cm

- **附注**

杜鹃花科植物锦绦花 *Cassiope selaginoides* J. D. Hooker et Thomson 的全株入药，称为草灵芝，也称为雪灵芝，应避免混淆。

- **别名**

七叶莲、七叶藤、八胍藤、木通七叶莲。

- **来源**

木通科植物野木瓜 *Stauntonia chinensis* DC. 的茎叶。

- **溯源**

本品以"五爪金龙"之名始载于《植物名实图考》，云："五爪金龙产南安。横根抽茎，茎叶俱绿；就茎生小枝，一枝五叶，分布如爪；叶长二寸许，本宽四五分，至末渐肥；复出长尖，细纹无齿。根褐色，硬如草薢。"结合其附图，与今木通科野木瓜属植物十分接近。《中国药典》1977年版曾收录本品，2010 年版再次收录。

- **产地**

主产于广东，湖南、江西、浙江、福建等地亦产。

- **采收加工**

夏、秋二季采收茎叶，切段，晒干。

- **药材性状**

茎圆柱形，直径 0.3~2.5cm。表面灰棕色至棕色，有粗纵纹，栓皮常块状脱落而显露内部纤维束；细茎具光泽，纵纹明显，有小枝痕与叶痕。质坚硬，稍带韧性。断面皮部常与木部分离，皮部狭窄，深棕色，可见灰白色波环状中柱鞘，木部宽广，浅棕黄色，射线致密，导管孔明显。叶片完整或破碎，完整者为掌状复叶，总叶柄 5~10cm；小叶 5~7 片，革质；小叶柄 1.5~3cm，小叶片长圆形或长圆状披针形，长 8~12cm，宽 2.5~4cm，先端常渐尖，基部圆形或楔形；侧脉每边 9~11 条，中脉、侧脉及网脉均在背面突起，背面网脉间有白色斑点。气微，味淡稍苦涩。

- **性味功用**

甘，温。祛风活络，活血止痛，利尿消肿。适用于风湿痹痛，胃、肠道及胆道疾患之疼痛，三叉神经痛，跌打损伤，痛经，小便不利，水肿。

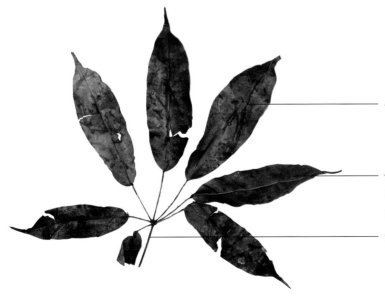

小叶先端常渐尖，叶片长圆形

侧脉每边 9~11 条，中脉、侧脉及网脉均在背面突起，背面网脉间有白色斑点

掌状复叶，小叶 5~7 片

2cm

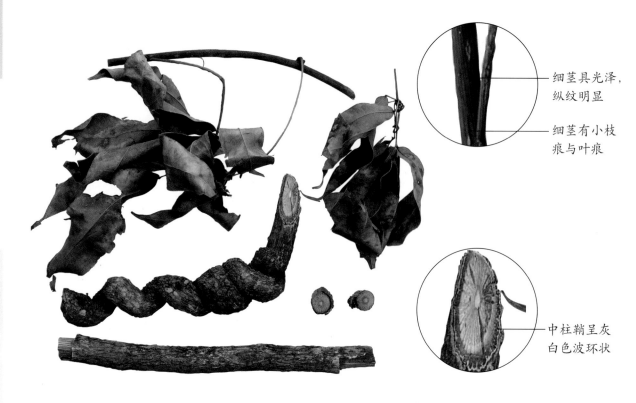

细茎具光泽，
纵纹明显

细茎有小枝
痕与叶痕

中柱鞘呈灰
白色波环状

2cm

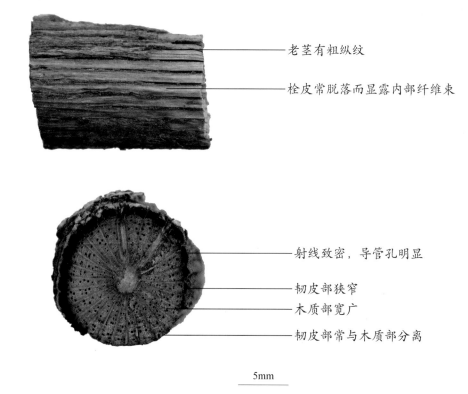

老茎有粗纵纹

栓皮常脱落而显露内部纤维束

射线致密，导管孔明显

韧皮部狭窄

木质部宽广

韧皮部常与木质部分离

5mm

● **附注**

1. 该药材在广东多用藤茎，部分地区民间亦有用根入药者。

2. 五加科植物鹅掌柴的茎叶入药，名为七叶莲，注意区别。

野马追

● **别名**

佩兰、白头婆。

● **来源**

菊科植物林泽兰 *Eupatorium lindleyanum* Candoller Prodr 的地上部分。

● **溯源**

本品始载于《全国中草药汇编》，云："野马追，苦，平。清肺，止咳，平喘，降血压。主治支气管炎，高血压病。"已开发有野马追片、野马追颗粒剂、野马追糖浆剂、复方野马追颗粒剂等成药，主要用于呼吸系统疾病和高血压疾病的治疗。《中国药典》1977 年版收录本品。

● **产地**

主产于江苏、甘肃、山东、湖南等地。

● **采收加工**

夏、秋二季割取地上部分，晒干。

● **药材性状**

本品茎呈圆柱形，长 30~90cm，直径可达 0.5cm。表面黄绿色或紫褐色，具纵棱，密被灰白色茸毛，嫩枝尤甚；质硬，易折断，断面纤维性，髓部白色，有的老枝中空。叶对生，无柄，叶片皱缩，完整叶片展平后 3 全裂，似轮生，裂片条状披针形，中间裂片较长，边缘具疏锯齿，上表面绿褐色，下表面黄绿色，两面粗糙，具黄色腺点，

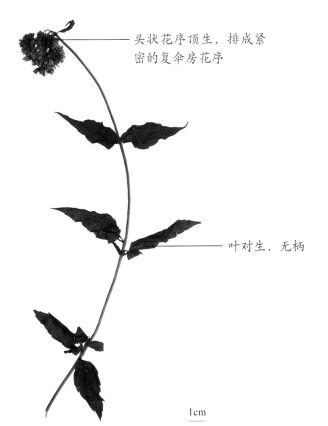

头状花序顶生，排成紧密的复伞房花序

叶对生，无柄

1cm

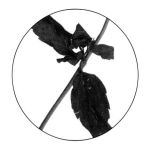

茎具纵棱，密被灰白色茸毛

基出3脉，脉在背面隆起。头状花序顶生，常再排成紧密的伞房花序或大型的复伞房花序。气微，味微苦、涩。以叶多、色绿、带初开的花者为佳。

● 性味功用

苦，平。清肺止咳，化痰平喘，降血压。适用于支气管炎，咳喘痰多，高血压病等病症。

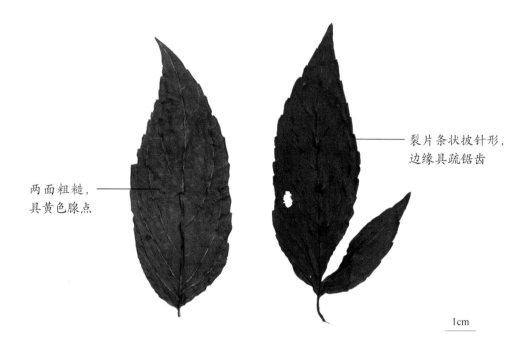

两面粗糙，具黄色腺点

裂片条状披针形，边缘具疏锯齿

1cm

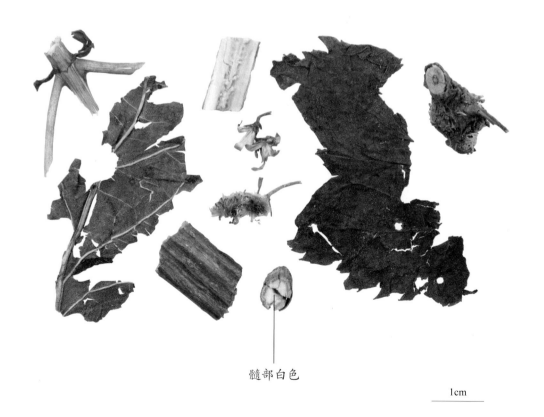

髓部白色

1cm

野黄麻
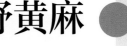

● **别名**

山黄麻、假黄麻、针筒草。

● **来源**

椴树科植物甜麻 *Corchorus aestuans* L. 的全草。

● **溯源**

本品以"假麻区"之名始载于《生草药性备要》，云："味淡，性寒。治小儿疳积，理伤风漏底，煲水饮。亦能消暑，敷疮，散毒消肿，大有止血之功。"

● **产地**

主产于我国长江以南各地。

● **采收加工**

9~10月选晴天挖取全株，洗去泥土，切段，晒干。

● **药材性状**

茎红褐色，稍被淡黄色柔毛。叶互生；叶柄长0.9~1.6cm，被淡黄色长粗毛；叶片多皱缩，展开后卵形或阔卵形，长4.5~6.5cm，宽3~4cm，两面均有稀疏长粗毛，边缘有锯齿；基出脉5~7条。花黄色，偶见，单独或数朵聚生叶腋。蒴果圆柱形，长约2.5cm，直径约5mm，具6条纵棱，其中3~4棱呈翅状突起，先端有3~4条向外延伸的二叉状角；成熟果实3~4瓣裂。气微，味淡。

● **性味功用**

淡，寒。清热解暑，消肿解毒。适用于中暑发热，咽喉肿痛，痢疾，小儿疳积，麻疹，跌打损伤，疮疥疖肿等病症。

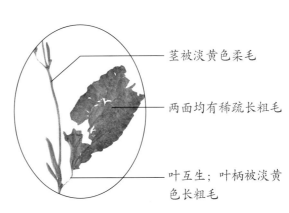

茎被淡黄色柔毛

两面均有稀疏长粗毛

叶互生；叶柄被淡黄色长粗毛

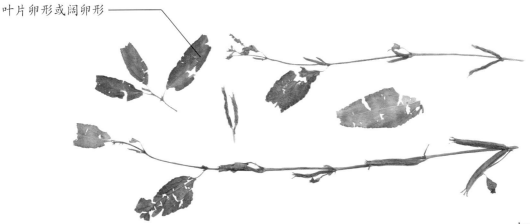

叶片卵形或阔卵形

1cm

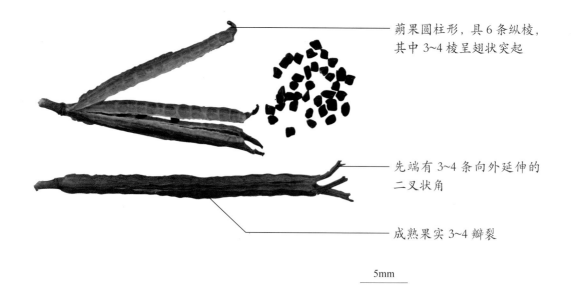

蒴果圆柱形，具6条纵棱，
其中3~4棱呈翅状突起

先端有3~4条向外延伸的
二叉状角

成熟果实3~4瓣裂

5mm

蛇 含

● **别名**

五叶梅、五爪龙、蛇泡。

● **来源**

蔷薇科植物蛇含委陵菜 *Potentilla kleiniana* Wight et Arn. 的带根全草。

● **溯源**

蛇含之名始载于《神农本草经》。《本草图经》曰："生土石上，或下湿地。蜀中人家亦种之。一茎五叶或七叶，此有两种。当用细叶黄色花者为佳。"《植物名实图考》载有"蛇包五披风"，云："蛇包五披风，江南、湖南有之。柔茎丛生，一茎五叶，略似蛇莓而大，叶、茎具有毛如刺。抽葶生小叶，发权开小绿花，尖瓣，多少不匀，中露黄蕊如粟。黑根粗须，似仙茅。"所言亦与本种相符。

● **产地**

主产于浙江、江西、湖南、贵州等地。

● **采收加工**

夏、秋二季挖取全草，除去泥沙及杂质，晒干。

● **药材性状**

全体长约40cm。根状茎粗短，根多数，须状。茎细长，多分枝，被疏毛。叶掌状复叶；基生叶有5小叶，小叶倒卵形或倒披针形，长1~5cm，宽0.5~1.5cm，边缘具粗锯齿，上下表面均被毛，茎生叶有3~5小叶。花多，黄色。果实表面微有皱纹。气微，味苦、微涩。

● **性味功用**

苦，微寒。清热定惊，截疟，止咳化痰，解毒活血。适用于高热惊风，疟疾，肺热咳嗽，百日咳，痢疾，疮疖肿毒，咽喉肿痛，风火牙痛，带状疱疹，目赤肿痛，虫蛇咬伤，风湿麻木，跌打损伤，月经不调，外伤出血等病症。

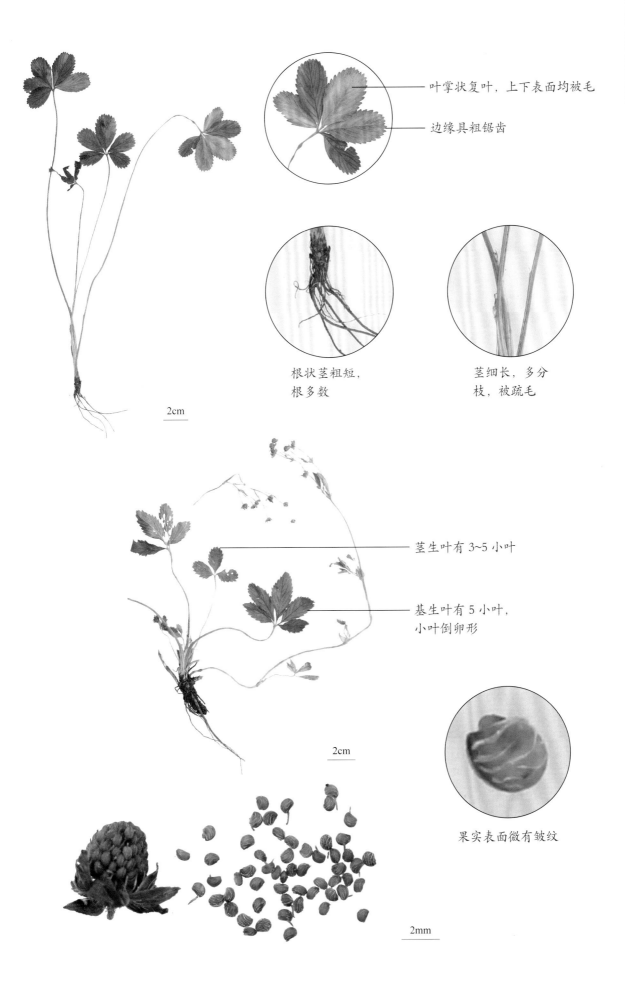

叶掌状复叶，上下表面均被毛

边缘具粗锯齿

根状茎粗短，
根多数

茎细长，多分
枝，被疏毛

2cm

茎生叶有 3~5 小叶

基生叶有 5 小叶，
小叶倒卵形

2cm

果实表面微有皱纹

2mm

蛇莓

● **别名**

蛇泡、三爪龙。

● **来源**

蔷薇科植物蛇莓 *Duchesnea indica* (Andr.) Focke 的全草。

● **溯源**

本品始载于《名医别录》。《本草图经》云："生下湿处。茎端三叶，花黄子赤，若覆盆子，根似败酱，二月、八月采根，四月、五月收子。所在有之。"《本草纲目》载："蛇莓，就地引细蔓，节节生根，每枝三叶，叶有齿刻，四五月开小黄花，五出，结果鲜红，状如覆盆子，而面与蒂则不同也。其根甚细。本草用汁，当时取其茎叶并根也。"所言与今相符。

● **产地**

我国大部分地区均产。

● **采收加工**

6~11 月采收全草，洗净，晒干。

● **药材性状**

本品多缠绕成团，全草被白色毛茸，具匍匐茎，叶互生。三出复叶，基生叶的叶柄长 6~10cm，小叶多皱缩，完整者倒卵形，长 1.5~4cm，宽 1~3cm，基部偏斜，边缘有钝齿，表面黄绿色，上面近无毛，下面被疏毛。花单生于叶腋，具长柄。聚合果棕红色，瘦果小，花萼宿存，具副萼。气微，味微涩。

● **性味功用**

甘、苦，寒。清热解毒，散瘀消肿，凉血止血。适用于热病，惊痫，咳嗽，吐血，咽喉肿痛，痢疾，痈肿，疔疮，蛇虫咬伤，烫火伤，黄疸，目赤，口疮，痄腮，疝肿，崩漏，月经不调，跌打肿痛等病症。

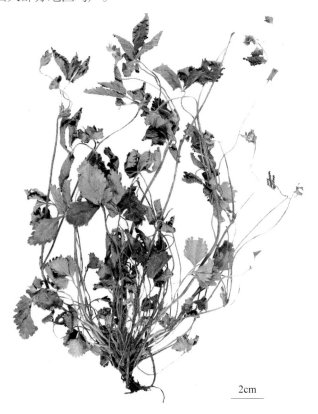

2cm

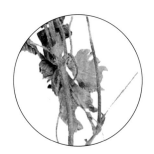

全草被白色毛茸

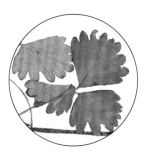

叶上面近无毛，下面被疏毛

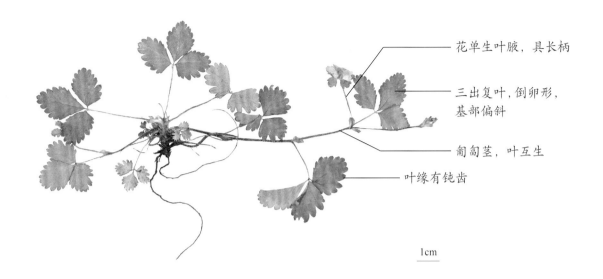

花单生叶腋，具长柄

三出复叶，倒卵形，基部偏斜

匍匐茎，叶互生

叶缘有钝齿

1cm

狼尾草 ●

● 别名

大狗尾草、光明草、芮草。

● 来源

禾本科植物狼尾草 *Pennisetum alopecuroides* (L.) Spreng. 的全草。

● 溯源

本品始载于《本草拾遗》，云："狼尾草，子作黍食之，令人不饥。似茅，作穗，生泽地。《广志》云，可作黍。《尔雅》云，孟，狼尾。今人呼为狼茅子、蒯草子，亦堪食，如粳米，苗似茅。"《本草纲目》曰："狼尾茎、叶、穗、粒并如粟，而穗色紫黄，有毛。荒年亦可采食。许慎《说文》云，禾粟之穗，生而不成者，谓之董薏。其秀而不实者，名狗尾草。"

● 产地

产于我国南北各地。

● 采收加工

夏、秋二季采收全草，切碎晒干。

● 药材性状

全草长 30~110cm。须根较粗壮。秆直立，丛生，在花序下常密被柔毛。叶鞘两侧压扁；叶片线形，长 15~50cm，宽 2~6mm，先端长渐尖，基部被疣毛。圆锥花序圆柱形，直立，长 5~25cm，宽 1.5~3.5cm；主轴短，密被柔毛；总梗被刚毛，粗糙，淡紫色，长 1.5~3.5cm。颖果长圆形，长约 3.5mm。气微，味淡。

● 性味功用

甘，平。清肺止咳，凉血明目。适用于肺热咳嗽，目赤肿痛等病症。

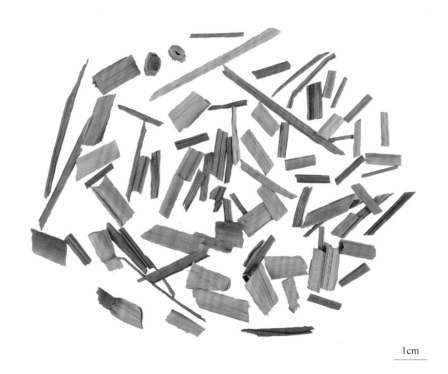

1cm

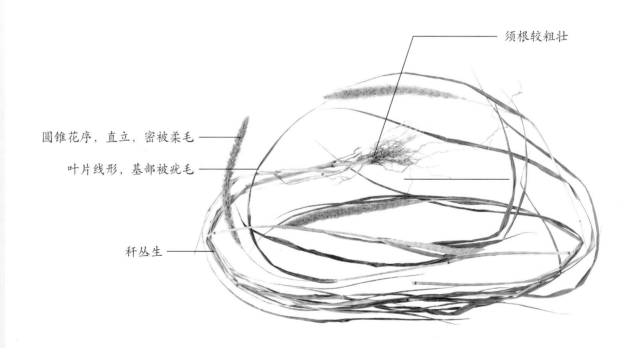

须根较粗壮

圆锥花序，直立，密被柔毛 —

叶片线形，基部被疣毛 —

秆丛生 —

2cm

● 别名
金丝草、通经草、分经草、伸筋草。

● 来源
中国蕨科植物银粉背蕨 *Aleuritopteris argentea*
(Gmel.) Fee 的全草。

● 溯源
本品始载于《山西中药志》,谓:"通经草,
活血通经。"

● 产地
主产于山西、陕西等地。

● 采收加工
夏、秋二季采收,去净泥土,捆成小把,晒干。

● 药材性状
根状茎短小,密被红棕色鳞片。叶数枚簇
生;叶柄细长,长10~20cm,栗棕色,有
光泽;叶片卷缩,展开后呈近五角形,长
宽均5~10cm,掌状羽裂,细裂片宽窄不一,
叶上表面绿色,下表面被银白色或淡黄色
粉粒。孢子囊群集生于叶缘,成条形。质脆,
易折断。气微,味淡。

● 性味功用
辛、甘,平。活血调经,止咳,利湿,解
毒消肿。适用于月经不调,经闭腹痛,赤
白带下,肺痨咳血,大便泄泻,小便涩痛,
肺痛,乳痛,风湿关节疼痛,跌打损伤,
肋间神经痛,暴发火眼,疮肿等病症。

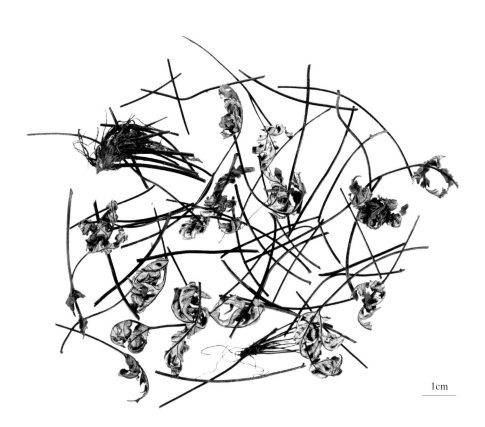

1cm

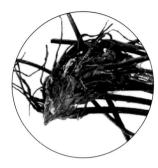

根状茎短小，密被红棕色鳞片

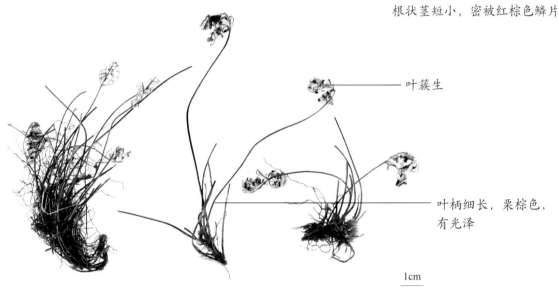

叶簇生

叶柄细长，栗棕色，有光泽

1cm

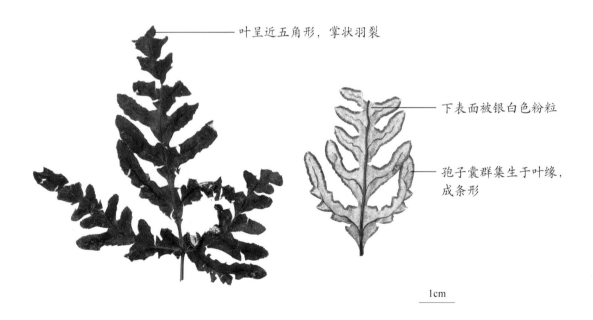

叶呈近五角形，掌状羽裂

下表面被银白色粉粒

孢子囊群集生于叶缘，成条形

1cm

● **附注**

同属植物陕西粉背蕨 *Aleuritopteris argentea* var. *obscura* (Christ) Ching Hong Kong Naturalist 等在部分地区亦同等入药。

铜锤玉带草

● 别名

小铜锤、扣子草、铜锤草。

● 来源

桔梗科植物铜锤玉带草 *Lobelia nummularia* Lamarck Encycl 的全草。

● 溯源

本品始载于《植物名实图考》，云："生云南坡阜，绿蔓拖地，叶圆有尖，细齿疏纹，叶际开小紫白花。结长实如莲子，色紫深，长柄擎之。"结合其附图，所言即为此种。浙江温州地区习将该种作为野菜。

● 产地

主产于我国西南、华南地区。

● 采收加工

夏、秋二季采收全草，洗净，晒干。

● 药材性状

全草长 12~55cm。茎横生，被开展的柔毛，节上具不定根。单叶互生；叶柄长 2~7mm，被开展柔毛；完整叶片呈心形或卵形，长 0.8~1.6cm，宽 0.6~1.8cm，先端钝圆或急尖，基部斜心形，边缘有锯齿，两面疏生短柔毛；叶脉掌状。花单生叶腋；花梗长 0.7~3.5cm；花小，多脱落。果实椭圆状球形，暗红色，长 1~1.3cm；先端具宿存花萼。种子多数，近圆球形，稍压扁，表面有小疣突。

● 性味功用

辛、苦，平。祛风除湿，活血，解毒。适用于风湿疼痛，跌打损伤，月经不调，目赤肿痛，乳痈，无名肿毒等病症。

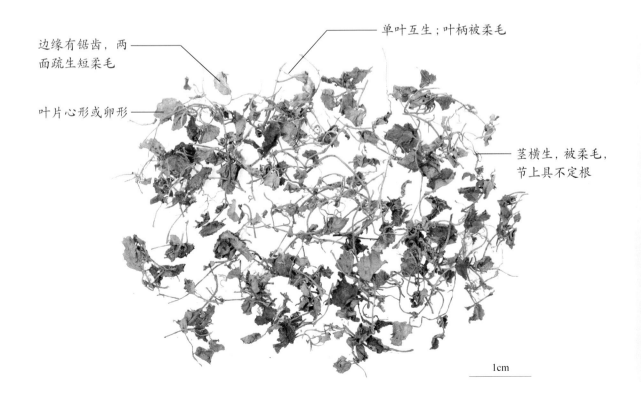

边缘有锯齿，两面疏生短柔毛

单叶互生；叶柄被柔毛

叶片心形或卵形

茎横生，被柔毛，节上具不定根

1cm

甜地丁

● **别名**

米布袋、地丁、小丁黄、萝卜地丁。

● **来源**

豆科植物少花米口袋 *Gueldenstaedtia verna* (Georgi) Borissova 的带根全草。

● **溯源**

甜地丁以"米布袋"之名始载于《救荒本草》，曰："米布袋，生田野中，苗塌地生，叶似泽漆叶而窄，其叶顺茎排生，梢头攒结三四角，中有子如黍粒大微扁，味甘……"所述与今相符。

● **产地**

主产于我国东北、华北、华中地区以及江苏、山东、安徽、陕西、甘肃等地。

● **采收加工**

夏、秋二季采收采挖带根全草，晒干。

● **药材性状**

根呈长圆锥形，有的略扭曲，长 9~18cm，直径 0.3~0.8cm；表面红棕色或灰黄色，有纵皱纹、横向皮孔及细长侧根；质硬，断面黄白色，边缘棉毛状，中央浅黄色，颗粒状。茎短而细，灰绿色，有茸毛。单数羽状复叶，丛生，具托叶，叶多皱缩、破碎，完整小叶片展平后椭圆形，长 0.5~2cm，宽 0.2~1cm，灰绿色，有白色茸毛。有时可见伞形花序，蝶形花。荚果圆柱形，长 1.5~2.5cm，棕色，有白色茸毛；种子黑色，细小。气微，味淡、微甜，嚼之有豆腥味。以根粗长、叶色灰绿者为佳。

● **性味功用**

甘，寒。清热解毒，凉血消肿。适用于痈肿疔疮，丹毒，肠痈，瘰疬，毒虫咬伤，黄疸，肠炎，痢疾等病症。

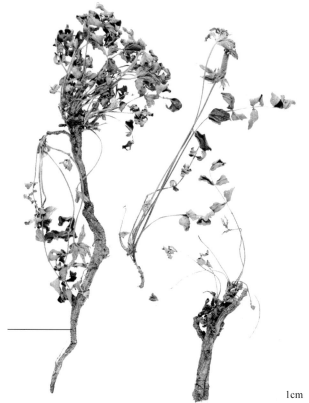

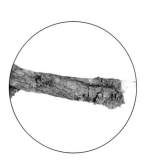

根有纵皱纹及横向皮孔

根呈长圆锥形，表面灰黄色

1cm

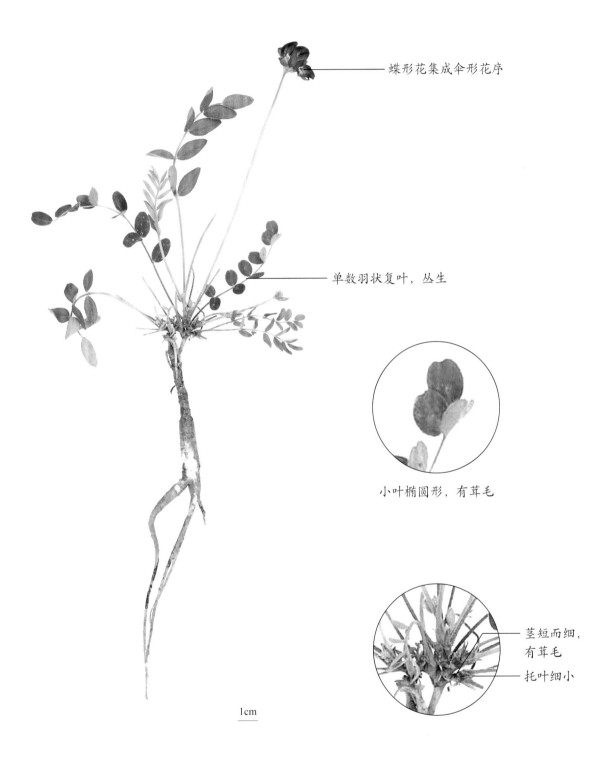

蝶形花集成伞形花序

单数羽状复叶，丛生

小叶椭圆形，有茸毛

茎短而细，
有茸毛

托叶细小

1cm

● **附注**

1. 同属植物也有在不同地区作甜地丁入药，注意鉴别。

2. 除甜地丁外，中药市场尚有紫花地丁、苦地丁两味药材。紫花地丁来源于堇菜科植物紫花
地丁 *Viola philippica* Cavanilles 的全草；苦地丁来源于罂粟科植物地丁草 *Corydalis bungeana*
Turcz. 的全草。

犁头草

- **别名**

  犁头尖、铧头草、地丁草。

- **来源**

  堇菜科植物心叶堇菜 *Viola vunnantuensis* W. Becker 的全草。

- **溯源**

  本品始载于《植物名实图考》，云："犁头草即堇堇菜，南北所产，叶长圆、尖缺各异，花亦有白紫之别……而结实则同。"所言与今相符。

- **产地**

  主产于我国长江以南各地。

- **采收加工**

  4~5 月果实成熟时采收全草，去净泥土，晒干。

- **药材性状**

  根状茎粗短，节密生，直径 4~5mm；支根多条，较粗壮而伸长。无地上茎。叶多数，基生；叶柄在花期通常与叶片近等长，在果期远较叶片长；托叶短，下部与叶柄合生，长约 1cm，离生部分开展；完整叶片卵形、宽卵形或三角状卵形，稀肾状，长 3~8cm，宽 3~8cm，先端尖或稍钝，基部深心形或宽心形，边缘具多数圆钝齿，两面无毛或疏生短毛。蒴果椭圆形，长约 1cm。气微，味微苦。

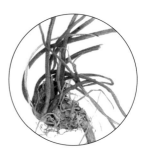

托叶短，下部与叶柄
合生，离生部分开展

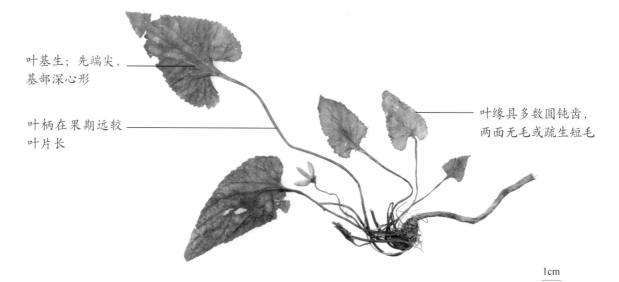

叶基生；先端尖，
基部深心形

叶柄在果期远较
叶片长

叶缘具多数圆钝齿，
两面无毛或疏生短毛

1cm

● **性味功用**

苦、微辛，寒。清热解毒，化瘀排脓，凉血清肝。适用于痈疽肿毒，乳痈，肠痈下血，化脓性骨髓炎，黄疸，目赤肿痛，瘰疬，外伤出血，蛇伤等病症。

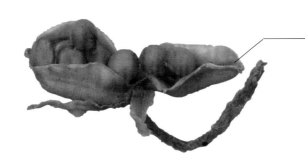

—— 蒴果椭圆形，3裂

2mm

盘龙参

● **别名**

绶草、金龙抱柱。

● **来源**

兰科植物绶草 *Spiranthes sinensis* (Pers.) Ames 的带根全草。

● **溯源**

本品始载于《滇南本草》。《植物名实图考》曰："袁州、衡州山坡皆有之。长叶如初生菫草而脆肥，春时抽葶，发苞如辫绳斜纠，开小粉红花，大如小豆瓣，有细齿上翘，中吐白蕊，根有粘汁，其根似天门冬而微细，色黄。"所言正是此种。本品穗状花序直立、密生多数白色或淡红色小花，螺旋状排列而上，故称盘龙参。

● **产地**

主产于我国长江流域。

● **采收加工**

夏、秋二季采挖全草，鲜用或晒干。

● **药材性状**

本品茎圆柱形，具纵条纹；基部簇生数条小纺锤形块根，具纵皱纹，表面灰白色。叶条形，数枚基生，展平后呈条状披针形。穗状花序顶生，呈螺旋状扭转。气微，味淡微甘。

● **性味功用**

甘、苦，平。益气养阴，清热解毒。适用于病后虚弱，阴虚内热，咳嗽吐血，头晕，腰痛酸软，糖尿病，遗精，淋浊带下，咽喉肿痛，毒蛇咬伤，烫火伤，疮疡痈肿等病症。

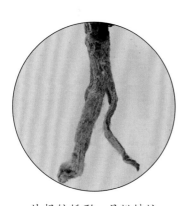

块根纺锤形，具纵皱纹

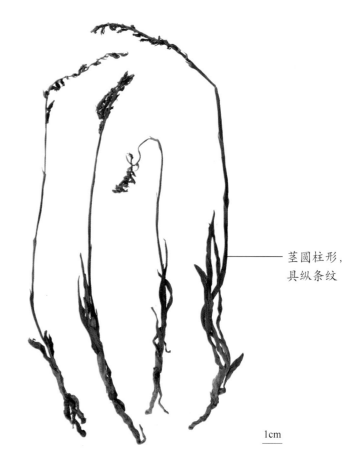

茎圆柱形，
具纵条纹

1cm

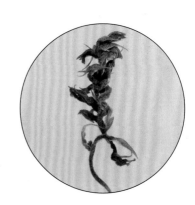

穗状花序顶生，呈螺旋状扭转

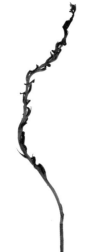

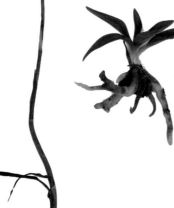

叶数枚基生，
呈条状披针形

1cm

猪鬃草

● 别名

猪毛还阳、猪铁丝芒、铁线草、猪鬃七。

● 来源

铁线蕨科植物铁线蕨 *Adiantum capillus-veneris* L. 的全草。

● 溯源

本品以"猪毛七"之名始载于《草木便方》，谓："猪毛七，一名岩棕。岩棕甘平温气血，止嗽定喘化痰烈；妇人血气捣酒饮，劳伤气血补肺捷。"

● 产地

主产于我国华东、中南、西南地区及河北、山西、陕西、甘肃等地。

● 采收加工

夏、秋二季采收，洗净，鲜用或晒干。

● 药材性状

全草长 15~40cm。根状茎细长而横走，密被棕色披针形鳞片。叶疏生；叶柄长

8~15cm，栗黑色，近基部被鳞片，向上光滑，有光泽；叶片薄纸质，卵状三角形或长圆状卵形，长 10~25cm，宽 8~16cm，中部以下二回羽状；羽片 3~5 对，互生，有柄，卵状三角形，基部 1 对最大，长达 5cm，羽裂至羽状，其余向上渐变小；小羽片 3~4 对，有短柄，扇形或斜方形，外缘浅裂至深裂，裂片上有钝齿，两侧近楔形，不对称；叶脉扇形，多回二叉分枝，两面均明显，深达叶缘。孢子囊群长圆形或圆肾形，横生于由变质裂片顶部反折的囊群盖下面，每羽片 3~10 枚；囊群盖圆肾形至长圆形，棕褐色，全缘。气微，味淡。

● 性味功用

苦，凉。清热解毒，利水通淋。适用于感冒发热，肺热咳嗽，湿热泄泻，痢疾，淋浊，带下，瘰疬，乳痈，疔毒，烫伤，毒蛇咬伤等病症。

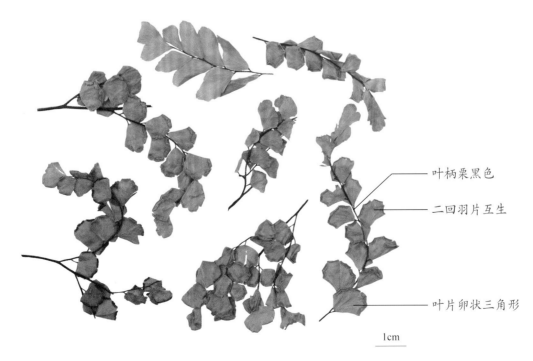

叶柄栗黑色

二回羽片互生

叶片卵状三角形

1cm

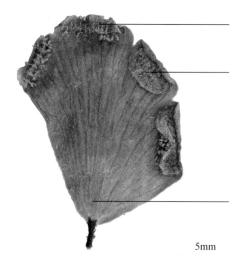

孢子囊群横生于囊群盖下面

囊群盖圆肾形至长圆形，棕褐色，全缘

叶脉扇形，多回二叉分枝，深达叶缘

5mm

● **附注**

部分地区以同属植物团羽铁线蕨 *Adiantum capillus-junonis* Rupr. 作为猪鬃草正品，并认为质佳。

● 猫须草

● 别名
肾茶、猫须公、化石草、排石茶。

● 来源
唇形科植物肾茶 *Clerodendranthus spicatus* (Thunb.) C. Y. Wu ex H. W. Li 的全草。

● 溯源
本品始载于广州部队《常用中草药手册》，曰："猫须草，甘淡、微苦，凉。清热去湿，通淋排石。主治急慢性肾炎，膀胱炎，尿路结石，胆结石，风湿性关节炎。"现今多用于肾结石或尿路结石，疗效确切。肾茶植物花中雄蕊 4 枚，两长两短，花丝花柱伸出花冠外，形如猫须，故称"猫须草"。

● 产地
主产于广东、海南、广西、云南、台湾等地。

● 采收加工
全年均可采收，以开花前采收为佳，割下茎叶，切碎晒干。

● 药材性状
全草长 30~70cm。茎枝呈方柱形，节稍膨大；老茎表面灰棕色或灰褐色，有纵皱纹或纵沟，断面木质，周围黄白色，中央髓部白色；嫩枝对生，紫褐色或紫红色，被短小柔毛。叶对生，皱缩，易破碎，完整者展平后呈卵形或卵状披针形，长 2~5cm，宽 1~3cm，先端尖，基部楔形，中部以上的叶片边缘有锯齿，叶脉紫褐色，两面呈黄绿色或暗绿色，均有小柔毛；叶柄长约2cm。轮伞花序每轮有6花，多已脱落。气微，茎味淡，叶味微苦。以茎枝幼嫩、色紫红、叶多者为佳。

● **性味功用**

甘、微苦，凉。清热利湿，通淋排石。适用于急慢性肾炎，膀胱炎，尿路结石，胆结石，风湿性关节炎等病症。

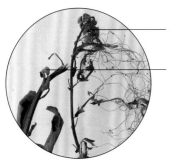

轮伞花序每轮有6花，多脱落

叶对生

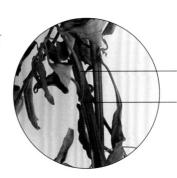

嫩枝对生，被短小柔毛

茎枝方形，节稍膨大

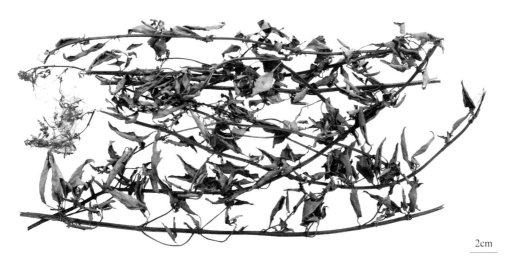

2cm

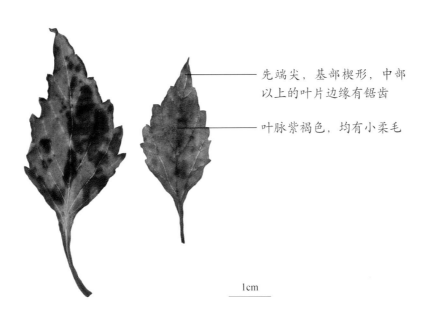

先端尖，基部楔形，中部以上的叶片边缘有锯齿

叶脉紫褐色，均有小柔毛

1cm

鹿耳翎

- **别名**

六耳棱、四方消、六棱菊。

- **来源**

菊科植物六棱菊 *Laggera alata* (D. Don) Sch.-Bip. ex Oliv. 的地上部分。

- **溯源**

本品以"鹿耳草"之名始载于《生草药性备要》，云："鹿耳草，敷疮圣药。名鹿耳苓。"《本草求原》曰："鹿耳翎，甘辛，平。解毒生肌，消肿拔毒，去结毒，理蛇伤烂。"

- **产地**

主产于云南。

- **采收加工**

夏季割取地上部分，切段晒干。

- **药材性状**

本品长短不一。老茎粗壮，直径6~10mm，灰棕色，有不规则纵皱纹。枝条棕黄色，有皱纹及黄色腺毛。茎枝具翅4~6条，灰绿色至黄棕色，被有短腺毛。质坚而脆，断面中心有髓。叶互生，多破碎，灰绿色至黄棕色，被黄色短腺毛。气香，味微苦，辛。

- **性味功用**

辛、苦，微温。祛风除湿，散瘀，解毒。适用于感冒发热，肺热咳嗽，风湿性关节炎，腹泻，肾炎水肿，经闭，跌打损伤，疔疮痈肿，瘰疬，毒蛇咬伤，湿疹瘙痒等病症。

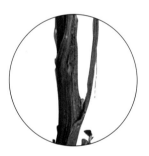

茎具皱纹及腺毛

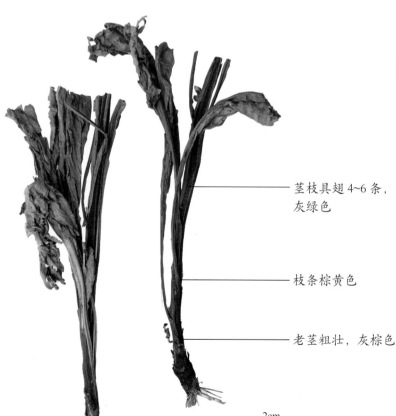

茎枝具翅4~6条，灰绿色

枝条棕黄色

老茎粗壮，灰棕色

2cm

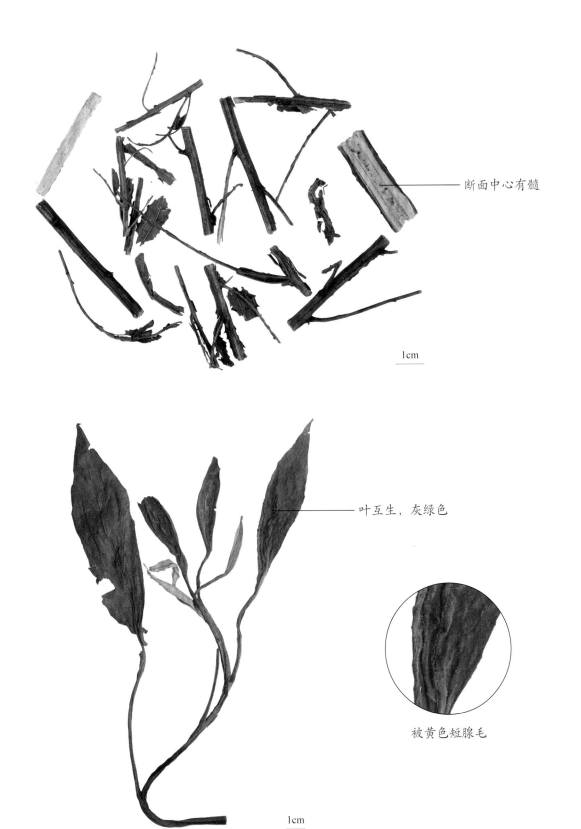

断面中心有髓

叶互生，灰绿色

被黄色短腺毛

1cm

1cm

● **附注**

据《中华本草》记载，同属植物翼齿六棱菊 *Laggera pterodonta* (DC.) Benth. 的地上部分入药称为臭灵丹，异名鹿耳翎，注意区别。

鹿衔草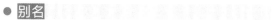

- 别名

  鹿含草、鹿蹄草。

- 来源

  鹿蹄草科植物鹿蹄草 *Pyrola calliantha* H. Andres 或普通鹿蹄草 *Pyrola decorata* H. Andres 的全草。

- 溯源

  本品始载于《滇南本草》，曰："鹿衔草，紫背者好。叶团，高尺余。出落雪厂者效。"《植物名实图考》云："鹿衔草，九江建昌山中有之。铺地生，绿叶紫背，面有白缕，略似蕺菜而微长，根亦紫。"所言即为此种。

- 产地

  主产于河南、甘肃、陕西等地。

- 采收加工

  夏、秋二季采收全草，晒至发软，堆积发汗，待叶片变紫红或紫褐色后，晒干。

- 药材性状

  全草长 14~30cm，全体无毛，紫红色或紫褐色。根状茎细长，具细根及鳞叶。基生叶 3~7 片；叶片革质，卵圆形、长卵形至椭圆形，长 3~7cm，宽 2~4cm，先端钝尖，有小突尖头，叶基广楔形，下延至叶柄，叶缘有稀疏小齿；表面枯绿色，背面紫红色，有时具白霜。花葶高 15~30cm；总状花序具花 5~8 朵。蒴果深棕色，扁球形。

- 性味功用

  甘、苦，温。补肾强骨，祛风除湿，止咳，止血。适用于肾虚腰痛，风湿痹痛，筋骨痿软，新久咳嗽，吐血，衄血，崩漏，外伤出血等病症。

▼ 鹿蹄草

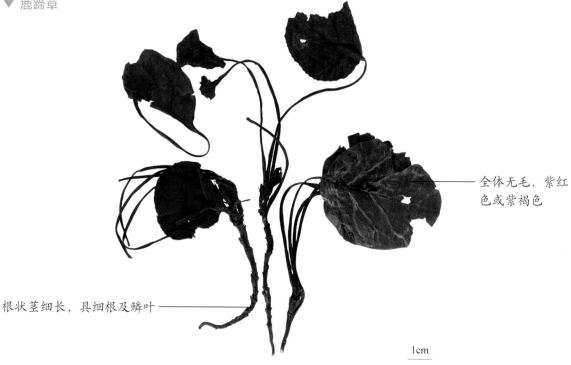

全体无毛，紫红色或紫褐色

根状茎细长，具细根及鳞叶

1cm

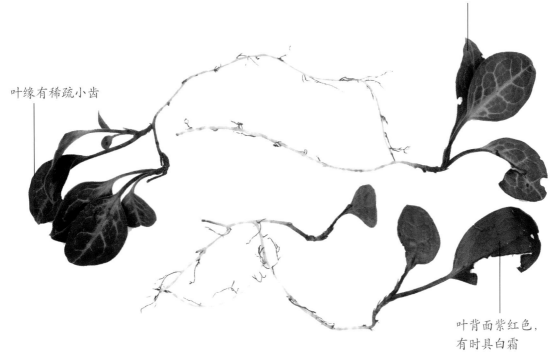

叶先端钝尖，有小突尖
头，叶基下延至叶柄

叶缘有稀疏小齿

叶背面紫红色，
有时具白霜

1cm

▼ 普通鹿蹄草

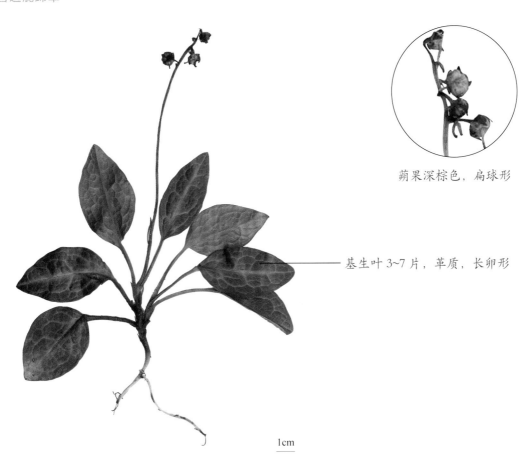

蒴果深棕色，扁球形

基生叶 3~7 片，草质，长卵形

1cm

鹿茸草

- **别名**

千年艾、白山艾、千重塔、毛茵陈、六月霜、千年霜、满山白、白头毛。

- **来源**

玄参科植物沙氏鹿茸草 *Monochasma savatieri* Franch. ex Maxim. 的全草。

- **溯源**

本品始载于《植物名实图考》，云："鹿茸草，生山石上。高四五寸，柔茎极嫩，白茸如粉。四面生叶，攒密上抱，叶纤如小指甲。春开四瓣桃红花，三瓣似海棠花，微尖下垂，一瓣上翕，两边交掩，黄心全露。"所言正是此种。

- **产地**

主产于江苏、浙江、江西、湖南、福建等地。

- **采收加工**

春、夏二季采收，鲜用或晒干。

- **药材性状**

本品灰白色，全株被白色绵毛。茎圆柱形，丛生，细而硬。叶密集，交互对生，完整叶片长椭圆状披针形，长 1~2.5cm，宽 2~3mm，先端渐锐尖，基部狭窄无柄。花冠唇形，淡红色或淡紫色，蒴果长圆形，包于宿存萼内。气微，味淡。

- **性味功用**

苦、涩、凉。清热解毒，祛风止痛，凉血止血。适用于感冒，咳嗽，肺炎发热，小儿鹅口疮，牙痛，风湿骨痛，疮疖痈肿，月经不调，崩漏，赤白带下，便血，吐血，外伤出血等病症。

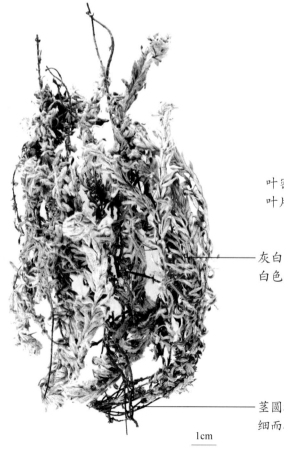

叶先端渐锐尖，基部狭窄无柄

叶密集，交互对生，叶片长椭圆状披针形

灰白色，全株被白色绵毛

茎圆柱形，丛生，细而硬

1cm

● **别名**

银线莲、小叶青。

● **来源**

兰科植物大斑叶兰 *Goodyera schlechtendaliana* H. G. Reichenbach L. 的全草。

● **溯源**

本品始载于《贵州民间药物》，曰："斑叶兰，性温，味甘。根可补虚，叶可止痛。治骨节疼痛，肾气虚弱。"近年来，金线莲在我国东南、华南地区非常紧俏，供不应求，斑叶兰伴随着银线莲这一异名，价格也逐步上涨。

● **产地**

主产于我国长江以南各地。

● **采收加工**

夏、秋二季采收全草，洗净，晒干。

● **药材性状**

本品长 15~35cm。根状茎粗壮，节处附有多数须根。茎单一，被长柔毛。叶 4~6 枚，互生于茎下部，具叶柄，叶柄长 1~2cm，基部具膜质鞘，完整叶片卵形或卵状披针形，长 3~8cm，先端急尖，基部圆形至浅心形，上面绿色，具黄白色斑纹。花茎直立，高约 20cm，总状花序具花 5~20 余朵，疏生，花序轴被长柔毛；花偏向一侧，淡黄棕色。蒴果直立，长 8~12mm。

● **性味功用**

甘、辛，平。润肺止咳，补肾益气，行气活血，消肿解毒。适用于肺痨咳嗽，支气管炎，头晕乏力，神经衰弱，阳痿，跌打损伤，骨节疼痛，咽喉肿痛，乳痈，疮疖，瘰疬，毒蛇咬伤等病症。

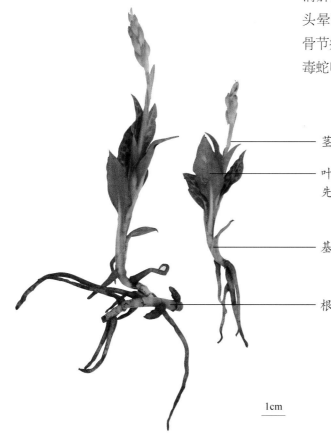

茎单一，被长柔毛

叶互生，具叶柄，卵状披针形，先端急尖，基部圆形至浅心形

基部具膜质鞘

根状茎粗壮，节处附有多数须根

1cm

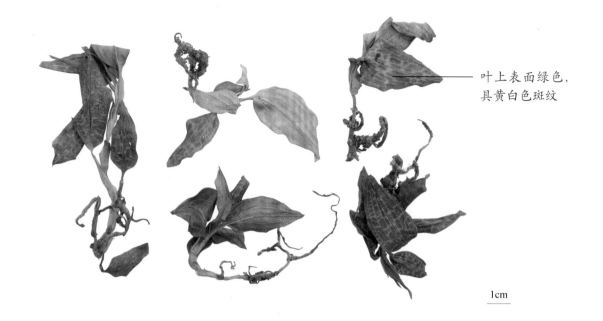

叶上表面绿色，具黄白色斑纹

1cm

● **附注**

同属植物羞斑叶兰 *Goodyera repens* (L.) R. Br.、大花斑叶兰 *Goodyera biflora* (Lindl.) Hook. F.、绒叶斑叶兰 *Goodyera velutina* Maxim. 等在部分地区亦同等入药。

葫芦茶

● 别名

葫芦叶、田刀柄、剃刀柄、钊板茶。

● 来源

豆科植物葫芦茶 *Tadehagi triquetrum* (L.) Ohashi 的枝叶。

● 溯源

本品始载于《生草药性备要》，云："葫芦茶，味涩，性平。消食杀虫，治小儿五疳。作茶饮。"在岭南地区作凉茶。

● 产地

主产于广东、广西、福建等地。

● 采收加工

夏、秋二季割取地上部分，除去粗枝，切段，晒干。

● 药材性状

茎枝多折断，基部木质，圆柱形，直径约5mm，表面红棕色至红褐色；上部草质，具三棱，棱上疏被粗毛。叶多皱缩卷曲，展平后呈卵状矩圆形至披针形，长6~15cm，宽1~3.5cm；表面红棕色，下面主脉上有毛，革质；叶柄长0.8~3.5cm，具阔翅；托叶有时可见，披针形，淡棕色。有时可见总状

花序或扁平荚果，长 2~5cm，有 4~8 个近
方形荚节，被毛。气香，味微甘。以叶多、
干燥、色青带红、无粗梗者为佳。

杀虫。适用于中暑烦渴，感冒发热，咽喉
肿痛，肺病咳血，肾炎，黄疸，泄泻，痢疾，
风湿性关节痛，小儿疳积，钩虫病，疥疮
等病症。

● 性味功用

苦、涩，凉。清热解毒，利湿退黄，消积

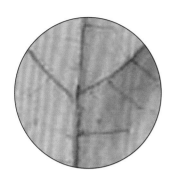

叶下面主脉上有毛

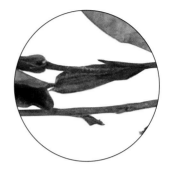

托叶有时可见，披针形，淡棕色

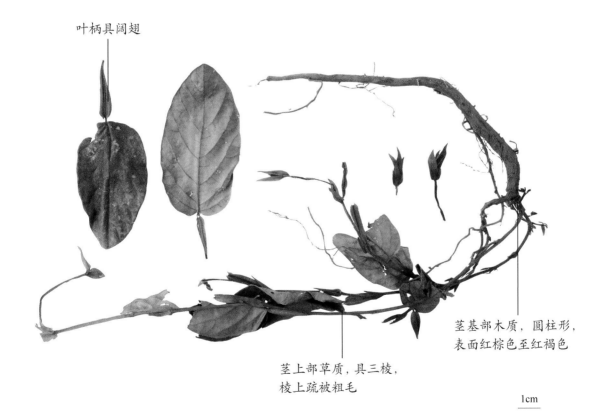

叶柄具阔翅

茎基部木质，圆柱形，
表面红棕色至红褐色

茎上部草质，具三棱，
棱上疏被粗毛

1cm

● 附注

同属植物蔓茎葫芦茶 *Tadehagi pseudotriquetrum* (Candolle) H. Ohashi 亦同等入药。与前者区别：
叶卵状披针形或椭圆状披针形；荚果仅背、腹缝密生缘毛。

朝天罐

- **别名**

  仰天罐、大金钟、公石榴、倒水莲。

- **来源**

  野牡丹科植物朝天罐 *Osbeckia opipara* C. Y. Wu et C. Chen 的枝叶。

- **溯源**

  本品以"罐子草"之名始载于《新华本草纲要》。

- **产地**

  主产于我国西南地区及江西、广西等地。

- **采收加工**

  全年均可采，切段，晒干。

- **药材性状**

  茎四棱形或稀六棱形，被粗毛，表面棕褐色，直径 1~6mm。叶对生或有时 3 枚轮生，坚纸质，椭圆状披针形，长 5~10cm，宽 2~4cm，先端渐尖，基部钝或近心形，全缘，深褐色，两面密被糙伏毛及透明腺点，基出脉 5 条。叶柄长 0.5~1cm，密被平贴糙伏毛。

- **性味功用**

  苦、甘、平。清热利湿，止血调经。适用于湿热泻痢，淋痛，久咳，劳嗽，咯血，月经不调，带下等病症。

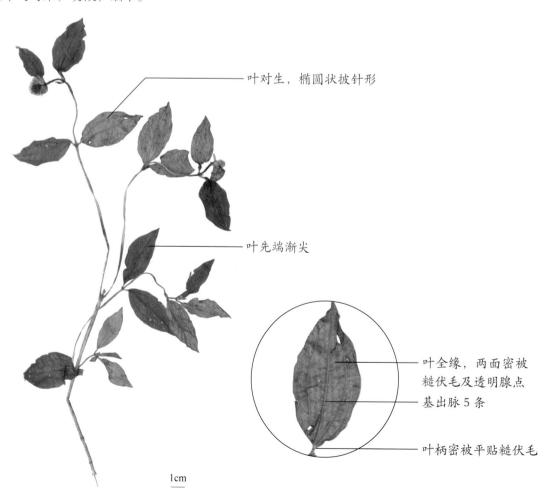

叶对生，椭圆状披针形

叶先端渐尖

叶全缘，两面密被糙伏毛及透明腺点

基出脉 5 条

叶柄密被平贴糙伏毛

1cm

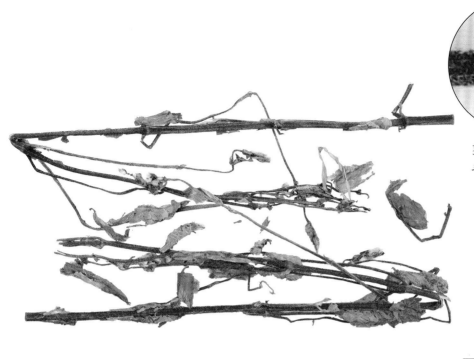

茎四棱形，被粗
毛，表面棕褐色

1cm

旋 花 ●

● **别名**

旋花苗、打碗花、打破碗花。

● **来源**

旋花科植物欧旋花 *Calystegia sepium* subsp. *spectabilis* Brummitt 的全草。

● **溯源**

《神农本草经》载有"旋花"条，药用部位为花。《本草拾遗》载："旋花，本功外，取根食之不饥。又取根、苗捣绞汁服之，主丹毒，小儿毒热。"

● **产地**

我国南北各地均产。

● **采收加工**

夏季采挖全草，晒干。

● **药材性状**

根圆柱形，黄白色，易折断；味微甘。茎缠绕，具细棱。叶片多皱缩，叶形变化大，完整叶片展开后呈三角状卵形或宽卵形，长 4~10cm，宽 2~6cm，先端渐尖或锐尖，基部戟形或心形，全缘或基部伸展为 2~3 个大齿缺的裂片。花单生叶腋；花梗长达 10cm；苞片 2 枚，宽卵形；花冠漏斗状；雄蕊 5，花丝基部扩大；柱头 2 裂。

● **性味功用**

甘，温。清热解毒。适用于丹毒。

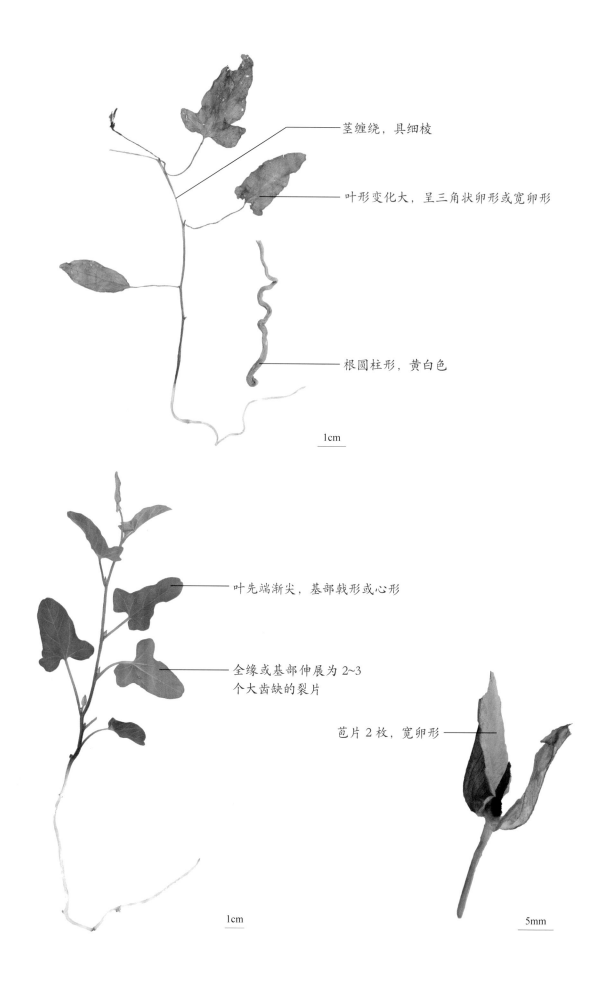

茎缠绕，具细棱

叶形变化大，呈三角状卵形或宽卵形

根圆柱形，黄白色

1cm

叶先端渐尖，基部戟形或心形

全缘或基部伸展为 2~3
个大齿缺的裂片

苞片 2 枚，宽卵形

1cm

5mm

● **别名**

点地梅、清明草、白花珍珠草、天星草。

● **来源**

报春花科植物点地梅 *Androsace umbellata* (Lour.) Merr. 的全草。

● **溯源**

本品以"佛顶珠"之名始载于《草木便方》，曰："佛顶珠，一名地胡椒。地胡椒辛性大温，跌扑肿痛消五淋；能杀蛀虫擦牙痛，偏正头痛捣涂灵。"据考证，即为此种。

● **产地**

我国南北各地均产。

● **采收加工**

清明前后采收全草，晒干。

● **药材性状**

全草皱缩，被白色节状细柔毛。根细须状。叶基生，多皱缩碎落，完整者呈近圆形或卵圆形，黄绿色，直径 5~20mm，边缘具三角状钝牙齿，两面均被贴伏的短柔毛；叶柄长 1~4cm，有白毛。花葶纤细，有的可见顶生伞形花序，小花浅黄色，常脱落。蒴果球形，具深裂的宿存萼。质脆，易碎。气微，味辛而微苦。

● **性味功用**

苦、辛，微寒。清热解毒，消肿止痛。适用于咽喉肿痛，口疮，牙痛，头痛，赤眼，风湿痹痛，哮喘，淋浊，疔疮肿毒，烫火伤，蛇咬伤，跌打损伤等病症。

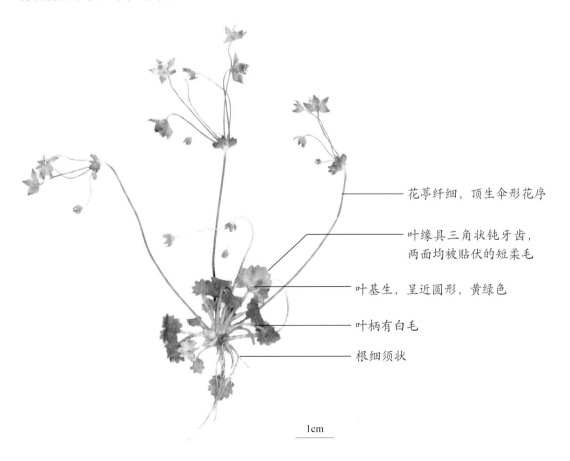

花葶纤细，顶生伞形花序

叶缘具三角状钝牙齿，两面均被贴伏的短柔毛

叶基生，呈近圆形，黄绿色

叶柄有白毛

根细须状

1cm

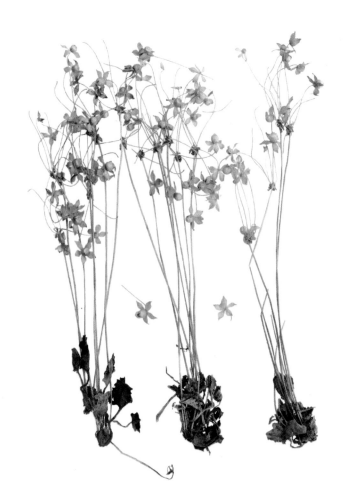

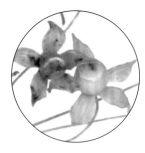

蒴果球形，具深裂的宿存萼

黑龙丝

- **别名**
猪鬃草、铁线蕨、铁丝草、水猪毛七、石中珠。

- **来源**
铁线蕨科植物半月形铁线蕨 *Adiantum philippense* L. 的全草。

- **溯源**
本品始载于《云南中草药》，云："黑龙丝，一名白马分鬃，一名猪鬃草，一名铁线蕨。淡、微辛，平。活血祛瘀，利尿通乳，止咳。主治乳汁不通，乳腺炎，膀胱炎，尿道炎，发热，咳嗽，产后瘀血，血崩。"

- **产地**
主产于我国华南、西南等地。

- **采收加工**
全年均可采收，晒干。

- **药材性状**
全草长20~40cm。根状茎短，连同叶柄基部密被紫棕色的披针形鳞片。叶簇生。叶柄长10~22cm，棕色，具光泽。叶草质，一回羽状；羽片8~12对，互生，有细长的柄，斜扇形，从基部至顶部叶片逐渐减小，中部羽片长 2~4cm，中部宽 1~2.3cm；叶脉辐射状，小脉二叉。孢子囊群线形或长圆形，背生于上缘裂片，每羽片 2~6 个。气微，味淡。

● 性味功用

淡，平。清肺止咳，利水通淋，消痈下乳。适用于肺热咳嗽，小便淋痛，乳痈肿痛，乳汁不下等病症。

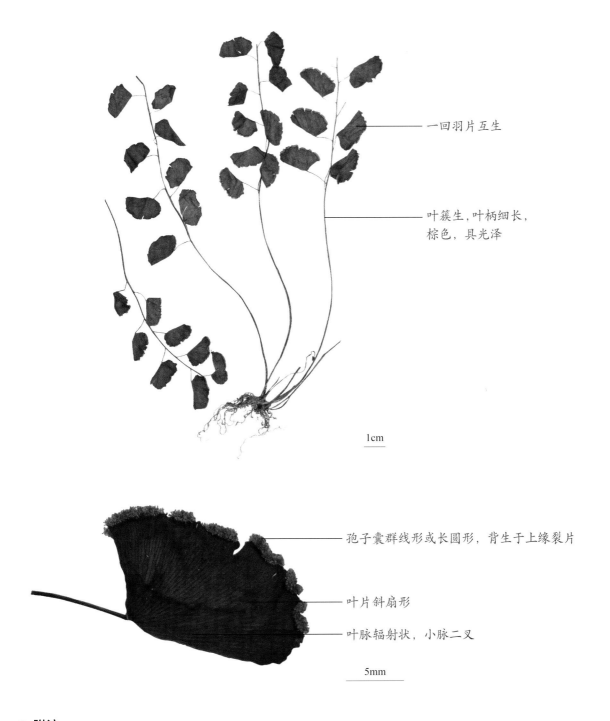

—— 一回羽片互生

—— 叶簇生，叶柄细长，棕色，具光泽

1cm

—— 孢子囊群线形或长圆形，背生于上缘裂片

—— 叶片斜扇形

—— 叶脉辐射状，小脉二叉

5mm

● 附注

据《中华本草》记载，本品称之为黑龙丝。同科植物铁线蕨 Adiantum capillus-veneris L. 的全草入药，称为猪鬃草（一名铁线蕨）。在市场调查发现，猪鬃草来源较为复杂，本品及铁线蕨科多种植物均称为猪鬃草。

舒筋草

- **别名**

伸筋骨、马尾伸筋、老虎须、千金藤。

- **来源**

石松科植物藤石松 *Lycopodiastrum casuarinoides* (Spring) Holub ex Dixit 的全草。

- **溯源**

本品始载于《四川中药志》1960 年版，曰："性温，味微甜，无毒。能舒筋活血。治风湿关节痛，跌打损伤，筋骨疼痛，月经不调及脚转筋等症。"

- **产地**

主产于湖南、四川、福建、浙江等地。

- **采收加工**

夏、秋二季采收全草，晒干。

- **药材性状**

全草长可达 4m。茎多回二叉分枝，小枝扁平，直径 1~1.5mm。叶革质，螺旋状排列，稀疏，钻形，长 0.7~1mm，宽 0.5mm，基部贴生于枝上，先端有长约 1.5mm 的长芒。孢子囊穗圆柱形，顶生，长 2.5~3mm，宽约 1.5mm，先端突尖，有膜质长芒，边缘有不规则钝齿。孢子囊生于孢子叶腋，肾形，宽 1.5mm，厚 0.5mm，长约 1mm，黄色。

- **性味功用**

微甘，平。祛风除湿，舒筋活血，明目，解毒。适用于风湿痹痛，腰肌劳损，跌打损伤，月经不调，盗汗，结膜炎，夜盲症，水火烫伤，疮疡肿毒等病症。

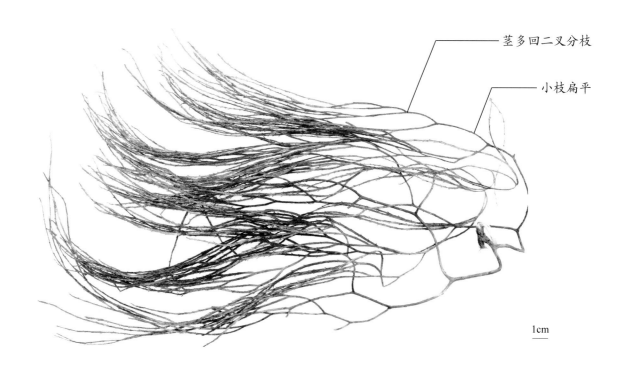

茎多回二叉分枝

小枝扁平

1cm

● **别名**

大仙鹤草、草本水杨梅、石打穿、五气朝阳草。

● **来源**

蔷薇科植物柔毛路边青 *Geum japonicum* Thunb. var. *chinense* F. Bolle 的全草。

● **溯源**

本品以"地椒"之名始载于《庚辛玉册》，曰："多生近道阴湿处，荒田野中亦有之。丛生，苗叶似菊，茎端开黄花，实类椒而不赤。实可结伏三黄、白矾。制丹砂、粉霜。"所言应为此种。本品为圣宁感冒液、风寒感冒胶囊的主要原料。

● **产地**

主产于我国华东、西南等地。

● **采收加工**

夏、秋二季采收全草，切碎，晒干。

● **药材性状**

全草长 20~60cm。须根簇生。茎被黄色短柔毛及粗硬毛。基生叶为大头羽状复叶，通常有小叶 1~2 对，连叶柄长 5~20cm；叶柄被粗硬毛及短柔毛；顶生小叶最大，卵形或宽卵形，浅裂或不裂，长 3~8cm，宽 5~9cm，先端圆钝，基部阔心形或宽楔形，边缘有粗大圆钝或急尖锯齿，被稀疏糙伏毛，下部茎生叶 3 小叶，上部茎生叶为单叶，

花序顶生，花梗密被粗硬毛

下部茎生叶 3 小叶

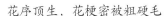

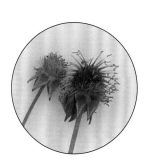

花瓣黄色，已脱落；雄蕊多数；雌蕊多数，彼此分离

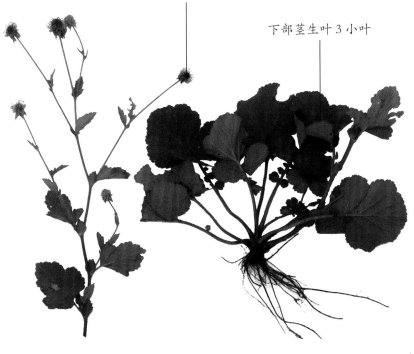

1cm

3浅裂；茎生叶托叶草质，边缘有不规则粗大锯齿。花序顶生，花梗密被粗硬毛；花瓣5，黄色，常脱落；雄蕊多数；雌蕊多数，彼此分离。聚合果卵球形，瘦果被长硬毛。气微，味微苦。

● **性味功用**

苦、辛，寒。补肾平肝，活血消肿。适用于头晕目眩，小儿惊风，阳痿，遗精，虚劳咳嗽，风湿痹痛，月经不调，疮疡肿痛，跌打损伤等病症。

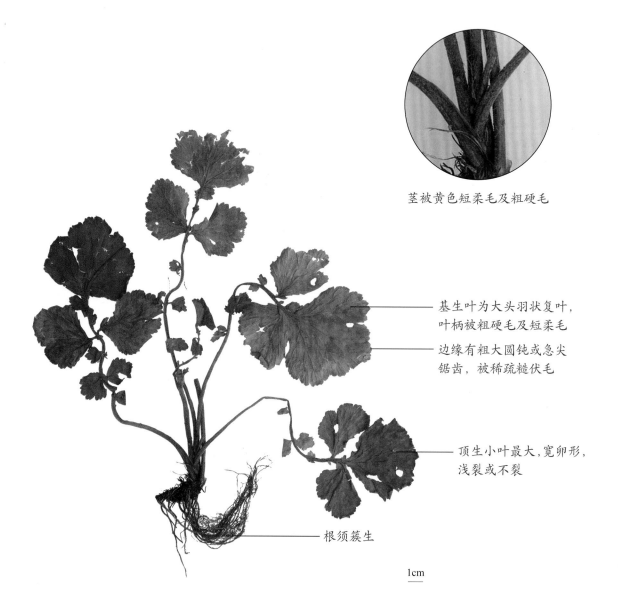

茎被黄色短柔毛及粗硬毛

基生叶为大头羽状复叶，叶柄被粗硬毛及短柔毛

边缘有粗大圆钝或急尖锯齿，被稀疏糙伏毛

顶生小叶最大，宽卵形，浅裂或不裂

根须簇生

1cm

● **附注** ───────

《本草纲目》载有"水杨梅"条，云："生水边，条叶甚多，生子如杨梅状。"《植物名实图考》谓："水杨梅，按此草江西池泽边甚多，花老为絮，土人呼为水杨柳。与所引《庚辛玉册》地椒开黄花不类。"结合其附图，所言为茜草科植物细叶水团花 *Adina rubella* Hance，现今仍全株（或根）入药，称为水杨梅（或水杨梅根）。

● **别名**

兰花参、娃儿草、蛇须草、金线草。

● **来源**

桔梗科植物蓝花参 *Wahlenbergia marginata* (Thunb.) A. DC. 的带根全草。

● **溯源**

"兰花参"之名始载于《滇南本草》，曰："味甘微苦，性平，入心脾二经。补虚损，止自汗、盗汗。除虚热，止妇人白带。"《滇南本草图谱》云："兰花参当作蓝花参，兰、蓝音同致误，蓝花盖指其花色，参则指其功效耳。易门（县）土名蓝花草是证。"所言与今相符。

● **产地**

主产于云南，长江以南各地亦产。

● **采收加工**

夏、秋二季花果期挖取带根全草，洗净，晒干。

● **药材性状**

本品长 10~30cm。根细长呈线状，表面棕褐色或淡棕黄色，具细纵纹，断面黄白色。茎丛生，纤细。叶互生；无柄；叶片多皱缩，展开后呈条形或倒披针状匙形，长 1~3cm，宽 0.2~0.4cm；灰绿色或棕绿色。花单生于枝顶，浅蓝紫色。蒴果圆锥形，长约 5mm。种子多数，细小。气微，味微甜，嚼之有豆腥气。

● **性味功用**

甘、微苦，平。益气健脾，止咳祛痰，止血。适用于虚损劳伤，自汗，盗汗，小儿疳积，妇女带下，感冒，咳嗽，衄血，疟疾，瘰疬等病症。

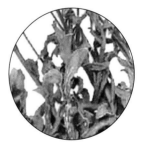

叶互生，无柄，叶片呈条形或倒披针状匙形

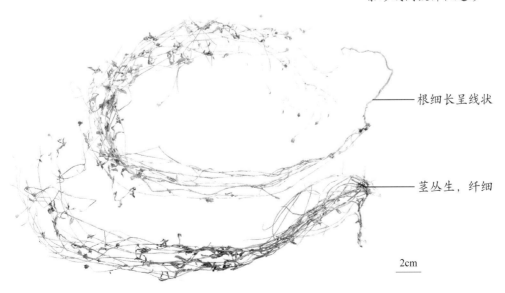

根细长呈线状

茎丛生，纤细

2cm

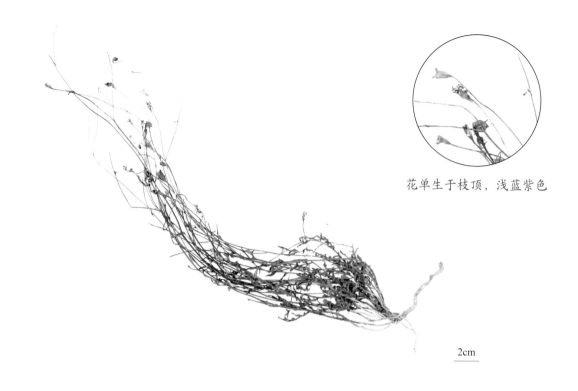

花单生于枝顶，浅蓝紫色

2cm

锦香草

● 别名
老虎耳、石用、大虎耳草、山霸王。

● 来源
野牡丹科植物锦香草 *Phyllagathis cavaleriei* (Lévl. et Van.) Guill. 的全草。

● 溯源
本品始载于《广西药用植物名录》。

● 产地
主产于湖南、广东、广西、贵州、云南等地。

● 采收加工
春、夏二季采收全草，切碎，晒干。

● 药材性状
茎近肉质，密被长粗毛，四棱形，通常不分枝，基部茎节处附有多数须根。叶对生，叶柄长 1.5~9cm，密被长粗毛；叶片纸质，广卵形或广椭圆形，先端广急尖至近圆形，基部心形，长 6~16cm，宽 4.5~14cm，两面绿色或有时背面紫红色，表面被疏糙伏毛状长粗毛，背面仅基出脉及侧脉被平展的长粗毛，基出脉 7~9，表面脉平整，背面脉隆起。伞形花序，顶生，总花梗长 4~17cm。蒴果，先端冠 4 裂，伸出宿存萼，宿存萼具 8 纵肋，果梗伸长，被糠秕。

● 性味功用
苦、辛，寒。清热凉血，利湿。适用于热毒血痢，湿热带下，月经不调，血热崩漏，肠热痔血，小儿阴囊肿大等病症。

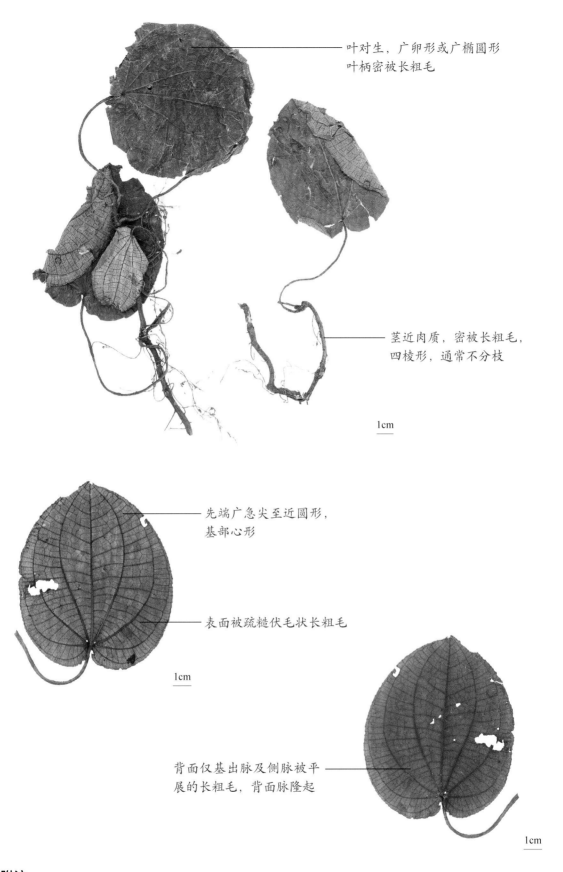

叶对生，广卵形或广椭圆形
叶柄密被长粗毛

茎近肉质，密被长粗毛，
四棱形，通常不分枝

1cm

先端广急尖至近圆形，
基部心形

表面被疏糙伏毛状长粗毛

1cm

背面仅基出脉及侧脉被平
展的长粗毛，背面脉隆起

1cm

● **附注**

该植物的根亦可单独药用。

矮地茶

● **别名**

平地木、紫金牛、千年矮、不出林。

● **来源**

紫金牛科植物紫金牛*Ardisia japonica* (Thunb.) Bl. 的全株。

● **溯源**

"紫金牛"之名始载于《本草图经》，曰："紫金牛，生福州，味辛，叶如茶，上绿下紫，实圆，红如丹朱，根微紫色。"据谢宗万先生考证，《本草图经》中紫金牛应为红凉伞*Ardisia crenata* Sims var. *bicolor* (Walker) C. Y. W. et C. Chen 或朱砂根 *Ardisia crenata* Sims 之叶背带紫色者。《本草纲目拾遗》在"叶底红"条引《李氏草秘》，云："叶下红，一名平地木。长五六寸，茎圆，叶下生红子，生山隰等处。"《植物名实图考》在"小青"条下记载："今江西、湖南多

有之。生沙壖地，高不盈尺，开小粉红花，尖瓣下垂，冬结红实，俗呼矮茶。"《植物名实图考长编》谓："矮茶，江西处处有之。高三四寸，茎顶发叶，光洁如茶树叶而有齿。叶下开五瓣小粉红花。秋结实，如天竺子，微小，凌冬不凋。"以上所言均为此种。《中国药典》1977 年版以矮地茶之名收载本品。

● **产地**

主产于我国长江以南各地。

● **采收加工**

8~9 月采挖全株，晒干。

● **药材性状**

全株长 15~25cm。往往附有匍匐根状茎。茎圆柱形或稍扁，直径 2~5mm，表面暗红棕色，具细纵纹及突起的叶痕，基部疏生须状不定根；顶端有时可见花梗或暗红色

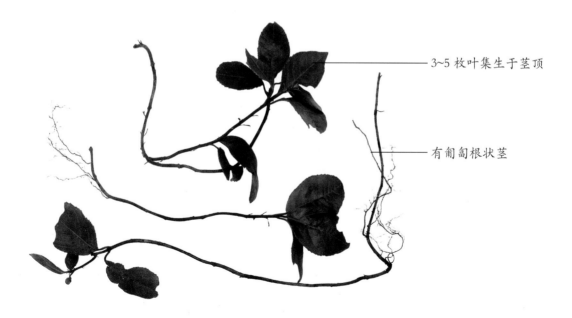

3~5 枚叶集生于茎顶

有匍匐根状茎

1cm

皱缩的球形小果。质脆易折断，断面淡红棕色，中央有白色髓。叶常 3~5 枚集生于茎顶，叶片稍卷曲或破碎，展平后呈椭圆形，表面灰绿色至棕褐色，嫩叶附生腺毛，边缘具细锯齿，网脉明显。气微，味微涩。以茎色红棕、叶色绿者为佳。

● **性味功用**

辛、微苦，平。化痰止咳，利湿，活血。适用于新久咳嗽，痰中带血，黄疸，水肿，淋证，带下，经闭痛经，风湿痹痛，跌打损伤，睾丸肿痛等病症。

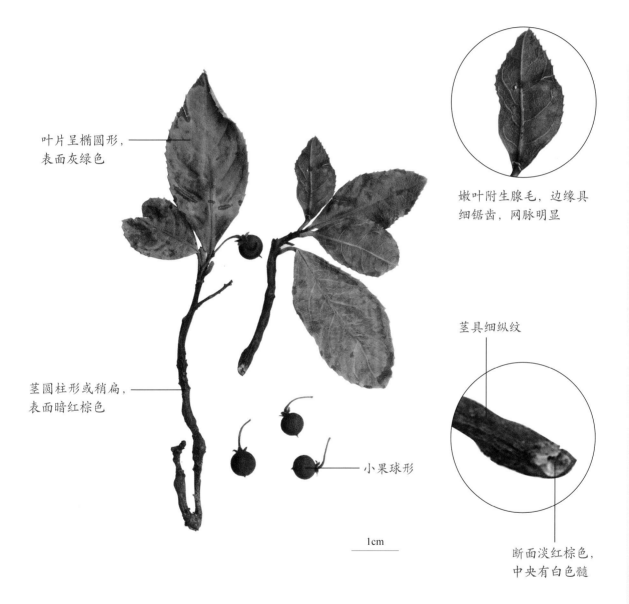

叶片呈椭圆形，表面灰绿色

嫩叶附生腺毛，边缘具细锯齿，网脉明显

茎圆柱形或稍扁，表面暗红棕色

茎具细纵纹

小果球形

1cm

断面淡红棕色，中央有白色髓

● **附注**

商品中有一种小紫金牛，为同属植物小紫金牛 *Ardisia chinensis* Benth. 的全株。与本品的区别为叶较小，边缘腺点明显，无锯齿。主产于广西。

雉子筵

- **别名**
  瓢子、落地蜘蛛。

- **来源**
  蔷薇科植物莓叶委陵菜 *Potentilla fragarioides* L. 的全草。

- **溯源**
  本品始载于《陕西草药》。

- **产地**
  主产于河北、山东、江苏、浙江、贵州等地。

- **采收加工**
  夏季采收全草，洗净，晒干。

- **药材性状**
  全株长约 25cm，密被毛绒。茎纤细。羽状复叶。基生叶有小叶 5~7，稀为 9，先端三小叶较大，小叶宽倒卵形、卵圆形或椭圆形，长 0.8~4cm，宽 0.5~2cm，先端尖或稍钝，基部楔形或圆形，边缘具粗锯齿；茎生叶为三出复叶。花多，黄色。瘦果小，微有皱纹。气微，味涩，微苦。

- **性味功用**
  甘、微辛，温。活血化瘀，养阴清热。适用于疝气，干血痨等病症。

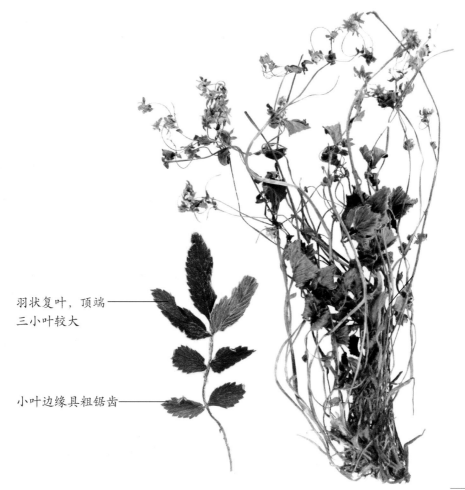

羽状复叶，顶端 —— 三小叶较大

小叶边缘具粗锯齿 ——

1cm

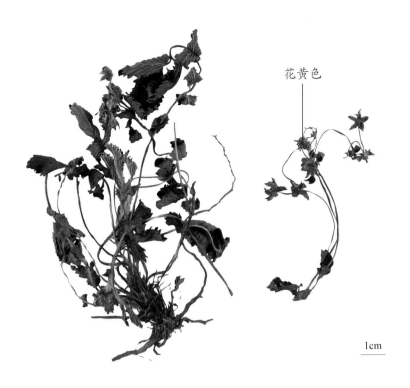

花黄色

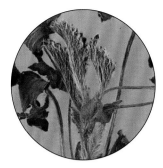

全株密被毛绒；茎纤细

1cm

鹅不食草 ●

● 别名

石胡荽。

● 来源

菊科植物石胡荽 *Centipeda minima* (L.) A. Br. et Ascher. 的全草。

● 溯源

本品始载于《食性本草》，《四声本草》称之为石胡荽。《本草纲目》云："石胡荽，生石缝及阴湿处，小草也。高二三寸，冬月生苗，细茎小叶，形状宛如嫩胡荽，其气辛熏不堪食，鹅亦不食之。夏开细花，黄色，结细子，极易繁衍，僻地则铺满也。"所言与今相符。

● 产地

我国南北各地均产。

● 采收加工

9~11 月花开时采收，鲜用或晒干。

● 药材性状

全草扭集成团。须根纤细，淡黄色。茎细，多分枝，质脆，易折断，断面黄白色。叶小，近无柄；叶片多皱缩或破碎，完整者展平后呈楔状倒披针形，长 7~20mm，宽 3~5mm，表面灰绿色或棕褐色，边缘具 3~5 个疏齿。头状花序黄色或黄褐色。气微，久闻有刺激感，味苦，微辛。以色灰绿、刺激性气强者为佳。

● 性味功用

辛，温。祛风通窍，解毒消肿。适用于感冒，头痛，鼻渊，鼻息肉，咳嗽，喉痹，耳聋，目赤翳膜，疟疾，风湿痹痛，跌打损伤，肿毒，疥癣等病症。

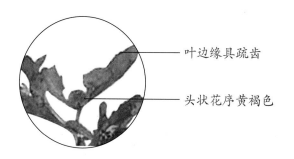

叶边缘具疏齿

头状花序黄褐色

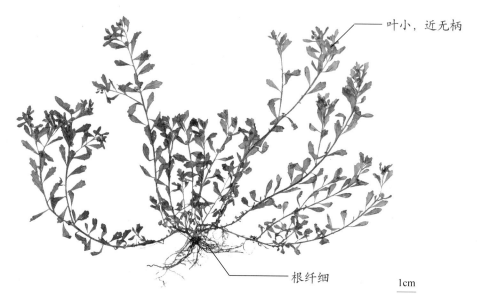

叶小，近无柄

根纤细

1cm

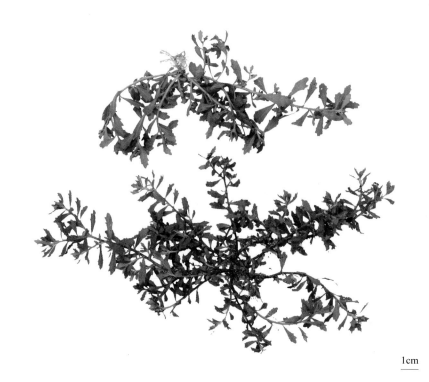

1cm

● **附注**

本品散寒通窍功效较好，在临床上多治疗各种鼻炎。

● **别名**

追骨风、清明菜、糯米饭青、黄花曲草。

● **来源**

菊科植物鼠曲草 *Gnaphalium affine* D. Don 的全草。

● **溯源**

本品以"鼠耳"之名首载于《名医别录》。《本草拾遗》始载"鼠曲草",谓:"鼠曲草,生平岗熟地,高尺余,叶有白毛,黄花。"《本草品汇精要》云:"佛耳草,春生苗,高尺余,茎叶颇类旋覆而遍有白毛,折之有绵如艾,且柔韧,茎端分歧着小黄花,十数作朵,瓣极茸细。"《本草会编》曰:"佛耳草,徽人谓之黄蒿。二三月苗长尺许,叶似马齿苋而细,有微白毛,花黄。土人采茎叶和米粉,捣作粑果食。"《本草纲目》载:"原野间甚多。二月生苗,茎叶柔软。叶长寸许,白茸如鼠耳之毛。开小黄花成穗,结细子。楚人呼为米曲,北人呼为茸母。故邵桂子瓮牖语云,北方寒食,采茸母草和粉食。"以上所言与此种相符。至今,我国华东地区仍有清明时节采此种植物制作蒿子粑的传统。

● **产地**

主产于江苏、浙江等地。

● **采收加工**

春季开花时采收,去尽杂质,晒干。

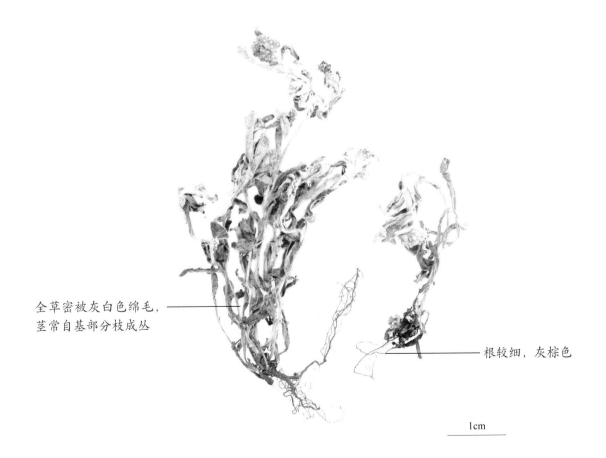

全草密被灰白色绵毛,茎常自基部分枝成丛

根较细,灰棕色

1cm

● 药材性状

全草密被灰白色绵毛。根较细，灰棕色。茎常自基部分枝成丛，长15~30cm，直径1~2mm。叶皱缩卷曲，展平后叶片呈条状匙形或倒披针形，长2~6cm，宽0.3~1cm，全缘，两面均密被灰白色绵毛；质柔软，头状花序顶生，多数，金黄色或棕黄色，舌状花及管状花多已脱落，花托扁平，有花脱落后的痕迹。气微，味微甘。以色灰白、叶及花多者为佳。

● 性味功用

甘、微酸，平。化痰止咳，祛风除湿，解毒。适用于咳喘痰多，风湿痹痛，泄泻，水肿，蚕豆病，赤白带下，痈肿疔疮，阴囊湿痒，荨麻疹，高血压等病症。

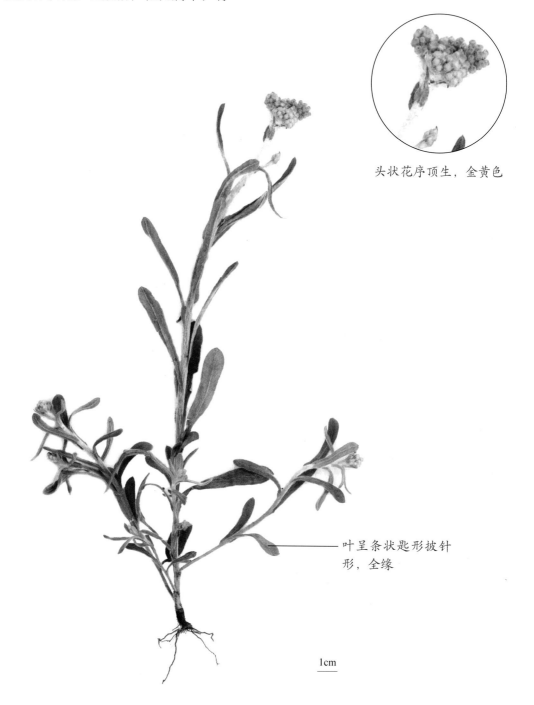

头状花序顶生，金黄色

叶呈条状匙形披针形，全缘

1cm

蔊 菜

● **别名**

辣米菜、野油菜、干油菜、江剪刀草、山芥菜。

● **来源**

十字花科植物蔊菜 *Rorippa indica* (L.) Hiern. 或无瓣蔊菜 *Rorippa dubia* (Pers.) Hara 的全草。

● **溯源**

本品始载于《本草纲目》，曰："蔊菜生南地，田园间小草也。冬月布地丛生，长二三寸，柔梗细叶。三月开细花，黄色。结细角长一二分，角内有细子。野人连根、叶拔而食之，味极辛辣，呼为辣米菜，沙地生者尤伶仃。"

● **产地**

我国大部分地区均产。

● **采收加工**

5~7 月采收全草，晒干。

● **药材性状**

蔊菜：全草长 15~35cm，淡绿色。根较长，弯曲，直径 1.5~3mm；表面淡黄色，有不规则皱纹及须根，质脆，折断面黄白色，木部黄色。茎分枝或单一，淡绿色，有时带紫色。叶多卷曲，易破碎或脱落，完整的叶长圆形，羽状分裂，花小，萼片黄绿色，4 片，花瓣 4，黄色。长角果稍弯曲，长 1~2cm，直径 1~1.5mm。种子多数，2 列，直径 0.5~0.6mm。气微，味淡。

无瓣蔊菜：全草淡绿色。根较细，直径 0.5~1mm。茎圆柱形，有分支，长 10~30cm。叶片皱缩破碎，完整的叶片

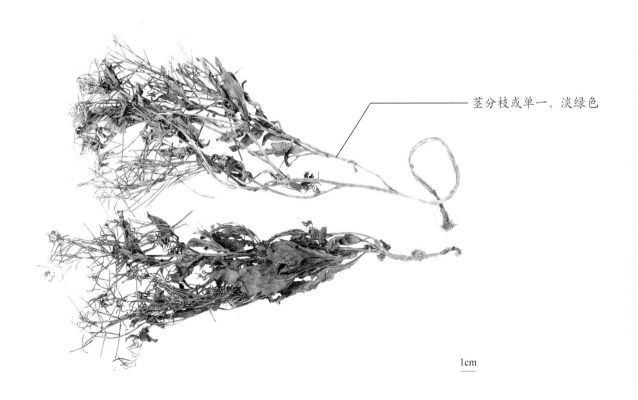

茎分枝或单一，淡绿色

1cm

卵形，大头羽裂，先端裂片具钝锯齿缘，侧裂片 1~3 对，向下渐小；茎上部叶披针形，表面绿褐色或枯黄色；基生叶和茎下部叶具长柄，两侧具狭翅。总状花序。萼片黄绿色，4 片，无花瓣。角果长柱形，长 1.5~3cm，直径约 1mm，表面绿褐色，光滑。种子多数，排成一行，球形，直径约 0.7mm，黄褐色。气微，味淡。

● 性味功用

辛、苦，微温。祛痰止咳，解表散寒，活血解毒，利湿退黄。适用于咳嗽痰喘，感冒发热，麻疹透发不畅，风湿痹痛，咽喉肿痛，疔疮痈肿，漆疮，经闭，跌打损伤，黄疸，水肿等病症。

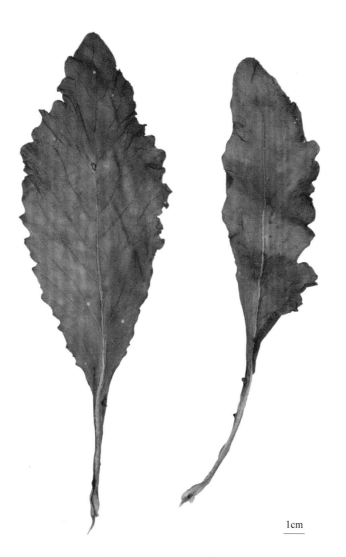

1cm

叶长圆形，羽状分裂

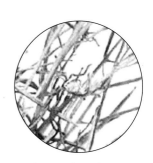

花小，萼片黄绿色

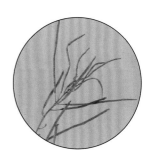

长角果稍弯曲，内有种子多数

豨莶草

- 别名
  黏不扎、粘糊草、猪母菜、肥猪草。

- 来源
  菊科植物豨莶 *Siegesbeckia orientalis* L. 或腺梗豨莶 *Siegesbeckia pubescens* Makino 的地上部分。

- 溯源
  本品始载于《新修本草》，云："豨莶，叶似酸浆而狭长，花黄白色。一名火莶，田野皆识之。"又另出"猪膏莓"条，云："叶似苍耳，茎圆有毛，生下湿地，所在皆有。"《本草纲目》认为豨莶、猪膏莓为一物，并为一条，曰："猪膏莓素茎有直棱，兼有斑点，叶似苍耳而微长，似地菘而稍薄，对节而生，茎叶皆有细毛。肥壤一株分枝数十。八九月开小花，深黄色，中有长子如同蒿子，外萼有细刺粘人。"所言即为此种。

- 产地
  主产于秦岭及长江以南各地。

- 采收加工
  夏、秋二季割取地上部分，晒干或晾干。

- 药材性状
  豨莶：茎圆柱形，表面灰绿色、黄棕色或紫棕色，有纵沟及细纵纹，枝对生，节略膨大，密被白色短柔毛；质脆，易折断，断面明显的白色髓部。叶对生，多脱落或破碎；完整的叶片三角状卵形或卵状披针形，长 4~10cm，宽 1.8~6.5cm，先端钝尖，

▼豨莶

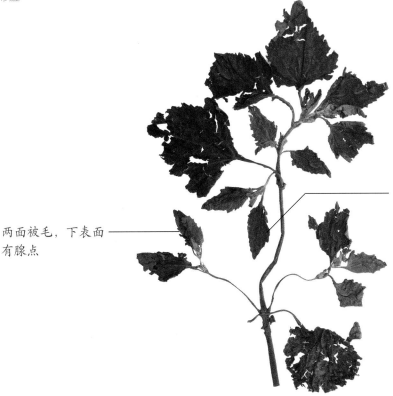

两面被毛，下表面有腺点

叶先端钝尖，基部宽楔形下延成翅柄

1cm

981

基部宽楔形下延成翅柄，边缘有不规则浅
裂或粗齿；两面被毛，下表面有腺点。有
时在茎顶或叶腋可见黄色头状花序。气微，
味微苦。

腺梗豨莶：枝上部被长柔毛和紫褐色腺点；
叶卵圆形或卵形，边缘有不规则小锯齿。

上两种以枝嫩、叶多、色深绿者为佳。

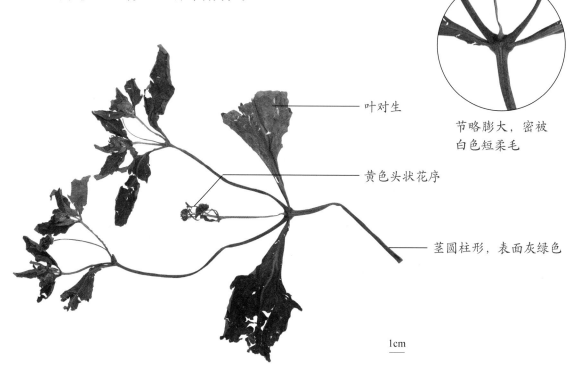

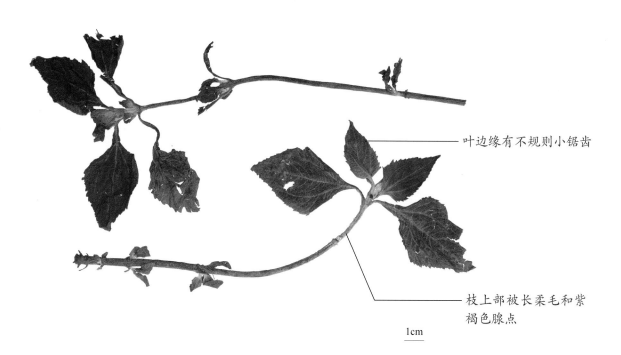

● **性味功用**

苦、辛，寒；小毒。祛风湿，通经络，清
热解毒。适用于风湿痹痛，筋骨不利，腰
膝无力，半身不遂，高血压病，疟疾，黄疸，
痈肿疮毒，风疹湿疮，虫兽咬伤等病症。

节略膨大，密被
白色短柔毛

叶对生

黄色头状花序

茎圆柱形，表面灰绿色

1cm

▼ 腺梗豨莶

叶边缘有不规则小锯齿

枝上部被长柔毛和紫
褐色腺点

1cm

蝇子草

● **别名**

苍蝇花、野蚊子草、蚊子草、白花瞿麦。

● **来源**

石竹科植物鹤草 *Silene fortunei* Vis. 的全草。

● **溯源**

本品以"鹤草"之名始载于《植物名实图考》，曰："江西平野多有之。一名洒线花，或即呼为沙参。长根细白，叶似枸杞而小，秋开五瓣长白花，下作细筒，瓣梢有齿如剪。"结合其附图，即为此种。

● **产地**

主产于甘肃、陕西等地。

● **采收加工**

夏、秋二季采集，洗净，鲜用或晒干。

● **药材性状**

全草长 50~100cm。根圆锥形或圆柱形，平直或扭曲，长 10~20cm，宽 1~2cm；表面浅黄色，具纵纹，纵纹上布有稍突起的横纹；质坚硬，折断面坚实致密，较平坦，茎基部稍带木质，具粗糙短毛，中部以上多分枝，有柔毛或近于无毛。叶对生；完整叶披针形或倒披针形，长 2~3.5cm，宽 2~6mm，先端尖锐，基部狭窄成短柄。聚伞花序顶生，花粉红色或白色。蒴果棍棒状。种子赤黄色，有瘤状突起。气微，根味微甘，后涩。

● **性味功用**

辛、涩，凉。清热利湿，活血解毒。适用于痢疾，肠炎，热淋，带下，咽喉肿痛，劳伤发热，跌打损伤，毒蛇咬伤等病症。

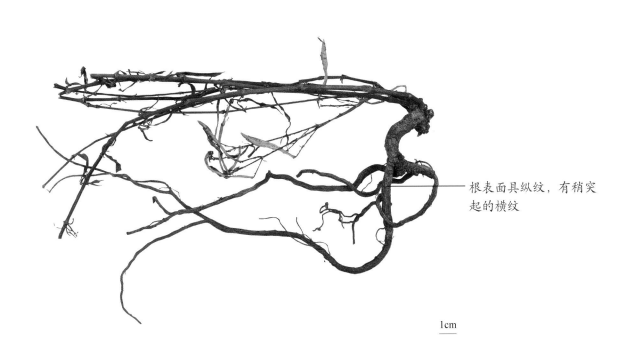

根表面具纵纹，有稍突起的横纹

1cm

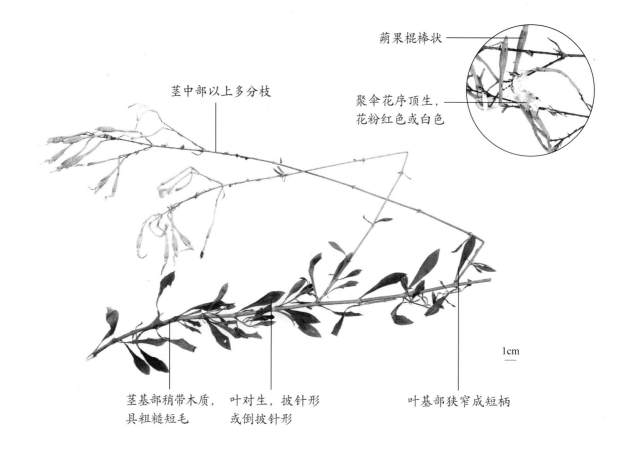

蒴果棍棒状

茎中部以上多分枝

聚伞花序顶生，
花粉红色或白色

1cm

茎基部稍带木质，
具粗糙短毛

叶对生，披针形
或倒披针形

叶基部狭窄成短柄

獐牙菜

- **别名**
  走胆草。

- **来源**
  龙胆科植物獐牙菜 *Swertia bimaculata* (Sieb. et Zucc.) Hook. f. et Thoms. ex C. B. Clarke 的全草。

- **溯源**
  "獐牙菜"之名始载于《救荒本草》，按其描述和附图，所言应为眼子菜科植物。本品的明确药用记载始于《湖南药物志》，

曰："獐牙菜，味辛香，性微寒，无毒。杀虫。治腹痛，马鞍鼻。"

- **产地**
  主产于我国长江以南各地。

- **采收加工**
  夏、秋二季采收全草，切碎，晾干。

- **药材性状**
  全草长 60~100cm。茎细，具分枝，圆形。叶对生，多皱缩，完整叶片椭圆形或长圆形，先端渐尖，基部渐狭下延；无柄。有时在

叶腋可见花或残留花萼。气微,味苦。

● 性味功用

　　苦、辛,寒。清热解毒,利湿,疏肝利胆。

适用于急、慢性肝炎,胆囊炎,感冒发热,
咽喉肿痛,牙龈肿痛,尿路感染,肠胃炎,
痢疾,风火眼,小儿口疮等病症。

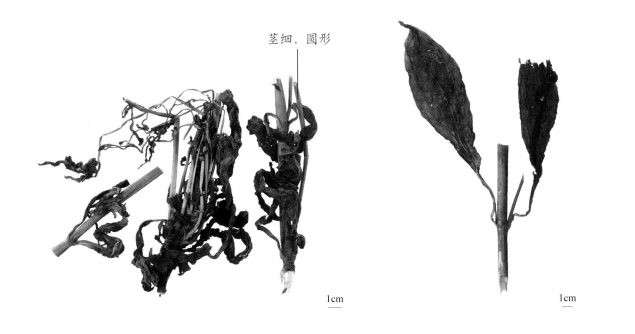

茎细,圆形

1cm

1cm

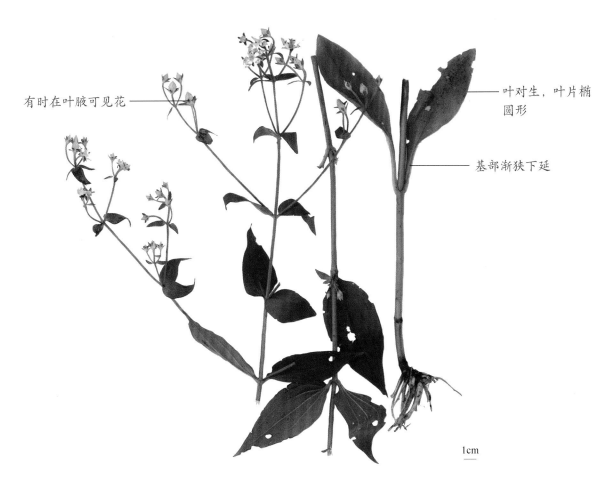

有时在叶腋可见花

叶对生,叶片椭
圆形

基部渐狭下延

1cm

獐耳细辛

● 别名
牛肺三七、蝴蝶草。

● 来源
毛茛科植物獐耳细辛 *Hepatica nobilis* Gars var. *asiatica* (Nakai) Hara 的带根状茎的全草。

● 溯源
本品作为及己的异名首载于《本草纲目》，云："二月生苗，先开白花，后方生叶三片，状如獐耳，根如细辛，故名獐耳细辛。"所言即为此种。

● 产地
主产于浙江、安徽等地。

● 采收加工
春、秋二季采挖，洗净，切碎，晒干。

● 药材性状
根状茎圆柱形，长 1~2cm，直径 2~8mm；表面棕褐色，环节密集，状如僵蚕，节上有不定根。不定根长可达 10cm，直径约 0.5mm；质脆，易折断，断面棕黄色。基生叶 3~6 片，叶柄长 6~9cm；完整叶片展开后呈正三角状宽卵形，长 2.5~6.5cm，宽 4.5~7.5cm，基部深心形，3 裂至中部，状如獐耳，全缘，被疏柔毛。气微，根味苦、辛。

● 性味功用
苦，平。活血祛风，杀虫止痒。适用于筋骨酸痛，癣疮等病症。

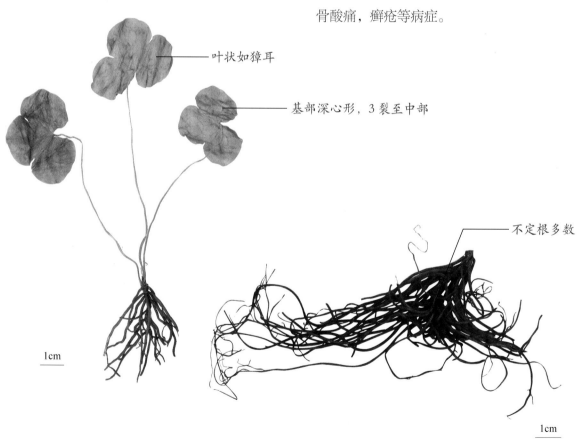

叶状如獐耳

基部深心形，3 裂至中部

不定根多数

1cm

1cm

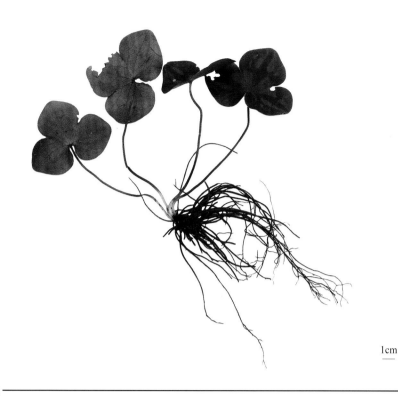

1cm

● **附注** ─────────────────────

一般认为根状茎入药更佳。

糯米团 ●

● 别名

糯米草、糯米条。

● 来源

荨麻科植物糯米团 *Gonostegia hirta* (Bl.) Miq. 的带根全草。

● 溯源

本品以"捆仙绳"之名始载于《天宝本草》，曰："治跌打损伤，痒沥，诸疮痛疽发背，消面肿。"

● 产地

主产于我国长江以南各地。

● 采收加工

夏、秋二季拔取全草，切碎晒干。

● 药材性状

根粗壮，肉质，圆锥形，有支根；表面浅红棕色；不易折断，断面略粗糙，呈浅棕黄色。茎黄褐色。叶多破碎，暗绿色，粗糙有毛，润湿展平后，3条基脉明显，背面网脉明显。有时可见簇生的花或瘦果，果实卵形，先端尖，约具10条细纵棱。气微，味淡。

● 性味功用

甘、微苦，凉。清热解毒，健脾消积，利湿消肿，散瘀止血。适用于乳痈，肿痛，痢疾，消化不良，食积腹痛，疳积，带下，水肿，小便不利，痛经，跌打损伤，咳血，吐血，外伤出血等病症。

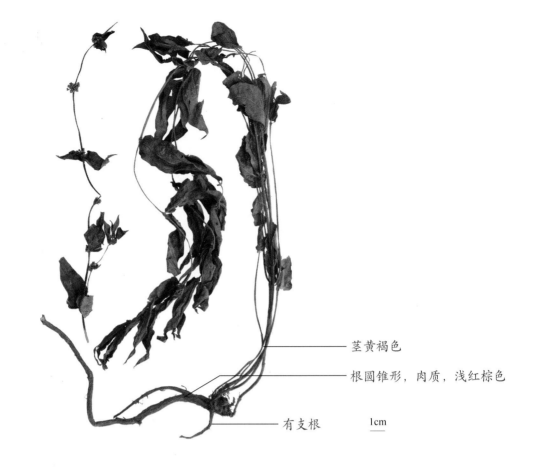

茎黄褐色

根圆锥形，肉质，浅红棕色

有支根

1cm

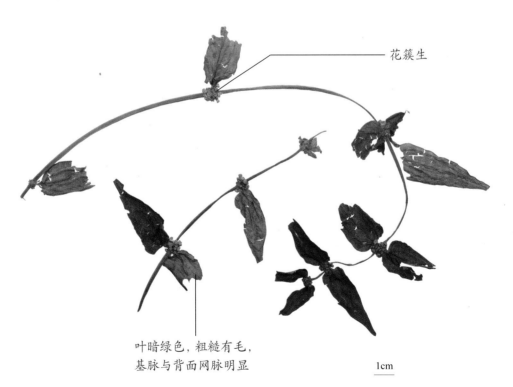

花簇生

叶暗绿色，粗糙有毛，
基脉与背面网脉明显

1cm

● **附注**

黄杨科植物顶花板凳果 *Pachysandra terminalis* Sieb. et Zucc. 入药，异名糯米藤、捆仙绳，注意区别。

蜜柑草

● 别名
夜关门、地莲子。

● 来源
大戟科植物蜜甘草 *Phyllanthus ussuriensis* Rupr. et Maxim. 的全草。

● 溯源
本品始载于《天目山药用植物志》。

● 产地
主产于江苏、安徽、浙江、福建等地。

● 采收加工
夏、秋二季采收，鲜用或晒干备用。

● 药材性状
全草长 15~60cm；茎无毛，分枝细长。叶 2 列，互生，条形或披针形，长 8~20mm，宽 2~5mm，先端尖，基部近圆形，具短柄，托叶小。花小，单性，雌雄同株；无花瓣，腋生。蒴果圆形，具细柄下垂，直径约 2mm，表面平滑。气微，味苦、涩。

● 性味功用
苦，寒。清热利湿，清肝明目。适用于黄疸，痢疾，泄泻，水肿，淋病，小儿疳积，目赤肿痛，痔疮，毒蛇咬伤等病症。

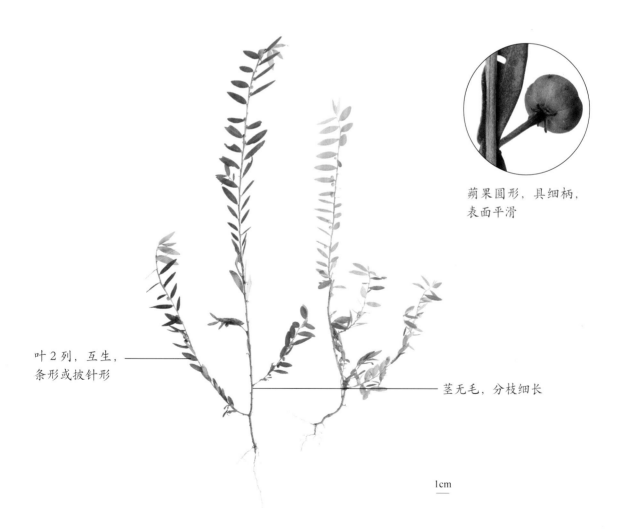

蒴果圆形，具细柄，表面平滑

叶 2 列，互生，条形或披针形

茎无毛，分枝细长

1cm

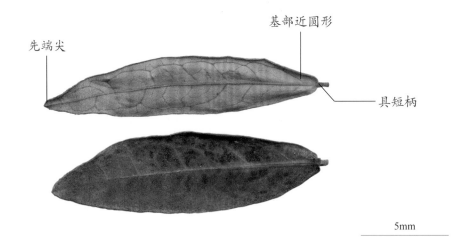

先端尖　　　基部近圆形

具短柄

5mm

翠云草

- **别名**
  绿绒草、蓝地柏。

- **来源**
  卷柏科植物翠云草 *Selaginella uncinata* (Desv.) Spring 的全草。

- **溯源**
  本品以"翠羽草"之名始载于《本草纲目拾遗》，曰："一名翠云草、孔雀花、神锦花、鹤翎草、凤尾草。其草独茎成瓣，细叶攒簇，叶上有翠斑。《花镜》：翠云草无直梗，宜倒悬及平铺在地，因其叶青绿苍翠，重重碎蹙，俨若翠钿云翘，故名。但有色而无花香，非芸也。其根遇土即生，见日则萎，性最喜阴湿。"《植物名实图考》谓："翠云草生山石间，绿茎小叶，青翠可爱。《群芳谱》录之，人多种于石供及阴湿地为玩，江西土医谓之龙须，滇南谓之剑柏，皆云能舒筋活络。"结合其附图，所言即为本种。

- **产地**
  主产于我国长江以南各地。

- **采收加工**
  全年均可采收，洗净，晒干。

- **药材性状**
  全草长 30~60cm，青绿色或黄绿色。主茎伏地蔓生，有细纵沟，侧枝疏生并多次分叉，分枝处常生不定根。叶二型，在枝两侧及中间各 2 行，侧叶卵形，长 2~2.5mm，宽 1~1.2mm，基部偏斜心形，先端尖，边缘全缘；中叶质薄，斜卵状披针形，长 1.5~1.8mm，宽 0.6~0.8mm，基部偏斜心形，淡绿色，先端渐尖，边缘全缘或有小齿，嫩叶上面呈翠蓝色。孢子囊穗偶见，四棱形，单生于小枝顶端，长 0.5~2cm，孢子叶卵圆状三角形，长约 2mm，宽约 0.8mm，先端长渐尖，龙骨状，4 列覆瓦状排列。孢子囊圆肾形。质轻，柔软。气微，味淡。

● **性味功用**

淡、微苦，凉。清热利湿，解毒，止血。适用于黄疸，痢疾，泄泻，水肿，淋病，筋骨痹痛，吐血，咳血，便血，外伤出血，痔漏，烫火伤，蛇咬伤等病症。

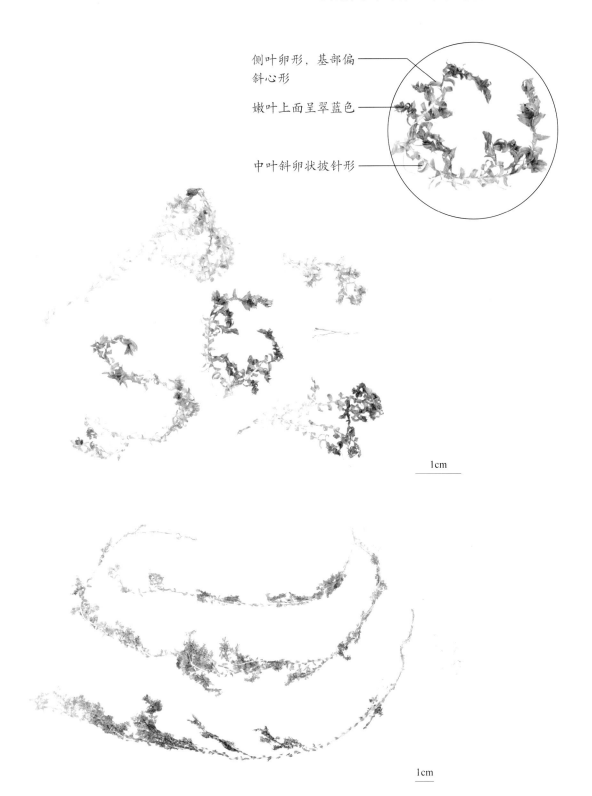

侧叶卵形，基部偏斜心形

嫩叶上面呈翠蓝色

中叶斜卵状披针形

1cm

1cm

篦梳剑

- **别名**

  手指甲、小石剑、剑叶卷莲、分金草、小金刀。

- **来源**

  蹄盖蕨科植物假双盖蕨 *Triblemma lancea* (Thunb.) Ching 的全草。

- **溯源**

  本品始载于《福建中草药》，为湖南、福建等地民间习用品种。

- **产地**

  主产于湖南、福建、广西、浙江等地。

- **采收加工**

  全年均可采收全草，洗净，晒干。

- **药材性状**

  全草长 15~40cm。根状茎细长，横走，被黑色或深棕色阔披针形鳞片。叶疏生，叶柄长 5~16cm，通常中部以下被鳞片，叶片狭披针形或线状披针形，长 10~25cm，中部宽 1.5~2.5cm，先端渐尖，基部楔形，全缘或浅波状，中脉明显，侧脉羽状分叉，斜向上，每组有小脉 3~4 条，伸达叶边。孢子囊群线形，长 4~8mm，背生于每组侧脉上侧的小脉上，单生或偶有双生，距中脉较远，通常生在叶片的上半部，囊群盖线形，膜质。气微，味微苦涩。

- **性味功用**

  苦、涩，微寒。止血通淋，清热解毒。适用于咳血，淋证，尿血，小儿疳积，足癣等病症。

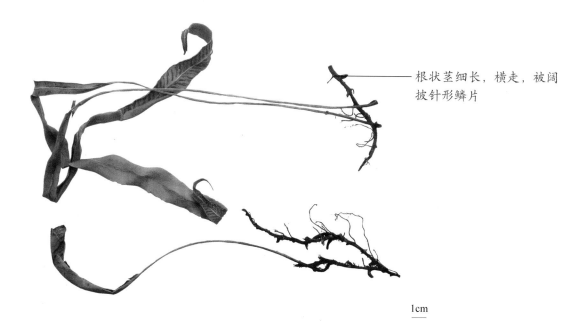

根状茎细长，横走，被阔披针形鳞片

1cm

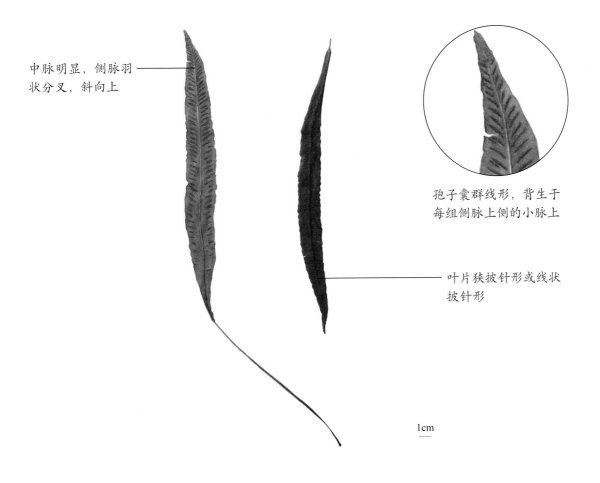

中脉明显，侧脉羽
状分叉，斜向上

孢子囊群线形，背生于
每组侧脉上侧的小脉上

叶片狭披针形或线状
披针形

1cm

磨盘草

● **别名**

石磨子、磨盆草、磨仔草。

● **来源**

锦葵科植物磨盘草 *Abutilon indicum* (Linn.) Sweet 的全草。

● **溯源**

本品以"磨挡草"之名始载于《本草药性备要》，云："味甜甘，性平，无毒。散风血热。耳鸣耳聋，煲鸡肉食亦可。"《岭南采药录》曰："枝叶皆如桑。枝中空。花如鶏头婆，有红白之分，子如半截磨盘。"所言即为此种。

● **产地**

主产于我国华南、西南地区。

● **采收加工**

夏、秋二季采割地上部分，切碎，晒干。

● **药材性状**

全草主茎直径约2cm，有分枝，外皮有网格状皱纹，淡灰褐色如被粉状，触之有柔滑感。叶皱缩，完整叶片卵圆形，长3~9cm，宽2.5~7cm；先端短尖或渐尖，基部心形，边缘具不规则锯齿；上表面浅灰绿色，背面灰白色，密被灰色短柔毛，手捻之较柔韧而不易碎。有时叶腋有花或果，果实形似磨盘，直径约 1.5cm，黑色，分果 15~20。气微，味淡。

● 性味功用

甘、淡，凉。疏风清热，化痰止咳，消肿止痛。

适用于感冒，发热，咳嗽，泄泻，中耳炎，耳聋，咽炎，腮腺炎，尿路感染，疮痈肿毒，跌打损伤等病症。

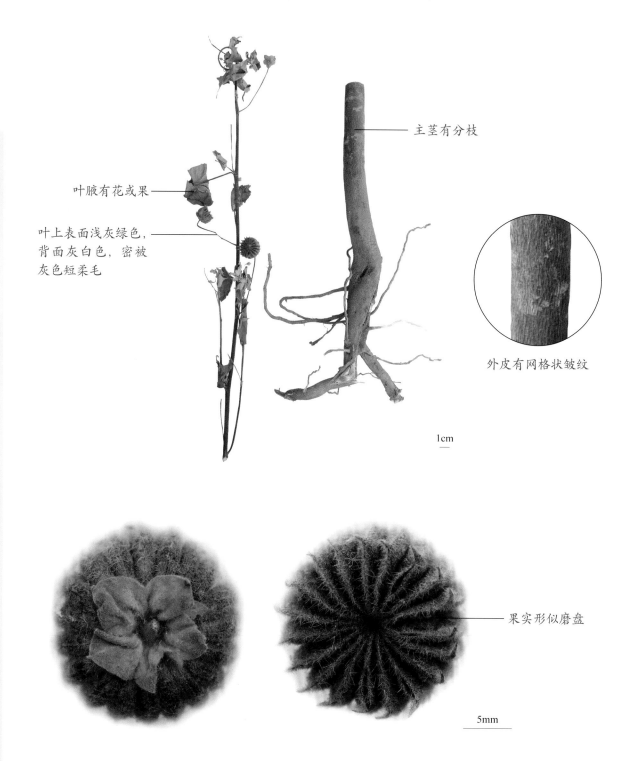

主茎有分枝

叶腋有花或果

叶上表面浅灰绿色，背面灰白色，密被灰色短柔毛

外皮有网格状皱纹

1cm

果实形似磨盘

5mm

● 附注

同科植物苘麻 *Abutilon theophrasti* Medic. 的全草，在部分地区亦混充磨盘草，注意鉴别。

● 别名

鹅肠菜、鹅肠草。

● 来源

石竹科植物繁缕 *Stellaria media* (L.) Villars
的全草。

● 溯源

本品以"蘩蒌"之名始载于《名医别录》。
《本草纲目》曰："繁缕即鹅肠，非鸡肠也。
下湿地极多，正月生苗，叶大如指头，细
茎引蔓，断之中空，有一缕如丝，作蔬甘脆，
三月以后渐老，开细瓣白花，结小实大如

稗粒，中有细子如葶苈子……"所言即为
此种。

● 产地

全国各地均产。

● 采收加工

春、夏二季开花时采集，除去杂质，晒干。

● 药材性状

全草多扭缠成团。茎呈细圆柱形，直径约
2mm，多分枝，有纵棱，表面黄绿色。一
侧有一行灰白色短柔毛，节处有灰黄色细
须根，质较韧。叶小，对生；无柄，展平

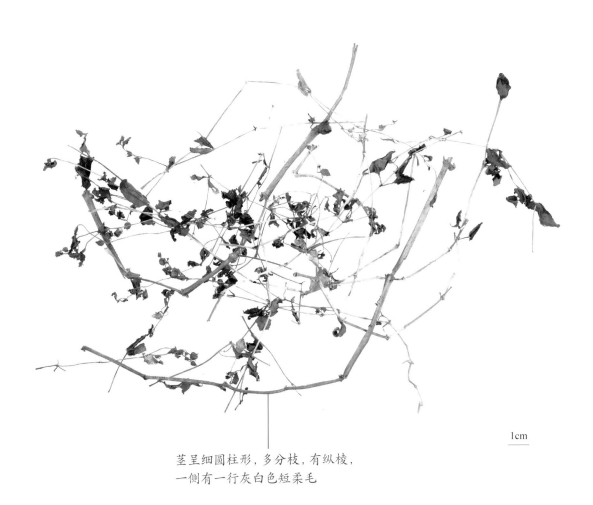

1cm

茎呈细圆柱形，多分枝，有纵棱，
一侧有一行灰白色短柔毛

后完整叶片卵形或卵圆形，先端锐尖，灰绿色，质脆易碎。枝顶端或叶腋有数朵或1朵小花，淡棕色，花梗纤细；萼片5，花瓣5。有时可见卵圆形小蒴果，内含数粒圆形小种子，黑褐色，表面有疣状小突点。气微，味淡。

● **性味功用**

苦、甘，凉。清热解毒，凉血消痈，活血止痛，下乳。适用于痢疾，肠痈，肺痈，乳痈，疔疮肿毒，痔疮肿痛，出血，跌打伤痛，产后瘀滞腹痛，乳汁不下等病症。

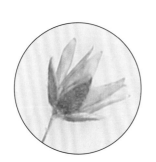

萼片和花瓣均为5

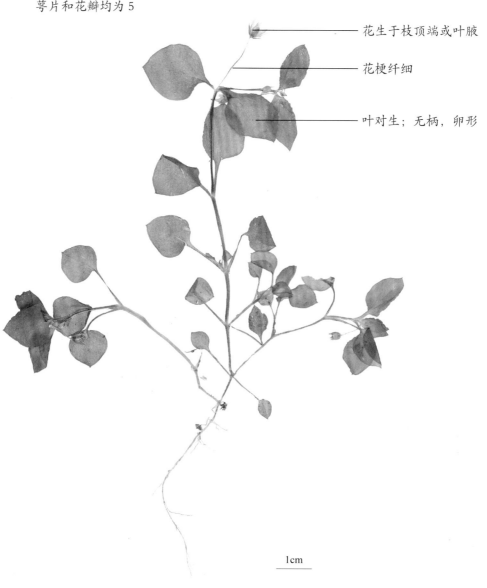

花生于枝顶端或叶腋

花梗纤细

叶对生；无柄，卵形

1cm

- **别名**

  小青草、疳积草。

- **来源**

  爵床科植物爵床 *Justicia procumbens* Linnaeus 的全草。

- **溯源**

  本品始载于《神农本草经》。《新修本草》曰："爵床，似香荣，叶长而大，或如茛且细。生平泽熟田近道旁。"《本草纲目拾遗》称为小青草，云："五月生苗，叶短小，多茎，不甚高，开花成簇，红色两瓣，与大青同，但细小耳。"所言正是此种。《中国药典》1977 年版曾收录。

- **产地**

  主产于我国长江流域及以南各地。

- **采收加工**

  8~9 月盛花期采收，割取地上部分，晒干。

- **药材性状**

  全草长 10~60cm。根细而弯曲。茎具纵棱，直径 2~4mm，基部节上常有不定根；表面黄绿色；被毛，节膨大成膝状；质脆，易折断，断面可见白色的髓。叶对生，具柄；叶片多皱缩，展平后呈卵形或卵状披针形，两面及叶缘有毛。穗状花序顶生或腋生，苞片及宿存花萼均被粗毛；偶见花冠，淡红色。蒴果棒状，长约 6mm。种子 4 颗，黑褐色，扁三角形。气微，味淡。以茎叶色绿者为佳。

- **性味功用**

  苦、咸、辛，寒。清热解毒，利湿消积，活血止痛。适用于感冒发热，咳嗽，咽喉肿痛，目赤肿痛，疳积，湿热泻痢，疟疾，黄疸，浮肿，小便淋浊，筋肌疼痛，跌打损伤，痈疽疔疮，湿疹等病症。

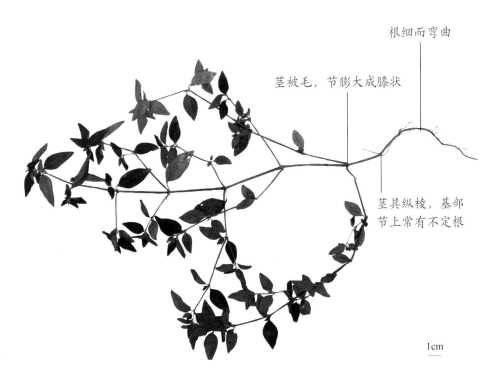

根细而弯曲

茎被毛，节膨大成膝状

茎具纵棱，基部节上常有不定根

1cm

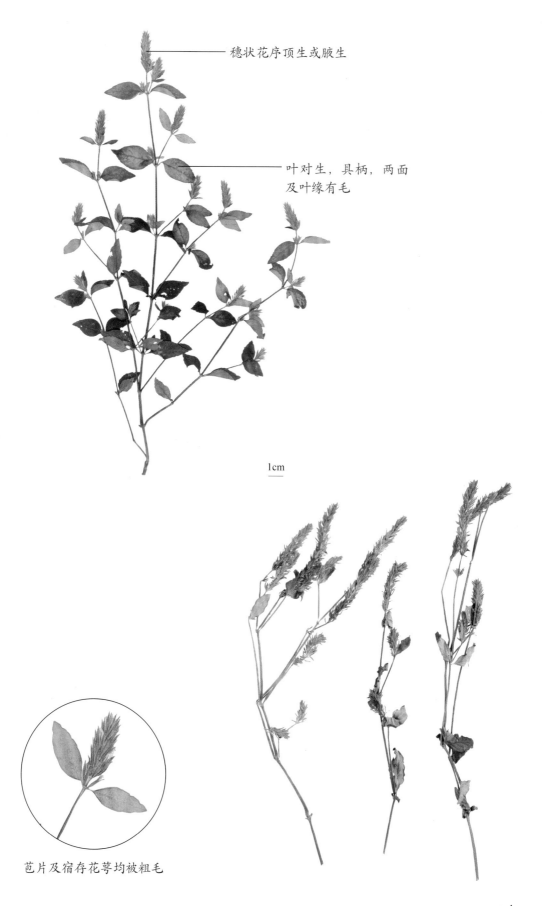

穗状花序顶生或腋生

叶对生，具柄，两面
及叶缘有毛

1cm

苞片及宿存花萼均被粗毛

穗状花序顶生或腋生

1cm

菌藻地衣树脂及其他类

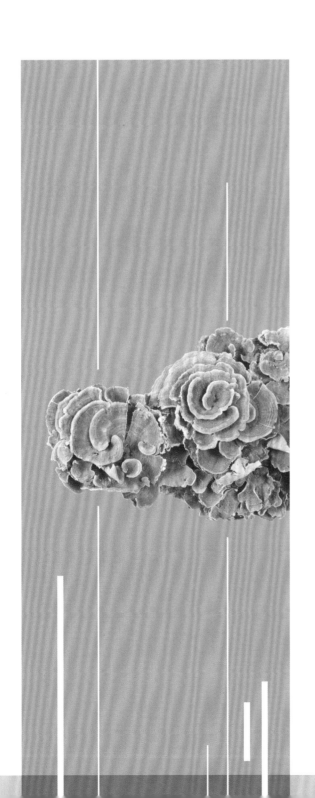

云 芝

- **别名**
  杂色云芝。

- **来源**
  多孔菌科真菌彩绒革盖菌 *Coriolus versicolor* (L. ex Fr.) Quel. 的子实体。

- **溯源**
  本品始载于《中国药用真菌》。

- **产地**
  全国各地均产。

- **采收加工**
  全年均可采收，除去杂质，晒干。

- **药材性状**
  子实体无柄。菌盖扇形、半圆形或贝壳形。常数个叠生成覆瓦状或莲座状，直径1~10cm，厚1~4mm，表面密生灰、褐、蓝、紫、黑等颜色的绒毛，并构成多色的狭窄同心形环带，边缘薄，全缘或波状，管口面灰褐色、黄棕色或浅黄色，管口类圆形或多角形，部分管口齿裂，每1mm间3~5个。革质，不易折断。气微，味淡。

- **性味功用**
  甘、淡，微寒。健脾利湿，止咳平喘，清热解毒，抗肿瘤。适用于慢性活动性肝炎，肝硬变，慢性支气管炎，小儿痉挛性支气管炎，咽喉肿痛，多种肿瘤，类风湿关节炎，白血病等病症。

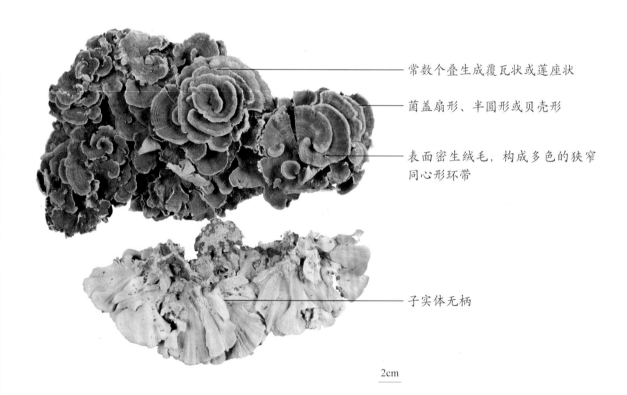

常数个叠生成覆瓦状或莲座状

菌盖扇形、半圆形或贝壳形

表面密生绒毛，构成多色的狭窄同心形环带

子实体无柄

2cm

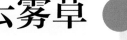
● **别名**

松萝、老君须、树挂。

● **来源**

松萝科植物长松萝 *Usnea longissima* Ach. 或环裂松萝 *Usnea diffracta* Vain 的地衣体。

● **溯源**

本品以"松萝"之名始载于《神农本草经》。《名医别录》曰："生熊耳山川谷松树上。五月采，阴干。"陶弘景云："东山甚多，生杂树上，而以松上者为真。"《本草纲目拾遗》载："《山川志》，出武当山，生高峰古木上，长者丈余。"所言与今相符。

● **产地**

主产于我国东北、西南等地。

● **采收加工**

全年可采，洗净，切段，晒干。

● **药材性状**

地衣体丝状，柔软，浅黄绿色或淡黄棕色。主枝短，具皮层，有环裂；次生分枝极长，无皮层，有稠密的小纤毛，表面常有颗粒状小疣。横断面可见中央有线状强韧性的中轴，具弹性。气微，味淡。

● **性味功用**

甘、苦，平。祛痰止咳，清热解毒，除湿通络，止血调经，驱虫。适用于痰热温疟，咳喘，肺痨，头痛，目赤云翳，痈肿疮毒，瘰疬，乳痈，烫火伤，毒蛇咬伤，风湿痹痛，跌打损伤，骨折，吐血，便血，崩漏，月经不调，带下等病症。

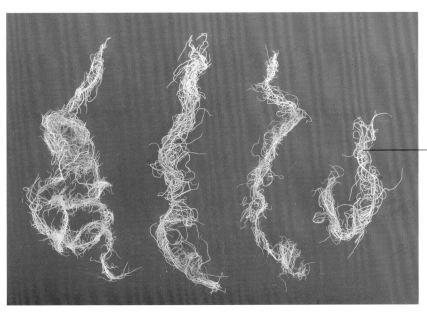

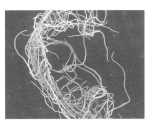

地衣体丝状，柔软，浅黄绿色

1cm

有稠密的小纤毛，表面常有颗粒状小疣

乌灵参

- **别名**
  乌苓参、雷震子。

- **来源**
  炭角菌科真菌黑柄炭角菌 *Xylaria nigripes* (Kl.) Sacc. 的菌核。

- **溯源**
  本品始载于清代《灌县志》，曰："乌苓参，其苗出土易长，根延数丈，结实虚悬空窟中，当雷震时必转动，故谓之雷震子。圆而黑，其内色白。能益气。"所言正是此种。乌灵参是四川、云南等地的著名补气药材，幼嫩时也是可口的食用菌。市场习以皮纹细、体结实、入水下沉、内部色白，俗称"细花货"者为佳；皮纹较粗、体较轻、入水半沉，俗称"二花货"者次之；皮纹粗糙、体轻泡、入水不沉、肉色棕黄，俗称"大花货"者更次。

- **产地**
  主产于四川、云南等地。

- **采收加工**
  春、夏二季挖出地下菌核后，洗去污物和砂粒，风干后备用。

- **药材性状**
  菌核球形、椭圆形或卵形，长4~10cm，直径1~7cm，表面黑褐色或黑色，略具光泽，密布不规则细皱纹。一端有圆形凹窝，呈"肚脐"状，另端有突起的蒂迹，其顶端常裂开似鸟嘴状。体较坚实，不易破碎，断面不平坦，白色或黄白色，质细腻，稍带软性。偶有皮纹粗糙，体轻质松泡或枯空者。气特异，味甘。

- **性味功用**
  甘，平。安神，止血，降血压。适用于失眠，心悸，吐血，衄血，高血压病，烫伤等病症。

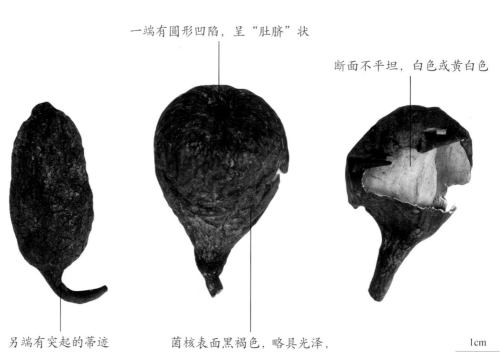

一端有圆形凹陷，呈"肚脐"状

断面不平坦，白色或黄白色

另端有突起的蒂迹

菌核表面黑褐色，略具光泽，密布不规则细皱纹

1cm

● **别名**

石壁花、石花、石木耳。

● **来源**

石耳科植物石耳 *Umbilicaria esculenta* (Miyoshi) Minks 的地衣体。

● **溯源**

本品始载于《日用本草》，曰："生天台、四明、河南、宣州、黄山、巴西、边微诸山石崖上，远望如烟。"《本草纲目》云："状如地耳。山僧采曝馈远。洗去沙土，作茹胜于木耳，佳品也。"《本草纲目拾遗》曰："作羹饷客最为珍品……以鸡汤下食，滑脆鲜美，味最香甘，为山蔬第一。"现为著名山珍，徽州名菜石耳炖石鸡即以此为食材。

● **产地**

主产于我国东北、华东及西南等地。

● **采收加工**

四季可采，晒干。

● **药材性状**

本品多干裂皱缩，呈片状，平展后完整者呈不规则圆形，质脆，易碎。上表面灰棕色，较光滑；下表面棕黑色，较粗糙，脐背突起，有由多数珊瑚状黑色假根组成的羝毡层。边缘有时碎裂，干时折断面可见明显的黑白二层。气微，味淡。以片大、完整者为佳。

● **性味功用**

甘，凉。养阴润肺，凉血止血，清热解毒。适用于肺虚劳咳，吐血，衄血，崩漏，肠风下血，淋浊，带下，毒蛇咬伤，烫伤和刀伤等病症。

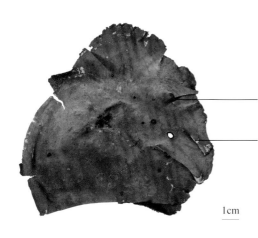

不规则圆形，质脆，易碎

上表面灰棕色，较光滑

1cm

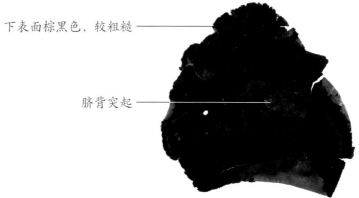

下表面棕黑色，较粗糙

脐背突起

1cm

白胶香

● **别名**
枫香脂、白胶、芸香、胶香。

● **来源**
金缕梅科植物枫香树 *Liquidambar formosana* Hance 的干燥树脂。

● **溯源**
本品始载于《新修本草》，曰："所在大山皆有。树高大，叶三角，商洛之间多有。五刀斫树为坎，十一月采脂。"《本草纲目》云："枫木枝干修耸，大者连数围。其木甚坚，有赤有白，白者细腻。其实成球，有柔刺。"所言与今相符。

● **产地**
我国南方各地均产。

● **采收加工**
7~8月间割裂树干，使树脂流出，10月至次年4月采收，阴干。

● **药材性状**
本品呈不规则块状，或呈类圆形颗粒状，大小不等，直径多为0.5~1cm，少数可达3cm。表面淡黄色至黄棕色，半透明或不透明。质脆易碎，破碎面具玻璃样光泽。气清香，燃烧时香气更浓，味淡。

● **性味功用**
辛、苦，平。祛风活血，解毒止痛，止血，生肌。适用于痈疽，疮疹，瘰疬，齿痛，痹痛，瘫痪，吐血，衄血，咯血，外伤出血，皮肤皲裂等病症。

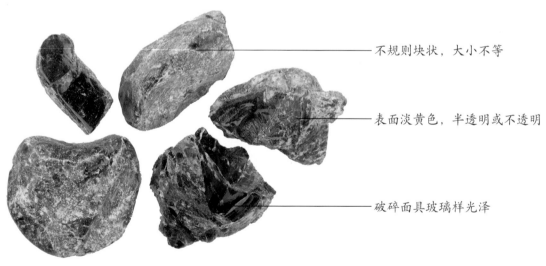

不规则块状，大小不等

表面淡黄色，半透明或不透明

破碎面具玻璃样光泽

1cm

发 菜

● **别名**

头发菜、地毛、龙须。

● **来源**

念珠藻科植物发菜 *Nostoc flagelliforme* Born. et Flah. 的藻体。

● **溯源**

本品始载于清代《闲情偶记》，曰："菜有色相最奇，而为《本草》《食物志》诸书之所不载者，则西秦所产生之头发菜是也……浸以滚水，拌以姜醋，其可口倍于藕丝、鹿角菜。"清代《调疾饮食辨》记载："头发菜，惟甘、陕最多，南方绝无。蔓细如发，故名头发……熟食能清肝肾之热，生用盐醋腌拌，下气和中。"所言即为本品。本品产于内蒙古、新疆等沙漠地区，20世纪80年代以来，因发菜谐音"发财"，迎合了部分人图吉利的心理。市场需求刺激疯狂采挖，对生态环境造成了极大危害，

国务院2000年下达文件（国发〔2000〕13号）《国务院关于禁止采集和销售发菜制止滥挖甘草和麻黄草有关问题的通知》以明文禁止。市场另有海发菜，为海洋藻类江蓠科植物龙须菜 *Gracilaria sjoestedtii* Kylin，注意鉴别。

● **产地**

主产于内蒙古、新疆、青海等地。

● **采收加工**

秋末冬初的早晨或阴天采收，风干。

● **药材性状**

本品为黑色的头发状，多缠绕。藻体成丛，直径为3~5cm，伸长处鞭状，黑色，由藻丝交织而成。气微，味淡。

● **性味功用**

微甘、微寒。补血，利尿降压，化痰止咳。适用于妇女血虚，高血压病，咳嗽痰多等病症。

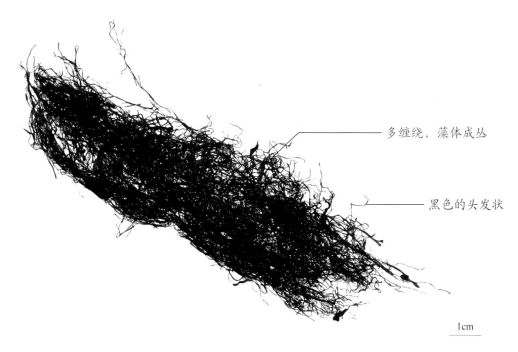

多缠绕，藻体成丛

黑色的头发状

1cm

2cm

附注

1. 1999 年列入《国家重点保护野生植物名录》（第一批）。
2. 市场上有"人工发菜"，即假发菜。天然发菜充分吸水后呈橄榄绿色，饱满而有光泽，仍显强烈蜷曲，藻体粗细、长短差异大，有扁平、带状藻体混杂。固有的端部常膨大，浑圆如火柴头状，或渐细呈尾尖。藻类端部多为机械搓断，但固有的端部特征依然可以观察到。

没食子

● 别名

墨石子、无食子、没石子、无石子、无余子。

● 来源

没食子蜂科昆虫没食子蜂 *Cynips gallae-tincotoriae* Oliv. 的幼虫寄生于壳斗科植物没食子树 *Quercus infectoria* Oliv. 幼枝上所产生的虫瘿。

● 溯源

本品首载于《雷公炮炙论》。《新修本草》曰："出西戎，生沙碛间，树似柽。"《开宝本草》引《酉阳杂俎》，谓："出波斯国，波斯呼摩贼树，高六七丈，围八九尺，叶似桃而长，三月开花白色，心微红，子圆如弹丸，初青，熟乃黄白。虫蚀成孔者入药用。"与今所用相符。

● 产地

主产于地中海地区。

● 采收加工

通常于 3~9 月间，采集尚未穿孔的虫瘿，晒干。

● 药材性状

本品略呈球形，有短柄。外表灰色或灰褐色，有疣状突起，质坚厚。断面不平坦，呈黄白色或淡黄色，有光泽。常见有幼蜂的尸体。虫已飞出者，则中间有一孔道，与表面的小孔相连，内部遗有虫壳。无臭，味苦涩。

● **性味功用**

苦，温。涩肠，固精，止咳，止血，敛疮。

适用于久泻久痢，遗精，盗汗，咳嗽，咯血，便血，痔血，创伤出血，疮疡久不收口，口疮，齿痛等病症。

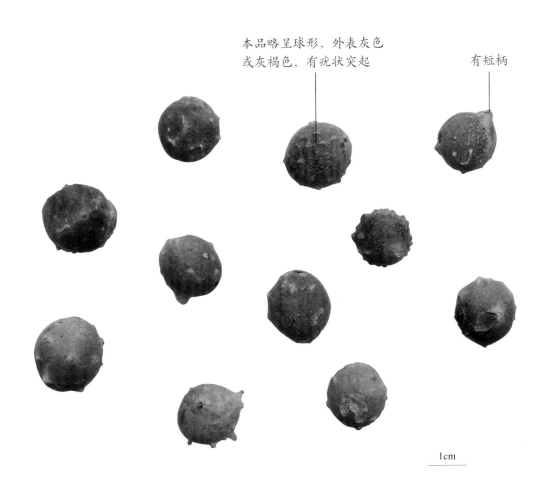

本品略呈球形，外表灰色或灰褐色，有疣状突起

有短柄

1cm

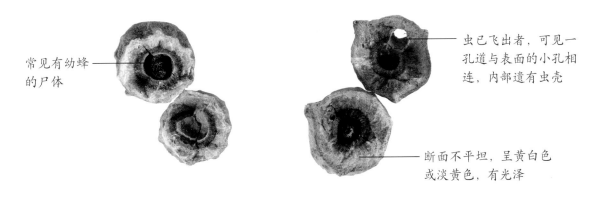

常见有幼蜂的尸体

虫已飞出者，可见一孔道与表面的小孔相连，内部遗有虫壳

断面不平坦，呈黄白色或淡黄色，有光泽

1cm

虫笋

● 来源
禾本科植物淡竹 *Phyllostachys glauca* McClure 的笋被虫蛀枯萎后的带虫笋干。

● 溯源
本品始载于《中药大辞典》，为浙江、安徽南部等地民间习用品，市场少见。

● 产地
主产于浙江及安徽南部山区。

● 采收加工
4~5月采收，晒干。

● 药材性状
本品圆柱形，长可达20cm，直径1~3cm。表面黄棕色、棕褐色至黑褐色，具纵向黑褐色条纹，有时具针孔样孔洞，环节明显。质轻而韧，断面中空。气微，味淡。

● 性味功用
淡，平。利水消肿。适用于浮肿，腹水，脚气足肿，小便不利，急性肾炎浮肿，喘咳，糖尿病、消渴烦热等病症。

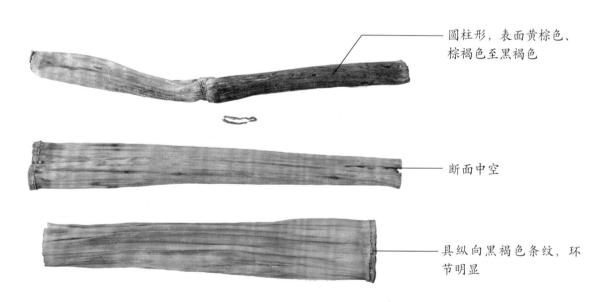

圆柱形，表面黄棕色、棕褐色至黑褐色

断面中空

具纵向黑褐色条纹，环节明显

1cm

● **别名**

淡竹黄、竹参、赤团子、竹花。

● **来源**

肉座菌科真菌竹黄 *Shiraia bambusicola* P. Henn. 的子座。

● **溯源**

本品以"竹蓐"之名始载于《本草拾遗》，曰："生苦竹枝上，有大毒。一名竹肉，一名竹菰，一名竹葍。"《本草纲目》云："生朽竹根节上。状如木耳，红色。"所言与此种相符。

● **产地**

主产于我国华东、西南等地。

● **采收加工**

4~6 月采收子座，晒干。

● **药材性状**

子座瘤状，略呈椭圆形或纺锤形，长 1~4cm，直径 1~2cm。背部隆起，有不规则的横沟，基部凹陷，常有竹的残留枝竿。表面粉红色，有细密纹理及针尖大小的灰色斑点。质疏松，易折断。横断面略呈扇形，外层粉红色，内层及基部色浅，可见竹的枝竿断面。气特异，味淡。

● **性味功用**

淡、辛，平。化痰止咳，活血祛风，利湿。适用于咳嗽痰多，百日咳，带下，胃痛，风湿痹痛，小儿惊风，跌打损伤。

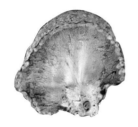

横断面略呈扇形，外层粉红色，内层及基部色浅

表面粉红色，有细密纹理及针尖大小的灰色斑点

背部隆起，有不规则的横沟

基部凹陷，常有竹的残留枝竿

1cm

红　曲

● **别名**

红曲米、红米。

● **来源**

曲霉科真菌红曲霉 *Monascus purpureus* Went. 的菌丝体寄生在粳米上而成的红曲米。

● **溯源**

本品首载于《日用本草》，曰："红曲酿酒，破血行药势，杀山岚瘴气，治打扑伤损。"北宋时期《清异录》记载用红曲煮肉。明代《天工开物》《本草纲目》均详细记载了红曲的制作方法。其中《本草纲目》云："红曲，本草不载，法出近世，亦奇术也。其法用白粳米一石五斗……入曲母三斤，搓揉令匀……其米过心者，谓之生黄，入酒及酢醢中，鲜红可爱，未过心者不甚佳。入药以陈久者良。"现代，红曲主要应用于酿酒、食品色素以及中药制品。近年研究发现，具有降脂、降压、降糖及抑制肿瘤生长等作用，红曲的保健食品也引起广泛关注。

● **制法**

取洁净大米 100g，加入沸水 110ml，装入发酵器皿内，以 718.2Pa 压力经 30min 高压灭菌后，在无菌条件下接入红曲菌种于固体培养基表面。在 30℃恒温条件下培养，约 3d 后全部米粒变成紫红色即可。

● **产地**

主产于江西、浙江、福建、广东、台湾等地。

● **药材性状**

红曲呈长卵形、类椭圆柱形或不规则形，略扁，长 5~8mm，宽 2~3.5mm，厚 1.5~3mm。表面紫红色或棕红色，凹凸不平，有的具浅纵、横纹理。质脆，易沿横纹理断开，断面平齐，边缘红色至暗红色，中部略凹，白色至浅红色。气特异，味淡、微甘。以红透质酥、陈久者为佳。

● **性味功用**

甘，微温。活血化瘀，健脾消食。适用于饮食积滞，脘腹胀满，赤白下痢，产后恶露不尽，跌打损伤等病症。

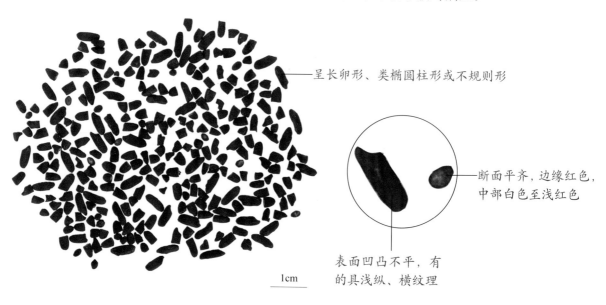

呈长卵形、类椭圆柱形或不规则形

断面平齐，边缘红色，中部白色至浅红色

表面凹凸不平，有的具浅纵、横纹理

1cm

芜 荑

● **别名**

臭芜荑、白芜荑、芜荑仁。

● **来源**

榆科植物大果榆 *Ulmus macrocarpa* Hance 果实的加工品。

● **溯源**

本品始载于《神农本草经》。《本草图经》云："今近道亦有之，大抵榆类而差小，其实亦早成，此榆乃大，气臭如狐。三月采实，阴干。"结合《本草图经》附图，树木比榆树略小，果实比榆荚要大。三月成实，其原植物与大果榆 *Ulmus macrocarpa* Hance 符合。《本草衍义》收载两个品种，曰："芜荑，有大小两种，小芜荑即榆荚也。揉取仁，酝为酱，味尤辛。入药当用大芜荑，别有种。然小芜荑酝造，多假以外物相和，切须择取也。"即有两个品种，一种小芜荑，即榆树荚仁的加工品，一个是大果榆荚仁的加工品，前者主要作食用，后者为药用正品。《本草蒙筌》《本草纲目》《医学入门》等沿袭。《本草衍义》的观点，以大者入药。

● **产地**

主产于山西、河北等地。

● **采收加工**

夏季当果实成熟时采下，晒干，搓去膜翅，取出种子。将种子55kg浸入水中，待发酵后，加入家榆树皮面5kg，红土15kg，菊花末2.5kg，加适量温开水混合均匀，如糊状，放板上摊平约1.3cm厚，切成径约6.7cm的方块，晒干，即为成品。亦可在5~6月采实取仁，用种子60%，异叶败酱20%，家榆树皮10%，混合制成扁平方形，晒干。

● **药材性状**

加工品呈扁平方块状，表面黄褐色，有多数小孔和空隙，杂有纤维和种子。体质松脆而粗糙，断面黄黑色，易成鳞片状剥离。气特异，味微酸涩。

● **性味功用**

苦、辛，温。杀虫消积，除湿止痢。适用于虫积腹痛，小儿疳积，久泻久痢，疮疡，疥癣等病症。

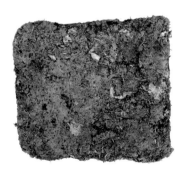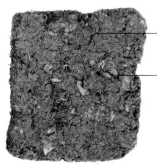

—— 加工品呈扁平方块状，表面黄褐色

—— 杂有纤维和种子

2cm

● **附注**

本品常有人为造假。《本草纲目》谓："凡资治疗，取大宜陈。但市收藏，多以盐渍，殊失气味，入药无功。故求买，必择气腥者良。"

松　香

● **别名**
松脂、白松香、黄香、松脂香。

● **来源**
松科植物马尾松 *Pinus massoniana* Lamb.、油松 *Pinus tabulieformis* Carr. 或黑松 *Pinus thunbergii* Parl. 等同属数种植物的树脂除去挥发油后，所留存的固体树脂。

● **溯源**
松香在我国古代广泛应用于火药、印刷术、造船、造纸、医药等。在本草中，始载于《滇南本草》，云："搽芥癞疮，吃安五脏，除胃中湿热，疗赤白癜风，疬风等症。"

● **产地**
主产于我国南方地区。

● **采收加工**
一般采集树脂常用上升式（Ⅴ形法）、下降式（Ⅴ形法）采脂法。在距地面 2m 高的树干处开割口，刮去粗皮，中沟基部装一收脂器收集树脂。

● **药材性状**
本品呈透明或半透明不规则块状物，大小不等，颜色由浅黄到深棕色。常温时质地较脆，破碎面平滑，有玻璃样光泽，气微弱。遇热先变软，而后融化，经燃烧产生黄棕色浓烟。本品不溶于水，部分溶于石油醚，易溶于乙醇、乙醚、苯、氯仿及乙酸乙酯等溶剂中。

● **性味功用**
苦、甘，温。祛风燥湿，排脓拔毒，生肌止痛。适用于痈疽恶疮，瘰疬，瘘症，疥癣，白秃，疬风，痹症，金疮，扭伤，妇女带下，血栓闭塞性脉管炎等病症。

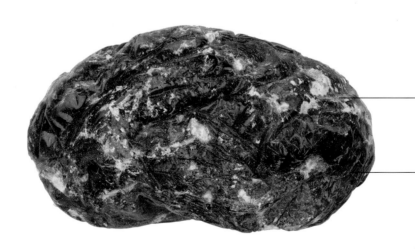

透明或半透明不规则块状物

颜色由浅黄到深棕色

2cm

京香墨

- **别名**

  京墨、徽墨、乌金、玄香。

- **来源**

  松烟和入胶汁、香料等加工制成的墨。

- **溯源**

  本品始载于《本草拾遗》。晋代《肘后方》中已经运用墨来治病，如治赤白痢的姜墨丸(干姜、好墨各五两)。《本草衍义》曰："墨，松之烟也，世有以粟草灰伪为者，不可用，须松烟墨方可入药，然惟远烟为佳。"《本草纲目》云："上墨以松烟用梣皮汁解胶和造，或加香药等物。今人多以窑突中墨烟，再三以麻油入内，用火烧过造墨，谓之墨烟，墨光虽黑，而非松烟矣，用者详之。"由此可知，药用之墨为松烟和如胶汁、香料等加工制成品。《本经逢原》中指出：

"墨，止吐衄血逆上行，或生藕汁，或莱菔汁，或鲜地黄自然汁磨服即止。"陈修园《十药神书》中"十灰散"为凉药止血、烧灰存性的代表方剂，方后即注用白藕汁或萝卜汁磨京墨："用时先将白藕汁或萝卜汁磨京墨半碗，调服五钱，食后服下。"

- **产地**

  主产于安徽、北京等地。

- **药材性状**

  本品通常为长方形或圆柱形块状。黑色，具胶质样光泽。质坚脆，易砸断，断面不平坦，有光泽。气清香而凉。以色黑、气清香、有裂纹、陈久者为佳。

- **性味功用**

  辛，平。止血，消肿。适用于吐血，衄血，崩中漏下，血痢，痈肿发背等病症。

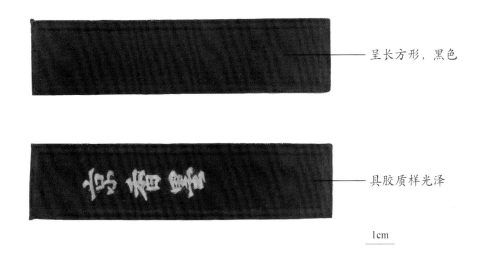

呈长方形，黑色

具胶质样光泽

1cm

- **附注**

京墨，系指古代宫廷工书诗画用墨之上品，历代医家用之为止血药。《医林纂要》指出不同原料的墨其药性不同，云："墨，古用松烟，近温；今用桐油烟，近寒，然之味轻虚，俱不失为平。珍之者加入珠、金、冰、麝，陈久为良。"《十药神书》的十灰散强调以藕汁或萝卜汁磨京墨半碗调服，意取其清热凉血止血的作用。

胡桐泪

- **别名**
  胡桐律、石律、石泪、胡桐碱。

- **来源**
  杨柳科植物胡杨 *Populus euphratica* Oliv. 的树脂流入土中，多年后形成的产物。

- **溯源**
  本品始载于《新修本草》，曰："出宿州以西平泽及山谷中，形似黄矾而坚实，其树高大，皮、叶似白杨、青桐、桑辈，故曰胡桐。"在新疆还代替苏打用于发酵面粉。

- **产地**
  主产于内蒙古西部、甘肃、青海、新疆等地。

- **采收加工**
  多在冬季采收，除去泥土杂质，干燥。

- **药材性状**
  本品为不规则的疏松团块。表面棕黄色至棕色，具角质样光泽。质脆易碎，断面颜色稍浅，放置则逐渐变深。气极微，味微苦、涩，嚼之微粘牙，稍有砂粒感。加热软化熔融，燃之微起泡，呈亮黄色火焰，微有芳香气散出，残渣黑色。难溶于水，水溶液呈中性，微溶于乙醇，易溶于碱液呈鲜黄色。

- **性味功用**
  苦、咸，寒。清热解毒，化痰软坚。适用于咽喉肿痛、齿痛、牙疳、中耳炎、瘰疬、胃痛等病症。

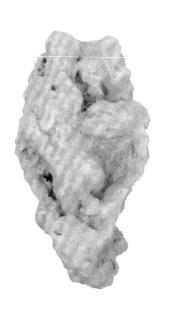
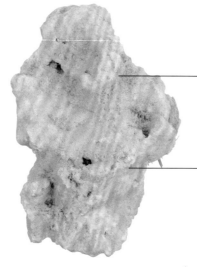

—— 不规则的疏松团块

—— 表面棕黄色至棕色，具角质样光泽

1cm

柿 霜 ●

● 来源

柿科植物柿 *Diospyros kaki* Thunb. 的果实制成"柿饼"时外表所生的白色粉霜。

● 溯源

本品始载于《滇南本草》。《本草纲目》云："柿霜，乃柿精液，入肺病上焦药尤佳……清上焦心肺热，生津止渴，化痰宁嗽，治咽喉口舌疮痛。"

● 产地

主产于我国华北、西北地区。

● 采收加工

取成熟的柿子，削去外皮，日晒夜露，约经一个月后，放置席圈内，再经一个月左右，即成柿饼，其上生有白色粉霜，用帚刷下，即为柿霜。将柿霜放入锅内加热熔化，至成饴状时，倒入特制的模型中，晾至七成干，用刀铲下，再晾至足干即成柿霜饼。宜置阴凉干燥处，防止潮解。

● 药材性状

柿霜：呈白色粉末状，质轻，易潮解。气微，味甜，具有清凉感。

柿霜饼：呈扁圆形，底平，上面微隆起，直径约6cm，厚约6mm，灰白色或淡黄色，平滑。质硬，易破碎，易潮解。气味同柿霜。两者均以色白或灰白色、味甜而具有清凉感者为佳。

● 性味功用

甘，凉。润肺止咳，生津利咽，止血。适用于肺热燥咳，咽干喉痛，口舌生疮，吐血，咯血，消渴等病症。

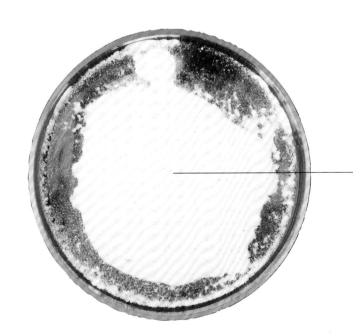

呈白色粉末状，质轻

1cm

雪 茶

● **别名**
太白茶、高山白茶、石白茶、太白针。

● **来源**
地茶科植物地茶 *Thamnolia vermicularis* (Sw.) Ach. 或雪地茶 *Thamnolia subuliformis* (Ehrh.) W. Culb. 的地衣体。

● **溯源**
本品始载于《本草纲目拾遗》，云："雪茶出滇南，色白。久则色微黄，以盏烹瀹，清香迥胜。形似莲心，但作玉芽色耳……茶片皆作筒子，如蜜筒菊蕊瓣样……味亦苦冽香美，较他茶更厚。"所言即为此种。

● **产地**
主产于云南、四川、陕西等地。

● **采收加工**
积雪融化后采收，拔起全株，除去基部苔藓状物及杂质，晒干。

● **药材性状**
本品呈圆管形，长 2~7cm，直径 2~4mm，稍弯曲，两端渐细，有少数分枝。表面灰白色或灰绿白色。质轻泡，易折断；断面呈空心管状，内管壁白色或淡绿色。气微，味微苦。以条匀、色白、无杂质者为佳。

● **性味功用**
甘、淡，凉。清热生津，醒脑安神。适用于中暑，心烦口渴，肺热咳嗽，阴虚潮热，癫痫，失眠，目疾等病症。

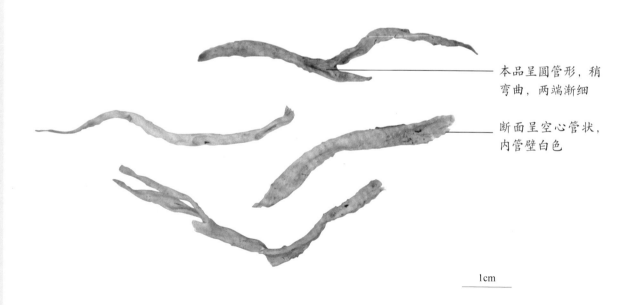

本品呈圆管形，稍弯曲，两端渐细

断面呈空心管状，内管壁白色

1cm

藤 黄

● **别名**

玉黄、月黄。

● **来源**

藤黄科植物藤黄 *Garcinia hanburyi* Hook. f. 的树脂。

● **溯源**

本品始载于《海药本草》，谨按《广志》，云："藤黄出鄂、岳等州诸山崖，其树名海藤，花有蕊，散落石上，彼人收之谓沙黄。就树采者轻妙，谓之腊草。"《本草纲目》谓："今画家所用藤黄，皆经煎炼成者，舐之麻人。按周达观《真腊记》云，国有画黄，乃树脂，番人以刀砍树枝滴下，次年败之。"所言与今相符。

● **产地**

主产于印度、泰国及越南，现我国广东、广西有引种。

● **采收加工**

在开花之前，在离地 3m 处将茎干的皮部作螺旋状的割伤，伤口内插一竹筒，盛受流出的树脂，加热蒸干，用刀刮下，即可。

● **药材性状**

树脂为不规则的圆柱形或块状，棕红色或橙棕色，外被黄绿色粉霜，可见纵条红黄纹者为佳。质硬脆，较易击碎，破面有空隙，具蓝褐色略带蜡样光泽。

● **性味功用**

酸、涩，凉。攻毒，消肿，祛腐敛疮，止血，杀虫。适用于痈疽肿毒，溃疡，湿疮，肿瘤，顽癣，跌打肿痛，创伤出血及烫伤等病症。

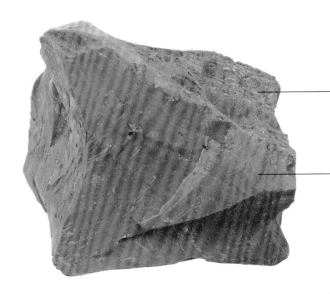

外被黄绿色粉霜

不规则的块状，棕红色

1cm

蝉　花

- **别名**
  金蝉花、虫花、蝉虫草、独角龙、乌角尖。

- **来源**
  麦角菌科真菌蝉棒束孢菌 *Isaria cicadae* Miquel 的孢梗束、大蝉草 *Cordyceps cicadae* Shing 的子座及所寄生的虫体。

- **溯源**
  本品始载于《本草图经》，曰："今蜀中有一种蝉，其蜕壳头上有一角，如花冠状，谓之蝉花，西人有赍至都下者，医工云入药最奇。"《证类本草》首次单列"蝉花"条，云："所在皆有，七月采。生苦竹林者良，花出土上。"所言与今相符。大蝉草子囊壳阶段可称独角龙、乌角尖，其寄主为山蝉 *Cicada flammata*。

- **产地**
  主产于我国华东、西南等地。

- **采收加工**
  6~8 月间，自土中挖出，去掉泥土，晒干。

- **药材性状**
  本品由虫体与其前端长出的子座组成。子座 1~2 个，常多分枝，褐色；头部膨大，其顶端渐细，长 4~6mm，直径 6.5~7mm，表面可见小点（子囊壳向外突出的孔口）。虫体白色，体内布满白色菌丝。质脆，易折断。气微，味淡。

- **性味功用**
  甘，寒。疏散风热，透疹，息风止痉，明目退翳。适用于外感风热，发热，头昏，咽痛，痘疹初期，小儿惊风，目赤肿痛，翳膜遮睛，夜啼等病症。

▼ 金蝉花

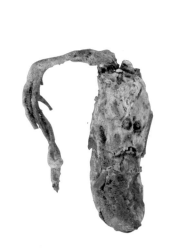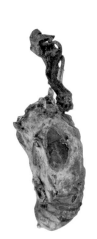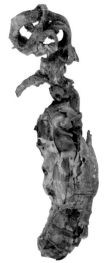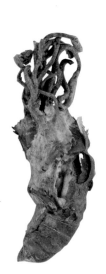

1cm

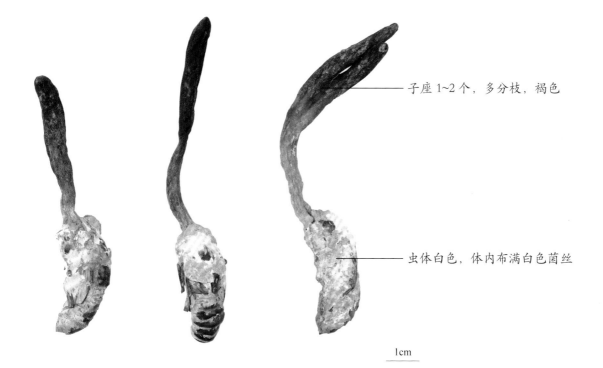

子座 1~2 个，多分枝，褐色

虫体白色，体内布满白色菌丝

1cm

动物类

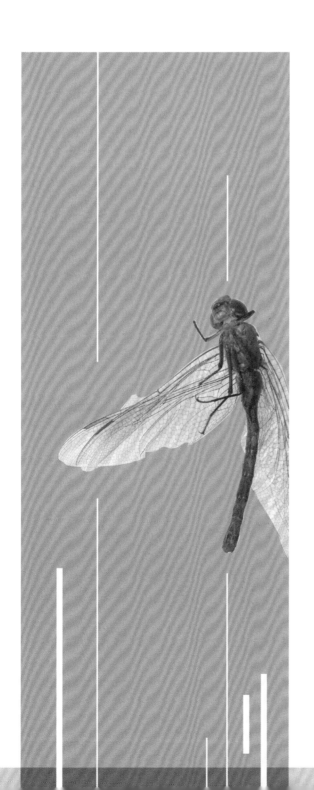

丁 砺

- **别名**
  白丁砺、螺蛟、丁字贝、海丁子。

- **来源**
  钳蛤科动物黑丁砺 *Malleus malleus* Linnaeus 的壳。

- **溯源**
  始载于《中国药用动物志》。因贝壳呈"丁"字形，故名丁砺。

- **产地**
  主产于我国南海地区。

- **采收加工**
  四季均可捕捉，捕得后去肉取壳，洗净，晒干。

- **药材性状**
  贝壳呈"丁"字形，略显波状弯曲，长约15 cm，高约5 cm。两壳相等，但右壳平，左壳稍凸。壳顶极小，位于中央，其前后各具一翼状的大型突起，使整个贝壳呈锤形。外表面黄白色，同心生长纹粗糙，略呈鳞片状，内表面被内脏所占的位置为棕黑色，其余与外表面相同，具珍珠样光泽。铰合线长分无齿。质坚硬，断面层状。气微，味咸。

- **性味功用**
  甘、咸，寒。清热解毒。适用于湿疮，疖肿等病症。

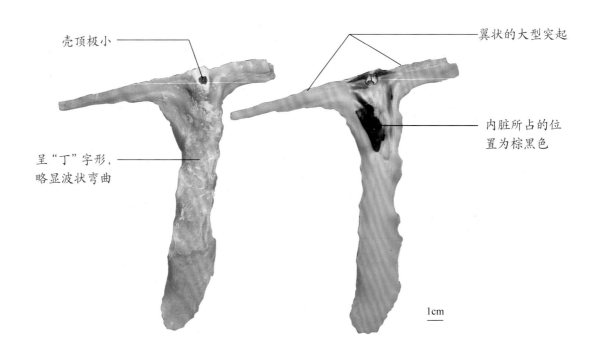

壳顶极小

翼状的大型突起

呈"丁"字形，略显波状弯曲

内脏所占的位置为棕黑色

1cm

九香虫

● **别名**

黑兜虫、瓜黑蝽、屁板虫、屁巴虫、打屁虫。

● **来源**

蝽科动物九香虫 *Aspongopus chinensis* Dallas 的虫体。

● **溯源**

本品始载于《本草纲目》，曰："九香虫，产于贵州永宁卫赤水河中。大如小指头，状如水黾，身青黑色。至冬伏于石下，土人多取之，以充人事。至惊蛰后即飞出，不可用矣。"所言即为本品。

● **产地**

主产于云南、贵州、广西、湖北等地。

● **采收加工**

多在 10~11 月捕捉，利用九香虫越冬时隐藏在河边石缝间或石下的特点，翻开石头，即可捕捉。捕得后，放入罐内，加酒少量，盖紧，闷死后，摊开在通风处阴干。也可置沸水中烫死，晒干或微火烘干。

● **药材性状**

本品略呈六角状扁椭圆形，长 1.6~2cm，宽约 1cm。表面棕褐色或棕黑色，略有光泽。头部小，与胸部略呈三角形，复眼突出，卵圆状。单眼 1 对，触角 1 对各 5 节，多已脱落。腹部棕红色至棕黑色，每节近边缘处有突起的小点。质脆，折断后腹面有浅棕色的内含物。气特异，味微咸。以个体均匀、棕褐色、油润发亮、无虫蛀者为佳。

● **性味功用**

咸，温。行气止痛，温肾壮阳。适用于肝胃不和或寒郁中焦所致的胸胁胃脘胀痛，以及肾阳不足之腰痛、阳痿等病症。

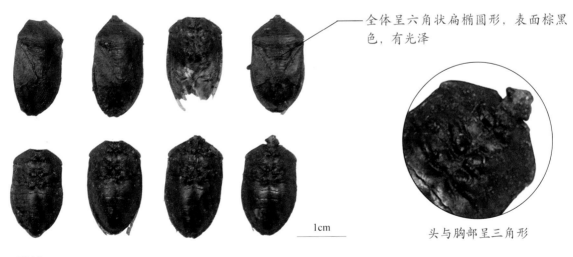

全体呈六角状扁椭圆形，表面棕黑色，有光泽

1cm

头与胸部呈三角形

● **附注**

我国食用九香虫以养生的历史悠久。《本草纲目》记载明朝四川何卿总兵以九香虫为主料制成"乌龙丸"。贵州道真、剑河有食用九香虫的习俗，流传"有钱吃鹿茸，没钱吃打屁虫"的说法。四川彭县一带捕来加工后做下酒菜肴，有谚语云："一碟九香屁巴虫，胜过佳肴满蒸笼"。近年来，用于抗癌和治疗消化道疾病。同科昆虫小皱蝽 *Cyclopeita perva* Distant 的成虫体，为其混淆品。

干 蟾

● **别名**
蟾蜍、干蟾皮、蟾蜍干、蟾皮、蟾蜍皮。

● **来源**
蟾蜍科动物中华大蟾蜍 *Bufo bufo gargarizans* Cantor 或黑眶蟾蜍 *Bufo melanostictus* Schneider 的干燥体。

● **溯源**
本品始载于《名医别录》，曰："蟾蜍生江湖地泽。五月五日取，阴干。"《本草经集注》云："此是腹大、皮上多痱磊者，其皮汁甚有毒，犬啮之，口皆肿。"所言与今相符。

● **产地**
全国各地均产。

● **采收加工**
夏、秋二季捕捉，先采去蟾酥，然后晒干。

● **药材性状**
本品头部略呈钝三角形。四肢屈曲向外伸出。外表面粗糙，背部灰褐色，布有大小不等的疣状突起，色较深；腹部黄白色，疣点较细小。头部较平滑，耳后腺明显，呈长卵圆形，"八"字状排列。内表面灰白色，与疣点相对应处有同样大小黑色浅凹点。较完整者四肢展平后，前肢趾间无蹼；后肢长而粗壮，趾间有蹼，质韧，不易折断。气微腥，味微麻。以片大、身干完整者为佳。

● **性味功用**
苦，凉；有毒。清热解毒，利水消肿。适用于痈疽，肿毒，瘰疬，湿疹，疳积腹胀，慢性支气管炎等病症。

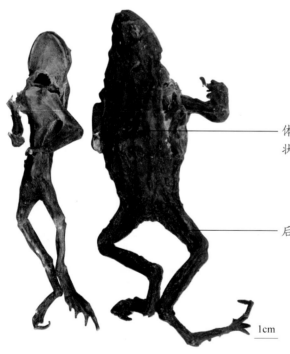

体表布有疣状突起

后肢长而粗壮

1cm

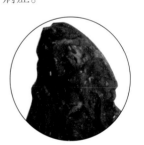

头部略呈钝三角形

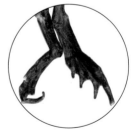

后肢趾间有蹼

● **附注**

《中华本草》分列"蟾蜍""蟾皮"两条，区别在于是否除去内脏。蟾蜍为全体晒干。现今市场统称"干蟾"，所见药材均为除去内脏之"蟾皮"。

● **别名**

蜣螂、屎壳螂、推丸、转丸、滚屎虫、粪球虫。

● **来源**

金龟子科动物屎壳螂 *Catharsius molossus* Linnaeus 的全虫。

● **溯源**

本品以"蜣螂"之名始载于《神农本草经》，列为下品。《本草经集注》载："……当取大者。其类有三四种，以鼻头扁者为真。"《蜀本草》曰："此类多种，取鼻高目深者，名胡蜣螂。今所在皆有之。"《本草衍义》云："蜣螂大小二种，一种大者胡蜣螂，身黑光，腹翼下有小黄，子附母而飞行，昼不出，夜方飞出，至人家庭户中，见灯光则来；一种小者，身黑暗，昼方飞出，夜不出。今当用胡蜣螂。"所言即为此种。

● **产地**

主产于江苏、浙江、河北、湖北等地。

● **采收加工**

6~8 月间晚上利用灯光诱捕，沸水烫死，晒干或烘干。

● **药材性状**

虫体呈椭圆形，黑褐色，有光泽。雄虫较雌虫稍大，头部前方呈扇面形，易脱落，中央具角突 1 支，长约 6mm。前胸背板呈宽关月形，顶部有横形隆脊，两侧各有角突 1 枚，后胸约占体长的 1/2，为翅覆盖。雌虫头部中央及前胸背板横形隆脊的两侧无角状突。前翅革质，黑褐色，有 7 条纵向平行的纹理，后翅膜质，黄色或黄棕色。足 3 对，体质坚硬。有臭气。

● **性味功用**

咸，寒。破瘀，定惊，通便，散结，拔毒去腐。适用于癥瘕，惊痫，噎膈反胃，腹胀便秘，痔漏，疔肿，恶疮等病症。

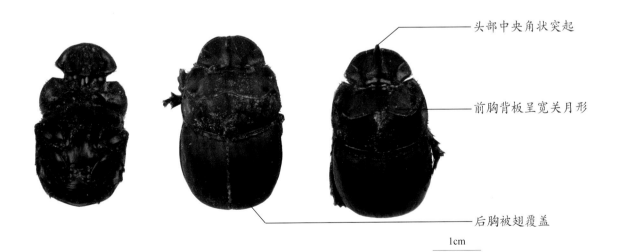

头部中央角状突起

前胸背板呈宽关月形

后胸被翅覆盖

1cm

▼ 雌虫

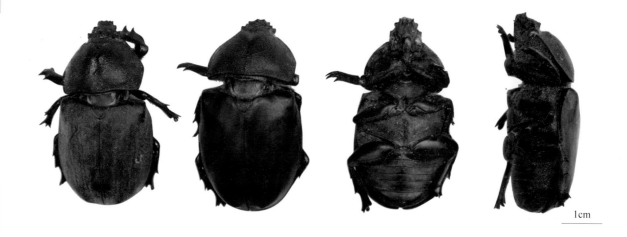

1cm

▼ 雄虫

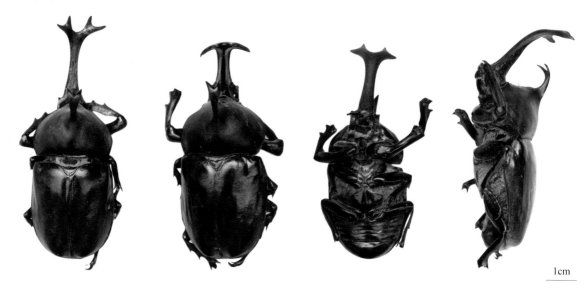

1cm

● **附注**

金龟子科动物大蜣螂 *Scarabaeus sacer* L.、粪金龟科动物紫蜣螂 *Geotrupes laevistriatus* Motsch 和独角仙科动物独角仙 *Xylotrupes dichotonus* L. 等在部分地区亦同等入药，注意区别。

- **别名**

  羖羊角、青羊角。

- **来源**

  牛科动物雄性山羊 *Capra hircus* Linnaeus、青羊 *Naemorhedus goral* Hardwicke 的角。

- **溯源**

  《神农本草经》载有"羖羊角"。《本草经集注》云："羊之种类亦多，而羖羊亦有褐色、黑色、白色者。"《本草纲目》曰："生江南者为吴羊，毛短。"以上所言皆为牛科动物山羊。《日用本草》始载"山羊"条，云："山羊似羚羊，色青，其角有挂痕者为羚羊，无者为山羊"。以上所言与青羊相符。古代本草文献常羖羊角、山羊角并列。现今药材市场常混同入药，习称山羊角。

- **产地**

  主产于我国西北、华北、东北地区。

- **采收加工**

  全年均可采收，锯取羊角，干燥。

- **药材性状**

  山羊角：本品呈长圆锥形而侧扁，长约26cm；一侧凹入成沟状，一侧凸起呈脊状，尖端稍弯曲。表面黄白色，粗糙，有纵皱纹或纵沟纹。中下部有波状的横环纹。角基部略呈三角形，内有骨塞，骨塞中部呈空洞状。质坚硬；刨片坚韧且富弹性。无臭，味淡。

  青羊角：角短而直，斜向后上方伸出，二角基部很靠近，尖端略向下弯。余部角有环棱。

- **性味功用**

  咸，寒。清热，镇惊，散瘀止痛。适用于小儿发热惊痫，头痛，产后腹痛，痛经等病症。

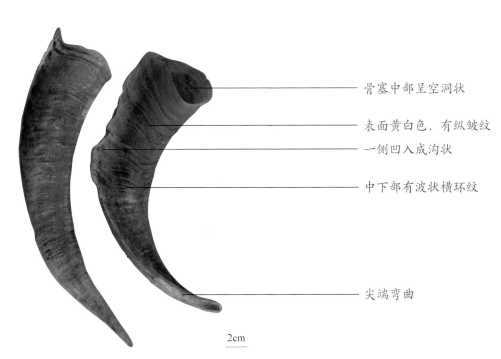

骨塞中部呈空洞状

表面黄白色，有纵皱纹

一侧凹入成沟状

中下部有波状横环纹

尖端弯曲

2cm

● **附注**

1.《中华本草》将"羖羊角""山羊角"分列两条,现今二者混同入药。
2.《本草衍义》曰:"羖羊角,除山西、河东,谓之羬羊,尤狠健,毛最长而厚,此羊可入药。"《本草纲目》云:"生秦晋者为夏羊,毛长,剪毛为毡,又谓之绵羊。"所言为牛科动物绵羊 *Ovis aries* Linnaeus,在部分地区其角亦作为"山羊角"入药。
3.《本草纲目》曰:"山羊有二种,一种大角盘环,肉至百斤者。"所言为牛科动物盘羊 *Ovis ammon* Linndeus,角入药称为盘羊角,在部分地区亦混同"山羊角"入药。
4. 牛科动物北山羊 *Capra ibes* Linnaeus 的角在部分地区亦混同"山羊角"入药。

马 陆

● **别名**
百足虫、百节虫、千脚虫。

● **来源**
圆马陆科动物燕山蛩 *Spirobolus bungii* Brandt 的全体。

● **溯源**
本品始载于《神农本草经》。《新修本草》云:"此虫大如细笔管,长三四寸,斑色,亦如蚰蜒。襄阳人名为马蚿,亦呼马轴。亦名刀环虫,以其死侧卧,状如刀环也。有人自毒,服一枚便死也。"《本草衍义》曰:"马陆,今百节虫也。身如槎节,节有细蹙文,起紫黑色,光润,百足。死则侧卧如环,长二三寸,尤者粗如小指。西京上阳宫内城钻墙中甚多,入药至鲜。"《本草纲目》云:"马蚿处处有之,形如大蚯蚓,紫黑色,其足比比至百,而皮极硬,节节有横纹如金钱,首尾一般大,触之,即侧卧局缩为环。"按其所述大小形状,应为多足纲倍足亚纲动物。通过中药市场调查鉴别,现今所用马陆均为本品。

● **产地**
主产于河北、河南、山东等地。

● **采收加工**
夏季捕捉,晒干或烘干。

● **药材性状**
完整虫体多卷曲呈环状,全长 6~10cm,直径 5~6mm。全体黑褐色,具 50 余个环节，每个环节具一棕色环，步肢多脱落。体轻，质脆，易断，断面中空。气微，味淡，有毒。

● **性味功用**

辛，温；大毒。破积，解毒，和胃。适用于癥瘕积聚，胁下痞满，无名肿毒，瘰疬，恶疮等病症。

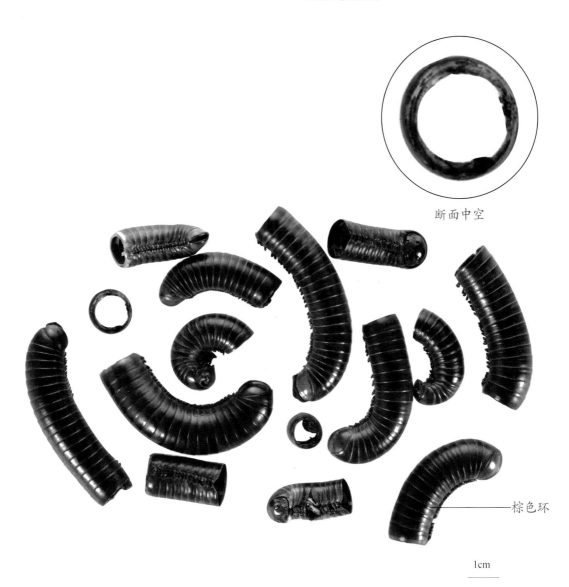

断面中空

棕色环

1cm

● **附注**

《本草拾遗》载有"山蛩"条，曰："生山林间。状如百足而大，乌斑色，长二三寸。盖此即马陆在山而大者，故曰山蛩。"《本草纲目》云："按《本经》马陆一名百足，状如大蛩，而此云状如百足而大，更大者为马陆，则似又指百足为一物矣。盖此即马陆在山而大者耳，故曰山蛩。鸡、犬皆不敢食之。"《中华本草》据此认为，中药马陆来源于圆马陆科动物宽蹠陇马陆 *Kronopolites svenhedini* Verhoeff 的全体。该品种形态细小（长 2~3cm）、体节少（体节 20 个），以"陇马陆"之名被《甘肃省中药材标准》收载，目前开发的有陇马陆胃药片等制剂。而"在山而大者"（长 12cm，体节 54 个）（燕山蛩）以"山蛩虫"之名收载。

马 宝

- **别名**
  马结石、马粪石。

- **来源**
  马科动物马 *Equus caballus* L.的胃肠道结石。

- **溯源**
  《本草纲目》在"鲊答"条下记载："鲊答生走兽及牛马诸畜肝胆之间，有肉囊裹之，多至升许，大者如鸡子，小者如栗如榛。其状白色，似石非石，似骨非骨，打破层叠……狗、牛、马者最妙，盖牛黄、狗宝之类也。"按其描述外观、性状、层叠排列等特征，所言即为马宝。《饮片新参》曰："马宝，清肝脑，化热痰，治痉痫，止吐衄。"

- **产地**
  主产于我国东北、西北、西南等地。

- **采收加工**
  杀马后取出胃肠道结石，或从马排出的粪便中寻找结石，洗净，经沸水烫煮，晾干或晒干。

- **药材性状**
  本品呈球形、卵圆形或扁圆形，大小不一，直径6~20cm，表面灰色、青灰色或油棕色，光滑，略有光泽，或附有杂乱的细草纹。质坚体重，断面可见明显的同心层纹，中心部位常有金属或其他粒状异物，无气味或微有臊臭。取少量粉末置铝箔上，直火烘之，粉末由分散迅速聚集，并有轻微的马尿气。以色青白，外表有光泽，温滑如石，有细草纹、质坚实、断面"涡纹"细致者为佳。

- **性味功用**
  甘、咸，凉；小毒。镇静化痰，清热解毒。适用于惊风癫痫，痰热神昏，吐血衄血，痰热咳嗽，恶疮肿毒等病症。

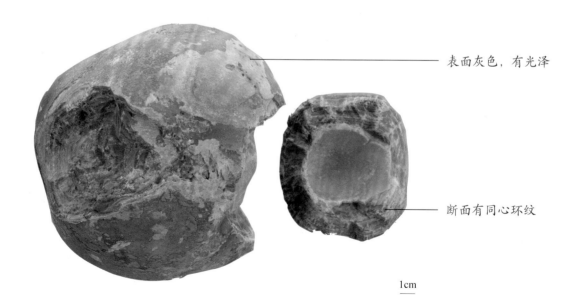

表面灰色，有光泽

断面有同心环纹

1cm

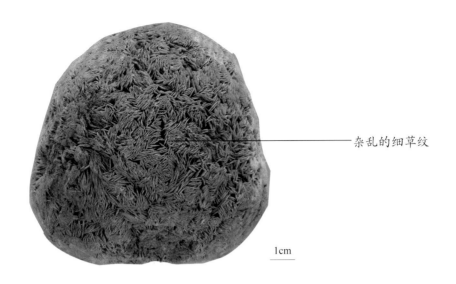

———— 杂乱的细草纹

1cm

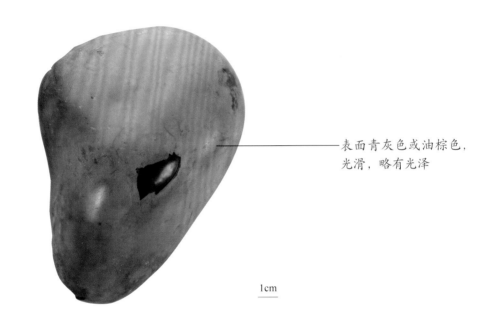

———— 表面青灰色或油棕色，
光滑，略有光泽

1cm

● 附注

1. 据华毅报道，马宝最主要成分是磷酸铵镁 $Mg(NH_4)PO_4 \cdot 6H_2O$，含量一般在 90% 以上。马宝产地的共同特征是石灰性土壤和麸皮等富磷饲料。

2. 马肠结石是病石，马宝是药材石。《本草纲目》对此有精辟的论述："时珍尝静思之，牛之黄，狗之宝，马之墨，鹿之玉，犀之通天，兽之鲊苔，皆物之病，而人以之为宝。"马科动物驴 *Equus asinus* L. 的胃结石入药，称为驴宝；马科动物骡 *Equus asinus* L.×*Equus caballus orientalis* Noack 或驮骡 *Equus caballus orientalis* Noack×*Equus asinus* L. 的胃结石称为骡宝（驴宝）；犬科动物狗 *Canis familiaris* Linnaeus 的胃结石入药，称为狗宝；牛科动物印度山羊 *Capra aegagrus hircus.* 的盲肠结石入药，称为猴枣。

天 牛

- **别名**

  天水牛、牛八角儿、天角虫。

- **来源**

  天牛科动物星天牛 *Anoplophora chinensis* Forster、桑天牛 *Apriona germari* Hope 及其近缘昆虫的全虫。

- **溯源**

  本品始载于《本草拾遗》曰："天牛，两角状如水牛，色黑。背有白点上下缘木，飞腾不远。"《本草纲目》云："天牛，处处有之。大如蝉，黑甲光如漆，甲上有黄白点，甲下有翅能飞。目前有二黑角甚长，前向如水牛角，能动。其喙黑而扁，如钳甚利，亦似蜈蚣喙。六足在腹，乃诸树蠹虫所化也。"按其所述"色黑，背有白点"等特征，所指为星天牛。现今中药市场以"天牛"入药的为天牛科星天牛、桑天牛等多种动物。

- **产地**

  我国大部分地区均产。

- **采收加工**

  夏季捕捉，入沸水中烫死，晒干或烘干。

- **药材性状**

  星天牛：全体黑色，具有白色斑点。触角第3~11节的每节基部有淡蓝色毛环。前胸背板中瘤明显，两侧另有瘤状突起，侧刺突粗壮。鞘翅基部颗粒大小不等，翅鞘每侧约有20个小形白色毛斑，排成不整齐的5横行。

  桑天牛：全体黄棕色，全身密被绒毛，一般背面绒毛青棕色，腹面绒毛棕黄色。雄虫触角超出体长2~3节，雌虫触角较身体略长。前胸背板宽大于长，两侧中央具细尖刺突，前后横沟之间有不规则的横脊线。鞘翅中缝、侧缘及端缘通常有一条灰色窄边，其部约1/4范围内密有黑色瘤状颗粒，翅端的内外端角均呈刺状突起。足细长，被灰白色短毛，腿节大，内侧有纵沟。

- **性味功用**

  甘，温；有毒。活血通经，散瘀止痛，解毒消肿。适用于血瘀经闭，痛经，跌打瘀肿，疔疮肿毒等病症。

▼ 桑天牛

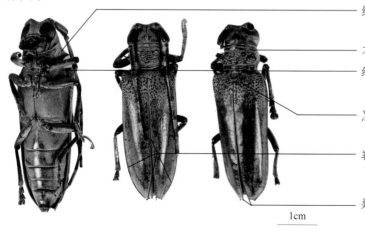

细尖刺突

不规则的横脊线

绒毛棕黄色

黑色瘤状颗粒

鞘翅中缝、侧缘及端缘有灰色窄边

翅端内外端角刺状突起

1cm

▼ 云斑天牛

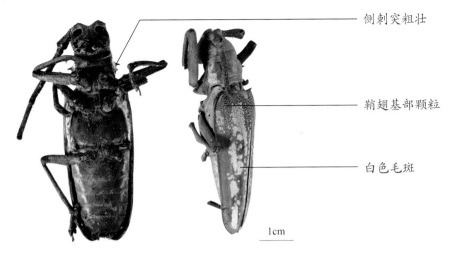

—— 侧刺突粗壮

—— 鞘翅基部颗粒

—— 白色毛斑

1cm

● 附注

天牛科动物云斑天牛 *Batocera horsfiedi* Hope 和橘褐天牛 *Nadezhdiella cantori* Hope 的全虫在部分地区亦作"天牛"入药。

五灵脂

● 别名

药本、寒号虫粪、寒雀粪。

● 来源

鼯鼠科动物复齿鼯鼠 *Trogopterus xanthipes* Milne-Edwards 的干燥粪便。

● 溯源

本品始载于《开宝本草》，曰："五灵脂出北地。此是寒号虫粪也。"《嘉祐本草》云："寒号虫四足，有肉翅不能远飞。"《本草图经》载："今惟河东州郡有之。云是寒号虫粪，色黑如铁，采无时。"《本草纲目》记："五台诸山甚多。其状如小鸡，四足有肉翅。夏月毛采五色，自鸣若曰，凤凰不如我。至冬毛落如鸟雏，忍寒而号

曰，得过且过。其屎恒集一处，气甚臊恶，粒大如豆。采之有如糊者，有黏块如糖者。"所言与今相符。《中国药典》1963 年版、1977 年版、1985 年版、1990 年版均收载五灵脂。1995 年版及以后版，从正文移至附录收载。含有五灵脂的中药成方制剂有80 多个，其中以五灵脂为君药的有开郁疏肝丸、调经姊妹丸、九气心痛丸、五灵止痛胶囊、胃痛散等。

● 产地

主产于我国太行山脉一带。

● 采收加工

全年可采，但在春、秋二季为多，春季采者品质较佳，采得后，拣净砂石、泥土等

杂质，晒干。按其形状的不同常分为"灵脂块"（又称"糖灵脂"）及"灵脂米"。

● 药材性状

灵脂块：又名糖灵脂。呈不规则的块状，大小不一。表面黑棕色、红棕色或灰棕色，凹凸不平，有油润性光泽，黏附的颗粒呈长椭圆形，表面常裂碎，显纤维性。质硬，断面黄棕色或棕褐色，不平坦，有的可见颗粒，间或有黄棕色树脂状物质。气腥臭。以黑棕色、有光泽、油润而无杂质者为佳。

灵脂米：又名散灵脂。为长椭圆形颗粒。

表面黑棕色、红棕色或灰棕色，较平滑或微粗糙，常可见淡黄色的纤维残痕，有的略具光泽。体轻，质松，易折断，断面黄绿色或黄褐色，不平坦，纤维性。气微。以表面微粗糙、黑棕色、体轻、无杂质者为佳。

● 性味功用

苦、甘，温。活血止痛，化瘀止血，消积解毒。适用于心腹血气诸痛，妇女闭经，产后瘀滞腹痛，崩漏下血，小儿疳积，蛇蝎蜈蚣咬伤等病症。

▼ 灵脂米

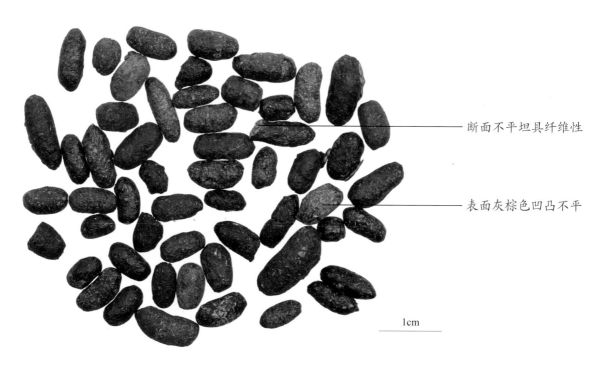

断面不平坦具纤维性

表面灰棕色凹凸不平

1cm

● 附注

据报道，复齿鼯鼠的食性较窄，仅吃侧柏叶及照山白叶，在冬天只吃侧柏叶，其粪便中的植物组织残片显微特征也较稳定。复齿鼯鼠栖息在海拔 1000m 以上的险峻山岭地带，为夜行动物，昼伏夜出。可张开四肢及皮膜，在树间滑翔。常在离巢约 15m 的固定地点排便，素有"千里觅食一处屙"的习性。

● **别名**
蛆、谷虫、水仙子。

● **来源**
丽蝇科动物大头金蝇 *Chrysomyia megacephala* Fabricius 及其近缘动物的幼虫或蛹壳。

● **溯源**
人食五谷,其渣滓为粪。蛆为虫类,生于五谷所化之粪便中,故名"五谷虫"。蛆行趑趄,故谓之"蛆"。本品药用始载于《滇南本草》。《上海市中药材标准》《山东省中药材标准》《湖南省中药材标准》《广东省中药材标准》均有收载。

● **产地**
全国各地均产。

● **采收加工**
7~9月间收集,装入布袋,在流水中反复漂洗,使虫体内容物排除尽净,然后晒干。

● **药材性状**
干燥虫体,扁圆柱形。头部较尖,长1~1.5cm,宽2~3mm。黄白色,有的略透明。质松脆易碎,断面多空泡。以体轻、干净、淡黄白色、无臭味者为佳。

● **性味功用**
咸、甘,寒。健脾消积,清热除疳。适用于疳积发热,食积泻痢,疳疮,痔等病症。

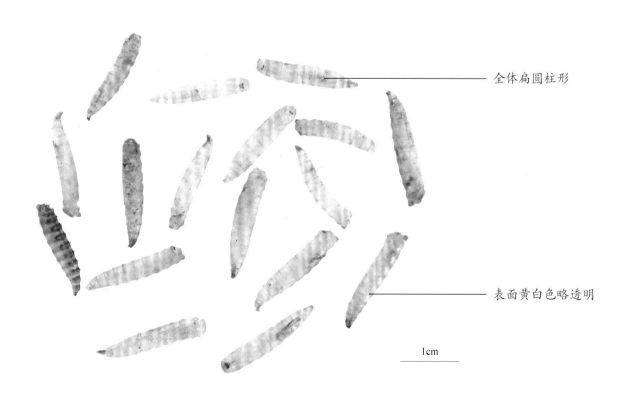

全体扁圆柱形

表面黄白色略透明

1cm

水　蛇

- **别名**
  水游蛇、水火链、半纹蛇。

- **来源**
  游蛇科动物水赤链游蛇 *Natrix annularis* Hallowell 除去内脏的全体。

- **溯源**
  本品始载于《本草纲目》，曰："水蛇所在有之，生水中，大如鳝，黄黑色，有缬纹。啮人不甚毒。"所言即为本品。中药市场常混充乌梢蛇售卖。

- **产地**
  主产于江西、浙江、江苏、福建等地。

- **采收加工**
  春至秋季均可捕捉，除去内脏，多卷成圆盘状，文火烘干或晒干。

- **药材性状**
  本品多卷成圆盘状；或切成段。体背面呈橄榄色或青灰色，纵列有多数小黑点。头后至颈部背面中线有黑纵线一条。体鳞最外侧 1 行带黑色，第 2、3 行为白色或橙黄色。腹面黄色，其前后缘均有暗灰色的斑点。内表面黄白色或熏成灰黑色；可见到排列整齐的肋骨。尾腹侧中央有一条青黄色的纵纹。质坚韧，气腥，味淡。

- **性味功用**
  甘、咸，寒。滋阴清热，凉血止痢。适用于消渴，烦热，口干，毒痢等病症。

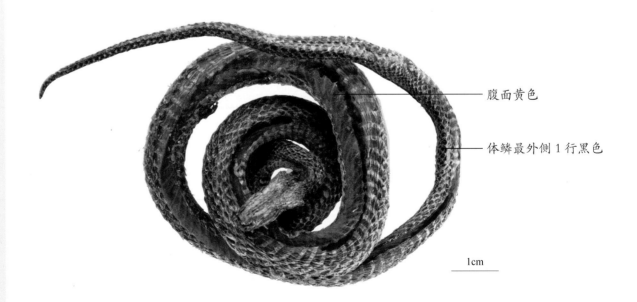

腹面黄色

体鳞最外侧 1 行黑色

1cm

● **别名**

败鼓皮、败鼓牛皮。

● **来源**

牛科动物水牛 *Bubalus bubalis* Linnaeus 或
黄牛 *Bos taurus domesticus* Gmelin 的皮。

● **溯源**

本品始载于《证类本草》。《本草图经》曰：
"败鼓皮，主蛊毒。"《本草求原》云："败
鼓牛皮，治蛊毒淋漓，耳疮，烧灰用。"

● **产地**

全国大部分地区均产。

● **采收加工**

宰杀牛时取皮，刮洗干净，鲜用或烘干。

● **药材性状**

本品呈不规则的板片状，平整或皱缩不平。
一面密被短毛，呈浅棕色、深黄色、红黄色、
红棕色、黑色、黑白相间色或白黄棕相间
色，毛多细密而平顺，有的稍卷曲，长约
2cm。皮板厚 0.1cm 以上，组织致密坚实，
呈棕红色至黑褐色，半透明。刮去毛，皮
板表面可见排列匀密的细小毛眼。质坚硬
而韧。气腥。

● **性味功用**

咸，平。利水消肿，解毒。适用于水肿，腹水，
尿少，痈疽疮毒等病症。

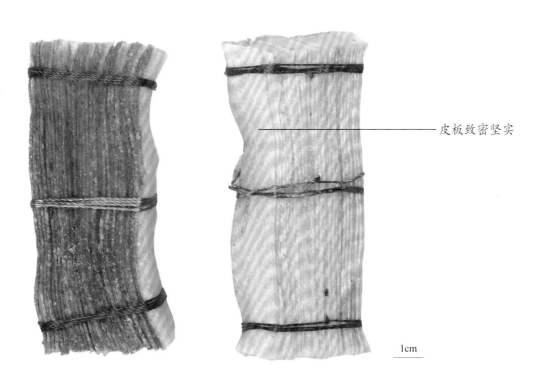

皮板致密坚实

1cm

● **附注**

牛皮亦可熬胶，称为黄明胶。

牛角䚡

- **别名**
  牛角胎、牛角笋。

- **来源**
  牛科动物水牛 *Bubalus bubalis* Linnaeus 或黄牛 *Bos taurus domesticus* Gmelin 角中的骨质角髓。

- **溯源**
  本品始载于《神农本草经》，曰："下闭血，瘀血疼痛，女人带下血。"《药性论》云："黄牛角䚡灰，能止妇人血崩不止，赤白带下，止冷痢、泻血。"名医章次公、朱良春临床均善用牛角䚡。

- **产地**
  主产于江苏。

- **采收加工**
  宰牛时从牛角中取得后，用清水浸泡数天，刮去残肉，再洗净、晒干。

- **药材性状**
  本品呈圆锥形，微弯曲，基部较粗，上部渐尖，长约15cm，基部径约5cm。外表粗糙，灰白色或灰黄色，布满骨质细孔，并有少数浅纵沟。横切面中空，灰白色，较细致，内层有粗大髓样组织。质坚硬。气微腥，味淡。
  饮片为类圆形或不规则形的薄片或为不规则的段、块。黄白色至灰白色，有不规则的纵向纹理及斜圆形的细密小孔。

- **性味功用**
  苦，温。化瘀止血，收涩止痢。适用于瘀血疼痛，吐血，衄血，肠风便血，崩漏，带下，痢下赤白，水泻，浮肿等病症。

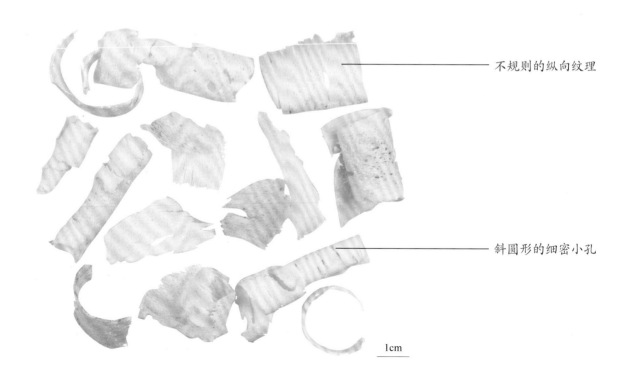

不规则的纵向纹理

斜圆形的细密小孔

1cm

牛 鞭

- **来源**

  牛科动物黄牛 *Bos taurus domesticus* Gmelin 或水牛 *Bubalus bubalis* Linnaeus 的阴茎和睾丸。

- **溯源**

  本品始载于《中国动物药志》。

- **产地**

  产于全国各地。

- **采收加工**

  宰杀雄牛后，割取阴茎和睾丸，除去残肉及油脂，整形后风干或低温干燥。

- **药材性状**

  本品呈类扁圆柱形。龟头近圆锥形，表面棕黄色至黑棕色，光滑，半透明。包皮呈环状隆起。阴茎一侧多有凹沟，对应一侧多有隆脊，两侧面光滑，斜肋纹明显。阴茎中下部带 2 枚睾丸，扁椭圆形，皱缩不平，一侧有附睾附着。质坚韧，不易折断，咀嚼有油腻感。气腥。

- **性味功用**

  甘、咸，温。补肾益精壮阳，散寒止痛。适用于肾虚阳痿，遗精，宫寒不孕，遗尿，耳鸣，腰膝酸软，疝气等病症。

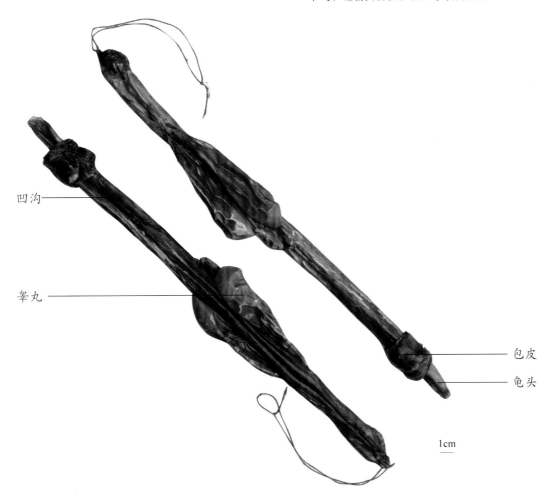

凹沟

睾丸

包皮

龟头

1cm

凤凰衣

- **别名**

凤凰退、鸡蛋膜衣、鸡蛋衣、鸡蛋皮。

- **来源**

雉科动物鸡 *Gallus gallus domosticus* Brisson 所产卵孵化小鸡后鸡蛋壳的内膜。

- **溯源**

本品以"鸡卵中白皮"之名始载于《名医别录》，曰："主久咳结气，得麻黄、紫菀和服之。"《医学入门·本草》云："凤凰衣，小儿头身诸疮，烧灰，猪脂调敷。"

- **产地**

全国各地均产。

- **采收加工**

收集孵鸡后留下的蛋壳，取出卵膜，晒干。

- **药材性状**

本品呈卷缩纹折状的薄膜，破碎，边缘不整齐，一面白色，无光泽，另一面淡黄色，微有光泽，并附有棕色线状血。质松，略有韧性，易碎。气微，味淡。

- **性味功用**

甘、淡，平。养阴清肺，敛疮，消翳，接骨。适用于久咳气喘，咽痛失音，淋巴结结核，溃疡不敛，目生翳障，头目眩晕，创伤骨折等病症。

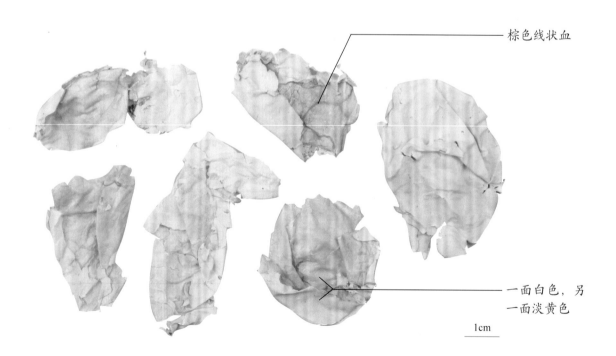

棕色线状血

一面白色，另一面淡黄色

1cm

● **别名**

蟹壳、螃蟹壳、方蟹、毛夹子、无肠公子。

● **来源**

方蟹科动物中华绒螯蟹 *Eriocheir sinensis* H. Milne-Edwards 或日本绒螯蟹 *Eriocheir japonicas* (de Haan) 的甲壳。

● **溯源**

"蟹"之名始载于《神农本草经》。《名医别录》载："蟹生伊洛地泽，诸水中。"《千金食治》曰："蟹壳，味酸，寒；有毒。主胸中邪热，宿结痛，喎僻面肿，散漆，烧之致鼠。"《本草纲目》云："蟹，横行甲虫也。雄者脐长，雌者脐团，生于流水者色黄而腥；生于止水者色绀而馨"，"取蟹以八九月蟹浪之时，伺者出水而拾之，夜则以火照捕之，时黄与白满壳者也"。

● **产地**

我国东部大部分地区均产。

● **采收加工**

加工或食用螃蟹后取壳，除尽残肉和杂质，晒干。

● **药材性状**

完整甲壳为圆方形，后半部宽于前半部。螯足1对，掌节于指节基部的内外侧密生绒毛；步足4对，长而扁平，腕节和前节有刚毛。药材多呈不规则的碎片，肢多脱落。表面杏黄色或浅黄色，内表面为黄白色或浅黄白色，质坚硬。气微腥，味咸。

● **性味功用**

咸，寒。清热，散瘀，消肿解毒。适用于湿热黄疸，产后瘀滞腹痛，筋骨损伤，痈肿疔毒，漆疮，烫伤等病症。

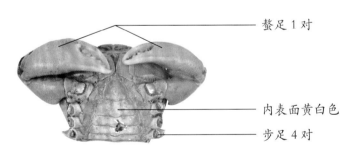

螯足1对

内表面黄白色

步足4对

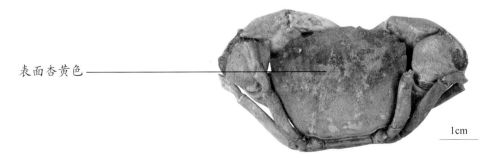

表面杏黄色

1cm

● **附注**

蟹爪亦可单独入药，习称蟹爪。

石龙子

- **别名**

  蜥蜴、四脚蛇、山龙子。

- **溯源**

  石龙子科动物石龙子 *Eumeces chinensis* Gray 的全体。

- **溯源**

  本品始载于《神农本草经》。《本草经集注》云："其类有四种，一大形纯黄色为蛇医母，亦名蛇舅母，不入药；次似蛇医小形长尾，见人不动，名龙子；次有小形而五色，尾青碧可爱，名断蜴，并不蜇人；一种喜缘篱壁，名蝘蜓，形小而黑，乃言蜇人必死而未闻中人。"《本草纲目》曰："诸说不定，大抵是水旱两种，有山石、草泽屋壁之异。《本经》唯用石龙，后人但称蜥蜴，实一物也。"据《本草图经》石龙子附图，与今石龙子科动物石龙子相符。陶弘景所说"小形而五色，尾青碧可爱"者，当为蓝尾石龙子 *Eumeces elegans* Boulenger。蓝尾石龙子形体较小，且机灵难捕，现今中药市场很少见到 。

- **产地**

  主产于我国长江以南各地。

- **采收加工**

  夏、秋二季捕捉后，晒干或烘干。

- **药材性状**

  全长约 21cm；头体长 10~12cm，尾长 14~18cm。周身被有覆瓦状排列的角质细

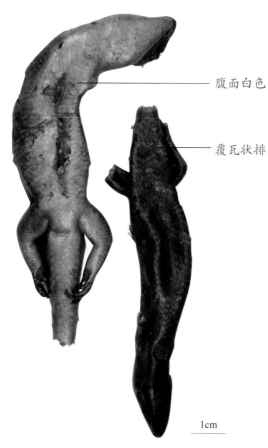

腹面白色

覆瓦状排列的细鳞

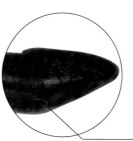

耳孔鼓膜深陷

1cm

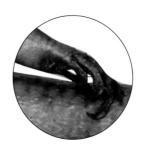

后肢 5 趾，趾端有钩爪

鳞，质薄，光滑，鳞列 24~26 行。吻端圆凹，鼻孔 1 对；眼分列于头部两侧；耳孔前缘有 2~3 个瓣突，鼓膜深陷。体较粗壮，体背灰橄榄色；鳞片周缘淡灰色，因而呈现网状斑纹；体侧有分散的黑斑点，腹面白色。四肢较发达；前肢 5 指，后肢 5 趾，指、趾端均有钩爪。尾细长，末端尖锐，常断落。气腥。

● **性味功用**

咸，寒；小毒。利水通淋，破结散瘀，解毒。适用于癃闭，石淋，小便不利，恶疮，瘰疬等病症。

● **附注**

石龙子科动物蓝尾石龙子 *Eumeces elegans* Boulenger 的全体亦作"石龙子"入药。

龙 虱 ●

● **别名**

金边龙虱、水由甲、水蟑螂、水鳖虫、水龟子。

● **来源**

龙虱科动物三星龙虱 *Cybister tripunctatus orientalis* Gschwendtner、黄边大龙虱 *Cybister japonicas* Sharp 的全虫。

● **溯源**

本品始载于《本草纲目拾遗》，曰："《闽小记》，龙虱形如小蟑螂，又似金龟而黑色，每八月十三至十五日飞堕漳州海口，余日绝无。《物理小识》，盖是甲虫，大如指项，甲下有翅。熏干，油润，去甲翅啖，似火鱼之变味。"根据上述记载，与龙虱科三星龙虱、黄边大龙虱等动物相符。中药市场以黄边大龙虱质佳。本品亦为粤菜名品，广东地区以"金边龙虱""水由甲"等名称之。

● **产地**

主产于广东、广西、海南、福建等地。

● **采收加工**

全年均可捕捉，捕得后，用沸水烫死，晒干。

● **药材性状**

三星龙虱：虫体呈长卵形，长 1.5~2.8cm，全体有光泽，背面黑色。鞘翅 1 对，边缘有棕黄色狭边，除去鞘翅，可见浅色的膜质翅 1 对。腹面红褐色至黑褐色，腹部有横纹。质轻脆。气腥，味微咸。

黄边大龙虱较三星龙虱个体大，长 3.5~4cm，背面黑棕色，鞘翅上密布沟纹。

● **性味功用**

甘、微咸，平。补肾，缩尿，活血。适用于小儿遗尿，老人尿频，面部褐斑等病症。

1043

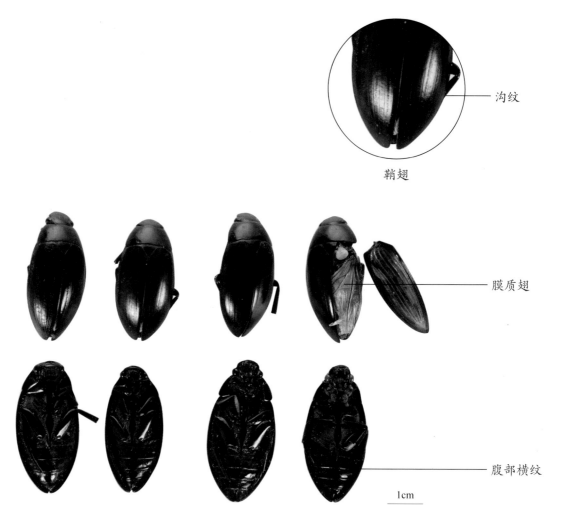

沟纹

鞘翅

膜质翅

腹部横纹

1cm

● **附注**

现今有些地区将本品当作土鳖虫入药，本草中龙虱和䗪虫是两种功用不同的药物，不能混淆
使用，应予纠正。

● **别名**

龙涎、龙泄、龙腹香、鲸涎香。

● **来源**

抹香鲸科动物抹香鲸 *Physeter catodon* Linnaeus 的肠内异物（如乌贼口器和其他食物残渣等）刺激肠道而成的分泌物。

● **溯源**

本品以"龙涎"之名见载于《本草纲目》"龙条"条下，曰："机曰，龙吐涎沫可制香。时珍曰，龙涎方药鲜用，惟入诸香……焚之则翠烟浮空。出西南海洋中。云是春间群龙所吐涎沫浮出。番人采得货之，每两千钱。亦有大鱼腹中剖得者，其状初若脂胶，黄白色，干则成块，黄黑色，如百药煎而腻理，久则紫黑，如五灵脂而光泽，其体轻飘，似浮石而腥臊。"《本草纲目拾遗》云："龙涎香，大抵不必论其色，总以含之不耗，投之不没，雨中焚之能爆者良。"龙涎香具有麝香气味的异香，且留香性和持久性是其他香料无法比拟的。作为固体香料，它可保持其香气长达十百年，是现今最好的固香剂，是高级香水和化妆品中必不可少的配料，有"天香""香料之王"的美誉。

● **产地**

主产于我国东海、南海、台湾海域。

● **采收加工**

收集肠内分泌物后，经干燥后即成蜡状的硬块。刚从动物体内取出时有恶臭，但到一定时间却发出一种特殊的香气。其肠内分泌物也能由动物自行排出体外，漂浮于海面，可从海面上捞取。

● **药材性状**

本品呈不规则块状，大小不一。表面灰褐色、棕褐色或黑棕色，常附着白色点状或片状斑。体轻，不透明，似蜡，手触之有油腻感，易破碎。断面有颜色深浅相间的不规则的弧形层纹和白色点状或片状斑。少数

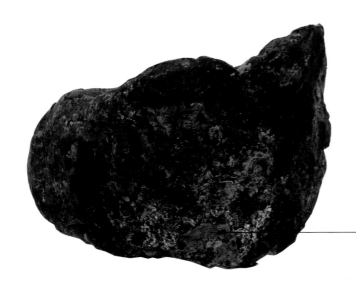

———— 片状斑

呈灰褐色的可见黑鱼嘴样角物质嵌于其中。遇热软化，加温熔融成黑色黏性油膏状，微具特殊的香气，微腥，味带甘酸。

● **性味功用**

甘、酸，温。化痰平喘，行气散结，利水通淋。适用于喘咳气逆，胸闷气结，癥瘕积聚，心腹疼痛，神昏等病症。

● **附注** ——————————————————

龙涎香为名贵药材，常用三种方法可以鉴别。手试：将少许龙涎香放入手掌中温之，则柔软如蜡。水试：将龙涎香结块用力投入水中，片刻漂浮于水面上；或将龙涎香刮屑少许，置滚开水中，其气像云一样腾空而起。火试：取龙涎香用火点之，则燃烧而发蓝焰，冒灰色烟，香气四溢，酷似麝香；或用解剖针烧极热钻其中，趁热抽出，其涎引丝不绝。

田　螺 ————————————————————

● **别名**

田中螺、黄螺。

● **来源**

田螺科动物中国圆田螺 *Cipangopaludina chinensis* Gray 或中华圆田螺 *Cipangopaludina cathayensis* Heude 的全体。

● **溯源**

本品以"田中螺"之名始载于《名医别录》。《本草经集注》曰："生水田中及湖渎岸侧，形圆大如梨、橘者，人亦煮食之。"我国分布最广的是中国圆田螺和中华圆田螺，可以药食兼用。

● **产地**

全国各地均产。

● **采收加工**

春季至秋季捕捉，捕得后洗净，鲜用。

● **药材性状**

中国圆田螺：贝壳大，外形呈圆锥形，壳质薄而坚固。有6~7个螺层，缝合线极明显。螺旋部高起呈圆锥形，其高度大于壳口高度。壳顶尖。体螺层膨大。贝壳表面光滑无肋，具有细密而明显的生长线，有时在体螺层上形成褶襞。壳面黄褐色或绿褐色。壳口呈卵圆形，上方有一锐角，周缘具有黑色框边，外唇简单，内唇上方贴覆于体螺层上，部分或全部遮盖脐孔。脐孔呈缝状。厣角质，为一黄褐色卵圆形薄片，具有明显的同心圆的生长纹，厣核位于内唇中央处。

中华圆田螺与中国圆田螺的区别：贝壳呈卵圆形。螺旋部较短而宽；体螺层特别膨大；壳顶尖锐，缝合线深。

● **性味功用**

甘、咸，寒。清热，利水，止渴，解毒。适用于小便赤涩，目赤肿痛，黄疸，脚气，浮肿，消渴，痔疮，疔疮肿毒等病症。

▼ 中华圆田螺

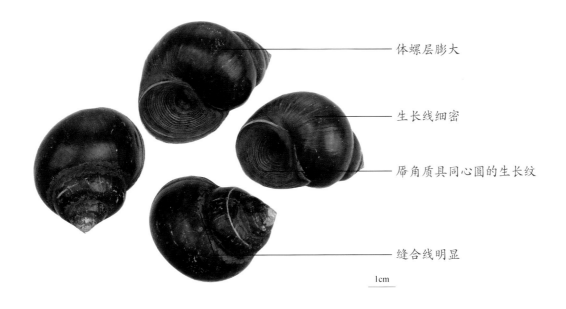

体螺层膨大

生长线细密

厣角质具同心圆的生长纹

缝合线明显

1cm

● **附注**

中国圆田螺和中华圆田螺的壳也可药用，被《中华本草》收载，言："田螺壳，甘，平，和胃，收敛。适用于反胃吐酸，胃脘疼痛，泄泻，便血，疮疡脓水淋漓，子宫脱垂等。"

甲　香

- **别名**

  太极石、催生子、海云母、水云母。

- **来源**

  蝾螺科动物蝾螺 *Turbo cornutus* Solander、金口蝾螺 *Turbo chrysostomus* Linnaeus 等近缘动物的厣。

- **溯源**

  本品始载于《新修本草》，曰："甲香，生南海……蠡大如小拳，青黄色，长四五寸，取厣烧灰用之，南人亦煮其肉啖，亦无损益也。"《本草图经》云："今岭外、闽中近海州郡及明州皆有之，海蠡之掩也。《南州异物志》：甲香大者如瓯面，前一边直挨长数寸，围壳岨峿有刺。其掩杂众香烧之使益芳，独烧则臭，一名流螺。诸螺之中，流最厚味是也。其蠡大如小拳，青黄色，长四五寸，人亦啖其肉。今医方稀用。"所言即为蝾螺科动物。甲香药用甚稀，多用于合香、练香，具有发香、聚香的作用。

"甲煎"即甲香合香所成的一种制品，《本草纲目》载："甲煎，以甲香同沉麝诸药花物治成，可做口脂及焚爇也。唐李义山诗所谓'沉香甲煎为廷燎'者，即此。"

- **产地**

  主产于广东、福建等地沿海。

- **采收加工**

  四季均可采捕，捕后将厣取下，洗净，晒干。

- **药材性状**

  本品呈类扁圆球形，直径 1~4cm。一面隆起，表面淡白色、浅棕色，有颗粒状突起，并有螺旋状的隆起；另一面平坦，有螺旋状的纹理。质地厚，坚韧，不易折断，破碎面类白色，不平坦。气微腥，味咸。

- **性味功用**

  咸，平。清湿热，去痰火，解疮毒。适用于脘腹满痛，痢疾，淋病，高血压，头痛，痔瘘，头疮，疥癣等病症。

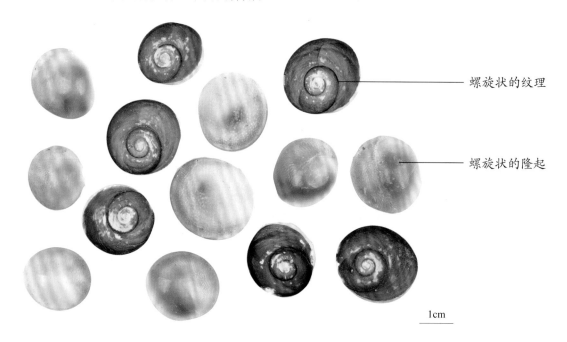

螺旋状的纹理

螺旋状的隆起

1cm

● **别名**
磕头虫、跳百丈、跳米虫、剥剥跳。

● **来源**
叩头虫科动物有沟叩头虫 *Pleonomus canaliculatus* Faldermann 等的全虫。

● **溯源**
本品始载于《本草纲目》，曰："虫大如斑蝥而色黑，按其后则叩头有声。"《本草纲目拾遗》云："形黑如大豆，以手按其身，其头能俯屈，剥剥有声，出南方者小而力微，北土者大而力厚，小儿捕之为戏。入药用大者。试法，取虫置桌，翻其背，令仰，少顷便跳起三四寸，有跳起过五六寸及尺许余者，力更大。"所言即为此种。

● **产地**
我国东部大部分地区均产。

● **采收加工**
春季至秋季捕得后，入沸水中烫死，晒干。

● **药材性状**
体细长而略扁平，大约 18mm，浓栗色，有光泽，密被金黄色短毛。头扁平，头顶有三角凹洼。复眼 1 对。触角雄虫 11 节，雌虫 12 节。鞘翅上有纵沟。足黄褐色。腹部 5 节。气微腥。

● **性味功用**
辛，温。强壮筋骨，截疟。适用于手足痿软无力，小儿行迟，疟疾等病症。

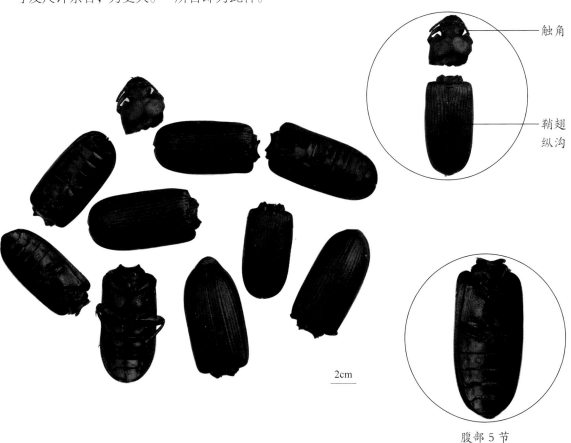

触角

鞘翅纵沟

2cm

腹部 5 节

白丁香

- 别名
  雄雀屎、麻雀粪。

- 来源
  鸟科动物树麻雀 *Passer montanus* L. 的干燥粪便。

- 溯源
  本品以"雄雀屎"之名始载于《名医别录》"雀卵"条下，列为中品。《本草经集注》曰："雄雀屎两头尖是也。"《雷公炮炙论》记："雀苏，若底坐尖在上是雄；两头圆者是雌。阴人使雄，阳人使雌。"《本草纲目》载："别录只用雄雀屎。雌雄分用，则出自雷氏也。"《药材资料汇编》云："白

丁香，为鸣禽类雄麻雀之屎。其鸟左翼掩右者是雄性，其屎头尖，挺直，若两头圆者系雌雀屎。入药以雄雀屎良。"现今不分雌雄，混同入药。《山东省中药材标准》2002 年版收载本品。

- 产地
  全国各地均产。

- 采收加工
  全年收集，去净泥土杂质，晒干。

- 药材性状
  本品多破碎，完整者呈圆柱形，稍弯曲；两头钝圆或一头稍尖，长 5~8mm，直径

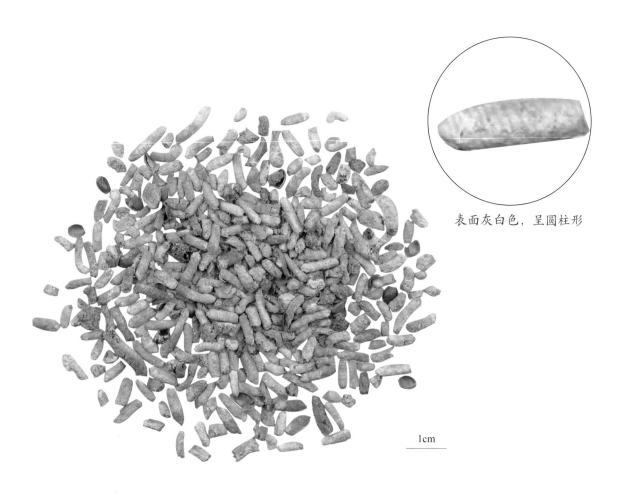

表面灰白色，呈圆柱形

1cm

1~2mm。表面灰白色或灰棕色。质稍硬，易折断，断面棕色，呈颗粒状。气微腥臭，味苦。

● **性味功用**

苦，温。化积，消翳。适用于积聚，疝瘕，目翳，痈疽疮疥等病症。

● **附注**

禽类动物多以粪便入药，如：鸠鸽科家鸽 *Columba domestica* Gmelin、原鸽 *Columba livia domestica* 的粪便入药，称为左盘龙；雉科动物鸡 *Gallus gallus domesticus* Brisson 粪便上的白色部分入药，称为鸡屎白；燕科动物家燕 *Hirundo rustica gutturalis*、金腰燕 *Hirundo daurica* L. 的粪便入药，称为燕屎。

虫白蜡

● **别名**

白蜡、虫蜡、木蜡、树蜡、蜡膏。

● **来源**

介壳虫科昆虫白蜡虫 *Ericerus pela*（Chavannes）Guerin 的雄虫群栖于木犀科植物白蜡树 *Fraxinus chinensis* Roxb.、女贞 *Ligustrum lucidum* Ait. 或女贞属其他种植物枝干上分泌的蜡，经精制而成。

● **溯源**

本品始载于《本草会编》，曰："虫白蜡与蜜蜡之白者不同，乃小虫所作也。其虫食青树汁，久而化为白蜡，粘敷树枝。人谓虫屎着树而然，非也。至秋刮取，以水煮溶，滤置冷水中，则凝聚成块矣。碎之，文理如白石膏而莹澈。人以和油浇烛，大胜蜜蜡也。"《本草纲目》云："蜡树枝叶状类冬青，四时不凋。五月开白花成丛，结实累累，大如蔓荆子，生青熟紫。冬青树子，则红色也。其虫大如虮虱，芒种后则延缘树枝，食汁吐涎，粘于嫩茎，化为白脂，乃结成蜡，状如凝霜。处暑后则剥取，谓之蜡渣……其渣炼化滤净，或甑中蒸化沥下器中，待凝成块，即为蜡也。"所言即为本品。白蜡虫产于云贵高原，因气候条件，以云南、贵州产虫为适，而以四川、湖南产蜡为宜。故有"云南种子湖南蜡"一说。历史上川蜡主要由凉山养殖虫种，提供给岷江流域蜡农挂放泌蜡，两地分工合作。

- **产地**

  主产于四川、湖南、贵州、云南等地。

- **采收加工**

  处暑、白露前后，采收花蜡，采用水煮压榨法或蒸汽制蜡法净制，晾干即得。

- **药材性状**

  本品呈不规则块状，白色或类白色。表面平滑或稍有皱纹，具蜡样光泽。体轻，质硬而稍脆，轻捻成粉。断面呈条状，或颗粒状，具亮星。气微，味淡。

- **性味功用**

  甘、淡，温。止血，生肌，定痛。适用于金疮出血，尿血，便血，疮疡久溃不敛等病症。

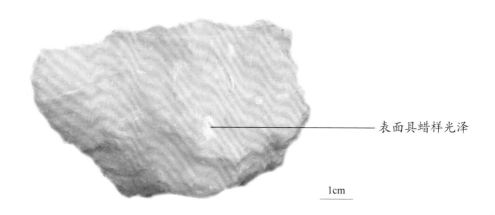

表面具蜡样光泽

1cm

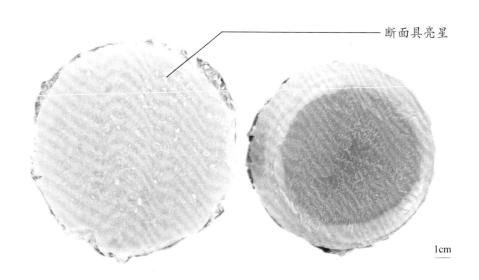

断面具亮星

1cm

- **附注**

  1. 中药片剂、丸剂包衣后需要抛光，虫白蜡是良好的抛光剂。

  2. 市场上有将石蜡、地蜡、牛油、羊油、淀粉、肥皂、硬脂酸、松香、蜂蜡等掺入虫白蜡中，注意鉴别。

白 贝

● **别名**

贝子、白贝齿、贝齿、白海肥。

● **来源**

宝贝科动物货贝 *Monetaria moneta* Linnaeus、环纹货贝 *Monetari annulus* Linnaeus 等的贝壳。

● **溯源**

本品以"贝子"之名始载于《神农本草经》。《名医别录》曰:"生东海池泽。"《本草经集注》:"此是今小小贝……乃出南海。"《本草纲目》云:"贝子,小白贝也。大如拇指顶,长寸许,背腹者白,诸贝皆隆如龟背,腹下两开相向,有齿刻如鱼齿,其中肉如蝌蚪而有首尾。"古代贝子包括宝贝科 Cypraeidae 的多种宝贝,如货贝、环纹货贝和阿拉伯宝螺 *Mauritia arabica* Linnaeus 等。中药市场上称为"贝齿"的有紫贝与白贝两类,自清代以后,白贝逐渐少用。

● **产地**

主产于南海。

● **采收加工**

夏季捕捉,除去肉,洗净,晒干。

● **药材性状**

贝壳略呈扁圆形,表面光滑,灰黄色或黄白色,背部蓝灰色,有白色细纹,多数具橙红色细纹,有的背部灰绿色或蓝灰色,少数有3条不明显的深色带,并有棕色斑点。气微,味咸。

● **性味功用**

咸,凉。清热,利尿,明目退翳。适用于水气浮肿,淋痛尿血,小便不通,眼生翳障,鼻渊脓血等病症。

▼ 环纹货贝

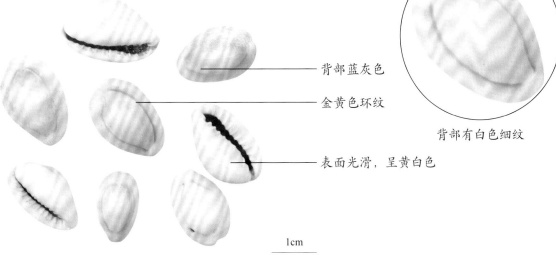

背部蓝灰色

金黄色环纹

表面光滑,呈黄白色

背部有白色细纹

1cm

● **附注**

宝贝科动物阿拉伯宝螺、山猫眼宝贝 *Cypraea lynx* Linnaeua、虎斑宝贝 *Cypraea tigris* Linnaeus 等的贝壳入药,称为紫贝,详见"紫贝"条。

白花蛇

● 别名
大白花蛇、银环蛇。

● 来源
眼镜蛇科动物银环蛇 *Bungarus multicinctus* Blyth 成蛇除去内脏的全体。

● 溯源
"白花蛇"之名首载于《雷公炮炙论》。据历代本草描述，"白花蛇"应为蝰蛇科尖吻蝮 *Agkisrrodon acutus* Guenther（现称为蕲蛇）。银环蛇的药用记载始于《饮片新参》，曰："金钱白花蛇，色花白，身长细，盘如钱大，治麻风瘫痪疥癫。"即为银环蛇的幼蛇，又称小白花蛇。银环蛇以幼蛇入药，成蛇一般不药用，常混充售卖，多供给药厂。

● 产地
主产于我国长江以南地区。

● 采收加工
夏、秋二季捕捉，除去内脏，以头为中心卷成饼状，文火烘干。

● 药材性状
本品呈圆盘状，盘径约16cm，头盘在中间。背部黑色或灰黑色，微有光泽，有48个以上宽1~2鳞的白色环纹，黑白相间，交有1条显著突出的脊棱。脊鳞片较大，呈六角形；脊鳞细密平滑，通身15行；腹部黄白色；尾部下鳞片单行。气微腥，味微咸。

● 性味功用
甘、咸，温；有毒。祛风通络，定惊止痉。适用于风湿痹痛，筋脉拘挛，中风口眼㖞斜，半身不遂，小儿惊风，破伤风等病症。

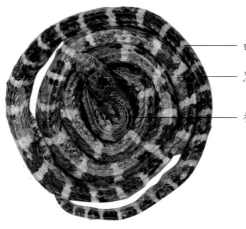

白色环纹

黑色环纹

脊棱

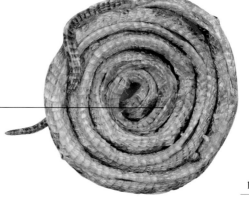

腹部黄白色

1cm

- **别名**

  牛羊草结、草结。

- **来源**

  牛科动物黄牛 *Bos taurus domesticus* Gmelin、水牛 *Bubalus bubalis* Linnaeus 胃中的草结块。

- **溯源**

  本品以"牛羊草结"之名始载于《内蒙古中草药》。牛羊草结收入 1988 年版的《内蒙古中药材标准》。

- **产地**

  主产于我国西北、华北等地。

- **采收加工**

  宰杀牛后，如胃中有草结，取出晾干。

- **药材性状**

  牛草结有三种类型：

  碱土型：呈扁椭圆形，短径 4.8cm，长径 5~20cm，厚 1.5~6cm。外表呈黑色，有光泽，不平坦或有瘤状突起，局部外皮脱落。质较松，捏之略有弹性；断面呈暗棕色，由碱土、植物组织及少量纤维组成，有时夹杂少许布条、麻绳等物。气微腥，味微咸而后刺舌。

  毛茸型：呈类球形，直径 3~8cm。外表呈黑色或棕褐色，较平坦光滑，有光泽，有的外包灰棕色毛茸层。质较松，捏之略有弹性；断面由灰棕色毛茸组成，略呈同心层纹，可层状剥离。气微腥，味咸。

  毛纤维型：呈长球形及扁球形，直径 4~6cm。外表灰黑色，粗糙。质较硬，无弹性，断面以黑色毛纤维为主，夹杂少量碱土及植物组织。气微腥，味淡。

- **性味功用**

  淡，微温。降逆止呕。适用于噎膈反胃，呕吐等病症。

▼ 碱土型

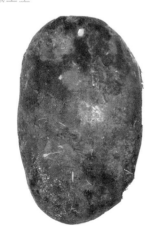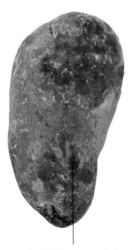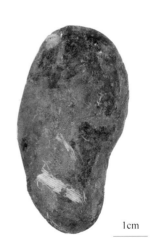

1cm

类扁椭圆形，有光泽，
局部外皮脱落

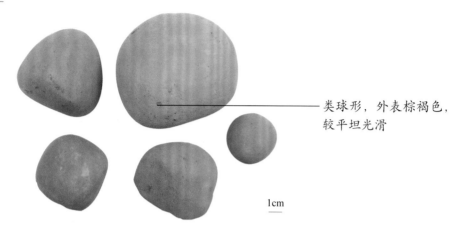

类球形，外表棕褐色，
较平坦光滑

1cm

● **附注**

牛科动物山羊 *Carpra hircus* Linnaeus、马科动物马 *Equus caballus orientalis* Noack 等胃中见有草结块，分别称为羊草结、马草结，亦常并称牛羊草结或牛马草结。

竹　蜂

● 别名

笛师、留师、竹蜜蜂、竹筒蜂。

● 来源

木蜂科动物竹蜂 *Xylocopa dissimilis* Lep. 的全虫。

● 溯源

本品始载于《本草拾遗》，曰："竹蜂如小指大，正黑色，啮竹为窠，蜜如稠糖，酸甜好食。"《本草纲目》云："《六帖》云，竹蜜蜂出蜀中，于野竹上结窠，绀色，大如鸡子，长寸许，有蒂。"所言即为此种。《广西中药材标准》1990 年版收载本品。

● 产地

主产于广西、广东等地。

● 采收加工

秋、冬二季，蜂群居竹内时捕捉，沸水烫死，用盐水腌渍，晒干。

● 药材性状

竹蜂体粗大，黑色，有光泽。雌虫胸前有浓密的黑色长毛，雄虫胸前有一带状浓密的淡黄色绒毛，翅基部蓝紫色，向外缘顶部变黄铜色，有金属样光泽。

● 性味功用

甘，寒。清热化痰，定惊。适用于小儿惊风，乳蛾，口疮等病症。

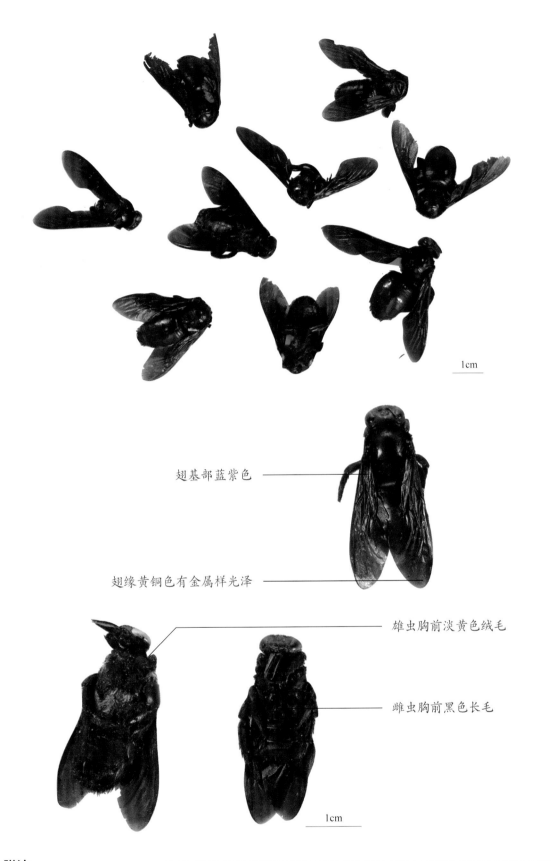

翅基部蓝紫色

翅缘黄铜色有金属样光泽

雄虫胸前淡黄色绒毛

雌虫胸前黑色长毛

1cm

- **附注**

同属动物灰胸木蜂 *Xylocopa phalothorax* Lepeltier、黄胸木蜂 *Xylocopa appendiculata* Smith 在部分地区常混充竹蜂，注意鉴别。

红珊瑚

- **别名**

珊瑚、红珊、火树。

- **来源**

红珊瑚科动物日本红珊瑚 *Corallium japonicum* Kishinouye、红珊瑚 *Corallium rubrum* Linnaeus 或巧红珊瑚 *Corallium secundum* Dana 等的骨骼。

- **溯源**

本品始载于《新修本草》，曰："生南海，又从波斯国及狮子国来。"《本草图经》云："今广州亦有，云生海底。作枝柯状，明润如红玉，中多有孔，亦有无孔者，枝柯多者更难得，采时无。"《本草衍义》载："珊瑚，有一等红油色，有细纵纹，可爱；又一种如铅丹色，无纵纹，为下。入药用红油者。"《本草纲目》谓："珊瑚生海底，五七株成林，谓之珊瑚林。红色者为上；亦有黑色者，不佳。"所言即为红珊瑚科动物。珊瑚自古即是高档饰品，清朝官员朝珠顶珠、藏传佛教念珠配饰等均为珊瑚制成。

- **产地**

主产于地中海、大西洋的深海中；我国南部沿海产量少。

- **采收加工**

垂网入海底采捞，除去杂质，洗净。

- **药材性状**

日本红珊瑚呈断碎的树枝状或短棒状，直径2~6mm。表面红色而油润，部分呈黄色，具瓷样光泽，并具有明显的细密缝纵沟，有的可见散在的小突起和小孔。质坚硬不易折断，断面中心部多呈黄色。粗大者呈空心筒状，细小者平坦无孔。

- **性味功用**

甘，平。去翳明目，安神镇惊，敛疮止血。适用于目生翳障、惊痫、吐衄、烧烫伤等病症。

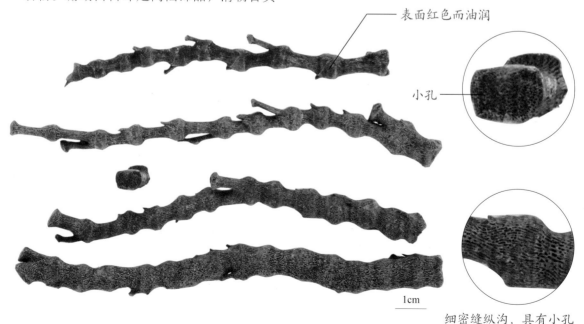

表面红色而油润

小孔

1cm

细密缝纵沟，具有小孔

● 别名

赤链、火赤炼、火炼蛇。

● 来源

游蛇科动物火赤链蛇 *Dinodon rufozonatum* Cantor 的全体。

● 溯源

《本草经集注》在"蛇蜕"条下记载，曰："草中不甚见虺蝮蜕，惟有长者，多是赤链、黄颔辈。"《本草纲目》云："赤楝，红黑节节相间，俨如赤楝、桑根之状……皆不甚毒。"按其所述，即为本品。中药市场常混充乌梢蛇售卖。

● 产地

全国大部分地区都产。自产自销。

● 采收加工

夏、秋二季捕捉，除去内脏，卷成盘状，文火烘干。

● 药材性状

本品呈圆盘状，盘径大小不一。头部及躯体黑褐色，背脊稍高而不呈屋脊状，体背部有数十条红色窄横纹，体侧有红黑相间的斑点状纹，腹部外侧有黑褐色斑。颈部鳞片19行，中部17行，肛前15行，鳞片多平滑，边缘红色。剥去蛇皮处肉呈黄白色，尾部留皮处显棕红色斑点。质坚韧，气腥，味淡。市场上多为赤链蛇幼体药材，红黑色相间的窄横斑纹有时不明显。

● 性味功用

甘，温。祛风湿，止痛，解毒敛疮。适用于风湿性关节炎，全身疼痛，淋巴结结核，溃疡，疥癣等病症。

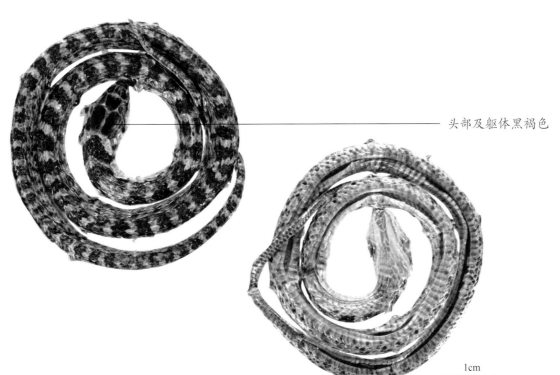

头部及躯体黑褐色

1cm

坎 脐

- **别名**

  脐带、坎气。

- **来源**

  人科初生健康婴儿的脐带。

- **溯源**

  本品始载于《本草拾遗》，曰"主疟"。

- **产地**

  全国各地均产。

- **采收加工**

  将脐带漂洗干净，用银花、甘草煎汁加黄酒和脐带同煮，沸后取出，烘干。

- **药材性状**

  本品呈细长条状，长10~15cm，直径约0.5cm，淡黄色或黑棕色，半透明，对光视之，内有2根动脉管和1根静脉管。质坚韧，不易折断。气微腥。

- **性味功用**

  甘、咸，温。益肾，纳气。适用于肾虚喘咳，虚劳羸弱，气血不足，盗汗，久疟等病症。

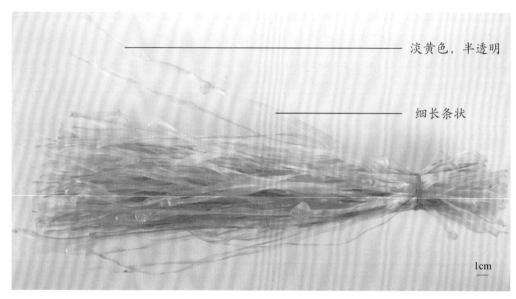

—— 淡黄色，半透明

—— 细长条状

1cm

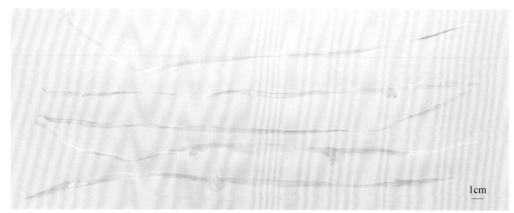

1cm

羌活鱼

- **别名**

  杉木鱼、雪鱼。

- **来源**

  小鲵科动物山溪鲵 *Batrachuperus pinchonii* David 的全体。

- **溯源**

  羌活鱼，藏医药经典《祖先口述》和《晶珠本草》中就有记载。主产于青藏高原东缘横断山区中北段及秦岭部分山区。生活于四川西部山区的高海拔地区，因发现于植物羌活根部而得名。《四川中药志》第三卷最早记载羌活鱼的来源为小鲵科动物山溪鲵的全体。《四川中药材标准》《中药大辞典》《中华本草》均沿用了山溪鲵。羌活鱼在不同地域有不同别称，四川等地又称杉木鱼、娃娃鱼；青海、甘肃等地称接骨丹。1986年冯孝义根据费梁等的研究把甘肃接骨丹原动物订正为西藏山溪鲵，因此有的文献中记载羌活鱼基原包括了山溪鲵和西藏山溪鲵。

- **产地**

  主产于四川阿坝、甘孜、凉山，甘肃武山、徽县、文县、卓尼等甘南地区。

- **采收加工**

  常3~9月采集，洗净晒干或直接烘干，四川阿坝等部分产地习惯用酒醉死，其个体显得更加油黑光泽。

- **药材性状**

  呈条状，略扁，全体皮肉皱缩，长12~15cm，微有光泽。头部口眼模糊不清，四肢枯瘦，趾常明显可辨。头圆，尾扁，四肢多完整，脊部可见明显的脊柱骨棱，

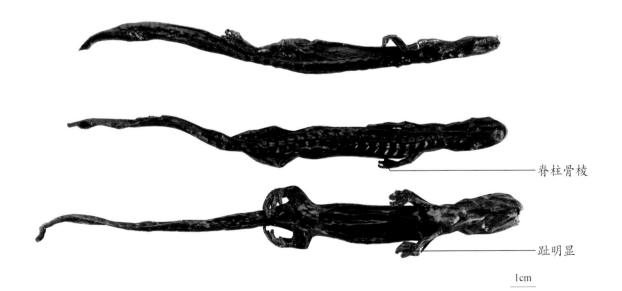

脊柱骨棱

趾明显

1cm

腹面皱缩。背部棕褐色，腹部黄棕色，气微腥。以身干完整、条大、肥实及无虫蛀和害变者为佳。

● 性味功用

辛、咸，平。行气止痛。适用于肝胃气痛，跌打损伤等病症。

● 附注

羌活鱼的原动物，从某种意义上来说，应包括我国境内分布的山溪鲵属所有种。商品供应已不能满足市场需求，混伪品较多。山溪鲵属动物的指、趾数均为四，犁骨齿列短，位于犁腭中部，呈"八"字形，体表光滑无鳞，由此区别其他动物。市场上多见的伪品是大凉疣螈（蝾螈科疣螈属），犁骨齿呈"∧"形，上颌骨与方骨相触，方骨后外则无钩状突起；头躯宽扁不显著，尾一般侧扁而长；背面满布疣粒，耳后腺、指、趾、尾下缘为橘红色。

刺猬皮

● 别名
猬皮、仙人衣。

● 来源
刺猬科动物刺猬 *Erinaceus europaeus* Linnaeus、短刺猬 *Hemichianus dauricus* Sundevall 的皮。

● 溯源
本品以"猬皮"之名始载于《神农本草经》。《本草经集注》云："田野中时有此兽，人犯近，便藏投足。毛刺人，不可得捉。"《本草纲目》曰："猬之头，嘴似鼠，刺毛似豪猪，蜷缩则形如芡房及粟房，攒毛外刺，尿之即开。"所言即为本品。

● 产地
主产于我国华北、西北、华东等地。

● 采收加工
夏、秋二季捕捉，剥取皮，除去油脂及残肉，用竹片撑开，悬挂阴干。

● 药材性状
本品呈多角形板刷状或直条状，有的边缘卷曲呈筒状或盘状，长 3~4cm。外表面密生错综交叉的棘刺，刺长 1.5~2cm，坚硬如针，灰白色、黄色、灰褐色不一。腹部的皮上有灰褐色软毛。皮内面灰白色或棕褐色。具特殊腥臭气。

● 性味功用
苦、涩，平。化瘀止痛，收敛止血，涩精缩尿。适用于胃脘疼痛，反胃吐食，便血，肠风下血，痔漏，脱肛，遗精，遗尿等病症。

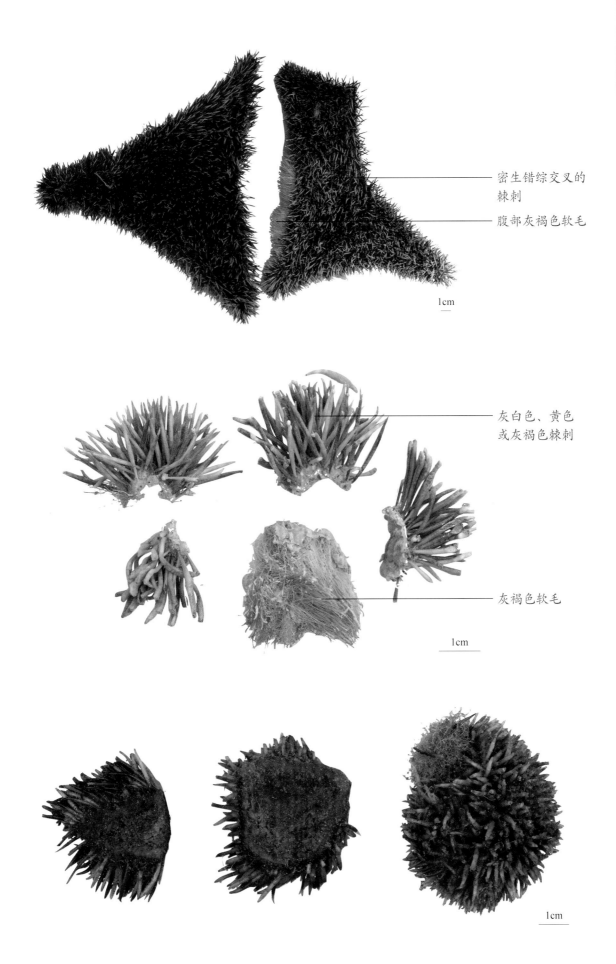

密生错综交叉的棘刺

腹部灰褐色软毛

1cm

灰白色、黄色或灰褐色棘刺

灰褐色软毛

1cm

1cm

灵猫香

● **别名**
灵猫阴。

● **来源**
灵猫科动物大灵猫 *Viverra zibetha* Linnaeus、小灵猫 *Viverricula indica* Desmarest 香腺囊中的分泌物。

● **溯源**
本品以"灵猫阴"之名始载于《本草拾遗》，曰："灵猫阴如麝，用之功似麝。生南海山谷。如狸，自为牝牡。《异物志》，灵狸一体自为阴阳。剜其水道连囊，以酒洒，阴干。其气如麝，若杂真香，罕有别者。用之亦如麝焉。"《本草纲目》引杨慎《丹铅录》曰："予在大理府见香猫如狸，其文如金钱豹。"据雌雄皆有香囊，香如麝，形似狸，金钱豹花纹等特征，所言即为本品。自20世纪以来，中药麝香匮乏，灵猫香逐渐成为麝香代用品。灵猫科的动物共有334属，70余种；我国有9属，11种，每个种类均有香腺囊且分泌香液。但能作香料及药用者主要有3属，5种；我国产2属，3种，8亚种。其中，以小灵猫数量较多，其次是大灵猫，大斑灵猫数量稀少。我国饲养灵猫始于20世纪60年代初期。

● **产地**
主产于浙江、四川、云南等地。

● **采收加工**
灵猫经常在笼舍四壁摩擦，分泌出具有香味的油质膏，春季发情时泌香量最大。取香有三种方式：一为"刮香"，将灵猫隔离，用竹刀刮下抹在木质上的香膏，即得；二为"挤香"，将灵猫渡入取香笼中，固定，拉起尾巴，擦洗外阴部，扒开香囊开口，用手轻轻挤压香囊后部，收集泌出的油质状香膏，即得；三为"割囊取香"（即杀猫取香），捕杀灵猫，割下香囊，挖出香囊中的香膏，或将整个香囊阴干或烘干，这种香一般称为"死香"。

● **药材性状**
鲜品为蜂蜜样的稠厚液，白色或黄白色，经久则色泽渐变，转为黄色，最后变成褐色，质稠呈软膏状。气香似麝香而浊，初香带有腥臊味，日渐淡化；味苦。

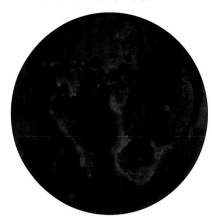

黄褐色，软膏状

● **性味功用**
辛，温。行气，活血，安神，止痛。适用于心腹卒痛，梦寐不安，疝痛，骨折疼痛等病症。

● **附注**
大灵猫与小灵猫均为国家二级保护野生动物，禁止滥捕。灵猫香可作香精的定香剂。日本进口灵猫香以制强心剂、壮阳剂等药物。养殖灵猫的农户也传灵猫香有壮阳作用。广东台山一带应用小灵猫治疗疟疾。

刺鲍皮

- **别名**

  刺鲀皮、鬼皮鱼。

- **来源**

  刺鲀科动物刺额短刺鲀 *Chilomycterus echinatus* Gronow、六斑刺鲀 *Diodon holacanthus* Linnaeus 或九斑刺鲀 *Diodon novemaculatus* Bleeker 的皮。

- **溯源**

  本品始载于《中国动物药志》。

- **产地**

  主产于我国东海、南海等海域。

- **采收加工**

  全年均可捕获,捕后将鱼皮整张剥出,洗净,晒干。

- **药材性状**

  呈薄片状,外表面中间类白色,边缘浅褐黑色。有高约 3mm 棘刺,其根部有 3 个棘根呈"Y"字形,内表面黄白色可见许多"Y"字形的棘根杂乱排列,以腹部皮较多,质地较硬,不易折断。气微腥,味微咸。以大张为佳,小张为次。

- **性味功用**

  咸,平。补肾益肺,养肝。适用于老年寒咳,哮喘,遗精,遗尿,尿血,神经衰弱,浮肿等病症。

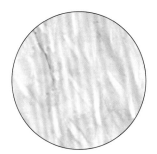

棘根呈"Y"字形

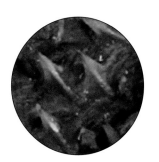

棘刺根部有 3 个棘根

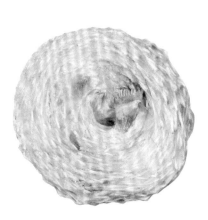

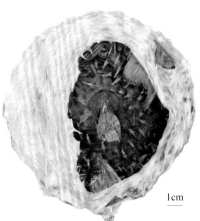

1cm

红娘子

- **别名**
  红娘虫、红姑娘、红蝉。

- **来源**
  蝉科动物黑翅红娘子 *Huechys sanguinea* De Geer 或褐翅红娘子 *Huechys philaemata* Fabricius 的全体。

- **溯源**
  "红娘子"之名始见于《本草图经》，曰："樗鸡出河内川谷樗木上，今近都皆有之，形似寒螀而小，七月采暴干。今在樗木上者，人呼为红娘子，头翅皆赤乃如旧说，然不名樗鸡，疑即是此，盖古今之称不同耳。""红娘子"原为樗鸡的别名。清代以后及现代药材所用红娘子为蝉科动物黑翅红娘子及其近缘种。

- **产地**
  主产于我国长江流域及以南各地。

- **采收加工**
  夏、秋二季捕捉，晒干或烘干。

- **药材性状**
  黑翅红娘子：虫体呈长圆形，尾部较狭，似蝉而形较小，长 1.5~2.5cm，宽 5~7mm。头黑，嘴红。复眼大而突出。颈部棕黑色，两肩红色。背部有 2 对黑棕色的膜质翅，内翅较薄而透明，均有明显的细纹。胸部棕黑色，有足 3 对，多已脱落。腹部红色，具 8 个环节，尾部尖，质松而轻，剖开体内呈淡黄色。气微臭，味微辛，极毒。
  褐翅红娘子：前翅灰褐色，后翅淡褐色，其余同黑翅红娘子。

- **性味功用**
  辛、苦，平。破瘀，散结，攻毒。适用于血瘀经闭，腰痛，不孕，瘰疬，癣疮，狂犬咬伤等病症。

▼ 黑翅红娘子

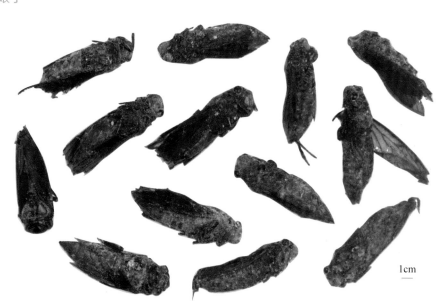

1cm

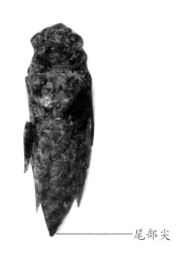

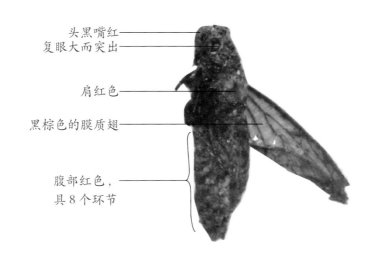

头黑嘴红
复眼大而突出

肩红色

黑棕色的膜质翅

腹部红色，
具 8 个环节

尾部尖

● **附注**

同属动物短翅红娘子 *Huechys thiracica* Distant 在部分地区亦混同入药，注意鉴别。

金沙牛 ●

● 别名

蚁狮、地牯牛、沙谷牛、沙牛。

● 来源

蚁蛉科动物蚁蛉 *Myrmeleon formicarius* Linnaeus 的幼虫。

● 溯源

《本草拾遗》在"砂挼子"条下记载："是处有之。生砂石中，作旋孔。大如大豆，背有刺，能倒行。性好睡，亦呼为睡虫。"所言即为蚁蛉科动物的幼虫。

● 产地

主产于我国华南、西南及海南等地；亦多养殖。

● 采收加工

多在夏、秋二季铲沙筛取，捕捉后用文火微炒至虫体膨胀为度。

● 药材性状

本品呈谷粒状，全体呈黄褐色，有黑褐色斑点；头部较扁大，口器发达，上颚 1 对，扁长内弯如钳螯状；胸部大，腹部有环节 10 个，胸、腹部膨胀或微胀，两侧有短毛，末端有刺；足 3 对，中足最长，多脱落。体轻，质松脆。气微腥，味微咸。以体大完整、黄褐色、体轻膨胀、无沙泥者为佳。

● 性味功用

辛、咸，温。解热，镇痉，散结，利尿通淋，化疗毒。适用于小儿高热，肾及尿道结石，小便不利，瘰疬，疔疮等病症。

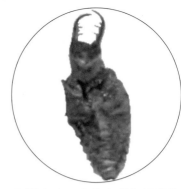

上颚 1 对，扁长内弯如钳螯状

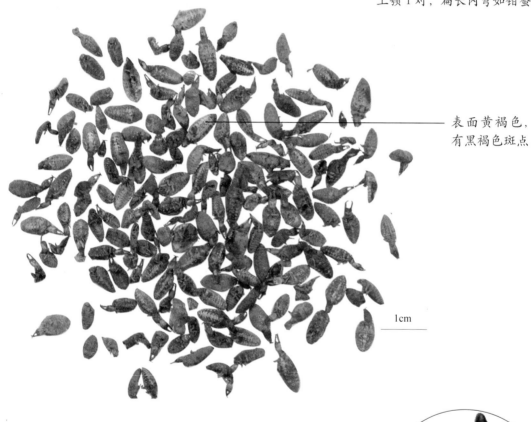

表面黄褐色，
有黑褐色斑点

1cm

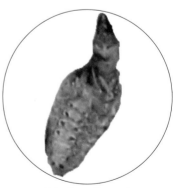

腹部有环节 10 个

● **附注**

《中华本草》以蚁蛉科动物黄足蚁蛉 *Hagenomyia micans* Maclchlan 的幼虫称为"地牯牛"，市场少见。金沙牛曾有 1 例导致引起皮肤过敏性皮疹的报道，临床应用时要予以注意。

鱼脑石

- **别名**

鱼首石、黄鱼脑石。

- **来源**

石首鱼科动物大黄鱼 *Pseudosciaena crocea* Richardson、小黄鱼 *Pseudosciaena polyactis* Bleeker 头骨中的耳石。

- **溯源**

《备急千金要方》在"治诸种淋方"中载有"石首鱼头石"。《日华子本草》云："石首鱼脑中枕,治淋。"《本草纲目》曰："生在南海中,其形如白鱼,扁身弱骨,细鳞黄色如金,首有白石二枚,莹洁如玉。""鱼脑石"一名始见《医宗金鉴》。目前,已知我国石首鱼科有7个亚科,13属,37种。与本草记载"细鳞黄色如金"相符的只有黄鱼属大、小黄鱼。鱼脑石为大、小黄鱼因生物化学作用吸附海水中的碳酸钙沉淀而成。据朱元鼎等研究,大、小黄鱼头部内耳中共有六块耳石,对称分布,最大的两块称矢耳石,即药材所用的鱼脑石。商品中以小黄鱼的耳石为主。

- **产地**

大黄鱼主产于我国南海、东海、黄海;小黄鱼主产于我国黄海、渤海。

- **采收加工**

在黄鱼汛期收集,取出头骨中耳石,洗净,晒干。

- **药材性状**

耳石呈长卵形,具三棱状,交端宽圆,后端狭尖,里缘及外缘弧形。全体白色,具

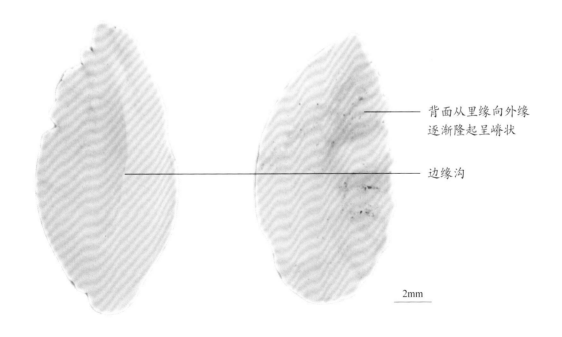

背面从里缘向外缘逐渐隆起呈嵴状

边缘沟

2mm

瓷样光泽。背面从里缘向外缘逐渐隆起呈峭状。近里侧及外侧底部可见到明显的层状生长纹，后端有一斜凹沟。背面有横向峭棱数条。腹面平滑，前后两端稍翘起。有一"蝌蚪"形印迹。"蝌蚪"的头区昂仰，近圆形，伸达前缘。尾区斜直，为一"T"字形浅沟，尾端扩大，中央有一圆形突起，尾部直达后缘。边缘沟显著，宽而短，位于腹面里侧缘与"蝌蚪"形印迹之间。质坚硬而脆，断面可见纵向纹理和生长纹相互交织，具绢样光泽。气微，味淡稍涩。以色洁白、质坚硬者为佳。

● **性味功用**

甘、咸，寒。利尿通淋，清热解毒。适用于石淋，小便淋沥不畅，鼻炎，化脓性中耳炎等病症。

1cm

● **附注**

其他石脑鱼科多种动物的耳石也混作鱼脑石。常见的有黄姑鱼 *Nibea albiflira*，皮氏叫姑鱼 *Johnius belengerii*，黑鳃梅童鱼 *Collichthys muivestus* 和鮸鱼 *Miichtys miiuy* 的耳石，应注意区别。

● **别名**

牡狗阴茎、黄狗肾。

● **来源**

犬科动物雄性家狗 *Canise familiaris* Linnaeus 带睾丸的阴茎。

● **溯源**

本品以"牡狗阴茎"之名始载于《神农本草经》，曰："味咸，平，无毒。主伤中，阴痿不起，令强热，大生子。除女子带下十二疾。一名狗精。"《食疗本草》云："牡狗阴茎，补髓。肉，温。主五脏，补七伤五劳，填骨髓，大补益气力。空腹食之。黄色牡者上，白、黑色者次，女人妊娠勿食。"

● **产地**

全国各地均有饲养。

● **采收加工**

全年均可捕杀，割下雄狗的阴茎及睾丸，去净附着的肉和油脂，拉直，晾干或焙干。

● **药材性状**

本品呈直棒状，长约 12cm，直径约 2cm，先端稍尖，表面较光滑，具 1 条不规则的纵沟，另一端有细长的输精管连接睾丸。睾丸椭圆形，长 3~4cm，直径约 2cm。全体呈淡棕色，外表光滑。阴茎部分质坚硬，不易折断。有腥臭气。

● **性味功用**

咸，温。温肾壮阳，补益精髓。适用于阳痿，遗精，不育，阴囊湿冷，虚寒带下，腰膝酸软，形体羸弱，产后体虚等病症。

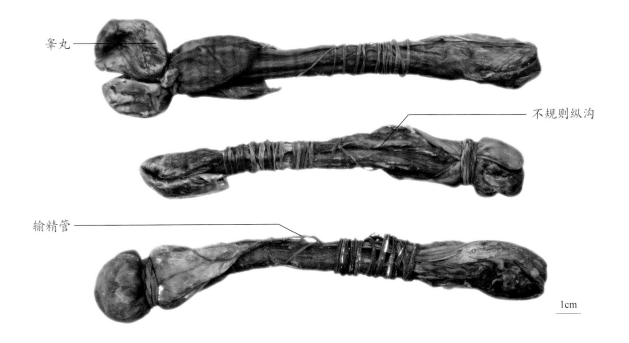

睾丸

不规则纵沟

输精管

1cm

夜明砂

- **别名**

天鼠屎、蝙蝠粪、夜明沙。

- **来源**

蝙蝠科动物蝙蝠 *Vespertilio superans* Thomas、普通伏翼 *Pipistrellus abramus* Temminck，蹄蝠科动物大马蹄蝠 *Hipposideros armiger* Hodgson 或菊头蝠科动物马铁菊头蝠 *Rhinolophus ferrumequinum* Schreber 等的粪便。

- **溯源**

本品以"天鼠屎"之名始载于《神农本草经》。《新修本草》载："李氏本草云，即伏翼屎也。伏翼条中不用屎，是此明矣。方言名仙鼠。"《日华子本草》云："一名夜明砂。"夜明砂似麸皮，色紫红，有光泽，俗称"麸皮夜明砂"。

- **产地**

主产于浙江、江西、江苏、广西、河南、甘肃、辽宁等地。

- **采收加工**

全年均可采，以夏季为宜。从蝙蝠栖息的山洞中铲取，拣去杂质，晒干。

- **药材性状**

本品为长椭圆形颗粒，两端微尖，长5~7mm，直径约2mm。表面略粗糙，棕褐色或灰棕色；破碎者呈小颗粒状或粉末状。放大镜下观察，可见棕色或黄棕色有光泽的昆虫头、眼及破碎的翅膜。气微或无，味微苦而微辛。

- **性味功用**

辛，寒。清肝明目，散瘀消积。适用于青盲，雀目，目赤肿痛，白睛溢血，内外翳障，小儿疳积，瘰疬，疟疾等病症。

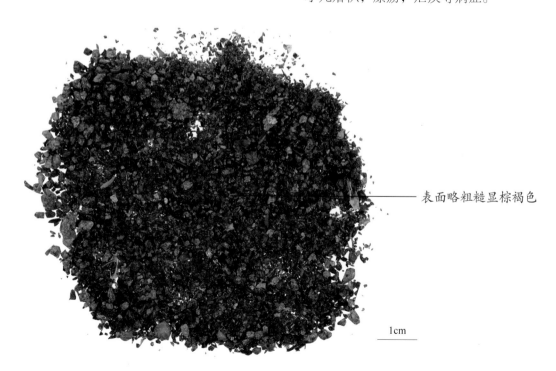

表面略粗糙显棕褐色

1cm

● **别名**

明玳瑁、文甲、十三鳞。

● **来源**

海龟科动物玳瑁 *Eretmochelys imbricate* Linnaeus 的背甲。

● **溯源**

本品以"瑇瑁"之名始载于《本草拾遗》，曰："大如扇，似龟，甲有文。生岭南海畔山水间。"《本草图经》云："在岭南山水间，今亦出广南，盖龟类也。唯腹背甲皆有红点斑纹，其大者有如盘，入药须生者乃灵，带之亦可以辟蛊毒。""甲皆有红点斑纹"，即玳瑁主要特征。《食性本草》载："身似龟，首、嘴如鹦鹉。"《本草纲目》引《桂海虞衡志》云："玳瑁生海洋深处。状如龟鼋，而壳稍长，背有甲十三片，黑白斑文，相错而成。其裙边有花，缺如锯齿。无足而有四鬣，前长后短，皆有鳞，斑文如甲。"又引《海槎余录》云："大者难得，小者时时有之。但老者甲厚而色明，小者甲薄而色暗……取时必倒悬其身，用滚醋泼之，则甲逐片应手落下。"

● **产地**

主产于台湾、福建、广东、海南等海域。

● **采收加工**

将捕获的活玳瑁倒挂悬起，用沸醋泼之，使其背部鳞片剥落，去除残肉，洗净。

● **药材性状**

本品呈长方形、菱形、三角形、多角形或近圆形板片状，中间较厚，边缘薄似刀刃，

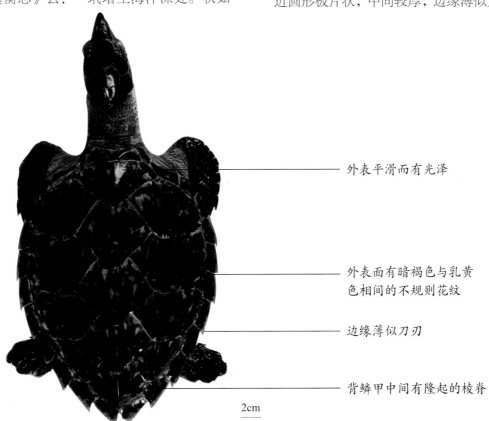

外表平滑而有光泽

外表面有暗褐色与乳黄色相间的不规则花纹

边缘薄似刀刃

背鳞甲中间有隆起的棱脊

2cm

有不整齐的锯齿。外表面平滑而有光泽，半透明状，有暗褐色与乳黄色相间的不规则花纹，背鳞甲中间有隆起的棱脊，斜切面显层纹；内表面有条纹形成云彩样纹理。在强烈日光或灯光下透视，有紧密透明的细点。质坚韧，不易折断，断面角质。气微，味淡。以片大而厚、半透明、斑纹显著者为佳。

● **性味功用**

甘、咸，寒。平肝定惊，清热解毒。适用于热病高热，神昏谵语抽搐，小儿惊痫，眩晕，心烦失眠，痈肿疮毒等病症。

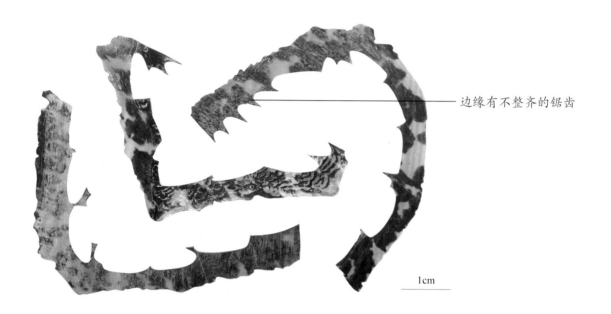

边缘有不整齐的锯齿

1cm

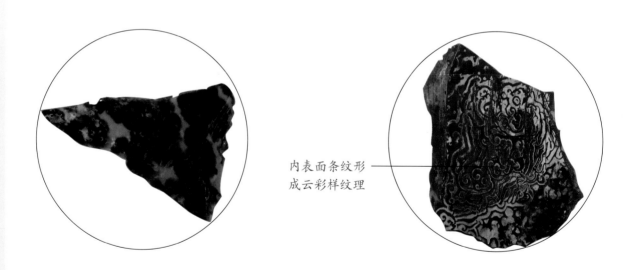

内表面条纹形成云彩样纹理

● **附注**

在世界自然保护联盟（IUCN）发布的濒危物种红色名录中，玳瑁被列入极危名录。玳瑁为国家二级保护野生动物，禁止滥捕。

● **别名**

车渠、海扇。

● **来源**

砗碟科动物鳞砗碟 *Tridacna (Chamestrachea)
squamosa* Lamarck 或长砗碟 *Tridacna elongate*
Lamarck 等的贝壳。

● **溯源**

本品以"车碟"之名始载于《海药本草》，
曰："《集韵》云，生西国。是玉石之类，
形似蚌蛤，又有文理。"《本草纲目》云：
"车渠，大蛤也，大者长二三尺，阔尺许，
厚二三寸，壳外沟垄如蚶壳而深大，皆纵
文如瓦沟，无横文也。壳内白皙如玉，亦
不甚贵，番人以饰器物，谬言为玉石之类。"
所言即为本品。砗碟科动物的贝壳外表面
有一道道沟，呈放射状排列，形状就像古
代的车辙，故称车渠，后又称"砗碟"。
砗碟为佛门七宝之一，常用于制作项链、
佛珠及各种工艺品，其中砗碟化石玉化后

价值更高。

● **产地**

主产于我国南海地区。

● **采收加工**

四季均可捕捉，取壳，除去残肉，晒干。

● **药材性状**

鳞砗碟：贝壳卵圆形。壳顶位于背缘中央，
前方有一长卵形的足丝孔，孔边缘具有肋
状突起若干条，近壳顶的大而突出，排列
紧密，向前端渐稀不清。壳背缘稍平。外
韧带黄褐色，长约为具壳后半部的 3 /4。
壳表黄白色，生长线细密，具有 4~6 条强
大的放射肋，肋上有宽而翘起的大鳞片，
肋间沟内又有宽的放射肋纹数条。肋与沟
使腹缘弯曲呈波状。于壳顶附近常因磨损
而使鳞片脱落。壳内面白色，具有光泽。
厚重坚实。

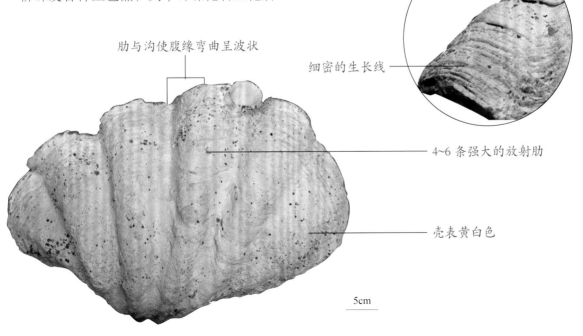

肋与沟使腹缘弯曲呈波状

细密的生长线

4~6 条强大的放射肋

壳表黄白色

5cm

长砗磲与鳞砗磲的区别：贝壳长卵圆形，宽与高近等。两壳大小相似。前端突出，延长；后端短。壳顶前方中凹，为长卵圆形的足丝孔，孔周缘有排列稀疏的齿状突起，壳背缘斜。壳表具有自顶部直达腹缘而向前方斜走的强大鳞状放射肋5~7条，肋宽显著大于肋沟。近壳顶部放射肋的鳞片低伏，多呈覆瓦状排列；近腹缘的鳞片较突起，腹缘呈弓形弯曲。

● **性味功用**

甘、咸，寒。安神，解毒。适用于心神不安，失眠多梦，蜂虫蜇伤等病症。

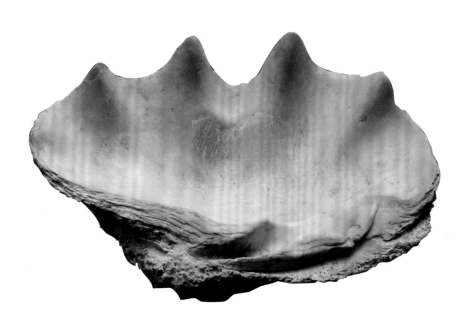

壳内面白色，具有光泽

● **附注**

①吃槟榔时所用的石灰，多为砗磲的贝壳烧制而成。当前砗磲资源锐减，应加以保护。

② 1983 年《濒危野生动植物种国际贸易公约》将砗磲所有种类列为世界稀有海洋生物加以保护。1989 年《国家重点保护水生野生动物名录》将库氏砗磲 *Tridacna gigas* 和鳞砗磲分别列为Ⅰ级和Ⅱ级保护物种。

虻 虫

● **别名**

牛虻、牛蚊子、牛蝇子、牛苍蝇、瞎虻虫。

● **来源**

黄虻属黄虻 *Abanus mandarinus* Schiner 及其他同属昆虫的雌性全体。

● **溯源**

本品以"蜚虻"之名始载于《神农本草经》，列为中品。《本草经集注》称之为虻虫，曰："此即今啖牛马血者，伺其腹满，掩取干之，方家皆呼为虻虫矣。"《新修本草》曰："虻有数种，并能啖血，商淅以南江岭间大有。木虻长大绿色，殆如次蝉，咂牛马，或至顿仆。蜚虻，状如蜜蜂，黄黑色，今俗用多以此也。有一种小虻，名鹿虻，大如蝇，啖牛马亦猛，市人采卖之。三种体，以疗血为本，余疗虽小有异同，用之不为嫌。"又曰："三虻俱食牛马，非独此也。但得即堪用，何假血充。"《本草衍义》云："蜚

虻今人多用之。大如蜜蜂，腹凹褊，微黄绿色。"所言均为虻科昆虫。

● **产地**

主产于我国大部分地区。

● **采收加工**

夏、秋二季捕捉，沸水烫死，晒干。

● **药材性状**

虫体呈长椭圆形，似蝇而稍大，长1~2cm，宽5~10mm。头部呈黑褐色，复眼大多已经脱落；胸部黑褐色，背面呈壳状而光亮，翅长超过尾部。胸部下面突出，灰色，有5条明显黑灰纵带，具足3对，多碎断。腹部棕黄色，有明显的白斑，有6个体节。质松而脆，易破碎。气臭，味苦、咸。

● **性味功用**

苦、微咸，凉；有毒。破血通经，逐瘀消癥。适用于血瘀经闭，产后恶露不尽，跌打伤痛，痈肿，喉痹等病症。

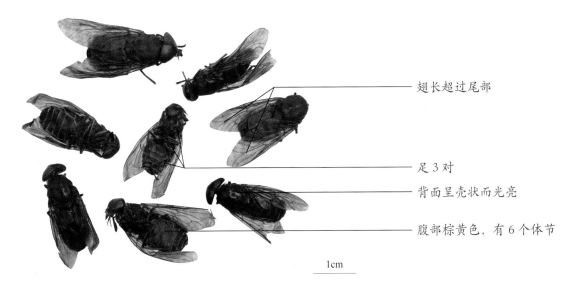

————— 翅长超过尾部

————— 足3对

————— 背面呈壳状而光亮

————— 腹部棕黄色，有6个体节

1cm

● **附注**

虻科动物华虻 *Tabanus mandarinus* Schiner 在部分地区亦同等入药。

哈士蟆

● **别名**

哈什蟆、雪蛤、林蛙。

● **来源**

蛙科动物中国林蛙长白山亚种 *Rana chensinensis changbaishanensis* Wei et Chen 的全体。

● **溯源**

《本草图经》在"虾蟆"条下记载："又有一种大而黄色，多在山石中藏蛰，能吞气，饮风露，不食杂虫，谓之山蛤，山中人亦食之。此主小儿劳瘦及痢疾等最良。"《本草纲目》将"山蛤"从"虾蟆"条下单列。中国林蛙与《本草图经》《本草纲目》中山蛤的描述比较接近。"哈士蟆"为满语，明确记载哈士蟆的文献在清代。清代乾隆

三十七年（1772年）《四库全书·盛京通志》载："山蛤……多伏岩中，似虾蟆而大，腹黄红色，俗呼哈什蟆，向亦弃贡。"并认为山蛤俗称为哈士蟆。

● **产地**

主产于我国东北地区。

● **采收加工**

白露前后捕捉。悬挂风干或晒干。

● **药材性状**

全体僵直，长 12~18cm。头扁平，宽略大于长，口阔，吻端钝圆，眼大凸出，鼓膜显著。背部体表褐色或黄褐色，有的可见紫褐色小斑点。腹部黄白色，微带红色。前肢短，

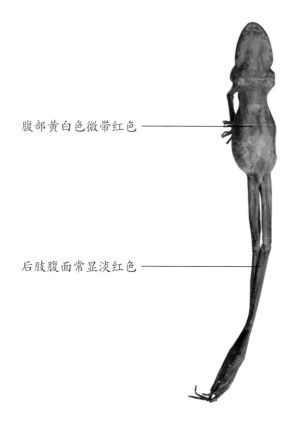
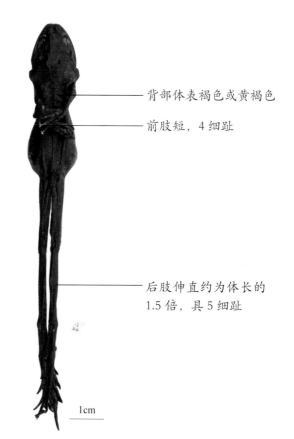

腹部黄白色微带红色

后肢腹面常显淡红色

背部体表褐色或黄褐色

前肢短，4 细趾

后肢伸直约为体长的 1.5 倍，具 5 细趾

1cm

多弯曲，具 4 细趾；后肢多伸直，约为体长的 1.5 倍，具 5 细趾，后肢腹面常显淡红色。肉干枯，体轻。气腥，味淡。

● 性味功用

甘、咸，凉。补肺滋肾，利水消肿。适用于虚劳咳嗽，小儿疳积，水肿腹胀，疮痈肿毒等病症。

● 附注

据李宜平等研究，中国林蛙应为独立的种，即 *Rana chensinensis*，不应是欧洲林蛙的亚种。中国林蛙有 4 个亚种，其中分布于长白山脉及附近的为中国林蛙长白山亚种。四个亚种中，长白山亚种体形粗壮肥大，雌蛙输卵管粗长，吸水力极强，膨胀度大，质量上乘。通过考证，认为哈士蟆的原动物应为中国林蛙长白山亚种。

哈蟆油 ●

● 别名

林蛙油、田鸡油、哈什蟆油、蛤蟆油。

● 来源

蛙科动物中国林蛙 *Rana chensinensis changbaishanensis* 的输卵管。

● 溯源

《辽海丛书·沈故编》载："哈士蟆形似田鸡，腹有油如粉条，有子如鲜蟹黄，取以作羹，极肥美，然惟兴京一带有之，满洲人用以祀祖，取其洁也。"《桦旬县志》卷六云："田鸡，状为蛙一致，惟背明黑腹或黄或红，后足比蛤蟆加长为异，冬季蛰伏入水，春暖产卵于水后，卵生有白黏质物，即其腹中，人所珍视，呼为田鸡油……士人秋间捉之入市，得值颇丰，清时岁取入贡，名哈什蟆。""兴京"即今辽宁省新宾县以西，即辽宁的新宾、恒仁，吉林的通化、集安，浑江一带，也是当今哈士蟆及哈蟆油的主产区。蛤士蟆在春季产卵后，输卵管变得很细。7 月份后由于大量营养储存，腺体逐渐膨大，输卵管也随之拉长加粗，呈重叠状。该膨大加粗的输卵管即哈蟆油。

● 产地

主产于我国东北地区。

● 采收加工

白露节前后捕捉雌蛙。用麻绳从口部穿起，悬挂风干。干燥后，用热水浸润，立即捞起，放麻袋中闷一夜，次日剖开腹皮，取出输卵管，阴干。

- **药材性状**

本品呈不规则块状，弯曲或垂直。表面黄白色，呈脂肪光泽，偶有带灰白色薄膜状干皮，摸之有滑腻感，置温水中浸泡，膨胀时输卵管破裂，24h后呈白色棉絮状，体积可膨胀10~20倍。加热煮沸不熔化，手捏不粘手。脱水干燥后可恢复原样，但失去光泽。遇火易燃，离火自熄，燃烧时发泡，并有噼啪之响声。无烟，有焦糊气，不刺鼻。气腥，味微甘，嚼之有黏滑感。以肥厚、色黄者为佳。

- **性味功用**

甘、咸，凉。补肾益精，养阴润肺。适用于病后体虚，神经衰弱，心悸失眠，痨嗽吐血，潮热盗汗，产后无乳等病症。

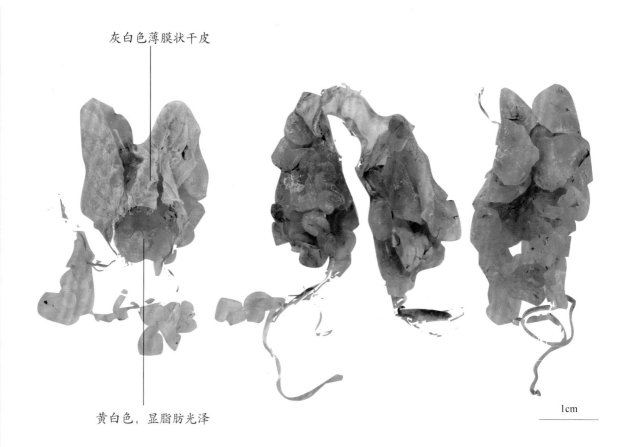

灰白色薄膜状干皮

黄白色，显脂肪光泽

1cm

- **附注** ———————————————————

同属动物黑龙江林蛙 *Rana anaamurensis* Boulenger 的输卵管在部分地区亦同等入药。

蚕 沙

● **别名**

晚蚕沙、原蚕沙、二蚕沙、蚕屎。

● **来源**

蚕蛾科动物家蚕蛾 *Bombyx mori* L. 幼虫的干燥粪便。

● **溯源**

《名医别录》在"原蚕蛾"条下记载,曰:"屎,温,无毒。主肠鸣,热中消渴,风痹瘾疹。"《本草图经》云:"用蚕沙、蚕退,亦需用晚出者。"《斗门方》载:"消渴饮水,晚蚕沙烘干为末。每用冷水下二钱,不过数服。"《本草求真》谓:"是以用抄黄,袋盛浸酒,然惟晚者为良,早蚕者不堪入药。"通常用第二次所养的蚕沙,故有可称"二蚕沙"。

● **产地**

养蚕之处皆产,主产于江苏、浙江等地。

● **采收加工**

夏季收集二眠至三眠时排出的粪便,除去杂质,晒干。

● **药材性状**

本品呈颗粒状六棱形,长 2~5mm,直径 1.5~3mm。表面灰黑色或黑绿色,粗糙,有 6 条明显的纵沟及横向浅沟纹。气微,味淡。

● **性味功用**

甘、辛,温。祛风除湿,和胃化浊,活血通经。适用于风湿痹痛,肢体不遂,风疹瘙痒,闭经,崩漏等病症。

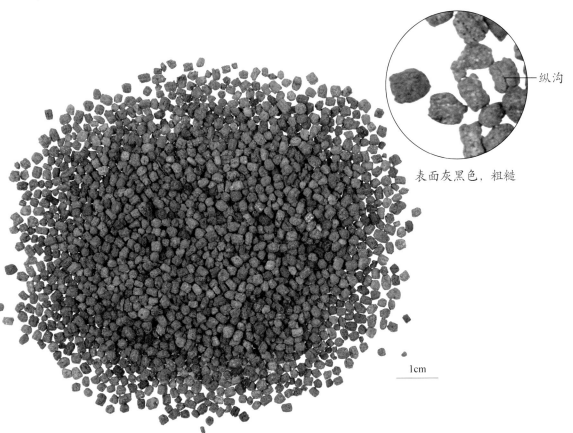

纵沟

表面灰黑色,粗糙

1cm

蚕茧

- **别名**

  蚕衣、茧黄、绵蚕、蚕茧壳。

- **来源**

  蚕蛾科动物家蚕蛾 *Bombyx mori* L. 的茧壳。

- **溯源**

  本品始载于《本草蒙筌》，曰："蚕茧，烧研酒调，立使肿痛透孔。若煎汤液服之，杀虫止血立效。"

- **产地**

  产于全国大部分地区。

- **采收加工**

  夏月收集孵化出蚕蛾的茧壳，或取出蚕蛹的茧壳，晒干。现今市场上蚕茧药材也有包括里面蚕蛹的茧的整体。

- **药材性状**

  蚕茧长椭圆形或中间稍缢缩，长 3~4cm，直径 1.7~2.1cm。表面白色或淡黄色，有不规则皱纹，并有附着的蚕丝，整形绒毛状。其内壁的丝很有规律。体轻而韧，不易撕裂。微有腥气，味淡。以洁白者为佳。

- **性味功用**

  甘，温。止血，止渴，解毒疗疮。适用于肠风便血，淋痛尿血，妇女血崩，消渴，痈疽等病症。

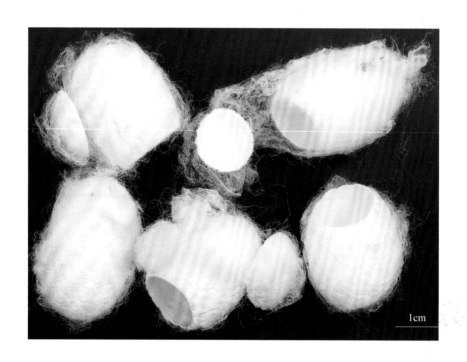

1cm

● **别名**

小蜂儿。

● **来源**

蚕蛾科动物家蚕蛾 *Bombyx mori* L. 的蛹。

● **溯源**

本品始载于《日华子本草》，曰："蚕蛹，治风及劳瘦。又研敷蚕病恶疮等。"

● **产地**

我国大部地区均产。

● **采收加工**

由缫丝后的蚕茧中取出，晒干或烘干。

● **药材性状**

蚕蛹长 22~25mm，宽 11~14mm，略呈纺锤形。表面棕黄色至棕褐色，有不规则皱纹。雄蛹略小于雌蛹，色略深。气微腥。

● **性味功用**

咸，平。杀虫疗疳，生津止渴。适用于肺痨，小儿疳积，发热，蛔虫病，消渴等病症。

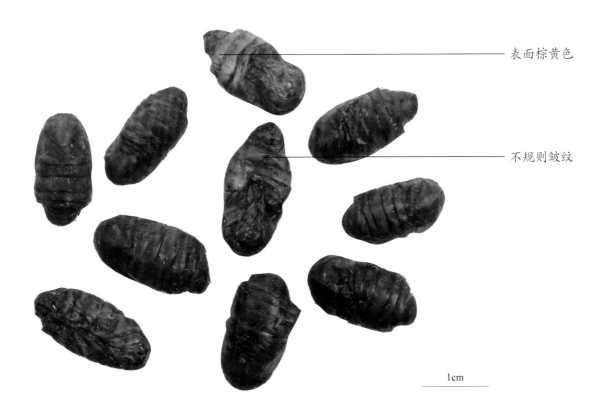

表面棕黄色

不规则皱纹

1cm

穿山甲

- **别名**

  川山甲、炮甲、甲片、麒麟片。

- **来源**

  鲮鲤科动物穿山甲 *Manis pentadactyla* Linnaeus 的鳞片。

- **溯源**

  原动物名鲮鲤，始载于《名医别录》。《本草经集注》载："其形似鼍短小，又似鲤鱼而有四足，能陆能水。出岸，开鳞甲伏如死，令蚁入中，忽闭而入水，开甲，蚁皆浮出，于是食之。"《本草图经》曰："鲮鲤甲旧不著所出州郡，今湖、岭及金、商、均、房间深山大谷中皆有之。"《本草纲目》云："鲮鲤状如鼍而小，背如鲤而阔，首如鼠而无牙，腹无鳞而有毛，长舌尖喙，尾与身等。尾鳞尖厚，有三角，腹内脏腑俱全，而胃独大，常吐舌诱蚁食之。"根

  据上述对其形态、生活习性及其附图，所言即为此种。

- **产地**

  主产于广西、云南、贵州、广东、湖南、浙江、福建、台湾等地。

- **采收加工**

  全年均可捕捉。获取甲皮后，放入沸水中烫，等鳞片自行脱落，捞出，洗净，晒干。

- **药材性状**

  本品呈扇面形、三角形、菱形或盾形的扁平状或半折合状，中间较厚，边缘较薄。大小不一。背面黑褐色或黄褐色，有光泽，腹面色较浅，中部有一条明显突起的弓形横向棱线，其下方有数条与棱线相平行的细纹。角质微透明，坚韧而有弹性，不易折断。气微腥，味微咸。

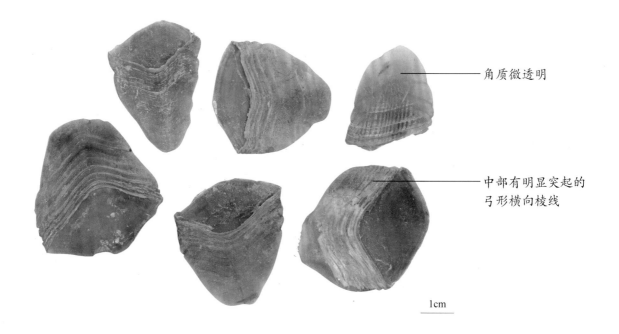

角质微透明

中部有明显突起的弓形横向棱线

1cm

● 性味功用

咸，微寒。活血散结，通经下乳，消痈溃坚。

适用于血瘀经闭，癥瘕，风湿痹痛，乳汁不下，痈肿，瘰疬等病症。

● 附注

世界上现有穿山甲属动物7种，所有物种已列入《濒危野生动植物种国际贸易公约》（CITES）附录Ⅰ。我国穿山甲已列入国家二级重点保护野生动物。目前市场上穿山甲商品较复杂，中国穿山甲零星可见，非洲、东南亚商品充斥市场，马来西亚穿山甲成为商品主流。《中国药典》规定穿山甲的来源为中国穿山甲，但近年来，非洲的树穿山甲 *Manis tricuspis* 甲片也流通到我国，混作穿山甲药材商品。树穿山甲为树栖型，鳞片纵棱细而明显，鳞片一般较其他种鳞片尾端有一明显突出的尖端，又叫"三尖穿山甲"。

原蚕蛾 ●

● 别名

雄蚕蛾、晚蚕蛾、魏蚕蛾、天蛾。

● 来源

蚕蛾科动物家蚕蛾 *Bombyx mori* L. 雄虫的全体。

● 溯源

本品始载于《名医别录》，曰："原蚕蛾，热，有小毒。主益精气，强阴道，交接不倦，亦止精。"原蚕蛾，又称晚蚕蛾、魏蚕蛾。《周礼》认为"原，再也"。《本草衍义》云："原者有原复效速之义。"《本草经集注》载："原蚕是重养者，俗呼为魏蚕。"经蚕学家考证，古蚕书中的"原蚕"是专指第二化蚕，《本草衍义》谓："此是第二番蚕也。"古代医药书籍中，多注明入药当用"晚蚕蛾"，如《圣惠方》《本草图经》《普济方》等。《本草纲目》称"原蚕蛾"。据刘延秋等考证，古蚕书、医籍中"原蚕"，既非现代"养蚕学"中为制普通种所养之蚕，也不是指首季春蚕。古医书中的"原蚕"，是泛指夏秋蚕而言，即每年饲养的第2个世代及其以后的蚕。此蚕变蛹后所化之公蛾，即雄原蚕蛾。未交配的雌蛾，则称为"未连蛾（《千金方》）"。

中国古代，家蚕中，一化性、二化性及多化性种都有。古代，朝廷还曾在今北方不许饲养二化性和多化性蚕。维系古代北方蚕茧产量的，所养之蚕多为一化性种。《本草图经》记载"原蚕"，"北人不甚养之"。《淮南子》曰："人即稀养，货者多是早蛾，不可用也。"《本草衍义》云："蚕蛾用第二番，取其敏以生育也。"现代研究表明，家蚕不同化性系统滞育激素的分泌差异甚大：一化性系统为最强，二化性次之，多化性最弱。这种滞育激素可以抑制发育，二化性和多化性系统的蚕蛾则绝少滞育激素，故以此蛾入药，"有效于生育"之故。

● 产地

我国大部地区均产。

● 采收加工

夏季取雄性蚕蛾，以沸水烫死，晒干。

● 药材性状

家蚕蛾的雄虫呈污白色，密被白色鳞片。体长约2cm，翅展约4cm，头部小。复眼1对，黑色，半圆形。口器退化，下唇须细小。触角1对，黑色。胸部有翅2对，前翅较大，近三角形，后翅较小，近圆形。腹较狭窄，末端稍尖。市场上药材其触角、翅等多已残缺。质脆，易碎。气微腥。

● 性味功用

咸，温。补肾壮阳，涩精，止血，解毒消肿。适用于阳痿遗精，白浊，血淋，金疮出血，咽喉肿痛，口舌生疮，痈肿毒，冻疮，蛇伤等病症。

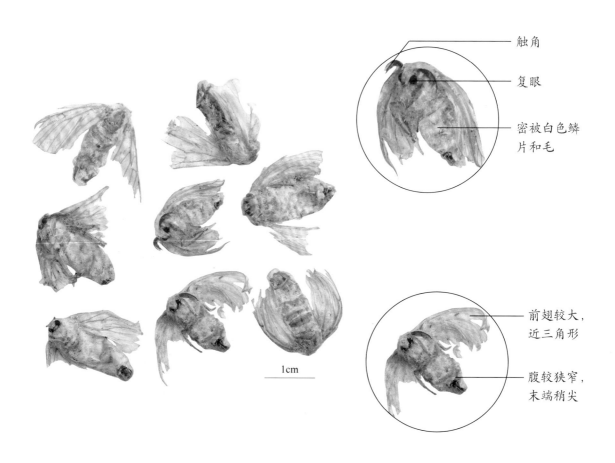

触角
复眼
密被白色鳞片和毛

1cm

前翅较大，近三角形
腹较狭窄，末端稍尖

● 附注

雌雄家蚕蛾成虫的主要区别：雄蛾腹部具有8个腹节；雄蛾具抱器和1对阳茎，而雌蛾则没有。

● **别名**

碎蛇、银蛇、金蛇、蜴蛇、片蛇、蛇蜥。

● **来源**

蛇蜥科动物脆蛇蜥 *Ophisaurus harti* Boulenger 的全体。

● **溯源**

本品以"金蛇"之名始载于《本草拾遗》。《开宝本草》曰："金蛇大如中指，长尺许，常登木饮露，身作金色，照日有光。"《本草纲目拾遗》引《陈鼎蛇谱》云："脆蛇产贵州土司中，长尺有二寸，圆如钱，嘴尖尾秃，背黑腹白，暗鳞点点可玩，见人辄跃起数尺，跌为十二段，须臾复合为一。不知者误拾之，即寸断，两端俱生头，啮人即毙。出入往来恒有度，捕之者置竹筒于其逢侧，则不知而入其中，急持之方可完，稍缓则碎矣，故名曰脆。"所言即为本品。

● **产地**

主产于云南、贵州等地。

● **采收加工**

春、秋二季捕捉，放入瓦缸中用酒醉死，或放在锅内用微火烘死；以头为中心，盘成圆盘形，用竹签固定，文火烘干。

● **药材性状**

本品呈圆盘形，头居中尾在外。全长50cm左右，尾长约占3/5以上。背面棕黄色或绿褐色，有光泽，腹面呈黄白色，或带有竹签痕迹。腹侧各有1条凹沟。纵沟上方的背鳞16~18行，中央8~10行具棱，各棱缀连成纵行；纵沟以下的腹鳞10行，平滑；尾腹面鳞片具棱。头三角形，尾细长，体轻，质脆。气微腥。

● **性味功用**

辛、咸，平；小毒。活血祛风，解毒消肿。适用于跌打损伤，骨折，大麻风，风湿痛，久痢，疳积，痈疮肿毒等病症。

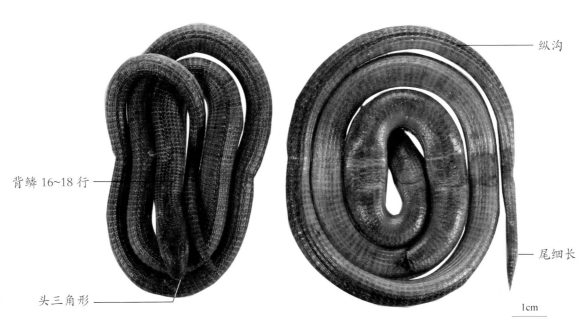

背鳞 16~18 行

头三角形

纵沟

尾细长

1cm

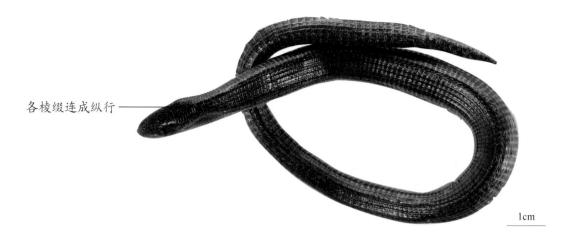

各棱缀连成纵行 ——

1cm

● **附注** ————

民间有用单味脆蛇炖肉或鸡蛋治愈小儿厌食疳积的案例。

海 星

● **别名**

五角星、星鱼、大海星、小海星。

● **来源**

槭海星科动物镶边海星 *Craspidaster hesperus* Muller et Troschel 的全体。

● **溯源**

本品始载于《中国药用海洋生物》。市场海星有大小两种。海盘车科动物多棘海盘车 *Asterias amurensis* Lutken 的全体入药，习称"大海星"；槭海星科动物镶边海星的全体入药，习称"小海星"。《中华本草》将两者以"海盘车""海星"分别收载。

● **产地**

主产于我国东部海域。

● **采收加工**

捕捉后，除去内脏，洗净，晒干。

● **药材性状**

小海星：呈五角星状，5个腕狭长，逐渐变细，末端钝圆，腕的上缘板大而厚，略呈长方形，排列整齐，下缘板表面有许多小颗粒，各缘板边缘具小棘。气微，味咸。

大海星：反口面微隆起，有紫红色花纹，口面平坦，浅黄色，表面粗糙，具有许多疣状突起和棘刺。其余同小海星。

● **性味功用**

咸，平。解毒散结，和胃止痛。适用于甲状腺肿大，瘰疬，胃痛泛酸，腹泻，中耳炎等病症。

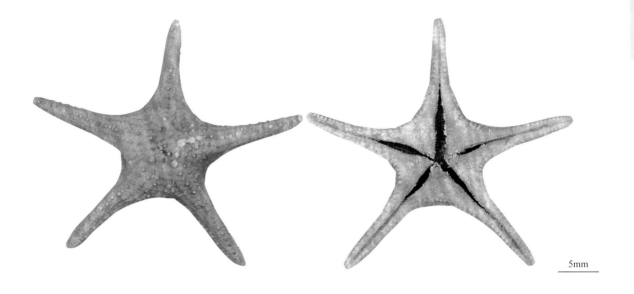

▼ 骑士章海星

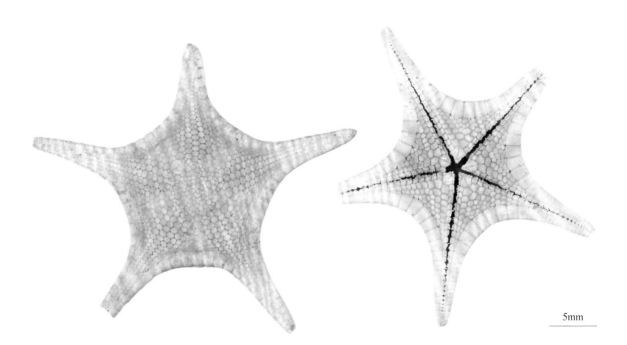

5mm

海石鳖

- **别名**
  石鳖、海八角毛、八节毛。

- **来源**
  隐板石鳖科动物红条毛肤石鳖 *Acanthochiton rubrolineatus* Lischke 或石鳖科动物函馆锉石鳖 *Ischnochiton hakodadensis* Pilsbry 及多种石鳖的全体。

- **溯源**
  《本草纲目》载有石鳖，列于卷十金石部，曰："石鳖生海边，性状大小俨如䗪虫，盖亦化成者。"其所述"生海边"及"俨如䗪虫"，虽与海石鳖接近，但所指为化石。与今之软体动物海石鳖不同。

- **产地**
  主产于我国渤海、黄海、东海、南海等海域。

- **采收加工**
  在海滩上或岩石缝间捕捉。捕得后洗净，置阴暗通风处晾干。

- **药材性状**
  红条毛肤石鳖：全体呈卵圆形，背面有8块呈覆瓦状披列的石灰质的壳片。壳片暗绿色，中部有3条红色色带。环带较宽，深绿色，其上面有18丛棘束。气腥，味咸。
  函馆锉石鳖：形似红条毛肤石鳖，唯中间壳片中央部有显著的网状纹理，翼部有5~7条放射肋纹。

- **性味功用**
  咸，寒。化痰散结，清热解毒。适用于颈淋巴结结核，麻风病，慢性支气管炎等病症。

▼ 红条毛肤石鳖

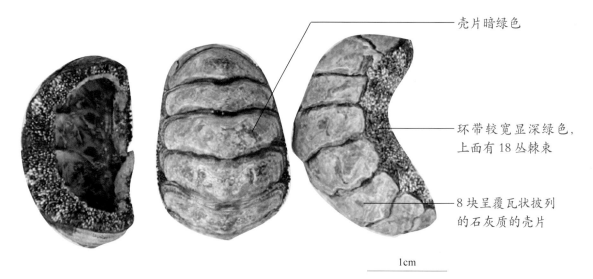

壳片暗绿色

环带较宽显深绿色，上面有18丛棘束

8块呈覆瓦状披列的石灰质的壳片

1cm

海底柏

- ● 别名

  海柳、赤柳、草珊瑚。

- ● 来源

  海底柏科动物赭色海底柏 *Melitodes ochracea* Linnaeus 等的群体。

- ● 溯源

  始载于《南海海洋药用生物》。

- ● 产地

  主产于我国东南、华南等沿海水域。

- ● 采收加工

  垂网采捞，捞取后，用淡水浸泡数小时，洗净黏液和泥沙，晾干。

- ● 药材性状

  群体型似扁柏，呈深红色。多回分枝，枝节呈长筒形或扁球形，分枝从枝节上产生，小枝在一个扇面上。主枝与分枝的截面呈椭圆形。皮层骨针为多疣状纺锤形，红色和黄色。

- ● 性味功用

  甘、微咸，凉。止咳止血，和胃止泻，安神镇静。适用于咳血，呕吐，腹泻，心神不安，怔忡烦乱，小儿惊风等病症。

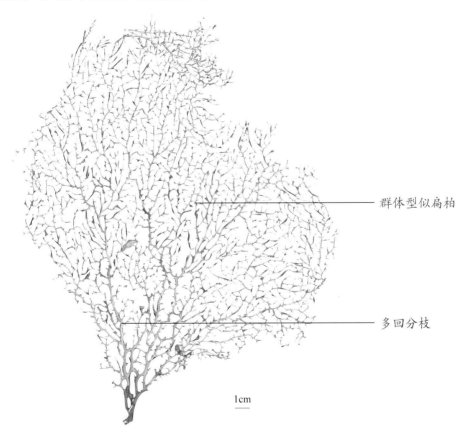

群体型似扁柏

多回分枝

1cm

- ● 附注

  等同入药者尚有鳞海底柏 *Melitodes squamata* Nutting、小扇海底柏 *Melitodes flabellifera* Kuekenthal，注意鉴别。

海　参

- ● 别名
  白刺参。

- ● 来源
  刺参科动物刺参 *Stichopus japonicus* Selenka、绿刺参 *Stichopus chloronotus* Brandt 或花刺参 *Stichopus variegatus* Semper 的全体。

- ● 溯源
  本品始载于《本草从新》，曰："海参辽海产者良，有刺者名刺参，无刺者名光参。"《本草纲目拾遗》云："海参，辽东海滨有之，一名海男子，其状如男子势然，淡菜对之也，其性温补，足敌人参。"《药鉴》载："海参出盛京奉天等处者第一，色黑肉糯多刺，名辽参、刺参；出广海者名广参，色黄；出福建者皮白肉粳，糙厚无刺，名肥皂参；光参出浙江宁波者，大而软无刺，名瓜皮参，品更劣矣。"可见海参种类不同，品质有别，现在我国药用及食用约有 40 余种，传统以辽产的刺参为佳。

- ● 产地
  主产于我国东部、南部等海域。

- ● 采收加工
  捕后除去内脏，洗净腔内泥沙、血污，在盐水中煮约 1h，捞起放冷。经曝晒或烘焙至八九成干时，再加蓬叶汁，至颜色转黑时取出晒干。

- ● 药材性状
  体长短不一，呈圆柱形、四方体形。背面隆起，具圆锥形大小不等的肉刺，口偏于腹面，周围具触手 20 个。有的缺少，皱缩。体黑色、紫黑色、灰黑色、灰白色、灰褐色、浅黄色或黄褐色。

- ● 性味功用
  甘、咸，平。补肾益精，养血润燥，止血。适用于精血亏损，虚弱劳怯，阳痿，梦遗，肠燥便秘，肺虚咳嗽咯血，便血，外伤出血等病症。

▼ 刺参

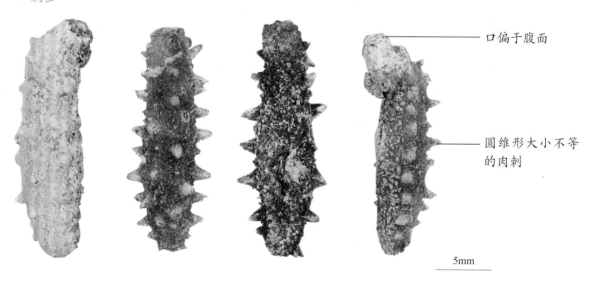

口偏于腹面

圆锥形大小不等的肉刺

5mm

海盘车

● **别名**

海星、五角星、星鱼。

● **来源**

海盘车科动物罗氏海盘车 *Asterias rollestoni* Bell、多棘海盘车 *Asterias amurensis* Lutken 的全体。

● **溯源**

记载于《青岛中草药手册》。

● **产地**

主产于我国渤海、黄海海域。

● **采收加工**

夏、秋二季捕捞，捞取后，除去内脏，洗净，晒干。

● **药材性状**

呈五角星形，腕5，较长，辐射状排列，自基部向先端渐细，先端微弯曲，具吸盘。反口面微隆起，有紫红色花纹，口面平坦，浅黄色，表面粗糙，具有许多疣状突起和棘刺。质硬而脆，易折断。气微腥，味咸。

● **性味功用**

咸，平。平肝镇惊，制酸和胃，清热解毒。适用于癫痫，胃痛吐酸，甲状腺肿大，中耳炎等病症。

▼ 多棘海盘车

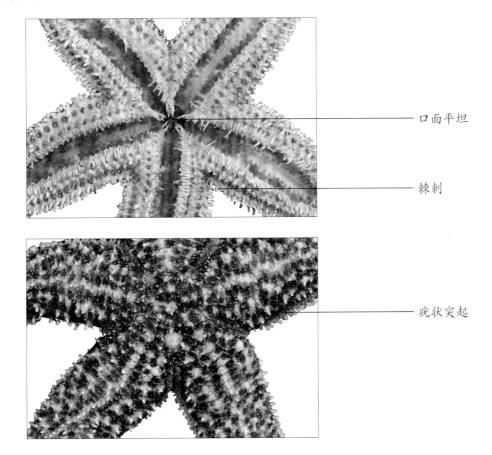

口面平坦

棘刺

疣状突起

海狗肾

- **别名**

  腽肭脐。

- **来源**

  海狗科动物海狗 *Callorhimus ursinus* Linnaeus，海豹科动物斑海豹 *Phoca largha* Pallas 或点斑海豹 *Phoca vitulina* Linnaeus 的阴茎和睾丸。

- **溯源**

  本品以"腽肭脐"之名始载于《药性论》，云："此是新罗国海内狗外肾也，连而取之。"《海药本草》曰："谨按《临海志》云，（海狗）出东海水中，状若鹿形，头似狗，长尾，每遇日出即浮在水面。"按其所述应为海狗科动物海狗。《本草衍义》载："（腽肭脐）但前即似兽，尾即鱼。其身有短密淡青白毛，腹肋下全白，仍相间于淡青，白毛上有深青黑点，久则色复淡。

  皮厚且韧，如牛皮，边将多取以饰鞍鞯。"综上所述，应为海豹科动物斑海豹或点斑海豹。市场上海狗肾以进口为主，主流商品的来源动物首先是海豹类动物，其次才是海狗类。

- **产地**

  主产于加拿大和夏威夷群岛。

- **采收加工**

  春季捕捉雄兽，割取阴茎和睾丸，置阴凉处风干。

- **药材性状**

  海狗肾来源不一，药材商品复杂。阴茎呈圆柱形，先端较细，干缩，有不规则的纵沟及凹槽，有一条纵向的筋。外表黄棕色或黄色，杂有褐色斑块。后端有一长圆形、干瘪的囊状物，或有黄褐色毛。睾丸 2 枚，扁长圆形，棕褐色，半透明，

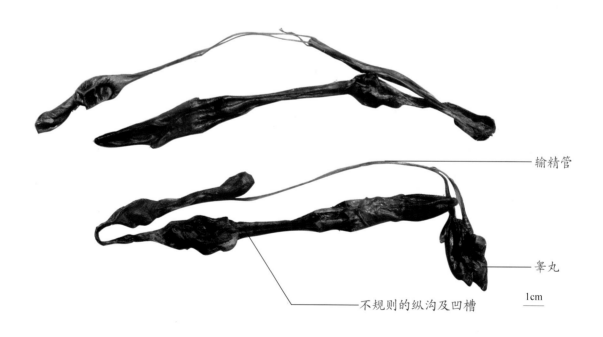

输精管

睾丸

不规则的纵沟及凹槽

1cm

各有一条细长的输精管与阴茎末端相连。输精管黄色，半透明，通常绕在阴茎上。附睾皱缩，附在睾丸的一侧，乳黄色。以形粗长、质油润、半透明、无腥臭者为佳。

性味功用

咸，热。温肾壮阳，填精补髓。适用于阳痿遗精，早泄，腰膝痿软，心腹疼痛等病症。

附注

本品含有油质，易虫蛀变质，应加樟脑、花椒等药品伴藏，以防虫蛀；为保色泽，宜入冷藏。

海 胆

别名

海肚脐、刺锅子、刺海螺、海锅。

来源

球海胆科动物马粪海参胆 Hemicentrotus pulcherrimus、光棘球海胆 Strongylocentrotus nudus，长海胆科动物紫海胆 Anthocidaris crassispina，刻肋科动物细雕刻肋海胆 Temnopleurus toreumaticus Leske 或北方刻肋海胆 Temnopleurus hardwichii Gry 等的石灰质骨壳。

溯源

"海胆"之名首载于《本草原始》卷十一海燕条下，并无形态描述，但从附图看来，为棘皮动物门（Echinodermata）海胆纲（Echinoidea）拱齿目（Camarodenta）球海胆科、刻肋海胆科等数科的海胆无疑。

产地

北至辽宁、南到南海等地的沿海均产。

采收加工

捕捉后，去掉肉及棘刺，洗净，晒干。

药材性状

本品呈中空的扁球形，大小不一，直径2.8~4cm，厚1.5~3cm，扁平的一面为黄棕色，中央有圆形口孔，围口处略向内凹下，口内边缘着生5个"U"字形互相连接的薄片状齿。背面隆起，棕色，其中心有一个十角星状的孔，为顶端系统脱落后形成的，从顶端系统至口孔有石灰质骨板

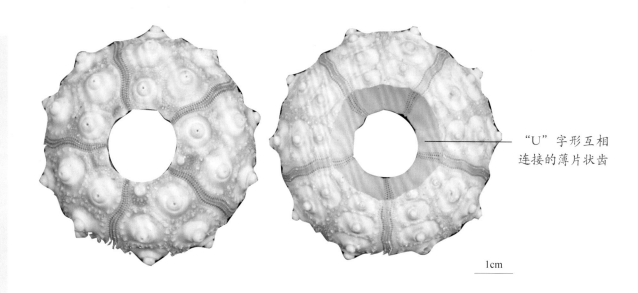

辐射状排列,形成10个带,其中5带较窄,疣状突起较小,外侧有无数细孔的步带区,与步带区间隔排列的5带有较大的疣状突起,而无细孔的为间步带区。质坚硬而轻,不易折断,断面呈淡蓝色。气微,味辛。

● **性味功用**

咸,平;小毒。化痰软坚,散结,制酸止痛。适用于瘰疬痰核,哮喘,胸肋胀痛,胃痛等病症。

▼ 紫海胆

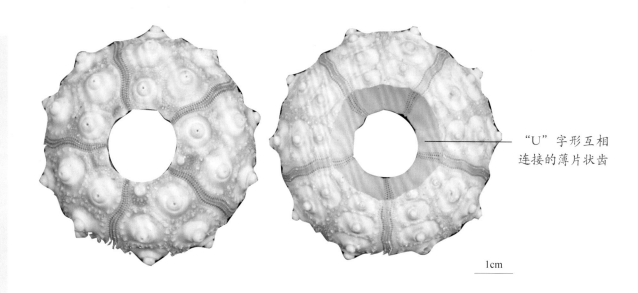

"U"字形互相连接的薄片状齿

1cm

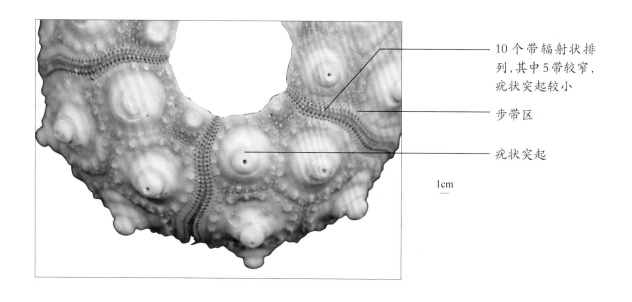

10个带辐射状排列,其中5带较窄,疣状突起较小

步带区

疣状突起

1cm

● 别名
铁树、海柳珊瑚。

● 来源
黑角珊瑚科动物二叉黑角珊瑚 *Antipathes dichotoma* Pallas 的群体分枝。

● 溯源
本品收载于《南海海洋药用生物》。

● 产地
主产于我国南方地区。

● 采收加工
垂网采取，洗净，晾干。

● 药材性状
群体似矮灌木状，具黑色硬枝，不规则分枝或二叉分枝，较密集。最小一级的小分枝不规律分布或不规则排列于分枝的一侧，长度不等。于小分枝顶端的刺呈三角形，顶角尖而光滑；于小分枝中部的刺则呈压缩三角形，顶角钝而分二叉；于基部的刺则呈圆锥形，顶角钝而分二叉，并有乳头状突起。

● 性味功用
甘，平。清热，收涩，软坚。适用于食管黏膜损伤，血痢，盗汗，瘰疬，骨鲠等病症。

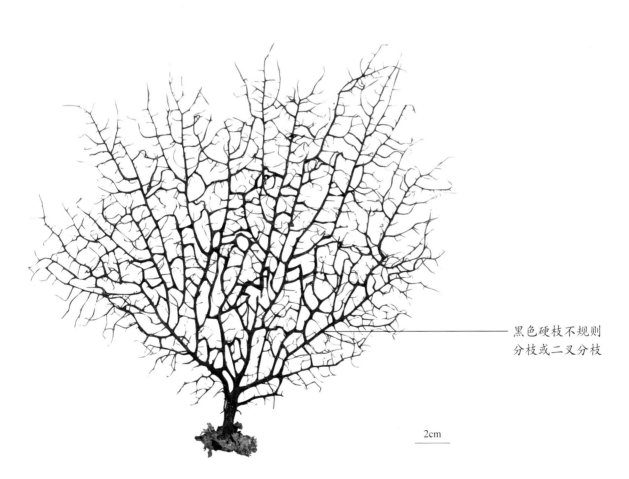

黑色硬枝不规则
分枝或二叉分枝

2cm

海 粉

- **别名**
红海粉、海粉丝、海挂面。

- **来源**
海兔科动物蓝斑背肛海兔 *Notarchus leachii cirrosus* Stimpson 的卵群带。

- **溯源**
本品始载于《医学入门》。《本草纲目拾遗》曰："《虫语》，海珠，生岭南，状如蛞蝓，大如臂，所茹海菜，于滨海浅水吐丝，是为海粉。鲜时或红或绿，随海菜之色而成，或晾晒不得法，则黄。有五色者，可治痰。或曰，此物名海珠，母如墨鱼，大三四寸，海人冬养于家，春种之濒湖田中，遍插竹枝，其母上竹枝吐出，是为海粉，乘湿舒展之，始不成结。以点羹汤佳。"上述情况与现时海兔相符。我国福建沿海养殖海兔已有百年历史，一般在潮间带筑底养殖。故《虫语》谓"春种之濒湖田中"，可能是滨海之误。因海边盐度为 24‰~26‰时，海兔生活最佳，若在雨季淡水大量注入时，常常会引起死亡。

- **产地**
主产于福建厦门，多养殖；东海、南海亦产。

- **采收加工**
2~3 月及 9~10 月海兔产卵期间，于潮间带插入竹竿或投入石块，便于产卵附着其上，然后收取，晒干。

- **药材性状**
卵群带扭曲呈不规则形，细索状如挂面，长 120~926cm。表面青绿色。卵囊在胶质

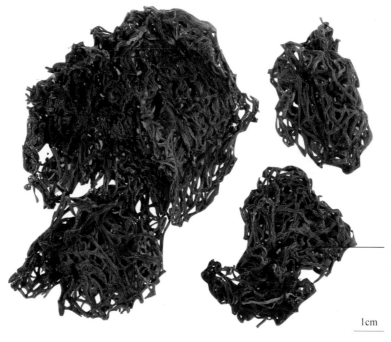

细索状如挂面，表面青绿色

1cm

带里呈螺旋形排列，每1cm的卵群带平均含35个卵囊，每个卵囊约含20个卵子。气微腥，味咸。

● 性味功用

甘、咸、寒。清热养阴，软坚消痰。适用于肺燥喘咳，鼻衄，瘿瘤，瘰疬等病症。

● 附注

中国海兔科有6属，23种，其中蓝斑背肛海兔是中国特有种，《中药大辞典》记载其为中药海粉的基原动物，《中华本草》将黑斑海兔 *Aplysia kurodai* 和网纹海兔 *Aplysia Pulmonica* 也纳入海粉的基原动物。由于海兔类动物具有药食两用性，实际上各种海兔的卵群带都有可能在民间作海粉药用。目前已从海兔科动物中发现有抗肿瘤活性成分近90个。帘蛤科动物青蛤（*Cyclina Chinensis*）的贝壳，置无烟的炉火上煅红，取出晾凉，碾成细粉，称为"海蛤粉"。《本草纲目》中记载："海蛤粉者，海中诸蛤之粉，以别江湖之蛤粉，蚌粉也。今人括称但曰海粉，蛤粉；寇氏所谓众蛤之灰是矣。匠世独取牡蛎粉入药，然贸者亦多众蛤也。"由此可见，"海蛤粉"与"海粉"为不同品种，两者应注意区别。

蚱　蝉 ●

● 别名

鸣蝉、秋蝉、知了。

● 来源

蝉科动物黑蚱 *Cryptotympana atrata* Fabricius. 的全体。

● 溯源

本品始载于《神农本草经》。《本草经集注》曰："《诗》云，'鸣蜩嘒嘒'者，形大而黑。"《新修本草》载："蚱蝉，鸣蝉也。"《本草衍义》记："蚱蝉，夏月身与声皆大者是，始终一般声，仍皆乘昏夜方出土中，升高出，背壳坼蝉出。所以皆夜出者，一以畏人，二畏日炙，干其壳而不同蜕也。至时寒则坠地，小儿蓄之，虽数日亦不须食。古人以谓饮风露，信有之。盖不粪而溺，亦可见矣。"《本草纲目》："夏月始鸣，大而色黑者，蚱蝉也。"所言与今相符。现今市场不分雌雄，皆可入药。

● 产地

主产于我国华北地区。

● 采收加工

6~7月间捕捉，处死或蒸死、晒干。

● 药材性状

本品呈长圆形，长4~4.5cm，宽1.8~2cm。表面大部分黑色，腹面各部边缘呈淡黄褐色，有光泽。头部宽扁，复眼1对，椭圆状球形，黄褐色，半透明。胸背部具膜质翅，透明，翅脉淡黄褐色，多已破碎。胸腹部上端具足3对，多断落。雄虫下端有1对心形鸣器，雌虫无鸣器，腹部较小，有产卵器。尾端呈三角形钝尖，背部和腹部具环节。体轻，质脆。气微腥，味淡。

● **性味功用**

咸、甘，寒。清热，息风，镇惊。适用于小儿发热，惊风抽搐，癫痫，夜啼，偏头痛等病症。

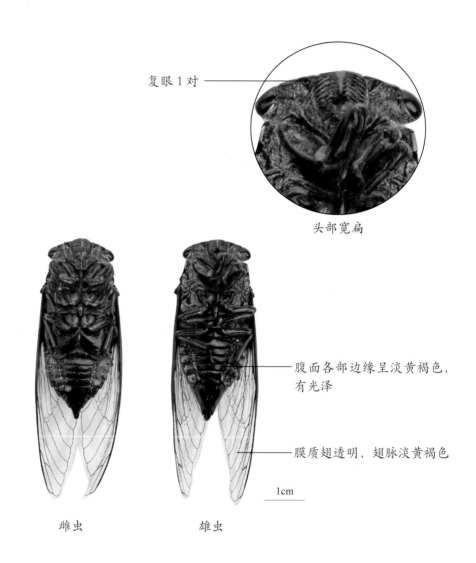

复眼1对

头部宽扁

腹面各部边缘呈淡黄褐色，有光泽

膜质翅透明，翅脉淡黄褐色

1cm

雌虫　　　雄虫

● **附注** ———

该昆虫羽化后的蜕壳入药，即为中药"蝉蜕"。

● 别名

海麻雀、海雀、海燕、海蜻蜓、海天狗。

● 来源

海蛾鱼科动物海蛾 *Pegasus laternarius* Cuvier 的全体。

● 溯源

本品始载于《中国药用海洋生物》，曰："海蛾，甘，平。化痰止咳。用于小儿支气管炎，麻疹，腹泻。"海蛾鱼属 *Pegasus*，全世界仅 5 种，因体形似蛾而得名。我国有 3 种，产于南海及台湾海峡。

● 产地

主产于广东、广西、海南等海域。

● 采收加工

四季均可捕捞，洗净，鲜用或晒干。

● 药材性状

躯干部圆盘状，体宽大于体长。吻突出，雌体吻较短小，三角形，尖端仅两侧具细锯齿，雄体吻较大，短柄状。两侧和背腹共有 4~6 个隆起骨，背上有细锯齿，眼大，位于体侧，鼻孔一侧 1 个，口小，无牙。尾部短，四棱形，具 11 环节。体无鳞，完全被以骨板，不能活动。背鳍与臀鳍完全相对，胸鳍呈翼状，鳍条棘状，第 5 鳍条粗硬而大。体绿褐色，腹侧及尾部淡土黄色，尾部背面有 1~2 条绿褐色横带。背鳍与尾鳍均具大小不等的绿褐色斑点。气腥，味微咸。

● 性味功用

甘，平。化痰止咳，消瘿散结，止泻。适用于小儿痰咳，瘿瘤痰咳，腹泻等病症。

▼ 海蛾

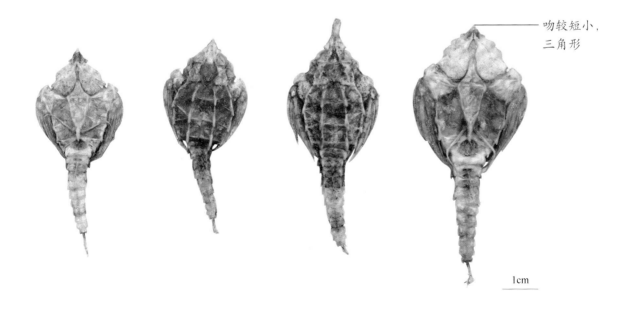

吻较短小，三角形

1cm

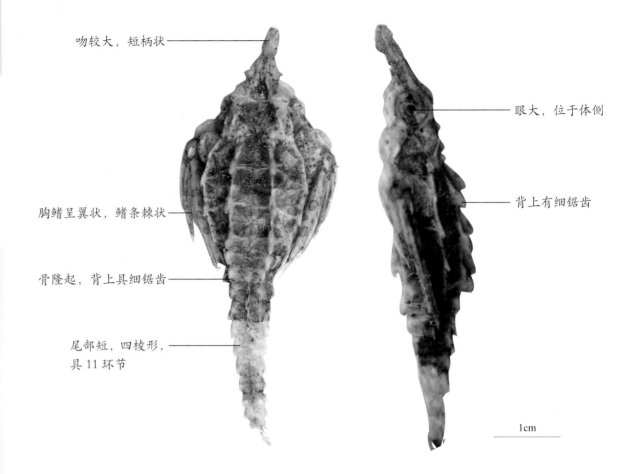

吻较大，短柄状

眼大，位于体侧

胸鳍呈翼状，鳍条棘状

背上有细锯齿

骨隆起，背上具细锯齿

尾部短，四棱形，
具 11 环节

1cm

▼ 飞海蛾鱼

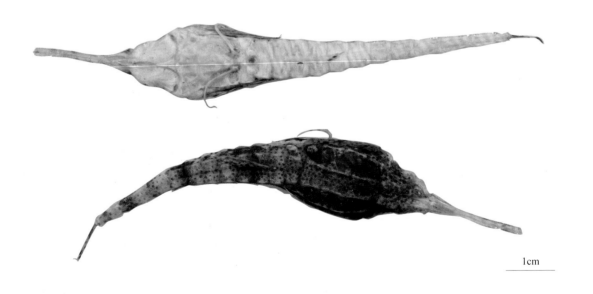

1cm

● 附注

同科动物飞海蛾鱼 *Pegasus volitans* Cuvier、龙海蛾鱼 *Pegasus draconis* Linnaeus 在部分地区亦同等入药。

● 别名

瓷螺、交螺、顶头螺、海窝窝、红螺。

● 来源

骨螺科动物脉红螺 *Rapana venosa* Valenciennes 或皱红螺 *Rapana bezoar* Linnaeus 等的贝壳。

● 溯源

《本草纲目》云："螺，蚌属也，大者如斗，出日南涨海中，香螺厣可杂甲香，老钿螺光彩可饰镜背者，红螺色微红，青螺色如翡翠，蓼螺味辛如蓼，紫贝螺即紫贝也。"本品市场较为复杂，种类多样。

● 产地

主产于我国黄海、东海、南海海域。

● 采收加工

春至秋季捕捉，去肉取壳，洗净，晒干。

● 药材性状

贝壳大，壳高约10.4cm，宽约7.8cm。壳面黄褐色，具棕褐色斑点。螺层6层，缝合线较浅。螺旋部稍高起，其高度占壳高的1/5~1/4。体螺层中部宽大，基部收窄。壳面密生较低的螺肋，粗细较均匀，在各螺层的中部和体螺层的上部有一条螺肋突然向外突出，形成肩角，将螺层分为上、下两部，两部相交，呈近90°夹角。壳口大，边缘具有与螺肋相当的缺刻，壳口内面杏红色，有珍珠样光泽。质坚厚，不易破碎，破碎面呈层状。气微腥，味咸、甘。

● 性味功用

甘，凉。清热明目。适用于目痛，心腹热痛等病症。

▼ 红螺

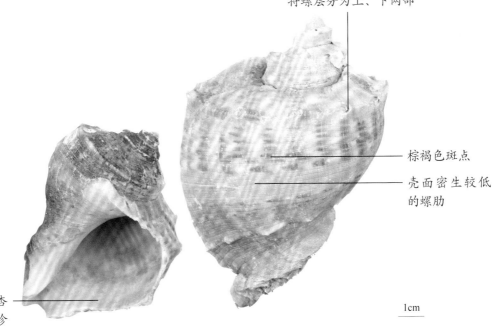

螺肋向外突出，形成肩角，将螺层分为上、下两部

棕褐色斑点

壳面密生较低的螺肋

壳口内面杏红色，有珍珠样光泽

1cm

海 燕

- **别名**
  五角星、海五星。

- **来源**
  海燕科动物海燕 *Asterian pectinifera* Muller et Troschel 的全体。

- **溯源**
  本品始载于《本草纲目》，曰："海燕出东海，大一寸，状扁而圆，背上青黑，腹下白脆，食海螺蛸，有纹如蕈菌。口在腹下，食细沙，口旁有五路正沟，即其足也。" 按以上所述海燕与今棘皮动物海燕相似。但李时珍将海燕与阳遂足写在同一条下，可能主治相似，实则并非一种。

- **产地**
  主产于我国黄海、渤海一带。

- **采收加工**
  捕捉后，去掉内脏，洗净，晒干。

- **药材性状**
  体呈扁平钝五角形，中央称体盘，体盘隆起面称反口面，颜色多变，具覆瓦状排列的骨板，有1个或2~3个筛板，呈粉白色。腹面称为口面，呈橘黄色，中央有口。体

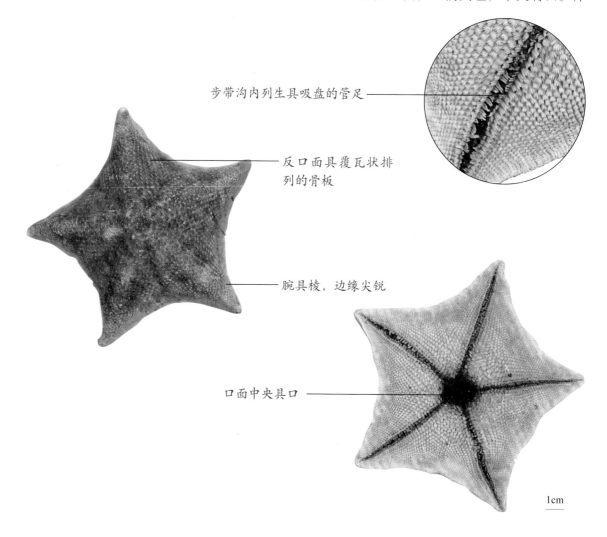

步带沟内列生具吸盘的管足

反口面具覆瓦状排列的骨板

腕具棱，边缘尖锐

口面中央具口

1cm

盘的外周有辐状短腕5条，有时可见4~9条者。各腕中央反口面具棱，边缘尖锐，口面具步带沟，沟内列生管足之列，管足上具吸盘。质硬而脆，气微腥，味微咸。以个大、完整、质坚硬者为佳。

● **性味功用**

咸，温。补肾，祛风湿，制酸，止痛。适用于阳痿，风湿腰腿痛，劳伤疼痛，胃痛泛酸等病症。

● **附注**

海蛾鱼科动物海蛾 *Pegasus laternarius* Cuvier 及其近缘种的全体，即"海蛾"，有别称海燕，应注意鉴别，参见"海蛾"条。

浮海石 ●

● **别名**

浮石、海浮石、海石、岩浮石、海石花。

● **来源**

胞孔科动物脊突苔虫 *Costazia aculeata* Canu et Bassler 或瘤分胞苔虫 *Cellporina costazii* Audouin 等的骨骼。

● **溯源**

本品以"浮石"之名始载于《日华子本草》。《本草衍义》云："石花，白色，圆如覆大马杓，上有百十枝，每枝各槎牙分歧如鹿角。上有细文起，以指撩之，铮铮然有声。其体甚脆，不禁触击……多生海中石上，世亦难得。"所言即为此种。

● **产地**

主产于福建、浙江、广东等沿海地区。

● **采收加工**

每年农历5月至8月大潮期间，利用退潮落差大，采集露出海面的海浮石，将附生在礁石上的海石活体刮下，装入桶或池中，加水充分腐烂后捞出，置流水中漂洗，取出晒干，拣去杂质。

● **药材性状**

脊突苔虫：骨骼呈珊瑚样不规则块状，略显扁圆或长圆形。大小不等，直径2~5cm。灰白色或灰黄色。一面略平坦，另一面多突起，作叉状分枝，中部交织如网状。叉状小枝长3~5mm，直径约2mm，先端多折断，少数完整呈钝圆形。质硬而脆，表面与断面均密具细孔。体轻，入水不沉。气微腥，味淡。

瘤分胞苔虫：骨骼为不规则块状，直径1~3cm，多为碎块。珊瑚状分枝短，直径约4mm。先端钝圆，极少折断。呈灰黄色或灰黑色。气微腥，味微咸。以味咸、质轻、浮于水者为佳。

● **性味功用**

咸，寒。清肺化痰，软坚散结。适用于痰热咳嗽，瘿瘤痰核等病症。

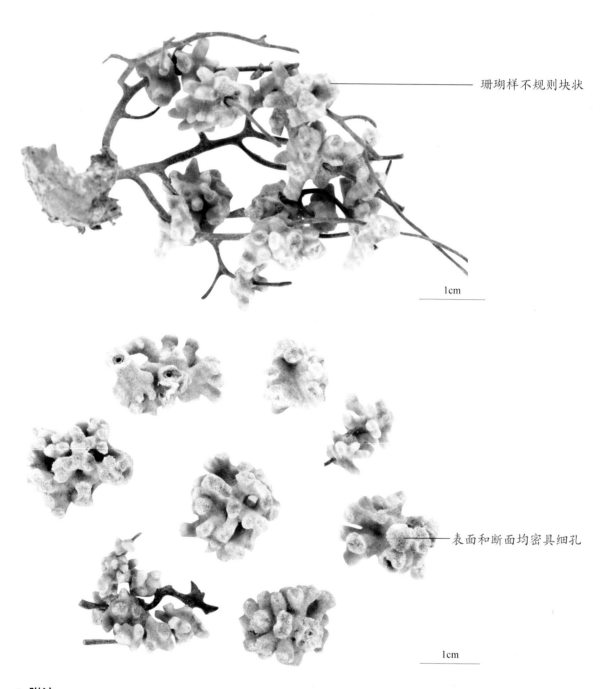

———————— 珊瑚样不规则块状

1cm

———————— 表面和断面均密具细孔

1cm

● **附注** ————————————————————————————————

《本草纲目》载："浮石乃江间细砂，水沫凝聚，日久结成者，状如水沫及钟乳石，有细孔如蛀巢，白色体虚而轻……海中者味咸，入药更良。"其所言为火山喷出岩浆凝固形成的多孔状石块，形态与海浮石相近，入药亦称浮石，注意区别。

● 来源
牛科动物黄羊 *Procapra gutturosa* Pallas 的角。

● 溯源
本品收载于《吉林中草药》。

● 产地
主产于内蒙古、甘肃等地。

● 采收加工
一般冬季捕猎，从基部锯下羊角，干燥。

● 药材性状
本品呈长圆锥形而侧扁，略呈"S"字形，长约 20cm。表面淡棕色或灰黑色，不甚光滑，除先端外，角中下部均有等距的椭圆形环脊 17~20 个，其下部间距较密，约 5mm，环脊的一侧较平坦，不连成环纹。内有骨塞，灰白色，与外面角质呈齿状绞合。气味弱。

● 性味功用
咸，寒。平肝息风，清热解毒。适用于温热病高热、神昏痉厥，小儿感冒发热，小儿惊风，中风，青风内障等病症。

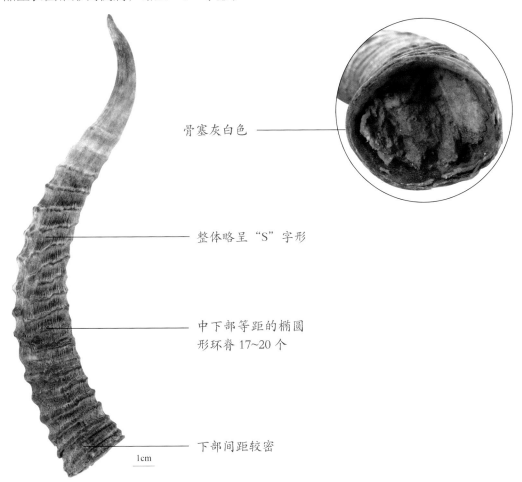

骨塞灰白色

整体略呈"S"字形

中下部等距的椭圆
形环脊 17~20 个

下部间距较密

1cm

● 附注
本品与羚羊角形态略有相似，常伪充羚羊角入药，应注意鉴别。

眼镜蛇

- **别名**

  蝙蝠蛇、五毒蛇、吹风蛇、万蛇。

- **来源**

  眼镜蛇科动物眼镜蛇 *Naja naja* Linnaeus 除去内脏的全体。

- **溯源**

  本品始载于《广西中药志》。

- **产地**

  主产于广西、广东、海南、贵州、云南等地。

- **采收加工**

  夏、秋二季捕捉，杀死后，剖除内脏，鲜用或盘成圆形，文火烘干。

- **药材性状**

  体较粗壮，头呈椭圆形，头颈区分不明显，体长140~150cm。头黑褐色，颈部背面具眼镜状斑纹。体背部黑褐色，有狭的黄白色横斑纹，斑纹有时呈双条形。腹面前段呈黄白色，有1个黑褐色横斑，横斑前有1对黑色斑点，第21~24鳞呈淡黄色，其余均为黑色。无颊鳞。背鳞平滑斜行。气腥，味淡。

- **性味功用**

  甘、咸，温；有毒。祛风通络止痛。适用于风湿痹痛，中风瘫痪，小儿麻痹症等病症。

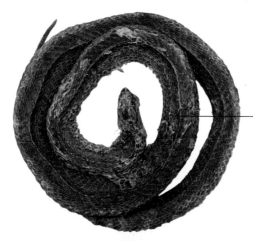

———— 背部黑褐色

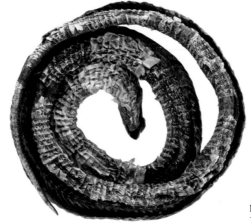

1cm

● **别名**

黑冰片。

● **来源**

猪科动物野猪 *Sus scrofa* L. 的干燥粪便。

● **溯源**

本品始载于 1977 年版《吉林省药品标准》。

● **产地**

全国各地均产。

● **采收加工**

四季均可采收，除去泥沙，晾干。

● **药材性状**

本品呈圆柱形或椭圆形，长 2.5~4cm，直径 1~3cm。表面黑灰色，有光泽，质细，有的外面似有一层卷起的膜状物。质较硬，可折断，断面黑褐色，较粗糙。气特异，味涩。

● **性味功用**

苦，平。祛湿散瘀，消食。适用于水肿，脚气病，消化不良等病症。

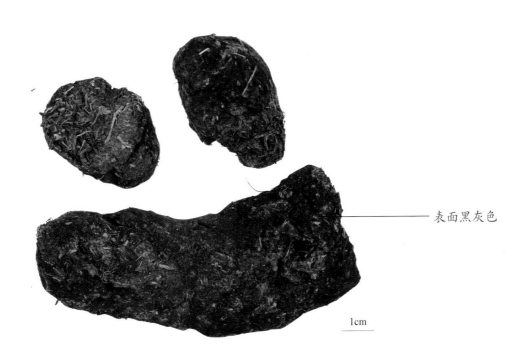

表面黑灰色

1cm

蚱蜢

- **别名**
蝗虫、蚂蚱。

- **来源**
蝗科动物东亚飞蝗 *Locusta migratoria* Linnaeus、中华稻蝗 *Oxya chinensis* Thunberg 的成虫。

- **溯源**
本品以"虿螽"之名始载于《本草拾遗》，曰："虿螽状如蝗虫，有黑斑者。"《本草纲目》云："虿螽，在草上者曰草螽，在土中者曰土螽，似草盏而大者曰螽斯，似螽斯而细长者曰蟿螽……数种皆类蝗，而大小不一，长角，修股善跳，有青、黑斑数色，亦能害稼。五月动股作声，至冬入土穴中。"《本草纲目拾遗》记："一种灰色而小者，名土礤，不入药用，大而青黄色者入药，有尖头、方头二种。"蝗总科共223属859种，能入药供食用的主要是中华稻蝗和东亚飞蝗。本草所言尖头者应为蝗科动物稻叶大剑角蝗虫 *Acrida lata* Motsch，不复药用。现今中药市场所用均为方头者。

- **产地**
全国各地均产。

- **采收加工**
夏、秋二季捕捉，沸水烫死，晒干。

- **药材性状**
东亚飞蝗：体长约5.4cm，黄褐色。头顶色淡，复眼棕色，卵圆形。单眼3个，作鼎足排列。触角丝状，褐色。咀嚼式口器。前胸长大，绿色，中央有隆起的纵走线。前翅皮纸质，狭而长，灰黄色，有不规则的斑纹。前、中足黄褐色，后足腿节绿色，内侧有带状黑绿色斑3条。腹部由11节组成，在第1腹节上有听器，在第2~8腹节上有气门8对，末端有尾毛。

中华稻蝗：体长圆形，长3~4cm，黄绿色或绿色，有时黄褐色，有光泽，头顶有圆形凹窝，颜面中部沟深。复眼灰色，椭圆形，触角丝状，褐色。前胸发达，中部有横缝3条。前翅前缘部分呈绿色，余部褐色，腹黄褐色，雄体腹末端屈曲向上。

- **性味功用**
辛、甘，温。祛风解痉，止咳平喘。适用于小儿惊风，破伤风，百日咳，哮喘等病症。

▼ 中华稻蝗

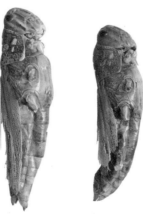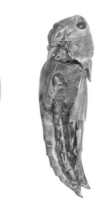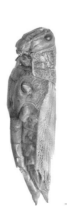

1cm

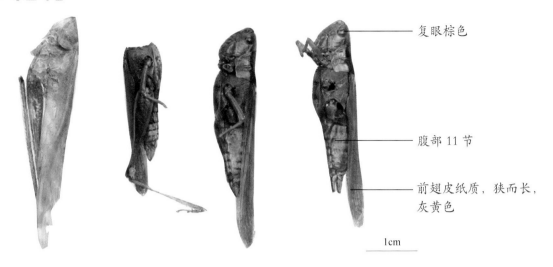

▼ 东亚飞蝗

复眼棕色

腹部 11 节

前翅皮纸质，狭而长，
灰黄色

1cm

● **附注**

自古以来，世界各地均有食用蝗虫的习俗。我国唐代有食用蝗虫的记载，天津自古以来就有把蝗虫作为小吃食用的传统，广西山区仫佬族六月初二"吃虫节"中的"油炸蝗虫""腌酸蚂蚱"等。蝗虫富含蛋白，也是家禽、家畜的优良饲料。

蛇　胆　●

● **别名**

乌蛇胆。

● **来源**

眼镜蛇科动物眼镜蛇 *Naja naja* Linnaeus、金环蛇 *Bungarus fasciatus* Schneider，游蛇科动物乌梢蛇 *Zaocys dhumnades* Cantor、黄梢蛇（灰鼠蛇）*Ptyas korros* Schlegel，蝰科动物蝮蛇 *Agkistrodon haly* Pallas 等多种蛇的胆囊。

● **溯源**

《名医别录》首载"蚺蛇胆"和"蝮蛇胆"。《本草纲目》增加了"乌蛇胆"和"鳞蛇胆"。我国已知的蛇类约218种（包括亚种），隶属8科61属，我国大部分省市均有分布。

《中国动物药》记载一般蛇胆均可药用。以眼镜蛇、金环蛇、灰鼠蛇三种蛇胆合称"三蛇胆"。各地方标准中均根据地方蛇种规定蛇胆的来源。《中国药典》1990年、1995年版附录中收载的蛇胆汁，指出为眼镜蛇科、游蛇科或蝰科动物多种蛇的胆汁。目前含有蛇胆的中成药品种很多，若以复方蛇胆制剂方式，如三蛇胆川贝末、三蛇胆半夏末、复方蛇胆川贝末、蛇胆川贝糖浆、盐蛇散等。

● **产地**

主产于湖南、广东、广西、江西、湖北、四川等地。

- **采收加工**

  春、秋二季捕捉，剖开腹部，找出胆囊，用线扎住胆管上端，然后沿结扎处上方剪断，取出胆囊，悬挂通风处晾干。

- **药材性状**

  本品呈椭圆形或卵圆形，长0.5~2cm，直径0.5~1cm。囊皮光滑，韧性强。表面棕褐色、绿褐色。胆管细而软，与胆囊筋膜相连，有韧性，不易拉断。胆汁呈墨绿色（因产地、蛇种、食性不同，胆汁颜色有些差异，如眼镜蛇胆对光视之呈橙黄色），有黏性。气微腥，味极苦，而后甘，有清凉感。

- **性味功用**

  苦，寒。清肺，凉肝，明目，解毒。适用于肺热咳嗽，痰喘，百日咳，惊痫，目赤昏糊，痔疮红肿，皮肤热毒，痤疮等病症。

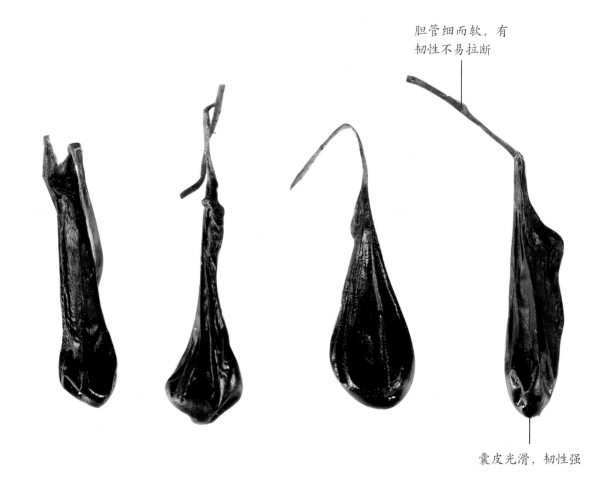

胆管细而软，有韧性不易拉断

囊皮光滑，韧性强

1cm

- **附注**

  传统以白酒浸泡或吞服新鲜蛇胆较为普遍。现代研究发现，蛇胆中含有多种寄生虫和一定的毒性，切勿盲目食用。

蛇　蜕

● 别名

龙衣、白龙衣、龙皮、蛇皮。

● 来源

游蛇科动物黑眉锦蛇 *Elaphe taeniurus* Cope、王锦蛇 *Elaphe carinata* Guenther 或红点锦蛇 *Elaphe rufodorsata* Cantor 等蜕下的干燥表皮膜。

● 溯源

本品始载于《神农本草经》。《名医别录》载："生荆州川谷及田野，五月五日、十五日取之良。"《本草经集注》曰："草中不甚见虺蝮蜕，唯有长者，多是赤链、黄颔辈，其皮不可复识，今往往得尔，皆须完全石上者弥佳。"任何体色的蛇，其蜕出的皮色均为白色，故又俗称"白龙衣"。

● 产地

全国大部地区均产。

● 采收加工

全年均可收集，以 4~10 月间为最多。拾得后抖净泥沙，晾干。

● 药材性状

本品呈圆筒形，多压扁、皱缩、破碎，完整者形似蛇，长可达 1m 以上。背部银灰色或淡棕色，有光泽，具菱形或椭圆形鳞迹，鳞迹衔接处呈白色，略抽皱或凹下；腹部乳白色或略显黄色，鳞迹长方形，呈覆瓦状排列。体轻，质微韧，手捏有润滑感或弹性，轻轻搓揉，沙沙作响。气微腥，味淡或微咸。

● 性味功用

甘、咸，平。祛风，定惊，退翳，止痒，解毒消肿。适用于风疹瘙痒，口疮，龈肿，痈疽，疔毒，瘰疬，恶疮，烫伤等等病症。

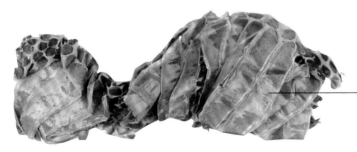

腹部鳞迹长方形，呈覆瓦状排列

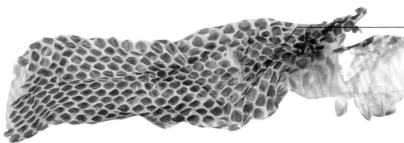

背部具菱形或椭圆形鳞迹，鳞迹衔接处呈白色

1cm

动物类

蛇　鞭

- **来源**
游蛇科动物乌梢蛇 *Zaocys dhumnades* Cantor、眼镜蛇科动物眼镜蛇 *Naja naja* Linnaeus 或蝮科动物尖吻腹 *Agkistrodon acutus* Guenther 等各种蛇雄蛇的交接器（外生殖器）。

- **溯源**
本品为湖南湘西北地区土家族所习用，本草中虽未收载蛇鞭，但民间药用习惯历史悠久。

- **产地**
主产于湖南、广东、广西、江西等地。

- **采收加工**
全年均可捕捉。取出阴茎和睾丸，洗净，悬置通风阴凉处风干。

- **药材性状**
一副完整蛇鞭包括两支阴茎（交接器）、两支睾丸（精巢）。本品呈不规则细长条状，多两个成对。单个鞭体略显细条状锥形，向下渐细；长 6~15cm，直径 0.3~0.6cm。表面棕黄色至棕褐色，微具光泽；鞭体略呈半透明状；顶端不整齐，有的稍凹陷，可见残存的腹部鳞片。近顶端下部略膨大，其上着生许多坚硬异常的黄白色细刺，用水浸泡细刺不软化。睾丸偶见。质稍硬而韧，不易折断。气微腥，味微咸。

- **性味功用**
甘、咸，温。补肾壮阳，填精益髓。适用于阳痿，肾虚，耳鸣，慢性睾丸炎，妇女宫冷不孕等病症。

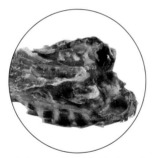

顶端不整齐，有的稍凹陷，可见残存的腹部鳞片

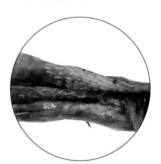

坚硬异常的黄白色细刺

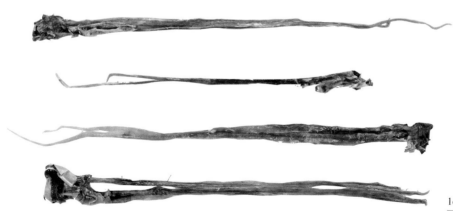

1cm

● **别名**

象牙粉。

● **来源**
象科动物亚洲象 *Elecphas maximus* Linnaeus 或非洲象 *Elecphas africanus* Blumenbach 突出口外的一对门齿的碎屑。

● **溯源**
本品始载于《药性论》。《海药本草》曰："谨按《内典》云，象出西国，有二牙四牙者。味寒，主风痫热，骨蒸劳，诸疮等。并皆宜生屑入药，得琥珀、竹膏、真珠、犀角、牛黄等良。西域重之，用饰床坐。中国贵之，以为笏。"《本草衍义》云："象牙，取扣两边各处一牙，下垂夹鼻者，非口内食齿；齿别入药。今为象笏者是牙也。"《医学入门》在"象肉"条下记载："牙，治小便不通，生煎服之；小便多，烧灰服之。骨蒸、痨风、痫热，炙令略黄，挫末用之。生为屑，主诸疮痔，生肌填口最速。"《金匮翼方》中"锡类散"由珍珠、象牙屑、青黛、冰片、壁钱等组成，主治喉部疾患，或为疮毒溃烂病症的外用药。《上海市中药材标准》1994 年版曾收录本品。

● **产地**
主产于云南西双版纳等地。

● **采收加工**
收集雕刻象牙时剩下的碎料，晾干。

● **药材性状**
本品多呈碎屑或薄片状，薄片常卷曲，银白色、黄色或浅赤色。片块状者易从纵面剖开，剖面可见纵行的浅沟纹，断面可见同心轮纹。质坚而脆，具角质样光泽，略显油性。无臭，无味。

● **性味功用**
甘，寒。清热镇惊，解毒生肌。适用于癫痫，惊风，骨蒸劳热，痈肿疮毒，咽喉肿痛，痔漏等病症。

—————————— 呈碎屑或薄片状

—————————— 薄片常卷曲，银白色

1cm

● **附注**
亚洲象、非洲象均为国家一级保护野生动物，濒危，严禁捕猎。

象 皮

● **别名**

灰象皮、白象皮、大象皮。

● **来源**

象科动物亚洲象 *Elecphas maximus* Linnaeus 或非洲象 *Elecphas africanus* Blumenbach 的皮。

● **溯源**

本品始载于《医学入门》，其在"象肉"条下记载："皮，煎膏药，去腐生新，易于敛口。"民国名医张山雷《疡科纲要》记载生肌象皮膏，其主药即为象皮。《湖南省中药材标准》2009 年版曾收录本品。

● **产地**

主产于云南西双版纳等地。

● **采收加工**

剥取象皮后，去掉筋膜油脂，洗净，割成长块，晒干。

● **药材性状**

本品呈不规则的片状，大小不等，皮厚 1~2.5cm，外表面淡灰棕色或暗灰色，密布细小的颗粒状突起和疏松不等的皮肤皱纹，有时可见棕色长短不等的粗毛，内表面较粗糙，灰黄色至灰棕色，有纤维状露出物。断面灰白色至黄棕色，半透明，表面颗粒凸凹较钝，质坚硬。

● **性味功用**

甘、咸，温。止血敛疮，祛腐生肌。适用于外伤出血，溃疡久不收口，褥疮等病症。

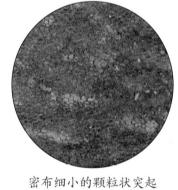

密布细小的颗粒状突起

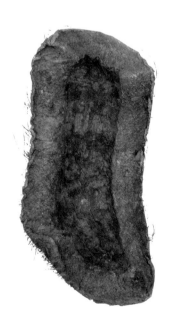

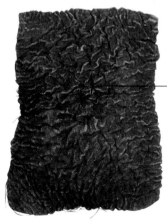

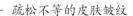

疏松不等的皮肤皱纹

1cm

猪蹄甲

● 别名

猪蹄壳、猪悬蹄、猪爪甲。

● 来源

猪科动物猪 *Sus scrofa domestica* Brisson 的
蹄甲。

● 溯源

《神农本草经》载有"六畜毛蹄甲"，曰："六
畜毛蹄甲，味咸，平，有毒。主鬼疰蛊毒，
寒热惊痫，癫狂走。"《本草经集注》云：
"六畜，谓马、牛、羊、猪、狗、鸡也。"

● 产地

全国各地均产。

● 采收加工

宰杀后，剁下猪蹄，置热水浸煮半小时至
蹄甲软化时取出，敲击松动后，掰下蹄壳，
晾干。

● 药材性状

本品呈三角锥体状或鞋头状，有时两个
相连，底部较平坦，呈圆三角形；长
4~10.5cm，高 3~3.5cm；蹄壁厚薄不一，
蹄尖部（蹄关壁）最厚，3~4mm，向后方
渐薄，蹄缘处最薄，呈薄膜状。外表面平
滑或粗糙，蹄甲尖部上侧具角质轮纹和细
密纵线纹，老者角质轮纹呈开裂状；后端
具细密纵条线纹，周边蹄缘外翻或内卷，
可见毛孔及残留猪毛。角质，半透明或微
透明状，质坚韧，不易折断，折断面不整齐，
断面显角质样光泽或纤维性；气腥，味咸。

● 性味功用

咸，微寒。化痰定喘，解毒生肌。适用于
咳嗽喘息，肠痈，痔漏，疝气偏坠，白秃疮，
冻疮等病症。

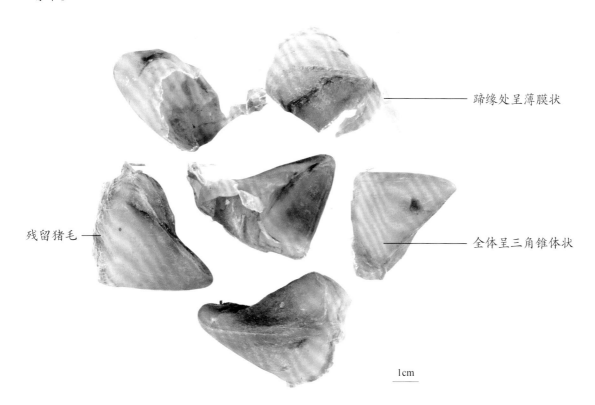

蹄缘处呈薄膜状

残留猪毛

全体呈三角锥体状

1cm

鹿角盘

- **别名**

  鹿角脱盘、鹿花盘、鹿脱盘。

- **来源**

  鹿科动物梅花鹿 *Cervus nippon* Temminck 或马鹿 *Cervus elaphus* Linnaeus 锯茸后翌年春季脱落的角基。

- **溯源**

  《神农本草经》载有"鹿茸""鹿角"。近年来，随着大规模养殖和锯茸的盛行，锯茸后的角基（鹿角盘）会自然脱落，鹿角盘从无到有，功同鹿角。

- **产地**

  主产于黑龙江、吉林、辽宁、四川、青海、内蒙古、新疆等地。

- **采收加工**

  在春末拾取自然脱落者，称为"退角"。

- **药材性状**

  本品呈盔状或扁盔状，直径 3~6cm，珍珠盘直径 4.5~6.5cm，高 1.5~4cm。表面灰褐色或灰黄色，有光泽，中部具蜂窝状细孔。

底面平，蜂窝状，多呈黄白色或黄棕色。珍珠盘周边常有稀疏细小的孔洞。上面略平或呈不规则的半球形。质坚硬，断面外圈骨质，灰白色，中部类白色。无臭，味微咸。

- **性味功用**

  咸，温。补肾阳，益精血，强筋骨，行血消肿。适用于肾虚腰脊冷痛，阳痿遗精，崩漏，带下，尿频尿多，阴疽疮疡，乳痈肿痛，跌打瘀肿，筋骨疼痛等病症。

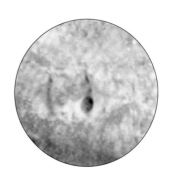

珍珠盘周边常有
稀疏细小的孔洞

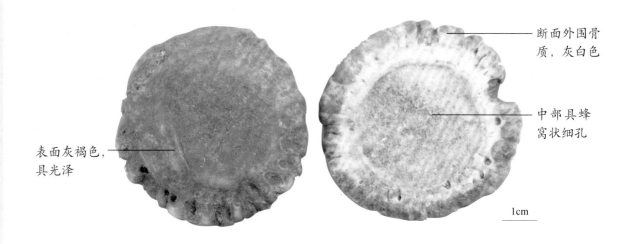

表面灰褐色，
具光泽

断面外圈骨
质，灰白色

中部具蜂
窝状细孔

1cm

● **别名**

鹿角白霜。

● **来源**

鹿科动物梅花鹿 *Cervus nippon* Temminck 或马鹿 *Cervus elaphus* Linnaeus 的雄鹿已骨化的角熬制鹿角胶后剩余的骨渣。

● **溯源**

本品始载于《宝庆本草折衷》，云："鹿角霜，味涩，温；无毒。治亡血盗汗，遗沥失精，小便滑数，妇人宫脏冷，带下无子，秘精坚髓补虚。"《本草蒙筌》曰："熬过角晒复研，又名鹿角白霜。主治虽同，功力略缓。"所言与今相符。近年来，养殖的梅花鹿和马鹿多锯取鹿茸，不再收取鹿角，更不会用其熬胶。据调查，现今市场上鹿角霜多为自美洲、欧洲等地进口鹿角熬胶后剩余的骨渣，基原涉及驼鹿 *Alces americanus*、驯鹿 *Rangifer tarandus* 等多种鹿科动物。

● **产地**

主产于吉林、辽宁、黑龙江、山东、北京等地。

● **采收加工**

取鹿角熬胶后，收集剩下的残渣，晒干。

● **药材性状**

本品呈长圆柱形或不规则的块状，大小不一。表面灰白色，显粉性，常具纵棱，有的呈"珍珠盘"状突起，角的中下部有疣状突起，俗称"骨钉"。体轻质酥，断面外层较致密，白色或灰白色，内层有蜂窝状小孔，灰褐色或灰黄色，有吸湿性。气微，味淡，嚼之有粘牙感。以块整齐、色灰白、不糟朽者为佳。

● **性味功用**

咸、涩，温。补肾助阳，收敛止血。适用于肾阳不足，脾肾虚寒，食少便溏，阳痿遗精，带下，创伤出血，疮疡久不愈合等病症。

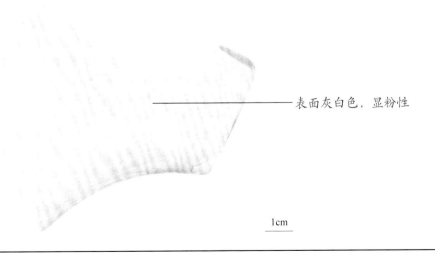

—————— 表面灰白色，显粉性

1cm

● **附注**

市场上偶见鹿角霜商品中混有龙骨的碎片或非鹿科动物的枯骨，伪品常无纵棱，断面不整齐，无骨密质与骨松质之分，均呈蜂窝状小孔，故大而不均匀，气腥，嚼之亦不粘牙。

鹿 尾

- **别名**
  鹿尾巴。

- **来源**
  鹿科动物马鹿 *Cervus elaphus* Linnaeus 的尾巴。

- **溯源**
  本品始载于《青海药材》。一般文献记载鹿尾来源于马鹿和梅花鹿两种。据市场调查，梅花鹿尾瘦小，甚少采用；市场主体为马鹿尾。

- **产地**
  主产于我国东北地区。

- **采收加工**
  市场上有"毛鹿尾""光鹿尾"两种加工方式。将鹿尾在荐椎与尾椎相接处割下，洗净，在通风处挂起，阴干，称为"毛鹿尾"；或将割下的新鲜带毛鹿尾用湿布或湿麻袋片包上，放在20℃左右闷2~3d，然后取出拔掉长毛，放凉水中浸泡片刻，取出，刮净绒毛和表皮，去掉尾根残肉和多余的尾骨，用线绳缝合根及断离的皮肤，将尾拉直，挂通风处，阴干，称为"光鹿尾"。

- **药材性状**
  本品呈钝圆形似猪舌状。雌鹿尾体形粗短，尾头较钝圆；雄鹿尾体形较细长，尾头较尖。"毛鹿尾"长15~20cm，基部稍扁宽，割断面不平整，背面有棕黄色长毛，夹杂少许白毛；腹面为淡黄色短毛，具尾骨。"光鹿尾"较短，长13~15cm，基部稍扁宽，割断面通常缝合，边缘肥厚，背面隆起，腹面凹陷。表面紫红色至紫黑色，光滑，油润，有光泽，可见凹点状微细毛孔及少许茸毛，间有纵沟。质坚硬。断面肉厚。气微腥，味咸。以肥短粗壮者为佳。

- **性味功用**
  甘、咸，温。补肾阳，益精气。适用于肾虚遗精，腰脊疼痛，头昏耳鸣等病症。

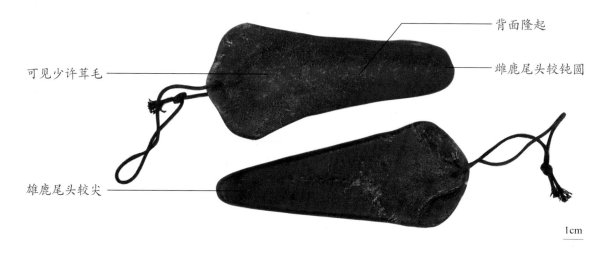

可见少许茸毛 ——
雄鹿尾头较尖 ——
背面隆起
雌鹿尾头较钝圆

1cm

- **附注**
  鹿尾可装在缸或罐内，放入适量的樟脑或冰片，以防虫蛀，存放在阴凉干燥处。

● **别名**

鹿鞭干、鹿阴茎。

● **来源**

鹿科动物梅花鹿 *Cervus nippon* Temminck 或马鹿 *Cervus elaphus* Linnaeus 的阴茎和睾丸。

● **溯源**

《名医别录》载有"鹿肾"，曰："鹿肾，平，主补肾气。""鹿鞭"之名始载于《医林纂要探源》，云："鹿鞭，阴茎也。甘咸，热。强阳事。"市场鹿鞭以梅花鹿为主，马鹿少见。

● **产地**

主产于我国东北、华北、西北、华南等地。

● **采收加工**

宰杀后，割取阴茎及睾丸，除去残肉及油脂、固定于木板上风干；亦可用沸水浇烫后，置烤箱烘干。

● **药材性状**

本品呈长条状，马鹿长 45~60cm，梅花鹿长 25~50cm，表面棕色，有纵行的皱沟。阴茎包括龟头和茎体，龟头位于阴茎顶端，由外侧包皮包裹；茎体圆柱形或扁圆柱形，腹面有较深的纵沟，顶端包皮囊状，具环套状隆起，包皮周围有一丛稀疏的棕色毛。断面白色或淡黄色，腹侧有一孔（尿道），质软、坚韧。中部有睾丸2枚，椭圆形，略扁。气微腥，味咸。以粗壮、条长、无残肉及油脂者为佳。

● **性味功用**

甘、咸，温。补肾精，壮肾阳，强腰膝。适用于肾虚劳损，腰膝酸痛，耳聋耳鸣，阳痿滑精，宫寒不孕等病症。

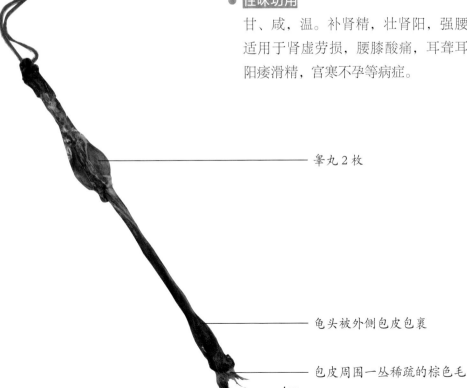

睾丸2枚

龟头被外侧包皮包裹

包皮周围一丛稀疏的棕色毛

1cm

鹿 筋

- **来源**
鹿科动物梅花鹿 *Cervus nippon* Temminck 或马鹿 *Cervus elaphus* Linnaeus 四肢的肌腱。

- **溯源**
本品始载于《新修本草》，曰："鹿筋，主劳损，续绝。"

- **产地**
主产于我国东北地区。

- **采收加工**
杀鹿后，抽取四肢鹿筋，保留蹄部，洗净，阴干。正常在加工剥取鹿筋时，留有两枚悬蹄甲、四枚小蹄骨和一小块带毛鹿皮。加工成饮片时，将悬蹄甲、小蹄骨及鹿皮除尽，即为药用部位。

- **药材性状**
梅花鹿筋：本品呈细长条状，长 25~43cm。粗 0.8~1.2cm。金黄色或棕黄色，有光泽，半透明。悬蹄小，蹄甲黑色，光滑，呈稍狭长的半圆形，蹄垫灰黑色，角质化。蹄毛棕黄色或淡棕色，细而柔软。籽骨 4 块，关节面光滑，2、3 籽骨似舌状，稍大，长 1.2~1.4cm，宽 0.5~0.7cm，1、4 籽骨关节面均有 1 条棱脊，一侧斜面呈长条形，长 0.9~1.1cm，宽 0.4~0.6cm。质坚韧，难折断，气微腥，味淡。

马鹿筋：本品呈细长条状，长 37~54cm，粗 1.4~3cm。红棕色或棕黄色，有光泽，不透明或半透明。悬蹄较大，蹄甲黑色，光滑，呈半圆锥状，顶部钝圆，蹄垫灰黑色，角质化。蹄毛棕黄色或棕色，稍柔软。籽骨 4 块，关节面光滑，2、3 籽骨似舌状，稍大，长 1.6~1.8cm，宽 0.8~1cm，1、4 籽骨关节面均有 1 条棱脊，一侧斜面呈长条形，长 1.3~1.5cm，宽 0.7~0.9cm，一侧斜面呈长半圆形，长 1.3~1.5cm，宽 0.7~0.9cm。质坚韧。气微腥，味淡。

- **性味功用**
咸，温。补肝肾，强筋骨，祛风湿。适用于肝肾亏虚，劳损绝伤，风湿痹痛等病症。

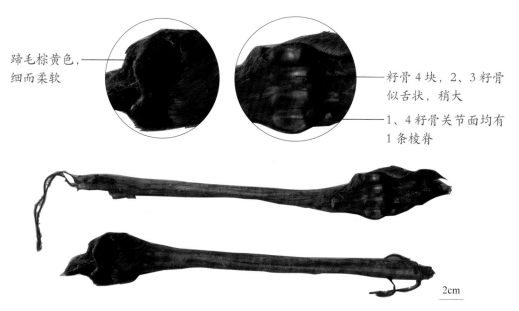

蹄毛棕黄色，细而柔软

籽骨 4 块，2、3 籽骨似舌状，稍大

1、4 籽骨关节面均有 1 条棱脊

2cm

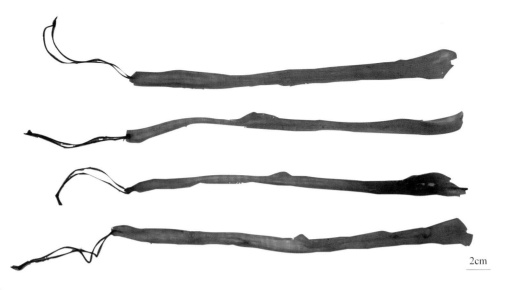

2cm

● **附注**

鹿筋商品常有牛筋或羊筋充伪。鹿筋的性状鉴别，以悬蹄甲、小蹄骨及鹿皮为鉴定依据，一经除去将难以鉴别。市场上还有水鹿筋、扁角鹿筋和进口新西兰鹿筋等品种来源。

羚羊角

● 别名

灵羊角、羚角、九尾羊角。

● 来源

牛科动物赛加羚羊 *Saiga tatarica* Linnaeus 的角。

● 溯源

本品始载于《神农本草经》，列为中品。《新修本草》载："今用细如人指，长四五寸，蹙文细者。南山商浙间大有，梁州、龙州、直州、洋州亦贡之，古来相承用此，不用羚羊角，未知孰是也。"可见当时羚羊角基原并非赛加羚羊。《本草汇言》曰："羚羊角白亮如玉，长七八寸。"描述与今赛加羚羊角的性状较为一致。《本草从新》云：

"羚羊角明亮而尖，不黑者良。"《增订伪药条辨》谓："(羚羊角)亦有黑白两种……今年以白者为重。故市上只有白羚羊，黑者多无觅。"所言与今相符。《中国药典》规定赛加羚羊为羚羊角的唯一正品来源。

● 产地

大部分从俄罗斯等国进口。

● 采收加工

全年均可捕捉，从基部锯下羊角，干燥。

● 药材性状

本品呈长圆锥形，略呈弓形弯曲，长15~33cm，类白色或黄白色，基部稍呈青灰色。嫩枝透视有"血丝"或紫黑色斑纹，光滑如玉，无裂纹，老枝则有细纵裂纹。

除尖端部分外，有11~16个隆起环脊，中部以下多呈半环，间距约2cm，用手握之，四指正好嵌入凹处，习称"合把"。角的基部横截面圆形，直径3~4cm，内有坚硬质重的角柱，习称"骨塞"，骨塞长约占全角的1/2或1/3，表面有突起的纵棱与其外面角鞘内的凹沟紧密嵌合，从横断面观，其结合部呈锯齿状。除去骨塞后，角的下半段成空洞，全角呈半透明，对光透视，上半段中央有1条隐约可辨的细孔道直通角尖，习称"通天眼"。质坚硬。气无，味淡。以质嫩、色白、光润、有血丝裂纹者为佳。

● **性味功用**

咸，寒。平息肝风，清肝明目，凉血解毒。适用于肝风内动，惊痫抽搐，眩晕，目赤肿痛，血热出血，痈肿疮毒等病症。

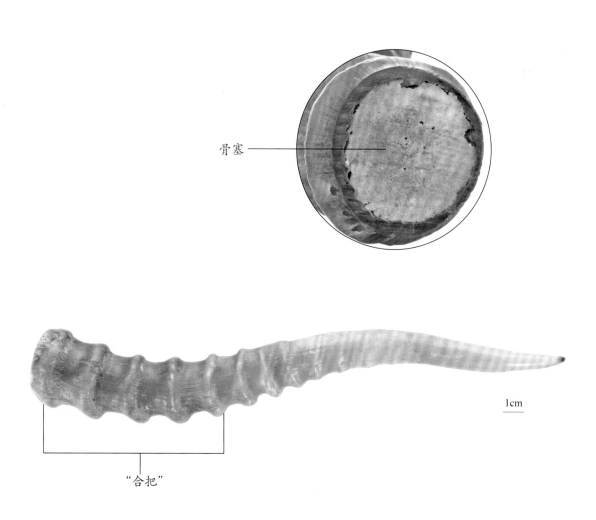

骨塞

1cm

"合把"

● **附注** ————————————————

羚羊角是著名方剂紫雪丹、羚翘解毒丸的主药之一。赛加羚羊为国家一级保护野生动物，被列入《世界自然保护联盟》（IUCN）2012年濒危物种红色名录 ver3.1——极危（CR）名录，严禁狩猎。

● 别名

壳菜、海红、红蛤、珠菜、东海夫人。

● 来源

贻贝科动物厚壳贻贝 *Mytilus coruscus* Gould、贻贝 *Mytilus edulis* Linnaeus 或翡翠贻贝 *Perna uiridis* Linnaeus 等贝类的肉。

● 溯源

本品以"东海夫人"之名始载于《本草拾遗》，曰："东海夫人，生南海，似珠母，一头尖，中衔少毛，海人亦名淡菜。新注，此名壳菜，大甘美，南人好食，治虚劳伤惫，精血少者及吐血，妇人带下漏下，丈夫久痢，并煮食之，任意。出江湖。"《闽中海错疏》云："壳菜一名淡菜，生海石上，以苔为根。壳长而坚硬，紫色，味最珍。"以上所述与今之淡菜相符，其来源为贻贝科的多种贻贝。

● 产地

主产于我国东部沿海。

● 采收加工

全年均可采，捕得后，剥取其肉，晒干。

● 药材性状

本品呈椭圆状楔形。前端圆，后端扁。外质膜极发达，足小，呈棒状，两外套膜间有明显的生殖腺。外套后端有一点愈合，形成明显的入水孔和出水孔，入水孔皆呈紫褐色，其入水孔周边的分枝状小触手颜色更深。出水孔紫褐色，全体深棕色。背部透过外套膜可见深褐色的脏团。生殖腺颜色较深。气微腥，味咸，嚼之有海米样鲜腥气。

● 性味功用

甘、咸，温。补肝肾，益精血，消瘿瘤。适用于虚劳羸瘦，眩晕，盗汗，阳痿，腰痛，吐血，崩漏，带下，瘿瘤等病症。

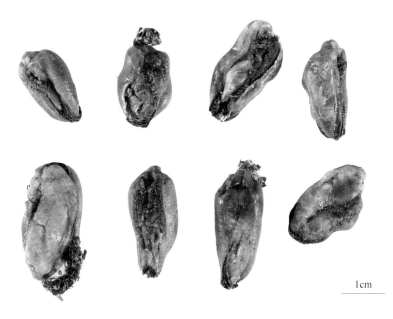

1cm

紫 贝

● **别名**

紫贝齿、紫贝子、紫贝止、贝齿。

● **来源**

宝贝科动物阿拉伯宝螺 *Mauritia arabica* Linnaeus、山猫眼宝贝 *Cypraea lymx* Linnaeus 或虎斑宝贝 *Cypraea tigris* Linnaeus 等的贝壳。

● **溯源**

本品始载于《新修本草》，曰："紫贝，形似贝，圆，大二三寸。出东海及南海，上有紫斑而骨白。"《本草图经》云："贝之类极多，古人以为宝货，而紫贝尤为世所贵重。"《本草衍义》谓："紫贝，大二三寸，背上深紫有点，但黑。"市场上称为"贝齿"的分为紫贝齿和白贝齿两类，入药以紫贝齿为多。古代贝子包括白贝齿和紫贝齿。紫贝齿以虎斑宝贝为主流。紫

贝系宝贝科 Cypraerdae 动物。本草中大小在 6~10cm，贝壳白色但有紫斑或黑点，当指虎斑宝贝。《本草图经》所绘紫贝特征明显，两唇缘清晰可见有 27 笔和 23 笔纹理，与虎斑宝贝外唇具 24~30 纹齿，内唇具 22~26 纹齿非常吻合。目前市场上市售紫贝多为阿拉伯宝螺。近几十年来，药用贝齿的品种存在变迁，趋向主要用紫贝齿。古代阿拉伯宝螺，历代本草中未见记载，20 世纪 50 年代开始入药。

● **产地**

主产于我国西南沿海及海南。

● **采收加工**

每年 5~7 月间捕捉，除去贝肉，洗净，晒干。

● **药材性状**

阿拉伯宝螺：贝壳呈长卵形，前后两端均凹入呈口状。长约 7cm，宽约 4cm，高可

▼ 阿拉伯宝螺

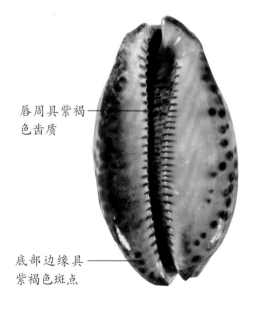

唇周具紫褐色齿质

底部边缘具紫褐色斑点

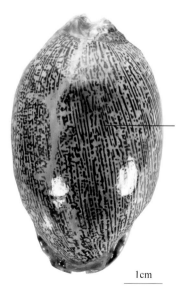

表面具珐琅质光泽，被棕褐色纵横交错的断续条纹

1cm

达 3.5cm。表面完全被珐琅质，具光泽，背面褐色或淡褐色，具棕褐色纵横交错的断续条纹，两侧缘灰褐色，可见紫褐色斑点。唇周具紫褐色齿质坚硬。气微味淡。

山猫眼宝贝：贝壳呈卵圆形，腹面扁平，前端略宽，前后两端均凹入呈圆状，壳口两唇周缘有多数细齿。贝壳长约 4.5cm，宽约 2.7cm，高约 2.2cm。边缘及底部呈白色，背面呈紫红色，上有不规则的深褐色及淡蓝色斑点，两唇周缘微红色，唇间血红色，各有褐色细齿。质坚硬。

虎斑宝贝：贝壳较大，长可达 9cm，宽约为长的 2/3，高为长的 1/3。表面全被有珐琅质光泽，灰白色或淡黄褐色，散有许多大小不等的黑褐色或黄褐色的斑点。外唇肥厚，内外具多数白色齿。

● **性味功用**

咸，平。镇惊安神，平肝明目。适用于小儿高热抽搐，头晕目眩，惊悸心烦，失眠多梦，目赤肿痛，热毒目翳等病症。

▼ 虎斑宝贝

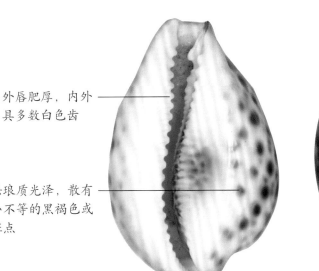
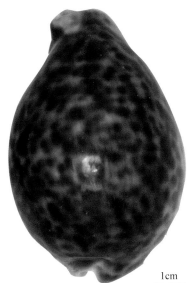

外唇肥厚，内外具多数白色齿

表面具珐琅质光泽，散有许多大小不等的黑褐色或黄褐色斑点

1cm

● **附注**

宝贝科动物货贝 *Monetaria moneta* (Linnaeus)、环纹货贝 *Monetaria annulus* (Linnaeus) 等的贝壳入药，称为白贝，详见"白贝"条。

紫梢花

- **别名**
  紫霄花、花子。

- **来源**
  简骨海绵科动物脆针海绵 *Spongilla fragillafragi* Leidy 的干燥群体。

- **溯源**
  《本草图经》引姚和众《延龄至宝》方，曰："吉吊脂出福建州，甚难得，须以琉璃瓶盛之，更以樟木盒重贮之，不尔，则透气失去也。"《本草经集注》引孙光宪《北梦琐言》，曰："海上人言，龙每生二卵，一卵为吉吊。吉吊多与鹿游，或于水边遗沥，值流槎则黏着木枝，如蒲槌状。色微青黄，复似灰色，号紫梢花，坐汤多用之。"所言与今相符。《本草拾遗》收载称为"吊脂"。

- **产地**
  主产于江苏苏州。

- **采收加工**
  秋、冬二季在河边、湖沼边等水中拾取，除去枯枝及杂质，晒干。

- **药材性状**
  本品呈不规则的块状或棒状，形似蒲棒，大小不一，长 3~10cm，直径 1~2.5cm，中央常附有水草或树枝。表面灰绿色、灰白色或灰黄色。体轻，质松泡，有多数小孔，呈海绵状；断面呈放射网状，网眼内有灰黄色类圆形小颗粒（芽球），振摇易脱落。气无，味淡。

- **性味功用**
  甘，温。补肾助阳，固精缩尿。适用于阳痿，遗精，白浊，虚寒带下，小便不禁，阴囊湿痒等病症。

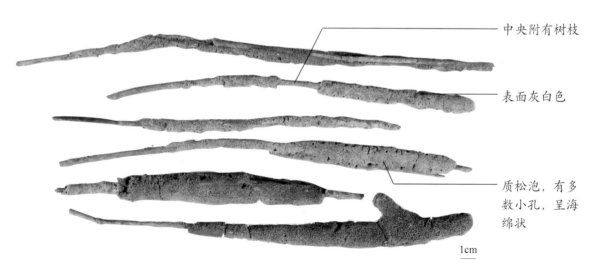

中央附有树枝

表面灰白色

质松泡，有多数小孔，呈海绵状

1cm

- **附注**

  据叶橘泉先生调查，紫梢花为苏州特产，但历来供销于外地。压之即松散而成细粒和尘粉，微腥臭，沾染皮肤会发痒而起小瘰，有刺激性。

● **别名**

紫胶虫、紫胶、赤胶、虫胶。

● **来源**

胶蚧科动物紫胶虫 *Laccifer lacca* Kerr 在树枝上所分泌的干燥胶质。

● **溯源**

《新修本草》在"紫铆 骐麟竭"条下记载："紫铆，紫色如胶。作赤麖皮及宝钿，用作假色，亦以胶宝物。云蚁于海畔树藤皮中为之。"《开宝本草》云："紫铆、骐麟竭（血竭）二物同条，功效全别。紫铆色赤而黑，其叶大如盘，铆从叶上出。"《本草衍义》谓："紫铆，如糖霜结于细枝上，累累然，紫黑色，研破则红。今人用造绵胭脂，素亦难得。"《本草纲目》曰："紫铆出南番。乃细虫如蚁、虱缘树枝造成，正如今之冬青树上小虫造白蜡一般，古人多插枝造之。今吴人用造胭脂。按张勃《吴录》云，九真移风县，有土赤色如胶。人

视土知其有蚁，因垦发，以木枝插其上，则蚁缘而上，生漆凝结，如螳螂螵蛸子之状。人折漆以染絮物，其色正赤，谓之蚁漆赤絮。此即紫铆也。"《本经逢原》载："紫铆即紫草茸。"所言即为此种。

● **产地**

主产于云南、四川、台湾等地。

● **采收加工**

用刀将紫胶剥下，除去杂质，平摊置于阴凉通风处，晾十。

● **药材性状**

本品呈半圆柱状，长短宽狭不一，长3~10cm，宽1~1.5cm。紫褐色或紫红色，表面凹凸不平，有皱纹及小虫眼孔隙，附

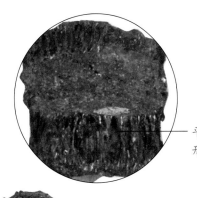

—— 平行排列的长圆形或圆形虫窝

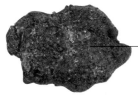
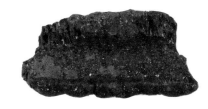

—— 表面凹凸不平，呈紫褐色

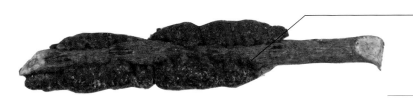

—— 附着于树枝处呈凹沟状

1cm

着于树枝处呈凹沟状，边缘钝圆。质硬而脆，可折断。断面有平行排列的长圆形或圆形虫窝，内有卵形或圆形虫尸，褐色或暗红色。气微臭，味淡。遇热则软化而发黏。

● 性味功用

甘、咸，平。清热，凉血，解毒。适用于麻疹、斑疹不透，月经过多，崩漏，疮疡，湿疹等病症。

● 附注

紫草茸是我国古代丝绸等纺织品的染料之一。《本草图经》曰："昆仑出者著，唯染家须之。"《交州地志》谓："今医方亦罕用，唯染家所需耳。"《外台秘要》详细记载了用紫铆等制造燕脂的方法。《天工开物》云："燕脂古造法，以紫铆染棉者为上，红花汁及山榴花汁次之。"古代一些医药书籍中"紫草茸"有时指植物紫草的嫩苗，应予以详察。如元代曾世荣《活幼心书》在紫草茸饮下谓："紫草茸，无嫩茸，取近芦半寸者代。"所用紫草茸应为紫草嫩苗。该书又记载："紫草性寒，小儿脾气实者，犹可用，脾气虚者，反能作泻，古人唯用茸，取其初得阳者，以类触类，所以用发痘疮，则用茸亦见于此。"

● 蛤 壳

● 别名

海蛤壳、文蛤、花蛤、白利壳。

● 来源

帘蛤科动物文蛤 *Meretrix meretrix* Linnaeus 或青蛤 *Cyclina sinensis* Gmelin 等的贝壳。

● 溯源

《神农本草经》列为"文蛤""海蛤"两条。《名医别录》曰："文蛤生东海，表有文，采无时。"《日华子本草》云："有文彩为文蛤，无文彩为海蛤。"《梦溪笔谈》谓："文蛤即吴人所食花蛤也。海蛤今不识，其生时但海岸泥沙中得之，大者如棋子，细者如油麻粒。黄白或赤相杂，盖非一类，乃诸蛤之房，为海水砻砺光莹，都非旧质，

蛤之属，其类至多，房之坚久莹洁者皆可用，不适指一物，故通谓之海蛤耳。"《本草纲目》："海蛤是诸蛤烂壳，文壳自是一种，陈氏言文蛤是未烂时壳，则亦泛指诸蛤未烂者矣，其说未稳。但海中蛤蚌，名色虽殊，性味相类，功用亦同，无甚分别也。"所言与今相符。

● 产地

我国沿海各地均产。

● 采收加工

春、秋二季捕捞，去肉，洗净，晒干。

● 药材性状

文蛤：扇形或类圆形，背缘略呈三角形，腹缘呈圆弧形，长 3~10cm，高 2~8cm。

壳顶突出，位于背面，稍靠前方。壳外面光滑，黄褐色，同心生长纹清晰，通常在背部有锯齿状或波纹状褐色花纹。壳内面白色，边缘无齿纹，前后壳缘有时略带紫色，铰合部较宽，右壳有主齿3枚及前侧齿2枚；左壳有主齿3枚，前侧齿1枚。质坚硬，断面有层纹。无臭，味淡。

青蛤：类圆形，长3.6~5.6cm，高与长几相等，宽2.5~3.5cm。壳顶突出，位于背侧近中部，歪向一方。壳外淡黄色或棕红色，同心生长纹突出壳面略呈环肋状，沿此纹或有数条灰蓝色轮纹，腹缘细齿状。

壳内面乳白色或青白色，光滑无纹，边缘常带紫色并有整齐的小齿纹，铰合部左右两侧均具齿3枚，无侧齿。质地细腻，薄而脆，锯时易从纵斜纹处及生长纹处断裂，断面厚0.5~1.5mm。层纹不明显。无臭，味淡。

● **性味功用**

咸，微寒。清肺化痰，软坚散结，利水消肿，制酸止痛，敛疮收湿。适用于痰热咳嗽，瘰疬，胁痛，水肿，淋浊带下，胃痛泛酸，湿疹等病症。

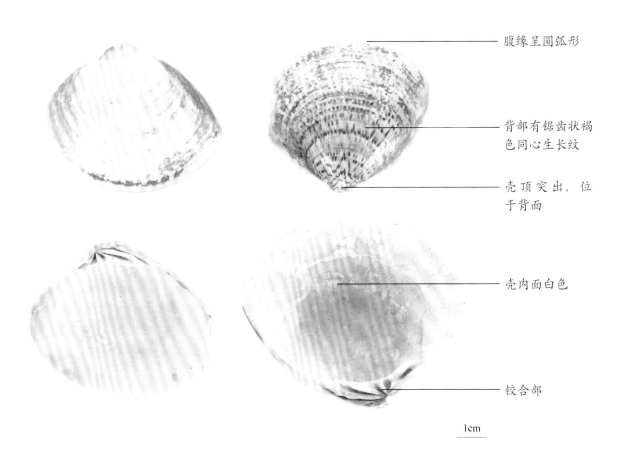

腹缘呈圆弧形

背部有锯齿状褐色同心生长纹

壳顶突出，位于背面

壳内面白色

铰合部

1cm

● **附注**

黛蛤散由青黛和蛤壳两味中药组成，有清肝利肺、降逆除烦之功效，可治疗肝肺实热，头晕耳鸣，咳嗽吐血，肺痿肺痈，咽喉不利，口渴心烦等。

蛴 螬

● **别名**

地蚕、土蚕、地老虎、核桃虫。

● **来源**

金龟甲科昆虫朝鲜金龟甲 *Holotrichia diomphalia* Bates 及其近缘动物的幼虫。

● **溯源**

本品始载于《神农本草经》。《本草图经》载："大者如足大趾，以背行反快于脚，用之，以反行者良。"《本草衍义》谓："此虫，诸腐木根下有之，构木津甘，故根下多有此虫。其木身未有完者，亦有生于粪土中者，虽肥大但腹中黑，不若木中者，虽瘦而稍白，生研，水浇汁，滤清饮，下奶。"《本草乘雅半偈》云："大如趾，身短节促，足长有毛，以背滚行，乃捷于脚。"《名医别录》曰："蛴螬，生河内平泽及人家积粪草中。取无时，反行者良。"《本草纲目》记："其状如蚕而大，身短节促，足长有毛。生树根及粪土中者，外黄内黑；生旧茅屋上者，外白内黯。"由此可知，蛴螬具有腐食性、粪食性及植食性，其特征与金龟甲科幼虫相符。"以反（同翻）行者良"，唯有翻行特征的花金龟科（Cetoniidae）幼虫为正品蛴螬（腐食性及粪食性）。《新修本草》云："此虫有在粪聚，或在腐木中。其在腐柳树中者，内外洁白；土粪中者，皮黄内黑黯。形色既异，土木又殊，当以木中者为胜。采虽无时，亦宜取冬月者为佳。"《本草图经》对《新修本草》之说进行了反驳："今医家与蓐妇下乳药用粪土中者，其效殊速，乃知苏恭之说不可据也。"《本草拾遗》等也对此作了纠正。见于木中之"蛴螬"乃系天牛科幼虫，不能作蛴螬用。据上述记载，本品为花金龟科、金龟甲科动物的幼虫，以花金龟科幼虫为常见。

● **产地**

主产于江苏、安徽、四川、河北、山东、河南等地。

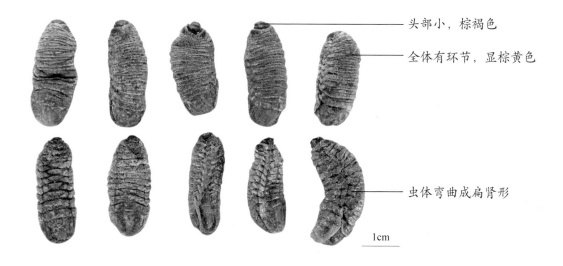

头部小，棕褐色

全体有环节，显棕黄色

虫体弯曲成扁肾形

1cm

● **采收加工**

5~8 月间翻土捕捉，洗净，用沸水烫死，晒干或烘干。

● **药材性状**

干燥的幼虫呈长圆柱形或弯曲成扁肾形，长 3~4cm，宽 0.6~ 2cm。棕黄色、棕褐色或黄白色。全体有环节，头部小，棕褐色，体壳较硬而脆，体内呈空泡状。气微臭。以干燥、色黄、条大、完整者为佳。

● **性味功用**

咸，微温；有毒。破血，行瘀，散结，通乳。适用于痛风，破伤风，喉痹，目翳，丹毒，痈疽，痔漏等病症。

● **附注**

华北大黑鳃金龟 *Holotrichia obrita* Fal.、暗黑鳃金龟 *Holotrichia morose* Waterhouse、金龟子科金龟甲 *Minela lucidula* Hope、铜绿丽金龟 *Anomala corpulenta* Motschulsky、白星花金龟 *Liocola brevitarsus* Lewis 等的幼虫在各地亦混同入药。

黑蚂蚁

● **别名**

蚂蚁、大黑蚂蚁、红蚂蚁、马蚁。

● **来源**

蚁科动物丝光褐林蚁 *Formica fusca* Linnaeus 等的全体。

● **溯源**

《本草纲目》载："蚁处处有之，有大、小、黑、白、黄、赤数种。穴居，卵生。其居有等，其行有队，能知雨候，春出冬蛰，壅土成封。"与今蚁科多种蚂蚁习性一致。以蚂蚁成虫全体入药始载于明代《双柏彝医书》，现代亦均以多种蚂蚁的成虫药用。据文献记载，我国蚂蚁种类约 7 个亚科 296 种，目前临床应用的不到 20 种，常见入药的约 10 种。

● **产地**

全国各地均产。

● **采收加工**

采收时间应在婚飞之前进行。尽量选择阴雨天，在蚁群大部分归巢、数量集中时进行。要连蚂蚁带土装入布袋中带走。然后过筛而取成蚁置于 60℃ 水中迅速处死，晾干。

● **药材性状**

体长 13mm 左右，黑色，平滑，有光泽。前胸背板基发达，中胸背板较小，柄腹有 1 枚向上的鳞片。质脆，易碎，常有头足缺损，舔之味酸。

● **性味功用**

咸、酸，平。补肾益精，通经活络，解毒消肿。适用于肾虚头昏耳鸣，失眠多梦，阳痿遗精，风湿痹痛，红斑狼疮，痈肿疔疮，毒蛇咬伤等病症。

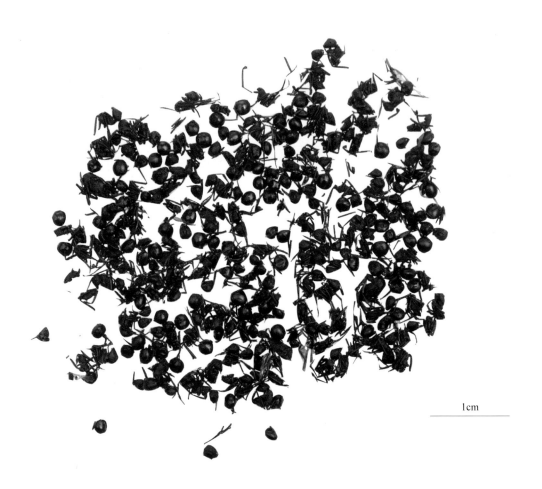

1cm

● **附注**

1.蚂蚁在我国古代不仅入药，也作美食，历代史料甚丰。唐朝刘恂《岭表录异》："交、广溪洞间，酋长多收蚁卵，淘泽令净，卤以为酱。或云其味酷似肉酱，非客官亲友不可得也。"《北户录》："广人于山间掘取大蚁卵为酱，名蚁子酱。按此即《礼》所谓蚳醢也。三代以前，因以为食矣。"蚂蚁富含蛋白质和不饱和脂肪酸等营养成分，现代药理学研究发现，蚂蚁对人体有调节免疫功能，抗衰老，提高雄激素样作用，治疗风湿性关节炎，护肝，改善睡眠等多种作用。已开发有多种蚁类加工产品。《本草纲目拾遗》对蚂蚁的应用作了详细的说明：山蚂蚁窝可治"久不收口之烂疮，刀伤出血"等；山蚂蚁子"白如粳米，俗呼状元子，大力丸用之……近行伍中营医以此合壮药颇效。益气力，泽颜色……广人美味有蚁子酱，于山间收蚁卵，淘净滓垢，卤以为酱，沱为珍品"。

2.蚁科动物拟黑多翅蚁 *Polyrhachis vicina* Roger 等在部分地区亦同等入药。

鹅内金

- **来源**
  鸭科燕属动物鹅 *Anser cygnoides orientalis* Linnaeus 的砂囊内壁。

- **溯源**
  记载于《四川中药志》。

- **产地**
  全国大部地区均产。

- **采收加工**
  宰鹅时取出砂囊及肫，剖开后剥下内壁，洗净，晒干或烘干。

- **药材性状**
  本品呈碟状或破碎成片块状，厚约 1mm，表面黄棕或黄褐色，平滑，无光泽，边缘略向内卷，边上有齿状短裂纹。质坚而脆。气腥，味微苦。

- **性味功用**
  甘、涩，平。健脾消食，涩精止遗，消癥化石。适用于消化不良，泻痢，疳积，遗精遗尿，尿路结石，胆结石，癥瘕闭经等病症。

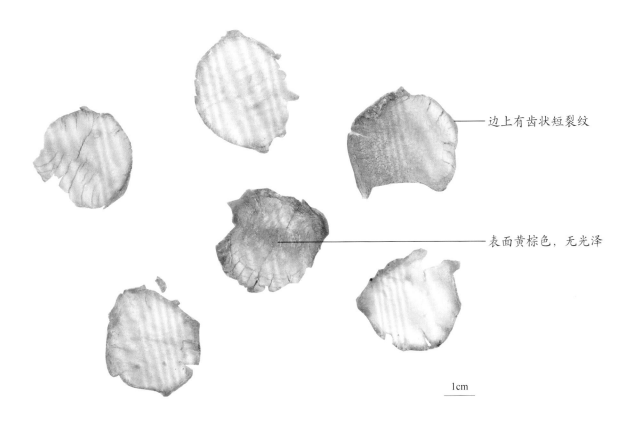

边上有齿状短裂纹

表面黄棕色，无光泽

1cm

鹅管石

- **别名**
  珊瑚鹅管石、海白石。

- **来源**
  腔肠动物树珊瑚科的栎珊瑚 *Balanophyllia* sp. 等的石灰质骨骼。

- **溯源**
  《本草品汇精要》载有"鹅管石"条:"此石出蜀地、岭南,今济南历城县有之,长二三寸,形圆而层层甲错,色白酥脆易折,中空如管,故谓之鹅管石也。"历代文献所载,均为钟乳石尖端形似鹅翎管者,现称为钟乳鹅管石,市场少见。现今中药鹅管石为珊瑚类动物粗糙盔形珊瑚等动物的石灰质骨骼,习称珊瑚鹅管石,注意区别。

- **产地**
  主产于四川、云南、贵州、湖南、湖北、广东、广西等地。

- **采收加工**
  全年可采,敲去杂石部分取条状物即成。

- **药材性状**
  本品呈圆管状,有的稍弯曲,一端较细而尖,状如鹅毛管,长3~5cm,直径4~7mm。表面乳白色或灰白色,有突起的节状横环纹及多数纵直棱线,其间有细的横棱线交互成小方格状。质硬而脆,可折断,断面有多数中隔,自中心呈放射状排列。气无,味微咸。

- **性味功用**
  甘,温。补肺,壮阳,通乳。适用于肺痨咳嗽气喘,吐血,阳痿,腰膝无力,乳汁不下等病症。

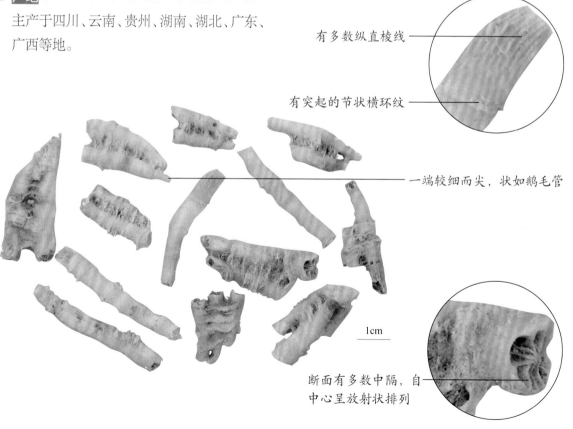

有多数纵直棱线 —

有突起的节状横环纹 —

— 一端较细而尖,状如鹅毛管

1cm

断面有多数中隔,自—
中心呈放射状排列

蜗牛壳

● **别名**

山蜗壳、天螺壳、天螺蛳壳。

● **来源**

巴蜗牛科动物同型巴蜗牛 *Bradybaena similaris* Freussde、华蜗牛 *Cathaica fasciola* Draparnaud 等近缘种的壳。

● **溯源**

本品始载于《名医别录》。《本草经集注》曰："蜗牛生山中及人家。头形如蛞蝓，但背负壳尔。"《蜀本草》载："蜗牛形似小螺白色，生池泽草树间。头有四角，行则出，惊之则缩，首尾俱能藏入壳中。"《本草纲目》收载于介部，蛤蚌类，云："蜗牛生山中及人家，头型如蛞蝓，但背负壳耳。"

所言均指陆生蜗牛类。中药基原较为复杂，市场以同型巴蜗牛壳、华蜗牛壳较为常见。

● **产地**

主产于我国华北地区。

● **采收加工**

捕得蜗牛后，去肉取壳，洗净，晒干。

● **药材性状**

全体呈扁球形、球形或类圆锥形，直径约1cm。外表面灰褐色，有光泽，质脆易碎，破碎后内部为乳白色。气微，味微咸。以完整不碎、干净无泥者为佳。

● **性味功用**

淡，寒。清热，杀虫，消肿。适用于小儿疳积，齿䘌，瘰疬，酒渣鼻，脱肛等病症。

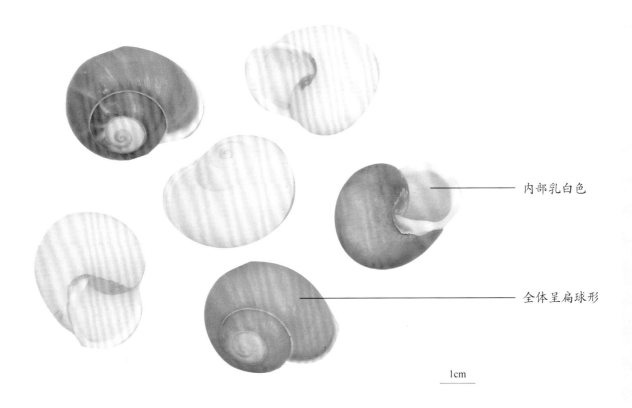

内部乳白色

全体呈扁球形

1cm

猴　枣

● 别名
猴丹、申枣。

● 来源
牛科动物印度山羊 *Capra aegagrus hircus* 盲肠里的结石。

● 溯源
本品始载于《中国医学大辞典》，曰："产南洋新加坡诸海岛。其形若蛋，大小不一，打破，唇唇裹叠。一说猕猴含于口中之物所结精者，犹如牛黄、马宝之类，故功用甚捷，而治效亦相类……此物为治热痰最灵捷之神药，较之西黄八宝散不啻功胜百倍。"《药物出产辨》云："以产沙喇滑为正地道，坤甸产者亦入上品。近日多出南洋群岛。由槟屿、石叻运来者多。该产处土人呼之为羊肠枣，未必无因，好格物者，其细思之。"以猴枣为主药的猴枣散被奉为儿科良药。早期认为猴枣是猕猴等的肠胃结石（或胆结石）。1985年国家医药局赴印度等国考察组认为：猴枣是母山羊肠胃之间的结石。2018年香港浸会大学赵中振教授赴印度中南部的泰伦加纳（Telangana）省考察，并现场对印度山羊进行解剖，得出关于"猴枣"的几个结论：①市售印度猴枣的基原动物是印度山羊而不是猕猴；②结石发生的确切部位是"盲肠"而不是泛指的"肠胃"；③结石产生的引物是豆科植物阿拉伯金合欢 *Acacia nilotica* (Linn.) Delile 的种子；④结石在动物体内形成的时间约为120天，每年常于当地传统节日（"排灯节""Dusseran"and"Deepavali"，10~11月）宰杀羊只时收获。

● 产地
主产于马来西亚、印度等地。

● 采收加工
10~11月捕捉，捕杀后，剖腹，取出盲肠中的结石，于通风处晾干。

● 药材性状
本品呈椭圆形或长圆形，大小不一；略似

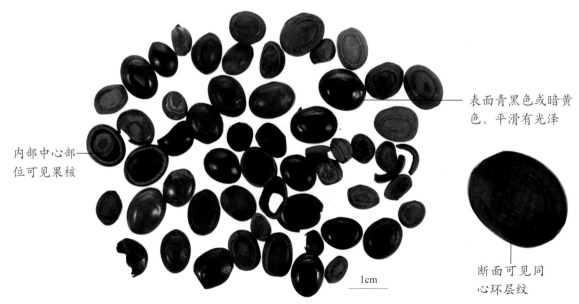

内部中心部位可见果核

表面青黑色或暗黄色，平滑有光泽

断面可见同心环层纹

1cm

小枣，大者如鸡蛋，小者一般为西瓜子大。表面青黑色或暗黄色，平滑有光泽。质硬而脆，击之易碎，断面灰绿色，可见同心环层纹，中心部位有空洞或可见果核等异物。气微香，味微苦涩，嚼之有砂性。以个大、色深、有光泽、质脆者为佳。

● **性味功用**

苦、微咸，寒。清热镇惊，豁痰定喘，解毒消肿。适用于喘咳，咽痛喉痹，惊痫，小儿急惊，瘰疬痰核等病症。

● **附注**

火烧猴枣有焦腥臭味，先冒黄烟，挥发物显蓝绿色荧光（荧光灯下）；硝酸反应，则呈血红色，放置后变淡黄色；氢氧化钠反应，则呈绿褐色。贮藏时需防破碎，宜衬棉花，放置盒中存放。

蜂　房 ●

● **别名**

露蜂房、马蜂窝、野蜂房、蜂巢。

● **来源**

胡蜂科昆虫果马蜂 *Polistes olivaceous* DeGeer、日本长脚胡蜂 *Polistes japonicus* Saussure 或异腹胡蜂 *Parapolybia varia* Fabricius 的巢。

● **溯源**

本品始载于《神农本草经》。《本草衍义》载："露蜂房有两种，一种小而其色淡黄，窠长六七寸至一尺者，阔二三寸，如蜜脾下垂，一边是房，多在丛木郁翳之中，世谓之牛舌蜂。又一种或在高木上，或屋之下，外作固，如三四斗许，小者一二斗，中有窠，如瓠之状，由此得名。蜂色赤黄，其形大于诸蜂，世谓之玄瓠蜂。《蜀本图经》言十一月、十二月采者，应避生息之时也。今人用露蜂房，兼用此两种。"《本草图经》曰："露蜂房，生牂牁山谷，今处处山林中皆有之。此木上大黄蜂窠也。大者如瓮，小者如桶，其蜂黑色，长寸许，螫牛、马及人乃至欲死者，用此尤效。人家屋间亦往往有之，但小而力慢，不堪用，不若山林中得风露气者佳。"本品以悬树上得风露者为佳，故名露蜂房。

● **产地**

全国各地均有出产。主产于河北、四川、内蒙古、新疆、广西等地。

- 采收加工

夏、秋二季采收，除去死蜂及蜂子，晒干。

- 药材性状

本品完整者呈盘状、莲蓬状或重叠形似宝塔状，商品多破碎呈不规则的扁块状，大小不一，表面灰白色或灰褐色。腹面有多数整齐的六角形房孔，孔径3~4mm或6~8mm；背面有1个或数个黑色突出的柄。体轻，质韧，略有弹性。气微，味辛、淡。以大小如拳、房壳纸质状、质柔软者为佳。

- 性味功用

微甘，平；小毒。祛风止痛，攻毒消肿，杀虫止痒。适用于风湿痹痛，风虫牙痛，痈疽恶疮，瘰疬，喉舌肿痛，痔漏，风疹瘙痒，皮肤顽癣等病症。

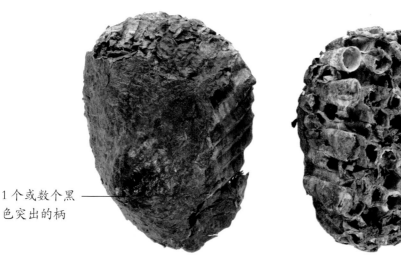

1个或数个黑色突出的柄

整齐的六角形房孔

1cm

- **附注**

市场蜂房尚有家蜂房和山蜂房。家蜂房来源于人工饲养蜜蜂科昆虫中华蜜蜂 *Apis cerana* Fabricius、意大利蜂 *Apis mellifera* Linneaus 的巢。本品多呈长方形，双面由连续排列的正六棱柱形与正六棱锥形组成的几何体（即蜜蜂的巢）排列组成；体轻，质韧。该品种被《甘肃省中药材标准》（2009年版）以"巢脾"之名收载。山蜂房，一名硬蜂房，为胡蜂科昆虫斑胡蜂 *Vespa rrumdarinia* Sm. 或马蜂科昆虫梨长足黄蜂 *Poliste shebraeus* Farb. 的巢。本品呈长球形，大者直径可达1m；质松脆，捏之即粉。该品种被《四川省中药材标准》1987年版作"蜂房"收载。

蜂 胶

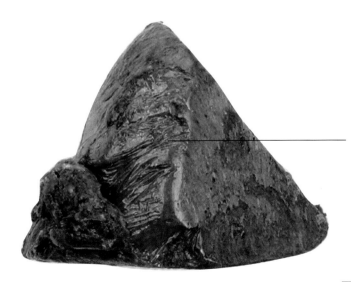

● **别名**

中国蜂胶。

● **来源**

蜜蜂科动物中华蜜蜂 *Apis cerana* Fabricius 等修补蜂巢所分泌的黄褐色或黑褐色的黏性物质。

● **溯源**

二十世纪五六十年代，前苏联和一些东欧国家将蜂胶作为保健品使用广泛，用于治疗慢性中耳炎、咽喉炎、慢性鼻炎、扁桃体炎等。八十年代在西欧、南北美洲、日本等国才得到认可，作为重要的保健品和药物替代品。在中国的药用记载始于江西《中草药学》。中国市场销售的蜂胶分为国产和进口两大类。进口蜂胶尤以巴西绿蜂胶最为著名。蜂胶的主要成分为蜂蜡、树脂和挥发性物质，后两种是从植物中获得的；所以蜂胶的品质与胶原植物种类关系密切。亚洲、欧洲、北美洲、大洋洲等地胶原植物主要是杨属植物，巴西绿蜂胶的胶原植物是酒神菊属植物，古巴、巴西、墨西哥等地红蜂胶的胶原植物为黄檀属植物，俄罗斯蜂胶的胶原植物为桦木属植物。

● **产地**

产于全国各地。

● **采收加工**

夏季从蜂箱中刮取收集，捏成球形，包上一层蜡纸，放入塑料袋内，置凉爽处收藏。

● **药材性状**

本品为树脂状团块，黄褐色或灰褐色，具芳香气味，有黏性，低温下变硬、变脆，加热可熔化。易溶于丙酮、苯、20% 氢氧化钠溶液及乙醇。

● **性味功用**

微甘，平。润肤生肌，消炎止痛。适用于胃溃疡，口腔溃疡，带状疱疹，牛皮屑，皮肤裂痛，鸡眼，烧烫伤等病症。

树脂状团块，黄褐色或灰褐色

1cm

蜂　蜡

- **别名**

蜜蜡、黄蜡、白蜡。

- **来源**

蜜蜂科动物中华蜜蜂 *Apis cerana* Fabricius、意大利蜂 *Apis melliffera* Linnaeus 等分泌的蜡质，经人工精制而成的块状物。

- **溯源**

本品以"蜜蜡"之名始载于《神农本草经》。《本草经集注》云："此蜜蜡尔，生于蜜中，故谓蜜蜡。蜂皆先以此为蜜趾，煎蜜亦得之。初时极香软，人更煮炼。或加少醋酒，便黄赤，以作烛色为好。"《本草纲目》曰："蜡乃蜜脾底也。取蜜后炼过，滤入水中，候凝取之。色黄者俗名黄蜡，煎炼极净，色白者为白蜡。"所言与今相符。

- **产地**

我国大部分地区均有养殖。

- **采收加工**

春、秋二季，将取去蜂蜜后的蜂巢，入水锅中加热熔化，除去上层泡沫杂质，趁热过滤，放冷，蜂蜡即凝结成块，浮于水面，取出，即为黄蜡。黄蜡再经熬炼、脱色等加工过程，即成蜂蜡。

- **药材性状**

本品呈不规则块状，大小不一。黄蜡为黄、黄白色或淡黄棕色，白蜡为白色；不透明，表面光滑，手抹之有油腻感。体轻，能浮于水面。断面呈砂粒状，用手搓捏能软化。有蜂蜜样香气，味微甘，嚼之细腻，黏成团不碎。不溶于水，溶于有机溶剂。以色黄、纯净、质较硬者为佳。

- **性味功用**

甘、淡，平。解毒，生肌，止痛，止血，定痛。适用于痈疽发背，溃疡不敛，下痢脓血，久泻不止，胎动下血，遗精，带下等病症。

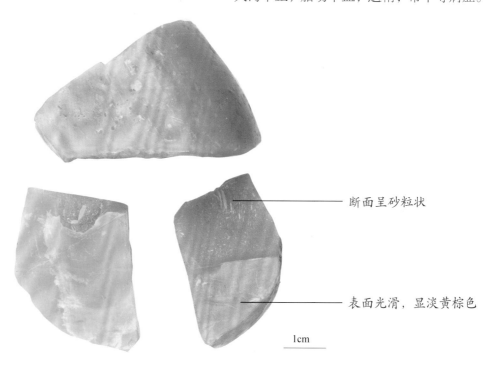

断面呈砂粒状

表面光滑，显淡黄棕色

1cm

● 别名

鼠负、鼠姑、地虱、湿生虫、潮虫、西瓜虫。

● 来源

潮虫科动物鼠妇 *Porcellio scaber* Latreille 的全体。

● 溯源

本品始载于《神农本草经》。《本草经集注》曰："鼠妇，一名鼠负。言鼠多在坎中，背则负之，故曰鼠负。今作妇字，殊为乖理。"《本草图经》载："今处处有之，多在下湿处，瓮器底及土坎中。"《本草衍义》云："湿生虫，多足，大者长三四分，其色如蚓，背有横纹蹙起。"按其生境形态，古之鼠妇与现今所用鼠妇为同类动物。

● 产地

主产于江苏。

● 采收加工

多在 4~9 月间捕捉，用开水烫死，晒干或烘干。

● 药材性状

虫体多卷曲成球形或半圆形，长 5~12mm，宽 3~6mm。头部长方形，有眼 1 对，可见触角 1 对，各 6 节，多已脱落。背隆起，平滑，腹向内陷。体灰白色，有光泽。由多数近于平行的环节构成。胸部 7 节，每节有同形的脚 1 对，由前向后逐渐变长。腹部较短，宽圆形，分 5 节。尾肢扁平，外肢与第五腹节嵌合齐平。质脆易碎。气腥臭。以完整、只大、身干、色灰白者为佳。

● 性味功用

酸、咸，凉。破瘀消癥，通经，利水，解毒，止痛。适用于血瘀经闭，小便不通，牙齿疼痛，口疮等病症。

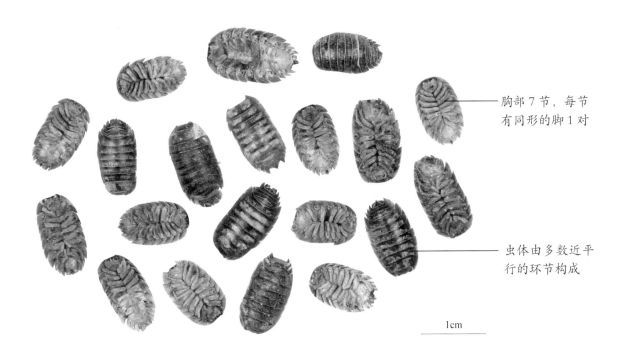

胸部 7 节，每节有同形的脚 1 对

虫体由多数近平行的环节构成

1cm

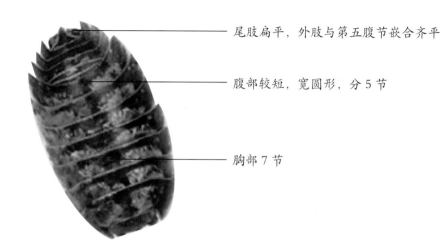

尾肢扁平，外肢与第五腹节嵌合齐平

腹部较短，宽圆形，分5节

胸部7节

● **附注**

卷甲虫科动物普通卷甲虫 *Armadillidium vurgare* Latrelle 在部分地区混同入药，注意鉴别。

鲎　壳

● 别名

鲎鱼壳、鲎甲。

● 来源

鲎科动物中国鲎 *Tachypleus tridentatus* Leach 的甲壳。

● 溯源

本品始载于《本草拾遗》，曰："鲎生南海。大者如扇，牝牡相随。牡无目，得牝始行。牝去则牡死。"《本草纲目》云："鲎状如惠文冠及熨斗之形，广尺余。其甲莹滑，青黑色。鳌背骨眼，口在腹下，头如蜣螂。十二足，似蟹，在腹两旁，长五六寸。尾长一二尺，有三棱如棕茎。背上有骨如角，高七八寸，如石珊瑚状。每过海，相负于背，乘风而游，俗呼鲎帆……其血碧色。腹有子如黍米，可为醢酱。尾有珠如粟。其行也雌常负雄。失其雌则雄即不动。渔人取之，必得其双。雄小雌大。"所言即为此种。

● 产地

主产于浙江、福建、广东沿海。

● 采收加工

全国均可捕捞，捕杀后除去残肉，将壳洗净，晒干。

● 药材性状

形似瓢，由头胸甲、腹甲及尾剑3部分组成，全长约60cm。外表面棕红色至灰棕色，较光滑，有光泽。内表面灰棕色。胸甲略呈马蹄形，前缘圆；腹甲后部显著窄，两缘有6对侧棘，雌体3对侧棘短小。尾剑细长，坚硬。质坚脆，易折断。气微，味微咸。

● **性味功用**

咸，平。化痰，止嗽，散瘀，解毒。适用于咳嗽气急，喉中痰鸣，跌打损伤，创伤出血，烫伤，丹毒等病症。

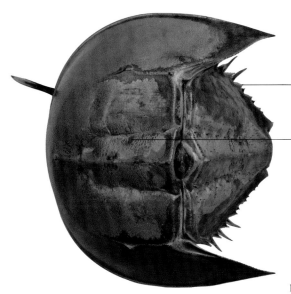

———— 两缘有6对侧棘，雌体3对短小

———— 胸甲略呈马蹄形，前缘圆

1cm

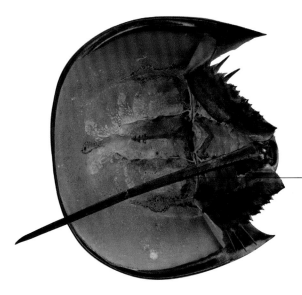

———— 尾剑细长，坚硬，具三棱

1cm

● **附注**

鲎的种属少，全世界现有种只有4种，分隶属3个属。我国海域分布有中国鲎和圆尾鲎(*Carcinoscorpius rotundicauda*)，前者分布于长江口以南的东海和南海海域，后者分布于广东湛江东海岛以南的南海海域。中国鲎无毒性，而圆尾鲎(俗称为"鬼鲎")，含有剧毒物质——河鲀毒素，绝对不能食用。中国鲎的血细胞可提取鲎试剂，以检测待检物内是否有毒素存在，另外鲎素也是一种重要的抗菌肽。因鲎是一种药用资源，野生资源已大大减少。

蝈 蝈

- **别名**

  聒聒、哥哥、蚰子、山蝈蝈。

- **来源**

  螽斯科动物螽斯 *Gampsaocleis gratiosa* Brunner Wattenwyl. 的全体。

- **溯源**

  本品作为欣赏娱乐昆虫在我国历史悠久，与蟋蟀、油葫芦被称为三大鸣虫。作为欣赏娱乐昆虫，本品有众多品种。按体色分类，有绿蝈蝈、黑蝈蝈、山青蝈蝈、草白蝈蝈、异色蝈蝈等数种；按产地分类，分为北蝈蝈与南蝈蝈两大类。作为药用始载于《吉林中草药》，为东北民间常用药。《中国动物药》定名为螽斯科螽斯。

- **产地**

  主产于我国东北、华北等地。

- **采收加工**

  夏、秋二季捕捉，捕后沸水烫死，晒干或烘干。

- **药材性状**

  本品全体呈长圆形，灰绿色或黄褐色。头略呈圆形，复眼 1 对，卵圆形，触角 1 对，长鞭状，多脱落；前胸背板略呈细长圆柱形，中后胸被翅；胸足 3 对，多脱落，后足较大。气腥。

- **性味功用**

  辛，平。利水消肿，通络止痛。适用于水肿尿少，腰膝肿痛，湿脚气等病症。

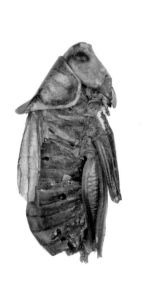
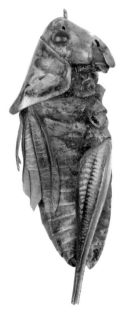
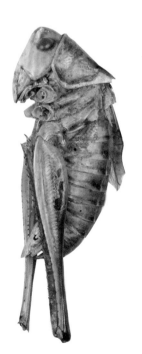
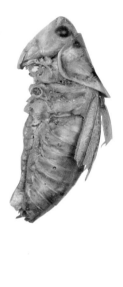

1cm

蜜蜂子

- **别名**

  蜂子。

- **来源**

  蜜蜂科动物中华蜜蜂 *Apis cerana* Fabricius 等的未成熟幼虫。

- **溯源**

  本品始载于《神农本草经》，原名蜂子。《本草图经》曰："蜂子即蜜蜂子也，在蜜脾中如蛹而色白。"《本草纲目》载："蜂子，即蜜蜂子未成时白蛹也。"据以上所述，与现今药用蜜蜂子一致。

- **产地**

  我国大部分地区均有养殖。

- **采收加工**

  在养蜂季节从蜂巢中取出幼虫。

- **药材性状**

  本品为白色或淡黄色蛹状物，长约15mm，直径约5mm。气微。

- **性味功用**

  甘，平。祛风，解毒，杀虫，通乳。适用于头风，麻风，丹毒，风疹，虫积腹痛，带下，产后乳少等病症。

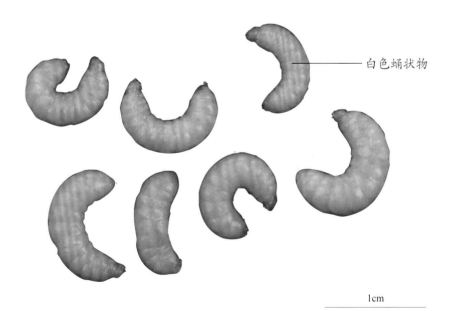

白色蛹状物

1cm

蜻　蜓

● **别名**
碧尾蜓。

● **来源**
蜓科动物碧尾蜓 *Anax parthenope* Selys 等的全体。

● **溯源**
本品以"蜻蛉"之名始载于《名医别录》。《本草经集注》曰："此有五六种，今用青色大眼者。一名诸乘，俗称胡蜊，道家用以止精。眼可化为青珠。其余黄细及黑者，不入药用。一名蜻蜓。"《本草图经》云："蜻蛉，旧不载所处州郡，今所在水际多有之。此有数种，当用青色大眼者为良。其余黄赤及黑者不入药用。"《本草衍义》载："蜻蛉，其中一种最大，京师名为马大头者是，

身绿色。雌者腰间一遭碧色，用则当用雄者……此物生化于水中，故多飞水上。"蜻蜓目差翅亚目的昆虫统称为蜻蜓，其稚虫居于静水水草中。历代所载"青色""碧色"者当为蜓科动物碧尾蜓，该种遍及全国。中药市场"蜻蜓"来源多种，质量以碧尾蜓最佳。

● **产地**
我国大部分地区均产。

● **采收加工**
夏、秋二季捕捉，用沸水烫死，晒干或烘干。

● **药材性状**
体型大，腹部长达 50mm。体色带绿，头部有大型复眼 1 对，额上具一条宽的黑色横带。胸部黄绿色，胸侧第 1 及第 3 侧缝

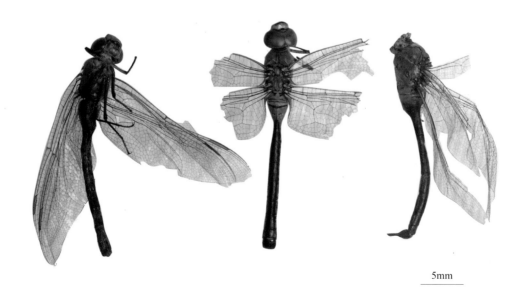

5mm

上方 1/3 具条纹。翅 2 对，膜质，透明。翅膜上常有轻微的金黄色光泽，前缘及翅痣黄色。腹部绿色至褐色、黑色，并有条纹和斑点。

● **性味功用**

咸，温。益肾壮阳，强阴秘精。适用于肾虚阳痿，遗精，喘咳等病症。

● **附注**

据《本草经集注》记载，药用蜻蜓有多种。蜻蜓类属于蜻蜓目，常见的有蟌蜓科、箭蜓科、蜓科和蜻科等。赤蜻蛉 *Crocothemis servilia* Drury、夏赤卒 *Sympetrum darwinianum* Selys、褐顶赤卒 *Sympetrum infuscatum* Selys、黄衣 *Plantala flavescens* Fabricius、胡梨 *Dipax crouoal*、赤衣使者 *Sympetrum sinensis* Smith、虎蜻蛉 *Somatochlora maeginata* Smith、蚊虎 *Gynacantha hyalina*、马大头 *Coraulegaster sieboldii* 等在中药市场亦作为蜻蜓药用；质量以碧尾蜓为佳。

熊　胆 ●

● **别名**

狗熊胆。

● **来源**

熊科动物黑熊 *Selenarctos thibetanus* G. Cuvier 或棕熊 *Ursus arctos* Linnaeus 的胆囊。

● **溯源**

熊以脂入药，始载《神农本草经》，熊胆始载于《药性论》。《本草纲目》曰："熊如大豕而竖目，人足，黑色……熊、罴、魋，三种一类也，如豕色黑者，熊也；大而色黄白者，罴也；小而色黄赤者，魋也。罴，头长脚高，猛憨多力，能披树木，虎亦畏之。遇人则直立攫之，故呼为人熊。"本草中记载熊形似猪，体足黑色，山居石岩或枯木中，好攀缘，上高木，冬蛰不食，春始出者，系熊科狗熊属动物黑熊。《本草纲目》中"罴"，大而色黄白，头长脚高者当指熊科熊属动物棕熊。

● **产地**

主产于我国东南、东北地区及青海、西藏、新疆等地。

● **采收加工**

剥取胆囊，扎紧胆囊管口，悬挂通风处阴干，或置石灰缸中干燥。我国已能人工活取熊胆汁，通过手术造成熊胆囊瘘管，定期接取胆汁，常制成熊胆粉。

● **药材性状**

本品呈长扁卵形，上部狭细，下部膨大成

囊状，长 10~20cm，宽 5~10cm。表面黑色、棕黑色或黄棕色，显光泽，微有皱褶。囊内有干燥的胆汁，称"胆仁"，呈块状、颗粒状或粉状，金黄色，透明如琥珀，有光泽，质松脆者习称"金胆"；黑色，质坚脆或稠膏状者习称"墨胆"或"铁胆"；黄绿色，光泽较差，质脆者称"菜花胆"。

气清香，味极苦，有黏舌感。以个大、皮薄、胆仁金黄明亮、质松脆者为佳。

● **性味功用**

苦，寒。清热解毒，平肝明目，杀虫止血。适用于湿热黄疸，湿热泻痢，惊痫，目赤翳障，喉痹，疔疮，痔漏，疳疾，蛔虫，多种出血等病症。

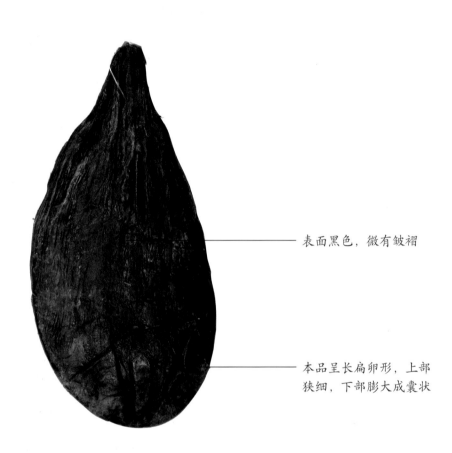

—— 表面黑色，微有皱褶

—— 本品呈长扁卵形，上部狭细，下部膨大成囊状

● **附注**

1. 《本草图经》记载熊胆水试法，谓："胆，阴干用，然亦多伪，欲试之，取粟颗许，滴水中，一道若线不散者为真。"

2. 《本草蒙筌》记载水试分尘试验，谓："遇卖者真伪难辨，研试水，优劣便知。取尘先封水皮，将末继投尘上，尘竟两边分列，末则一线讯行，如线不散，此品极优。"

3. 《本草纲目》引周密《齐东野语》谓："熊胆善辟尘，试之以净水一器，尘幕其上，投胆米许，则凝尘豁然而开也。"驱尘试验进一步演化为推墨试验法，即将墨汁涂于玻璃片上，再将胆仁粉置于墨汁上，则墨汁立即被胆粉推向四周，其方法和原理与驱尘试验相同。

熊　掌

● 来源

熊科黑熊 *Selenarctos thibetanus* G. Cuvier 或棕熊 *Ursus arctos* Linnaeus 的足掌。

● 溯源

本品始载于《日华子本草》，曰："熊掌，食可御风寒，益气力。"《本草纲目》："熊如大豕而竖目，人足，黑色……冬月蛰时不食，饥则舐其掌，故其美在掌，谓之熊蹯。"习以前掌为优，左掌更好，固然常以舌舐左掌，津液渗润而肥美。

● 产地

主产于黑龙江、吉林、云南、四川等地。

● 采收加工

捕杀后，剁取足掌，糊以泥土，悬挂晾干或用微火烘干。干燥后，去净泥土，保存。

● 药材性状

熊掌多连皮带毛，前掌较小，长15~20cm；后掌较长，长20~30cm。前掌较宽。掌心均呈黑色，具厚实干枯的肉垫，肉垫表面无毛。掌底系由若干个质地致密且较坚硬的圆柱体所构成。趾5个，各趾都有弯曲的利爪；足趾间及掌的背面密生黑色或棕褐色的细毛。气腥而不臭。以宽大、厚实、干燥气腥而不臭者为佳。

● 性味功用

甘，平。健脾胃，补气血，祛风湿。适用于脾胃虚弱，诸虚劳损，风寒湿痹等病症。

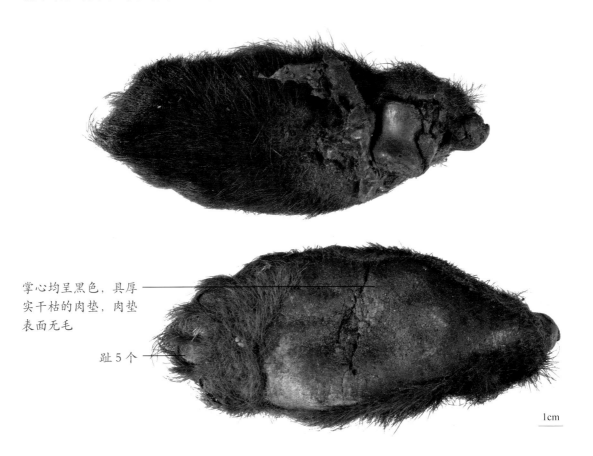

掌心均呈黑色，具厚实干枯的肉垫，肉垫表面无毛

趾5个

1cm

樗 鸡

● **别名**
花姑娘、椿蹦蹦、椿蹦。

● **来源**
蜡蝉科动物樗鸡 *Lycorma delicatula* White
的成虫。

● **溯源**
本品始载于《神农本草经》。《本草衍义》云：
"樗鸡，东西京界尤多，形类蚕蛾，但头
足微黑，翅两重，外一重灰色，下一重深红，
五色皆具，腹大，此即樗鸡也。"《本草纲目》
曰："樗即臭椿也。此物初生，头方而扁，
尖喙向下，六足重翼，黑色。及长则能飞，
外翼灰黄有斑点，内翅五色相间。其居树上，
布置成行。深秋生子于樗皮上。"樗鸡的
生活习性即通常栖居于臭椿上，其他林木
中难觅其行踪。其后翅基部呈红色，是樗
鸡特有的色彩，具有鉴别意义。

● **产地**
我国北方各地均产。

● **采收加工**
7~8 月捕捉，捕后蒸死或烤烫死，晒干。

● **药材性状**
全体长 14~22mm，宽 6~8mm。头狭小，
复眼黑褐色。额延长如象鼻。前胸背板浅
褐色；腹部大，黑褐色，腹部背面黑色，
间被白色粉霜。前翅基半部淡褐色而稍带
绿色，有黑斑 20 余个，端半部黑色，翅脉
白色；后翅基部呈红色，有黑斑 7~8 个，
翅端黑色。红色与黑色交界处有白带，体
翅常有粉状白蜡。气微腥。

● **性味功用**
苦、辛，平；有毒。活血通经，攻毒散结。
适用于血瘀经闭，腰伤疼痛，阳痿，不孕，
瘰疬，癣疮，狂犬咬伤等病症。

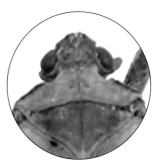

头狭小

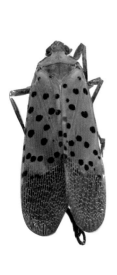

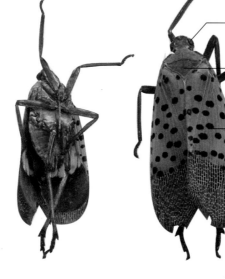

复眼黑褐色

前胸背板浅褐色

前翅基半部淡褐色而稍
带绿色，有黑斑 20 余个

前翅端半部黑色，翅脉白色

1cm

蟑　螂

● **别名**

蜚蠊、赃郎、偷油婆、酱虫。

● **来源**

蜚蠊科动物美洲大蠊 *Periplaneta americana* Linnaeus、东方蜚蠊 *Blatta orientalis* Linnaeus 等的全体。

● **溯源**

本品以"蜚蠊"之名始载于《神农本草经》。《名医别录》载："生晋阳川泽，及人家屋间，立秋采。形似蚕蛾，腹下赤。"《本草拾遗》谓："状如蝗，蜀人食之。"《本草纲目》曰："今人家壁间、灶下极多，甚者聚至千百。身似蚕蛾，腹背俱赤，两翅能飞，喜灯火光，其气甚臭，其屎尤甚。"

● **产地**

全国各地均产。

● **采收加工**

夜间捕捉，用沸水烫死，晒干或烘干。

● **药材性状**

美洲大蠊：本品呈椭圆形，较大，长4.3~5.5cm。体红褐色，背腹扁平，头小，向腹面倾斜，触角1对，长线状，复眼发达，肾形，单眼2个。前胸扩大如盾状，盖于头上；前胸背板中央有2个相互连接的大黑斑，边缘有黄色宽带纹。足3对，侧扁，基节宽大，腿节和胫节上具刺，跗5节，末端有2爪；翅2对，膜质，前翅小，后翅大，掩盖腹端；腹部末端有尾须1对。质松脆，易碎。气微腥，味微咸。

东方蜚蠊：体呈椭圆形，背腹扁平，长约2.5cm，外表面深褐色，有油状光泽。

● **性味功用**

咸，寒。散瘀，化积，解毒。适用于癥瘕积聚，小儿疳积，喉痹，乳蛾，痈疮肿毒，虫蛇咬伤等病症。

动物类

触角1对，长线状　　足3对，腿节和胫节上具刺　　前胸扩大如盾状，盖于头上

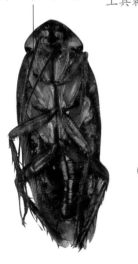
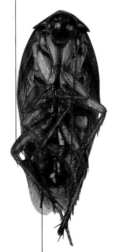
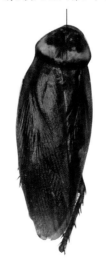
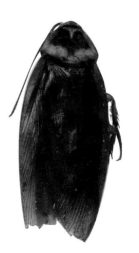

腹部末端有尾须1对

1cm

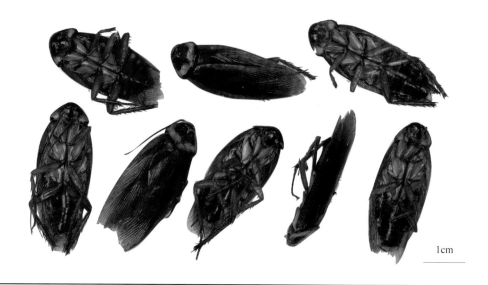

1cm

● **附注**

澳洲蜚蠊 *Periplaneta australasiae* Fabricius 在部分地区亦同等入药。

蝾 螈

● 别名

瘰螈、四足鱼、四脚鱼、金麒麟。

● 来源

蝾螈科动物红瘰疣螈 *Cynops orientalis* David 的全体。

● 溯源

《本草图经》在"石龙子"条下，提到蝾螈之名，但将其与蜥蜴混淆，亦未言可供药用。《本草纲目拾遗》中载有"四足鱼"引《物理小识》，云："闽高山源有黑鱼，如指大，其鳞即皮，四足，可调粥入药，治小儿疳。"按其描述，当是蝾螈之类。现今市场所用蝾螈药材，主体为红瘰疣螈。因其形态特异，亦作为宠物饲养赏玩，戏称"金麒麟"。

● 产地

主产于云南、贵州等地。

● 采收加工

夏、秋二季捕捉，用酒闷死后，除去内脏，微火烘干。

● 药材性状

本品呈条状或扁条状，微卷曲。全体长14~19cm，尾长达 7cm；无鳞，皮粗糙。头近圆形，较大而扁，头顶部有角质嵴棱，中间陷下，中央有一嵴棱与脊椎骨垂直，嘴大，两颌缘密生细齿。背部脊椎骨显著隆起，约 24 节，前 18 节尤为明显。体两侧各有 1 列 14~16 枚瘰疣隆起。四肢短，前肢 4 趾，后肢 5 趾。尾侧扁，常弯曲，长于头体长度。头部、四肢、脊椎骨、瘰疣及尾均为棕黄色，余皆棕黑色。气腥，味微咸。

● **性味功用**

甘、苦，寒。消积化滞，清热解毒。适用于小儿疳积，烧烫伤等病症。

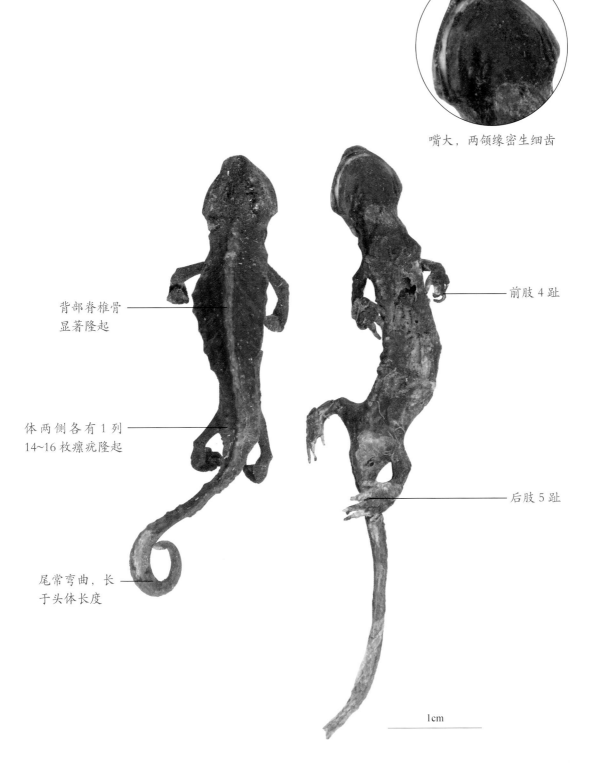

嘴大，两颌缘密生细齿

背部脊椎骨显著隆起

体两侧各有 1 列 14~16 枚瘰疣隆起

前肢 4 趾

后肢 5 趾

尾常弯曲，长于头体长度

1cm

蝼 蛄

- **别名**
  土狗、地狗、拉拉古。

- **来源**
  蝼蛄科动物非洲蝼蛄 *Gryllotalpa africana* Palisot et Beaurois 或华北蝼蛄 *Gryllotalpa unispina* Saussure 的全虫。

- **溯源**
  本品始载于《神农本草经》。《本草图经》云："蝼蛄生东城平泽，今处处有之。穴地粪壤中而生，夜则出求食。"《本草纲目》载："蝼蛄穴土而居，有短翅四足。雄者善鸣而飞，雌者腹大羽小，不善飞翅。吸风食土，喜就灯光。"我国蝼蛄属记载有 6 种，最为常见的是非洲蝼蛄和华北蝼蛄，前者多分布于南方各省，后者多分布在北方各省。蝼蛄喜栖于沙质土壤中，特别是有机肥料丰富的地方多而密集。其前足特别发达，胫节扁阔而坚硬，尖端有锐利的扁齿，适于挖洞穴。常在夜间出动，白天隐伏洞穴。这些特点与《本草图经》记载相符。

- **产地**
  全国各地均产，主产于江苏、浙江、安徽等地。

- **采收加工**
  夏、秋二季捕捉，在夜晚用灯光诱捕，或翻地时捕捉。捕后用沸水烫死，晒干或烘干。

- **药材性状**
  非洲蝼蛄：虫体多断碎，完整者长 2~3.3cm，宽 4~10mm。头部呈茶棕色杂有黑棕色；复眼黑色有光泽；翅膜质多破碎，足多碎落，后足胫节背侧内缘有刺 3~4 根。腹部近纺锤形，有节，皱缩，呈浅黄色。质软易碎。有特异臭气。
  华北蝼蛄：体型稍大，长 3.9~4.5cm，体色稍浅，腹部圆筒形，后足胫节背侧内缘有刺 1 根。

- **性味功用**
  咸，寒；小毒。利水通淋，消肿解毒。适用于小便不利，水肿，石淋，瘰疬，恶疮等病症。

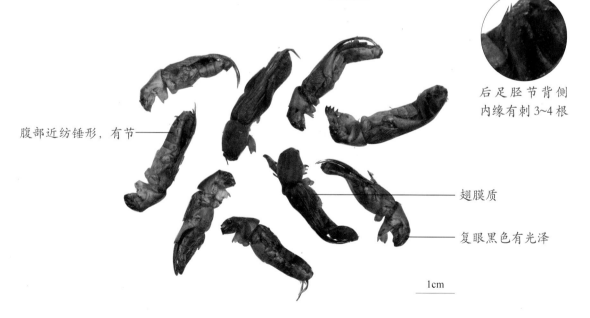

后足胫节背侧
内缘有刺 3~4 根

腹部近纺锤形，有节——

——翅膜质

——复眼黑色有光泽

1cm

● **别名**

伏翼、天鼠、飞鼠、夜燕。

● **来源**

蝙蝠科动物蝙蝠 *Vespertilio superans* Thomas、普通伏翼 *Pipistrellus abramus* Temminck，蹄蝠科动物大刀蹄蝠 *Hipposideros armiger* Hodgson 或菊头蝠科动物马铁菊头蝠 *Phinolophus ferrumequinum* Schreber 等的干燥全体。

● **溯源**

本品以"伏翼"之名始载于《神农本草经》。《名医别录》载："伏翼，生太山川谷及人家屋间。立夏后采，阴干。"《本草纲目》曰："伏翼形似鼠，灰黑色。有薄肉翅，连合四足及尾如一。夏出冬蛰。日伏夜飞，食蚊蚋。"蝙蝠科、蹄蝠科及菊头蝠科的多种动物均混称蝙蝠，中药市场主体多为此类，基原动物较为复杂，不同区域差异较大。

● **产地**

全国各地均产。

● **采收加工**

寻找蝙蝠栖息的洞穴后，白天在洞口支起拦网捕捉，处死，风干或晒干。

● **药材性状**

本品常收缩成团块状，棕褐色或灰棕色。头部小而宽；前肢特化，指骨延长；翼膜明显，无毛，收缩在身体两侧；躯体部被灰棕色毛。气腥臭。

● **性味功用**

咸，平。止咳平喘，利水通淋，平肝明目，解毒。适用于咳嗽，喘息，淋证，带下，目昏，目翳，瘰疬等病症。

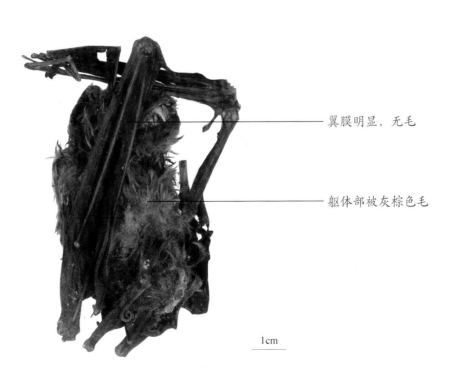

翼膜明显，无毛

躯体部被灰棕色毛

1cm

壁　虎

● 别名

天龙、守宫、壁宫、爬壁虎。

● 来源

守宫科动物无蹼壁虎 *Gekko swinbonis* Gunther、多疣壁虎 *Gekko japonicus* Dumeril et Bibron 等的全体。

● 溯源

《本草经集注》在"石龙子"条下记载，云："其类有四种……一种喜缘篱壁，名蝘蜓，形小而黑，乃言螫人必死，而未尝闻中人。"《本草纲目》始单列"守宫"条，曰："守宫，处处人家墙壁有之，状如蛇医，而灰黑色，扁首长颈，细鳞四足，长者六七寸，亦不闻噬人。"所言即为本品。因善捕蚊蝇，栖止壁间，故名"壁虎"。市售壁虎有国产、进口之分。一般认为，进口壁虎不是正品，质次，价格低。

● 产地

主产于我国华北、华中、华东等地。

● 采收加工

夏、秋二季捕捉，处死后，晒干或烘干。

● 药材性状

本品呈干瘪、屈曲状。头呈卵圆形；躯干背部灰棕色，常具数条横纹，腹部白色；尾纤细，常脱落或残缺不全，具数条黑色横纹。四肢短。各具5趾，末端膨大。质脆，易折断。气腥，味咸。以有尾、条大肥满者为良。

● 性味功用

咸，寒；小毒。祛风定惊，解毒散结。适用于历节风痛，四肢不遂，惊痫，破伤风，疬风，风癣，噎膈等病症。

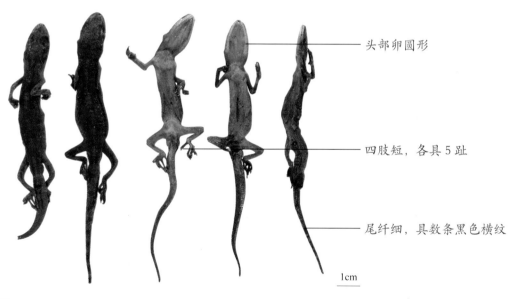

头部卵圆形

四肢短，各具5趾

尾纤细，具数条黑色横纹

1cm

● 附注

守宫科动物中国壁虎 *Gekko chinensis* Gray、蹼趾壁虎 *Gekko subpalmatus* Guenther 的全体，在部分地区亦混同入药。

壁钱幕

- **别名**

  壁蟢窠、壁钱茧、白蛛窠、蟢蛛窝。

- **来源**

  壁钱科动物华南壁钱 *Uroctea compactilis* L. Koch 或北国壁钱 *Uroctea lesserti* Schenkel 的巢及卵囊。

- **溯源**

  壁钱，俗名又称壁虫，媳子，状类蜘蛛，体扁平，八足而长，作窠壁上，大如钱，故又名壁钱，其窠幕光白如茧，又名壁茧。在民间常用于外伤上血。本品始载于《本草拾遗》，在"壁钱"条下记载："其虫上钱幕，主小儿呕吐逆，取二七（枚），煮汁饮之。虫似蜘蛛，作白幕如钱，在暗壁间，此士人呼为壁茧。"《本草纲目》云："大如蜘蛛，而形扁斑色，八足而长，亦时脱壳，其膜色光白如茧。"综上所述，本草著作

中所记载壁钱，为壁钱属动物无疑。壁钱属我国常见者有两种，即北国壁钱和华南壁钱。本品在喉科名方锡类散中应用广泛。

- **产地**

  南北各地均产。

- **采收加工**

  秋季揭下屋角、墙壁等处网状的膜质卵囊，晒干。

- **药材性状**

  本品呈薄膜状，扁圆形，白色，致密。表面平滑，有绢丝样光泽，里面常附有少数蜕壳。体轻，质韧。气微，味淡。以干燥、洁白、有光泽者为佳。

- **性味功用**

  咸、苦，平。清热解毒，止血，敛疮。适用于喉痹，乳蛾，牙痛，鼻衄，外伤出血，疮口不敛，呕吐，咳嗽等病症。

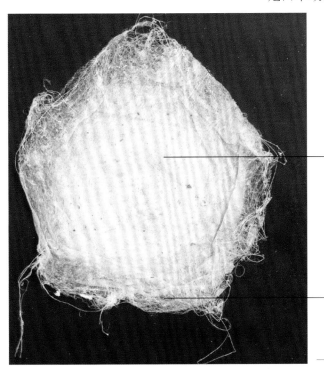

———— 白色薄膜状，致密

———— 有绢丝样光泽

1cm

獭　肝

- **别名**
水獭肝、水狗肝。

- **来源**
鼬科动物水獭 *Lutra lutra* Linnaeus 的肝脏。

- **溯源**
本品以"獭肝"之名始载于《名医别录》。《本草图经》云："今江湖间多有之，北土人亦驯养以为玩。"《本草衍义》曰："獭四足俱短，头与身尾皆褊，毛色若故紫帛。大者身与尾长三尺余。食鱼，居水中，出水亦不死；亦能休于大木上，世谓之水獭。"《本草纲目》载："獭状似青狐而小，毛色青黑，似狗，肤如伏翼，长尾四足，水居，食鱼，能知水信……今川、沔渔舟往往驯畜，使之捕鱼甚捷。"所言与今相符。

- **产地**
主产于黑龙江、吉林等地。

- **采收加工**
全年均可捕捉，取出肝脏，悬挂通风处阴干。

- **药材性状**
本品呈大小不一的团块。肝脏分6叶，黑褐色，呈扁圆形，边缘较薄。正面观左右两叶对称，另两叶较小，位于右侧下方。各肝叶间为动脉血管，直径达1cm。在支管后方的上部，有1对橘瓣状的瘤状物，由15~20个小瘤块紧密排列而成。质硬不易折断，断面呈黑棕色，胶质状。有鱼腥气，味微咸。

- **性味功用**
甘、咸，温。益肺，补肝肾，明目，止血。适用于虚劳羸瘦，肺虚咳嗽，肺结核，潮热盗汗，目翳，夜盲，咯血，便血等病症。

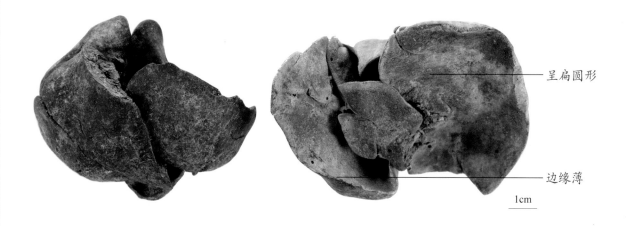

呈扁圆形

边缘薄

1cm

- **附注**

鼬科动物江獭 *Lutra perspicillata* Geoffroy、小爪水獭 *Aonyx cinerea* Illiger 在部分地区亦同等入药。市场常有水貂肝、獾肝、旱獭肝、猫肝、猪肝、狗肝、黄鼠狼肝、兔肝、羊肝、鸡肝等混充，应注意鉴别。

● 别名

巨斧、刀螂、刀郎。

● 来源

螳螂科动物大刀螂 *Paratenodera sinensis* Saussure、南方刀螂 *Tenodera aridifolia* Stoll、小刀螂 *Stalilia maculata* Thunb 或广腹螳螂 *Hierodula patellifera* Serville 等的全体。

● 溯源

本品始载于《名医别录》"桑螵蛸"条下，载："螳螂，二月、三月采，当火炙，不尔令人泄。"《本草纲目》谓："螳螂，骧首奋臂，修颈大腹，二手四足，善缘而捷，以须代鼻。深秋乳子作房，黏着枝上，即螵蛸也。房长寸许，大如拇指，其内重重有隔房，每房有子如蛆卵，至芒种节后一齐出。故《月令》有云，仲夏螳螂生也。螳螂，古方不见用者，惟《普济方》(按：应作《圣济总录》)治惊风，吹鼻定搐法中用之，盖亦蚕、蝎定搐之义，古方风药多用螵蛸，则螳螂治风，同一理也。"

● 产地

主产于四川、浙江、江西、山东、江苏、台湾等地。

● 采收加工

夏、秋间捕捉，晒干。

● 药材性状

本品多为干瘪的虫体，长 4~8cm，黑褐色或黄棕色。头部三角形，复眼 1 对，单眼 3 个，呈倒三角形排列于两触间上方；前胸背侧缘具细齿。翅、足多残缺不全。体轻，质脆，易碎。气微，味微咸、涩。

● 性味功用

甘、咸，温。定惊止搐，解毒消肿。适用于小儿惊痫抽搐，咽喉肿痛，疔肿恶疮，脚气等病症。

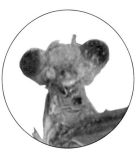

头部三角形，复眼 1 对

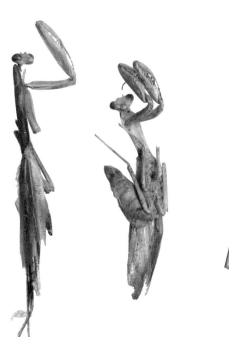
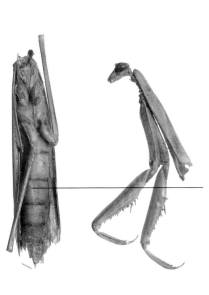

虫体多干瘪显黄棕色

1cm

螺蛳壳

● 别名
白螺壳、鬼眼睛。

● 来源
田螺科动物方形环棱螺 *Bellamya quadrata* Benson 等同属多种动物的壳。

● 溯源
本品以"蜗螺"之名始载于《名医别录》。《本草纲目》云："(螺狮)处处湖溪有之，江夏、汉沔尤多，大如指头，而壳厚干田螺，惟食泥水，春月，人采置锅中蒸之，其肉自出，酒烹糟煮食之。清明后，其中有虫，不堪用矣。"

● 产地
我国大部分地区均产。

● 采收加工
收集年久色白的螺壳，洗净，晾干。

● 药材性状
贝壳呈长圆锥形。壳质厚，极坚固。壳高26~30 mm，壳宽14~17 mm。壳顶尖，螺层7层，缝合线深，体螺层略大；壳面黄褐色或深褐色，有明显的生长纹及较粗的螺棱。壳口卵圆形，边缘完整。

● 性味功用
甘、淡、平。化痰，和胃，敛疮。适用于痰热咳嗽，反胃，胃痛，吐酸，瘰疬，溃疡，烫火伤，疮疡等病症。

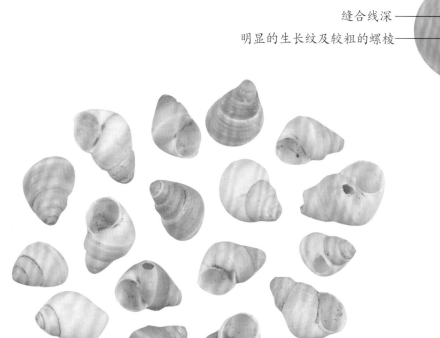

缝合线深————

明显的生长纹及较粗的螺棱————

1cm

● **别名**

将军干、斗鸡、叫鸡、唧唧、蛐蛐、夜鸣虫。

● **来源**

蟋蟀科昆虫蟋蟀 *Scapipedus asperses* Weber 的成虫。

● **溯源**

《本草纲目》在"灶马"条下记载:"促织,蟋蟀也。一名蜻,一名蜻蛚。陆玑《诗义疏》,似蝗而小,正黑有光泽如漆,有翅及角,善跳好斗,立秋后则夜鸣。"所言即为本种。雄者性悍善斗,赢则振翅作,故有"将军"之称。

● **产地**

主产于江苏、浙江、河北等地。

● **采收加工**

夏、秋二季于田间杂草堆下捕捉,捕后用沸水烫死,晒干或烘干。

● **药材性状**

全体呈长圆形,黑色,长 1.5~2.2cm,宽约 5mm。头略呈三角形;复眼 1 对,椭圆形,长径 1mm,触角 1 对多脱落。前胸背板略呈长方形,中后胸被翅所遮盖,后胸末端有尾毛 1 对,长 1~3mm。雌虫在尾毛之间有一产卵管,长约 1cm。胸足 3 对,多脱落。气臭,味咸。

● **性味功用**

辛、咸,温;小毒。利尿消肿。适用于癃闭,水肿,腹水,小儿遗尿等病症。

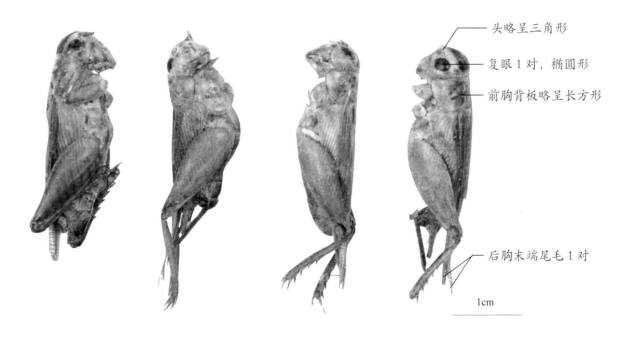

头略呈三角形

复眼 1 对,椭圆形

前胸背板略呈长方形

后胸末端尾毛 1 对

1cm

● **附注**

蟋蟀科动物油葫芦 *Gryllus testaceus* Walker、台湾油葫芦 *Cryllus mitratus* Bermeister 的全体在部分地区亦混同入药,《中华本草》将本品以"大头狗"之名单独收载。

鼬鼠肉

- **别名**
  黄鼠狼、黄鼠狼肉、黄鼬。

- **来源**
  鼬科动物黄鼬 *Mustela sibirica* Pallas 的肉。

- **溯源**
  黄鼬，古名称为狖，也作"鼪"。《庄子·秋水》曰："骐、骥、骅、骝，一日而驰千里，捕鼠不如狸、狖。"郭璞注释为："今鼬似貂（貂），赤黄色，大尾啖鼠，江东呼为鼪。"本品始载于《本草纲目》，云："鼬，处处有之。状似鼠而身长尾大，黄色带赤，其气极臊臭。许慎所谓似貂而大，色黄而赤者是也。"据其所述，即今鼬科动物黄鼬。

- **产地**
  我国东部大部分地区均产。

- **采收加工**
  捕捉后杀死，去皮毛及肠杂，取肉，鲜用或烘干。

- **药材性状**
  全体长 25~40cm，棕褐色至棕黑色。头部略圆，颈部长，身体细长；四肢短，前后足 5 趾，爪尖锐。尾细长，约为体长的一半。气微腥，味咸。

- **性味功用**
  甘，温。解毒，杀虫，通淋，升高血小板。适用于淋巴结结核，疥癣，血小板减少性紫癜等病症。

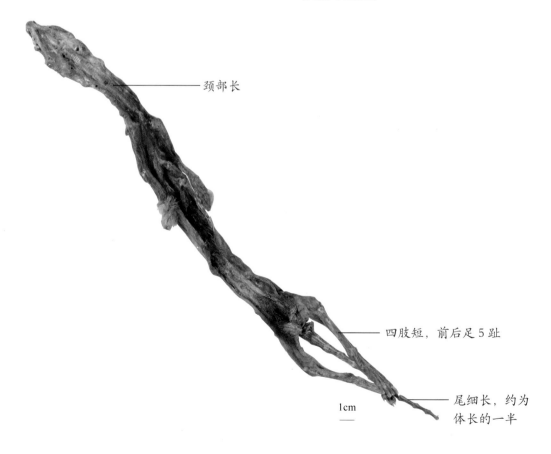

颈部长

四肢短，前后足 5 趾

尾细长，约为体长的一半

1cm

● **别名**

蟾蜍衣、蟾蜕。

● **来源**

蟾蜍科动物中华大蟾蜍 *Bufo bufo gargarizans* Cantor 或黑眶蟾蜍 *Bufo melanostictus* Schneider 蜕下的衣膜。

● **溯源**

蟾蜍皮的药用首见孙思邈《千金方》，曰："肠头挺出，蟾蜍皮一片，瓶内烧烟熏之，并傅之。""肠头挺出"即今之脱肛之症。《活幼心书》记载："蛤蟆剥皮贴之治头上疮疖收毒即愈。"《本草纲目》引用《黄汝良行箧检秘方》云："指头红肿生毒，用活蟾一只，生剥皮，将皮外面向患处包好，明日，其毒一齐拔出。"综上所述，古代医药文献中蟾皮是通过活剥取得，不是现今蟾蜍主动蜕下的产物。从某种意义上，

蟾蜕非蟾皮。近年来研究发现，蟾蜍蜕下的衣膜对癌症有抑制作用，始入药用。

● **产地**

主产于河北、山东、江苏、浙江等地。

● **采收加工**

夏、秋二季蟾蜍自然蜕下衣膜，在人工干预下，利用水取得整张蟾衣，摊平，晾干。

● **药材性状**

头部、躯干、四肢完整无缺。无破损、无孔洞；衣膜平整有序，不杂乱，如一张从腹中轴线剖开的背视图；色泽自然和谐，不泛油、无杂色，略带酥香味，无油脂味或其他异味。厚薄均匀，半透明，手感柔软舒适。

● **性味功用**

苦，凉；有毒。清热解毒，利水消肿。适用于肿瘤，肉瘤，肺癌及腹水等病症。

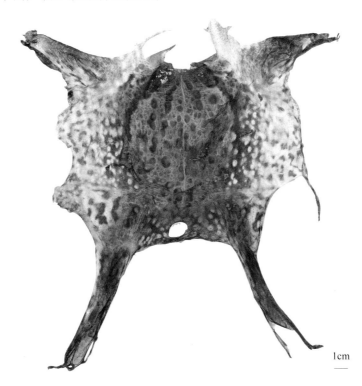

1cm

塞隆骨

- **别名**
  鼢鼠骨、瞎老鼠骨。

- **来源**
  仓鼠科动物高原鼢鼠 *Myospalax baileyi* Thomas 的干燥全架骨骼。

- **溯源**
  塞隆骨是藏语音译，原动物为高原鼢鼠。高原鼢鼠终年生活在地下，视觉退化，靠听觉和触觉活动。藏族牧民称其为瞎老鼠。目前开发的中成药有复方塞隆骨胶囊。

- **产地**
  主产于青海高原、川西高原等地。

- **采收加工**
  夏、秋二季器械捕捉，猎获后立即处死，剥去皮、肉，去脑，剔净残留筋肉，及时阴干或低温烘干。

- **药材性状**
  头骨扁而宽，略呈三角形；鼻骨较长，颧骨向外扩展；枕脊强壮，枕中脊不发达；门齿1对，外表面呈橘红色或橘黄色；臼齿3对。颈椎7节，第3~7节颈椎呈"马鞍形"；胸椎13节，两侧连接肋骨13对，肋骨近脊椎端有弯；腰椎7节；尾椎15~16节；髋骨呈长四边形。肩胛骨2块，呈扁平斜长的三角形；前臂骨由桡骨和尺骨组成，尺骨较桡骨长约1/3；后肢股骨粗壮，股骨头半球形；髌骨长椭圆形，内面呈"马鞍形"；前后肢各具5趾，趾端均具爪，前肢第3趾的爪较其他爪大。骨骼表面略呈棕黑或黄白色，质坚硬，气腥。

- **性味功用**
  辛、咸，微温。祛风散寒除湿，通络止痛，补益肝肾。适用于风寒湿痹引起的肢体关节疼痛、屈伸不利，肌肤麻木，腰膝酸软等病症。

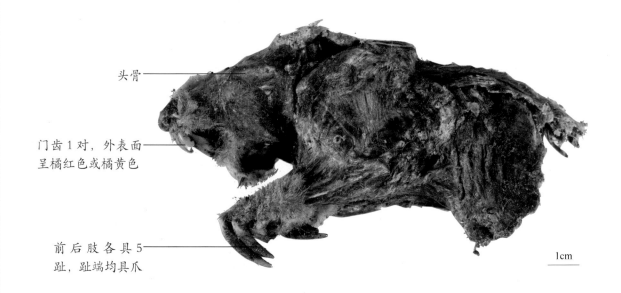

头骨

门齿1对，外表面
呈橘红色或橘黄色

前后肢各具5
趾，趾端均具爪

1cm

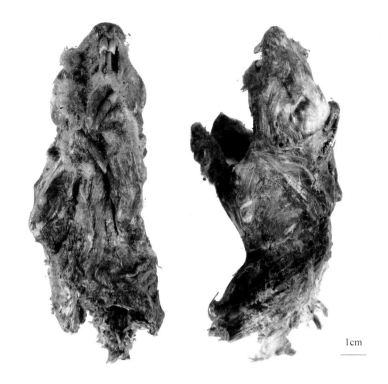

1cm

蟾　酥

● **别名**

癞蛤蟆浆、团酥、片酥、月魄、蟾宝。

● **来源**

蟾蜍科动物中华大蟾蜍 *Bufo bufo gargarizans* Cantor 或黑眶蟾蜍 *Bufo melanostictus* Schneider 等耳后腺分泌的白色浆汁加工品。

● **溯源**

本品以"蟾蜍眉脂"之名始载于《药性论》。《本草衍义》云："眉间有白汁，谓之蟾酥。以油单（纸）裹眉裂之，酥出单（纸）上，入药用。"《本草纲目》曰："取蟾蜍一：或以手捏眉棱，取白汁于油纸上及桑叶上，插背阴处，一宿即自干白，安置竹筒内盛之，真者轻浮，入口味甜也。或以蒜及胡椒等辣物纳口中，则蟾身白汁出，以竹篦刮下，面和成块，干之。"所言与今相符。

● **产地**

全国各地均有，主产于河北、山东、江苏、浙江等地。

● **采收加工**

夏、秋二季捕捉。先取耳后腺及皮肤腺分泌物，过 100~120 目铜筛或尼龙筛去杂，进一步混合均匀，再将滤液倒入备好的模型容器中晾干，或者均匀涂布于平板玻璃上干燥。

● **药材性状**

本品呈扁圆形团块状或薄片状。棕褐色，薄片状者对光透视为红棕色。团块状者质坚，不易折断，断面棕褐色，角质状微有光泽：薄片状者质脆，易碎，断面红棕色，半透明。气微腥，味初甜而后有持久的麻辣感，粉末嗅之作嚏。遇水即起泡沫，并泛出白色乳状液；用锡纸包碎块少许，烧之即熔为油状。以质明亮、紫红色、断面均一、沾水即泛白色者为佳。

● **性味功用**

辛，温；有毒。消肿止痛，解毒辟秽。适用于痈疽疔疮，咽喉肿痛，风虫牙痛，牙龈肿烂，痧症腹痛等病症。

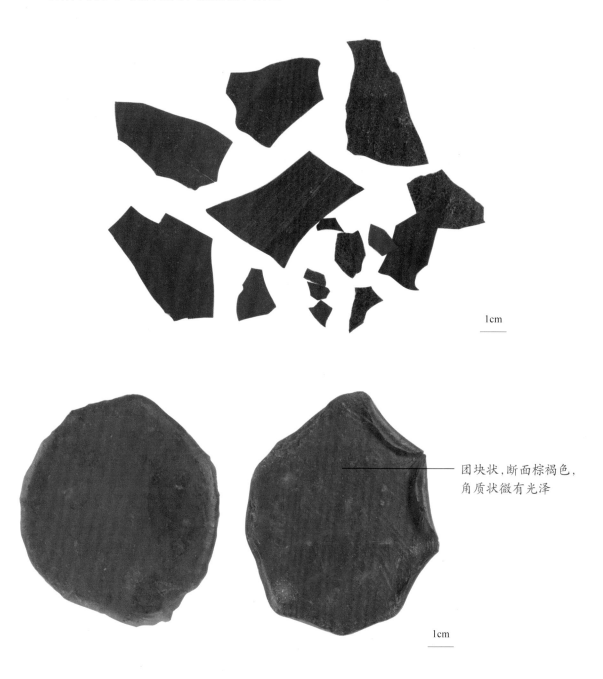

1cm

团块状，断面棕褐色，角质状微有光泽

1cm

● **附注**

干蟾酥容易吸湿生霉。因此，需放在阴凉、干燥处或密闭保存。如发现生霉，可用纱布蘸点麻油或食用菜籽油擦去霉点，晒干后贮藏。

矿物类

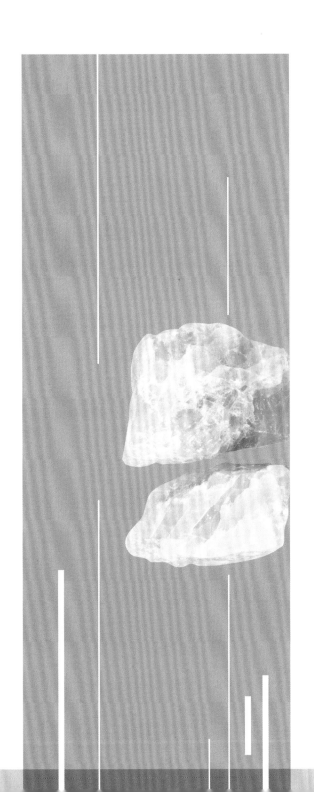

KUANGWU LEI

大青盐

- **别名**
  青盐、戎盐、胡盐。

- **来源**
  氯化物类石盐族矿物石盐（Halite）的结晶体，主含氯化钠（NaCl）。

- **溯源**
  本品以"戎盐"之名始载于《神农本草经》。《名医别录》曰："戎盐，一名胡盐，生胡盐山，及西羌北地、酒泉、福禄城东南角。北海青、南海赤。十月采。"《本草经集注》载："今戎盐虏中甚有，从凉州来，芮芮河南使及北部胡客从敦煌来亦得之，自是稀少尔。其形作块片，或如鸡鸭卵，或如菱米，色紫白，味不甚咸，口尝气臭正如鰕鸡子臭者言真。"《圣济总录》中有以青盐命名的"青盐散"。《本草纲目》谓："按《凉州异物志》云，姜赖之墟，今称龙城，刚卤千里，蒺藜之形。其下有盐，累棋而生。出于胡国，故名戎盐……盖白者乃光明盐，而青盐、赤盐则戎盐也……今宁夏近凉州地盐井所出青盐，四方皎洁如石，山丹卫即张掖地，有池产红盐，红色。此二盐，即戎盐之青、赤二色者。医方但用青盐，而不用红盐，不知二盐皆名戎盐也。所谓南海、北海者，指西海之南北而言，非炎方之南海也。" 根据古代本草记载，青盐色青，光明盐色白纯净，红盐医家多不用。

- **产地**
  主产于青海柴达木盆地，西藏羌塘盆地，新疆准噶尔盆地、吐鲁番盆地和塔里木盆地，内蒙古阿拉善高原、鄂尔多斯盆地和海拉尔盆地。

- **采收加工**
  全年均可采，自盐湖中取出，晒干。

- **药材性状**
  本品单晶体呈立方体状，多棱，常联结在一起，呈不规则块状。一般粒径0.2~2.0cm。大颗粒者可见漏斗状生长痕迹，呈不规则凹窝形状。青白色或暗白色，半透明；脂肪样光泽，有的可见分布不均匀的蓝色斑

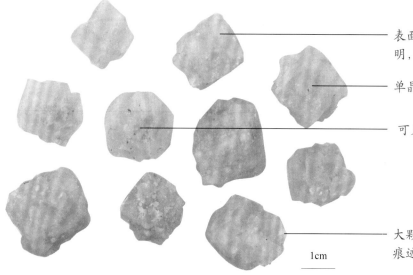

表面呈暗白色，半透明，具脂肪样光泽

单晶体呈立方体状，多棱

可见分布不均匀的蓝色斑点

大颗粒者可见漏斗状生长痕迹，呈不规则凹窝形状

1cm

点。质硬脆,易砸碎,断面洁净,玻璃样光泽。气微,味咸。以颗粒大、有空洞、立方形、色暗白、洁净者为佳。

● 性味功用

咸,寒。泻热,凉血,明目,润燥。适用于尿血,吐血,齿舌出血,目赤肿痛,牙痛,大便秘结等病症。

● 附注

大青盐与光明盐均为历代本草中记载的盐类药材。光明盐为天然的石盐结晶,以"色甚明莹""映月光明洞彻如水晶"者为佳。光明盐为等轴晶系晶体,晶体大多呈长方体或立方体状。类白色,透明有光泽,质硬且脆,易砸碎,断面整齐,呈玻璃样。传统多用于头面诸风,目赤肿痛,尤为眼科良药。

大青盐与食盐主要成分相同,性味皆咸寒,但功用各有侧重。如《本经疏证》载:"戎盐,为明目、治目痛,清火降火之物,其坚肌骨,正与食盐同。而其所以异者,食盐则劫痰涎而使吐,戎盐则挽血液而使凝也。……且凡心腹痛之宜于盐者,定系留痰停饮,惟其饮之稀,力能攻冲击撞,乍发乍止,故以食盐劫而吐之,饮去而卒者遂已。惟其痰之稠,势则凝固胶黏,久留不动,故以戎盐化而渗之,痰去而不卒者能已。"

石 蟹 ●

● 别名

蟹化石、大石蟹、灵石蟹、石螃蟹。

● 来源

古生代节肢动物弓蟹科石蟹 *Telphusa* sp.、*Macrophtalmus latreilli* Edw. 及其近缘动物的化石。

● 溯源

本品始载于《日华子本草》。《开宝本草》载:"石蟹生南海。又云是寻常蟹尔,年月深久,水沫相着,因化成石,每遇海潮即飘出。又一般入洞穴年深者亦然。"《本草图经》曰:"今岭南近海州郡皆有之。体质石也,而都与蟹相似。"所言与今相符。

● 产地

主产于台湾、四川、广东等地。

● 采收加工

挖出后,去尽表面附着的泥土,晒干。

● 药材性状

本品完整者似蟹,扁椭圆形或近六边椭圆形,极少数为梭形,长3.5~8cm,宽3~6cm,厚1~2cm,灰色或浅灰棕色至浅棕褐色。背部稍隆起,有的较光滑,有光泽,有的留有蟹背上的纹理,有的尚附着其他生物残壳;腹部多略低凹,表面有时已破坏;节状足大多数残缺不全;全体凹陷处及足断处常填满泥岩。体较重,质坚硬;可砸碎,断面蟹壳部分呈薄层状,灰棕色,中间似石灰岩,灰色,较粗糙。气微,味淡。以体完整、色青灰、质坚者为佳。

● **性味功用**

咸，寒。清热利湿，消肿解毒，去翳明目。

适用于湿热淋浊，带下，喉痹，痈肿，漆疮，青盲，目赤，翳膜遮睛等病症。

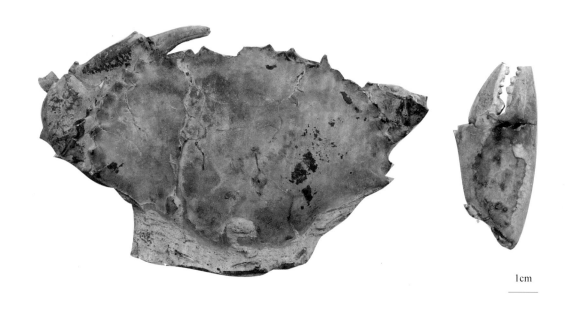

1cm

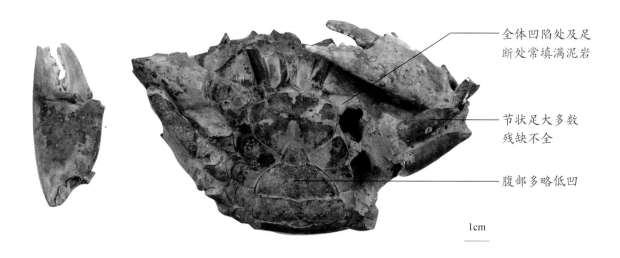

全体凹陷处及足断处常填满泥岩

节状足大多数残缺不全

腹部多略低凹

1cm

● **附注**

市售石蟹多为伪品，呈卵圆形、扁椭圆形或不规则块状。长 3~6cm，宽 2.5~5cm，表面棕灰色至青灰色，无蟹类纹理，有的附有少量贝类碎片。质坚硬，不易击碎。气微，味淡。

● **别名**

灵药渣、红粉底。

● **来源**

炼制升丹后留在锅底的残渣。

● **溯源**

本品始载于《外科正宗》，为极少用中药。《内蒙古中药材标准》将升药底与红粉、黄升共同收于"升药"条下。《北京市中药饮片标准》将产生于红粉锅底的残渣以"红粉底"收载。

● **产地**

主产于河北、天津、湖北武汉、湖南湘潭、江苏镇江等地。

● **采收加工**

炼制红粉、黄升时取锅底块状残渣。

● **药材性状**

本品为不规则的厚片状，通常直径3~7cm，厚0.3~0.7cm，白色至淡黄色；条痕白色，微带黄色调。一面较平坦或具极细小孔，另一面粗糙或呈蜂窝状。质硬脆，可折断，断面多数为淡黄色，有的散有红色点或线。气微臭。以厚片状、淡黄色、纯净者为佳。

● **性味功用**

辛、涩，热。杀虫止痒，收敛生肌。适用于疥癣，湿疹，黄水疮等病症。

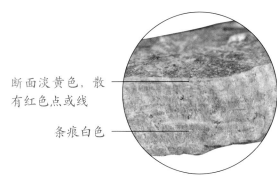

断面淡黄色，散有红色点或线

条痕白色

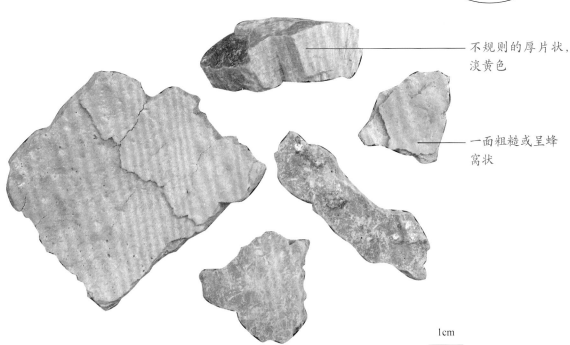

不规则的厚片状，淡黄色

一面粗糙或呈蜂窝状

1cm

石　燕

- **别名**
  石燕子、大石燕、燕子石。

- **来源**
  古生代腕足类石燕子科动物中华弓石燕 *Cyrtiospirifer sinensis* Gr. 或弓石燕 *Cyrtiospirifer* sp. 等多种近缘动物的化石。

- **溯源**
  本品始载于《新修本草》，云："出零陵……掘深丈余取之，形似蚶而小，坚重如石也。""蚶"，即现今瓦楞子。《本草衍义》曰："石燕今人用者如蚬蛤之状，色如土，坚重则石也。"古代本草中石燕存在同名异物。《食疗本草》称："石燕在乳穴石洞中者，冬月采之堪食。余月采者，只堪治病，不堪食也。"此处应为动物药。《本草纲目》载："石燕有二，一种是此，乃石类也，状类燕而有文，圆大者为雄，长小者为雌；一种是钟乳穴中石燕，似蝙蝠者，食乳汁，能飞，乃禽类也，见禽部。"《新修本草》《本草衍义》及《本草纲目》的"乃石类也，状类燕而有文"均为本品。

- **产地**
  主产于湖南、广西、四川、山西、江西等地。

- **采收加工**
  洗净泥土，晒干，捣碎或水飞，也有煅后敲碎或水飞用。

- **药材性状**
  本品似完整的瓦楞子状。长 2~4cm，宽 1.5~3.5cm，厚 1.5~2cm。青灰色至土棕色。两面均有从后端至前缘的放射状纹理，其中一面凸度低于另一面，中部有似三角形隆起；另一面有与隆起相应形状的凹槽，槽的纹理较细密，槽的前端向下略弯曲，呈半圆弧形突出。质坚硬，可砸碎，断面较粗糙，土黄色或青白色，对光照之具闪星样光泽。气微，味淡。以状如蚶、色青黑、质坚硬无杂石者为佳。

- **性味功用**
  甘、咸，凉。除湿热，利小便，退目翳。适用于淋病，小便不通，带下，尿血，小儿疳积，肠风痔漏，眼目障翳等病症。

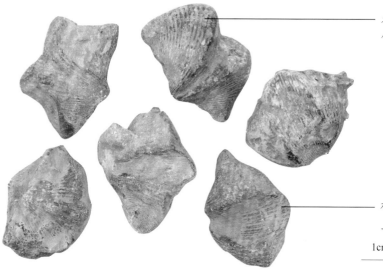

表面有放射状纹理，似瓦楞子状，青灰色

槽的前端向下略弯曲，呈半圆弧形突出

1cm

白石脂

● **别名**

白陶土、高岭土。

● **来源**

硅酸盐类高岭石族矿物高岭石（Kaolinite）。

● **溯源**

本品始载于《神农本草经》。列为上品，有赤、青、黄、白、黑五色石脂。《本草经集注》曰："五石脂如《本经》，疗体亦相似……今俗用赤石、白石二脂尔，《仙经》亦用白石脂以涂丹釜。好者出吴郡，犹与赤石脂同源。"《新修本草》载："白石脂今出慈州诸山，胜于余处者。"所言与今相符。《神农本草经》记载了五色石脂，但后代习用的主要是赤、白石脂两种，其他已不再药用。

● **产地**

主产于山西、河南、江苏、河北、山东等地。

● **采收加工**

全年可采，挖出后除去泥土、杂石。

● **药材性状**

本品为不规则块状。粉白色或类白色，有的带有浅红色或浅黄色斑纹或条纹；条痕白色。体较轻，质软，用指甲可刻画成痕。断面土状光泽。吸水力强，舐之黏舌，嚼之无沙粒感；具土腥气，味微。以色白、细腻、吸水力强者为佳。

● **性味功用**

甘、酸，平。涩肠，止血，固脱，收湿敛疮。适用于久泻，久痢，崩漏带下，遗精，疮疡不敛等病症。

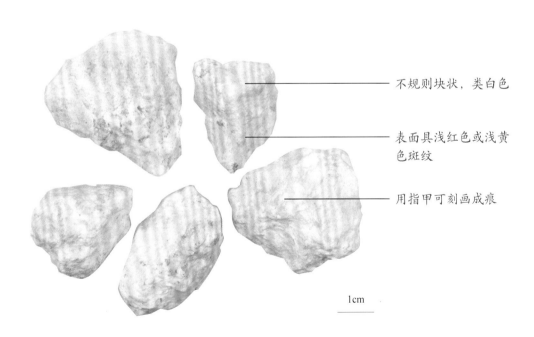

不规则块状，类白色

表面具浅红色或浅黄色斑纹

用指甲可刻画成痕

1cm

● **附注** ────────

古代本草记载了五种石脂，依据颜色分青、黑、白、黄、赤石脂。近代文献只收载赤石脂和白石脂。

白 矾

- **别名**
  明矾、矾石。

- **来源**
  硫酸盐类矿物明矾石（Alunite）经加工提炼制成。

- **溯源**
  本品以"矾石"之名始载于《神农本草经》。《本草经集注》曰："今出益州北部西川，从河西来，色青白，生者名马齿矾。已炼成绝白，蜀人又以当消石，名白矾。"《本草纲目》云："白矾，方士谓之白君，出晋地者上，青州、吴中者次之。洁白者为雪矾；光明者为明矾，亦名云母矾；文如束针，状如粉扑者，为波斯白矾，并入药为良。"所言与今相符。

- **产地**
  主产于甘肃、河北、安徽、福建、山西、湖北等地。

- **采收加工**
  全年可采，将采得的原矿物，打碎，加水溶解，过滤，滤液加热蒸发浓缩，放冷后析出的结晶体即为本品。

- **药材性状**
  本品呈不规则的块状或粒状。无色或淡黄白色，透明或半透明。表面略平滑或凹凸不平，具细密纵棱，有玻璃样光泽。质硬而脆。气微，味酸、微甘而极涩。

- **性味功用**
  酸、涩，寒。消痰，燥湿，止泻，止血，解毒，杀虫。适用于癫痫，喉痹，肝炎，胃及十二指肠溃疡，子宫脱垂，泻痢，口舌生疮，疥癣等病症。

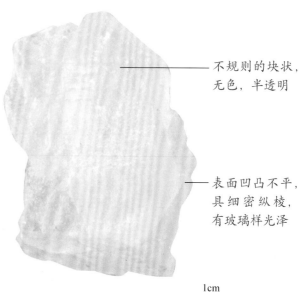

—— 不规则的块状，无色，半透明

—— 表面凹凸不平，具细密纵棱，有玻璃样光泽

1cm

玄明粉

● **别名**

元明粉、白龙粉。

● **来源**

硫酸盐类芒硝族矿物无水芒硝（Thenardite）或芒硝经风化的干燥品。

● **溯源**

本品始载于《药性论》。《本草蒙筌》云："朴消制成，冬天苧布袋满盛，挂檐端，质渐变白。此风化消……腊月萝卜水同煮，露天底味竟去咸，号玄明粉。"陈家谟把不加辅料的芒硝风化产物称为"风化硝"，把加萝卜制得的称"玄明粉"。《医学衷中参西录》也强调："朴硝炼玄明粉，原用莱菔。然此法今人不讲久矣。至药局所鬻者，乃风化硝，非玄明粉也。今并载其法，以备参观。其法，于冬至后，用洁净朴硝十斤，白莱菔五斤切片，同入锅中，用水一斗五升，煮至莱菔烂熟，将莱菔捞出。用竹筛一个，铺绵纸二层，架托于新缸之上，将硝水滤过……其硝洁白如粉，轻虚成片。"

● **产地**

主产于我国大部分地区。

● **采收加工**

将芒硝与萝卜片同煮，滤去不溶物，冷却后析出之结晶，风化成白色粉末即得。

● **药材性状**

本品为细的粉末，白色，无光泽，不透明。质疏松。无臭，味咸。有引湿性。以粉细、色白、干燥者为佳。

● **性味功用**

咸、苦，寒。泻热通便，润燥软坚，清火消肿。适用于大便燥结，积滞腹痛；外治咽喉肿痛，口舌生疮，牙龈肿痛，目赤，痈肿，丹毒等病症。

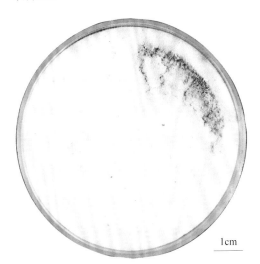

本品为细粉末，白色，无光泽，不透明，质疏松

● **附注**

《医学衷中参西录》云："朴硝炼玄明粉，原用莱菔。然此法今人不讲久矣。至药局所鬻者，乃风化硝，非玄明粉也"，现今视玄明粉与风化硝为一物。风化硝制法：将芒硝放入平底盆内或用纸包裹，露置通风干燥处，令其风化，使水分消失，成为白色粉末即得。根据《本草蒙筌》《医学衷中参西录》等本草，玄明粉为芒硝加辅料萝卜制成。而风化硝则为芒硝直接风化为粉末状。玄明粉因经过了辅料的两次炮制而成，进一步除去芒硝中残留杂质，玄明粉比风化硝更加纯净，性味也趋于缓和。特别是外用化水点眼，治疗目疾红肿等，应该恢复古代炮制方法，选用真正的玄明粉。

西瓜霜

- **别名**
  西瓜硝。

- **来源**
  葫芦科植物西瓜 *Citrullus lanatus* (Thunb.) Matsum. et Nakai 的果皮和皮硝混合制成的白色结晶性粉末。

- **溯源**
  本品始载于《疡医大全》，云："西瓜霜，治咽喉口齿，双蛾喉痹，命在须臾。"本品是中医喉科常用的吹药之一。

- **产地**
  全国各地均产。

- **采收加工**
  选重 6~7 斤的西瓜一个，在瓜蒂处切开，挖去部分肉瓤，用皮硝 1 斤装满瓜内，然后将切下的瓜皮盖上，用竹钉牢，悬挂于阴凉通风处，约 10 余天后，瓜皮外面即不断析出白霜，扫下白霜，即得。

- **药材性状**
  本品呈白色粉粒状结晶，形似盐，遇热熔化。气微，味微咸。以洁白、纯净、无泥屑、无杂质者为佳。

- **性味功用**
  咸，寒。清热解毒，利咽消肿。适用于喉风，喉痹，白喉，口疮，牙疳，目赤肿痛等病症。

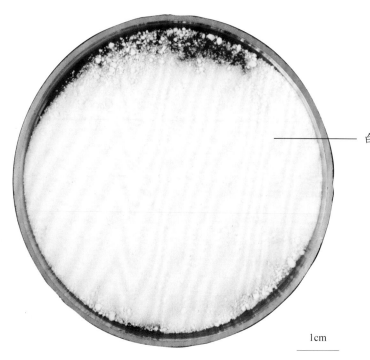

白色粉粒状结晶，形似盐

1cm

● 别名

水晶盐。

● 来源

氯化物类石盐族石盐的无色透明的晶体。

● 溯源

"光明盐"之名首载于《新修本草》，即《雷公炮炙论》之圣石。《新修本草》云："光明盐生盐州（西魏置，位于今陕西定边）五原，盐池下凿取之。大者如升，皆正方光澈。"《本草图经》曰："阶州（今甘肃武都）出一种石盐，生山石中，不由煎炼，自然成盐，色甚明莹，彼人甚贵之，云即光明盐也。"《本草纲目》谓："石盐有山产、水产二种。山产者，即崖盐也，一名生盐，生山崖之间，状如白矾，出于阶、成、陵、凤、永、康诸处。水产者，生池底，状如水晶、石英、出西域诸处……《梁四公子传》云，高昌国烧羊山出盐，大者如斗，状白如玉……金楼子云，胡中白盐，产于崖，

映月光明洞澈如水晶。"从以上所载光明盐"生山崖之间""色甚明莹""状白如玉""映月光明洞澈如水晶"等特点，可以认为即天然产之石盐较纯净的结晶。

● 产地

主产于内蒙古，甘肃、青海、新疆及西南等地亦产。

● 采收加工

全年均可采，采得后刮净外面杂质。

● 药材性状

大多呈方块状，大小不等，显白色，透明。表面因溶蚀而致钝圆，有时附有微量泥土，微有光泽。质硬，较脆，易砸碎；断面有玻璃光泽。气微，味咸。易潮解。

● 性味功用

咸，平。祛风明目，消食化积，解毒。适用于目赤肿痛，泪眵多，食积脘胀，食物中毒等病症。

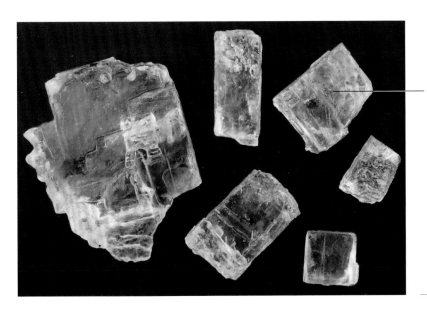

呈方块状，大小不等，透明，微有光泽

1cm

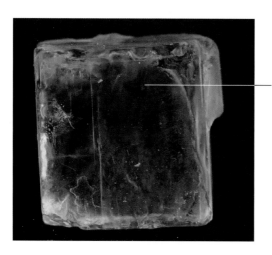

表面因溶蚀而致钝圆

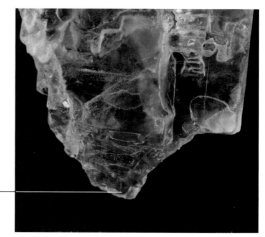

易砸碎，断面有玻璃光泽

青礞石 _____

- **别名**

  礞石。

- **来源**

  变质岩类黑云母片岩（Biotite Schist）、绿泥石化云母碳酸盐片岩（Mica Carbonate Schist by Chloritization）。

- **溯源**

  "礞石"之名，始载于《嘉祐本草》，曰："礞石……一名青礞石。"《本草品汇精要》云："礞石，今齐鲁山中有之，青色微有金星。"《本草纲目》谓："礞石，江北诸山往往有之，以盱山出者为佳。有青、白二种，以青者为佳。坚细而青黑，打开中有白星点，煅后则星黄如麸金。其无星点者，不入药用。"

《医林纂要》也认为："青礞石坚细青黑，上有白星点，无者不用，又曰金星礞石。"所言与今相符。现代有药材商品"金礞石"未见于历代本草，因此《养生主论》的礞石滚痰丸、《圣惠方》的礞石丸、《普济方》的礞石散等所用礞石应为青礞石。

- **产地**

  主产于江苏、浙江、河南、湖北、湖南、四川等地。

- **采收加工**

  全年可采，采得后除净杂石、泥土即可。

- **药材性状**

  黑云母片岩：为鳞片状或片状集合体。呈不规则扁块状或长斜块状，无明显棱角。

褐黑色或绿黑色。具玻璃样光泽。质软，易碎，断面呈较明显层片状；碎粉主为黑色或绿黑色鳞片（黑云母），有似星点样闪光。气微，味淡。以绿黑色、质软易碎、有光泽者为佳。

绿泥石化云母碳酸盐片岩：为粒状或小鳞片状集合体，呈不规则块状。灰色或绿灰色，夹有银色或淡黄色鳞片，具珍珠样光泽。质松软，易碎，碎粉为灰绿色小鳞片（绿泥石化云母片）和类白色颗粒（主为碳酸盐），片状者具星点样闪光。遇稀盐酸发生气泡，加热后泡沸激烈。气微，味淡。以灰绿色、有光泽者为佳。

● 性味功用

甘、咸，平。坠痰下气，平肝定惊，消食攻积。适用于顽痰咳喘，癫痫发狂，烦躁胸闷，惊风抽搐，宿食癖积等病症。

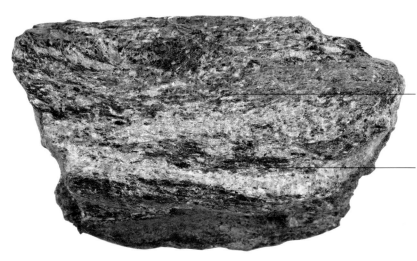

呈不规则扁块状，为鳞片状或片状集合体

表面褐黑色，具玻璃样光泽

1cm

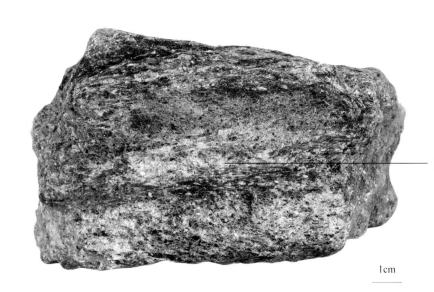

断面呈较明显层片状

1cm

自然铜

● **别名**
　石髓铅、方块铜。

● **来源**
　天然硫化物类矿物黄铁矿族黄铁矿（Pyrite）。

● **溯源**
　《丹房镜源》载："可食之自然铜，出信州铅山县银场铜坑中，深处有铜矿，多年矿气结成，似马勃，色紫重，食之苦涩，是真自然铜。"《开宝本草》云："生邕州山岩中出铜处，于坑中及石间采得，方圆不定，其色青黄如铜，不从矿炼，故号自然铜。"《本草图经》曰："今信州出一种，如乱铜丝状，云在铜矿中，山气重蒸，自然流出，亦若生银，如老翁须之类，入药最好。"对古代自然铜进行考证，有两种不同的观点：一是认为矿物药"自然铜"是现代矿物学中的自然铜；另外一种则认为是黄铁矿。《中国药典》以黄铁矿作为自然铜的矿物来源。

● **产地**
　主产于辽宁、河北、湖北、湖南、广东、四川等地。

● **采收加工**
　全年皆可生产，在矿区捡取，除去杂石即得。

● **药材性状**
　本品多呈六方体，粒径0.2~2.5cm，有棱，亮淡黄色；条痕绿黑色或棕红色。表面平滑，有时可见细纹理。不透明；具金属光泽。体重，质坚硬而脆，易砸碎，断面黄白色，有金属光泽。无嗅，无味，但烧之具硫黄气。以块整齐、色黄而光亮、断面有金属光泽者为佳。有的自然铜经风化后而成为褐铁矿，呈黄褐色或黑褐色。破碎后碎块仍为黑褐色；有时内部夹有淡黄色块（黄铁矿）。

● **性味功用**
　辛，平。散瘀，接骨，止痛。适用于跌扑肿痛，筋骨折伤等病症。

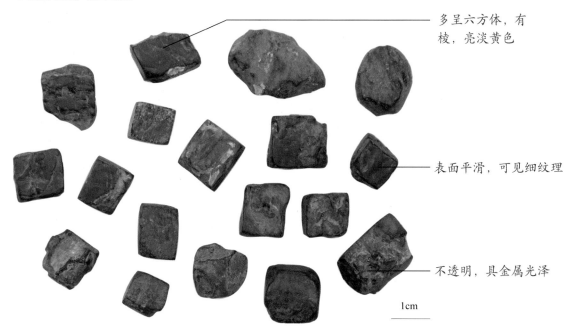

多呈六方体，有棱，亮淡黄色

表面平滑，可见细纹理

不透明，具金属光泽

1cm

● **别名**

铅丹、黄丹、红丹、光明丹。

● **来源**

用铅加工制成的四氧化三铅。

● **溯源**

本品始载于《神农本草经》。《本草经集注》曰："即今熬铅作黄丹也。画用者。"指出了铅丹的来源和用途。唐代《丹房镜源》创"消黄法"制造铅丹（炒铅丹法），《本草纲目》云："今人以作铅粉不尽者，用消石、矾石炒成丹。"所言与今相符。

● **产地**

主产于河南、广东、福建、湖南、云南等地。

● **采收加工**

将纯铅放锅内加热炒动，利用空气使之氧化，然后放石臼中研粉，用水漂粉，将粗细粉分开，细粉再经氧化24小时，过筛。

● **药材性状**

本品为橙红色或橙黄色粉末。不透明；光泽暗淡。体重，质细腻，易吸湿结块，触之染色。用手指搓揉，先有触及沙砾感，后觉光滑细腻。无臭，无味。以色橙红、细腻润滑、遇水不结块者为佳。

● **性味功用**

辛、咸，寒；有毒。解毒祛腐，收湿敛疮，坠痰镇惊。适用于痈疽疮疡，外痔，湿疹，烧烫伤，口疮，目翳，疟疾，痢疾，吐逆反胃等病症。

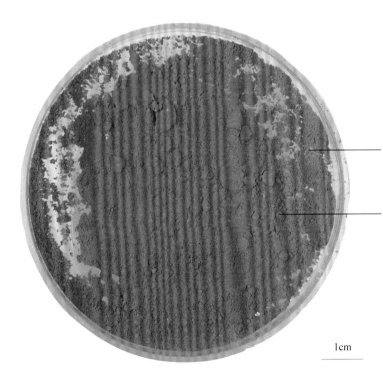

粉末橙红色，不透明，光泽暗淡

易吸湿结块，触之染色

1cm

麦饭石

● **别名**
炼山石、豆渣石、长寿石。

● **来源**
中酸性火成岩类岩石石英二长斑岩。

● **溯源**
因外观形态与麦饭团相似，故称"麦饭石"。始载于《本草图经》，曰："世人又传麦饭石，亦治发背疮。麦饭石者，粗黄白，类麦饭，曾作磨硒者尤佳。"《本草纲目》云："其石大小不等，或如拳，或如鹅卵，或如盏，或如饼，大略状如握聚一团麦饭，有粒点如豆如米，其色黄白，但于溪间麻石中寻有此状者即是。"所言与今相符。宋代《类编朱氏集验医方》提出"麦饭石膏"，主治"发背，诸般痈疽，神效"等。现代应用麦饭石于水净化、治理土壤污染，还开发有牙膏、肥皂、化妆品等健康产品。

● **产地**
主产于内蒙古、辽宁、吉林、河南、江苏等地。

● **采收加工**
随时可采，洗净泥土，除去杂石，晒干。

● **药材性状**
本品呈不规则团块状或块状，由大小不等、颜色不同的颗粒聚集而成，略似麦饭团。有斑点状花纹，呈灰白、淡褐肉红、黄白、黑等色。表面粗糙不平。体较重，质疏松程度不同，砸碎后，断面不整齐，可见小鳞片分布于其间，并呈闪星样光泽，其他斑点的光泽不明显。气微或近于无，味淡。

● **性味功用**
甘，温。解毒生肌，祛湿健脾。适用于痤疮，湿疹，脚气，手指皲裂，牙痛，口腔溃疡，慢性肝炎，糖尿病，高血压病，尿路结石等病症。

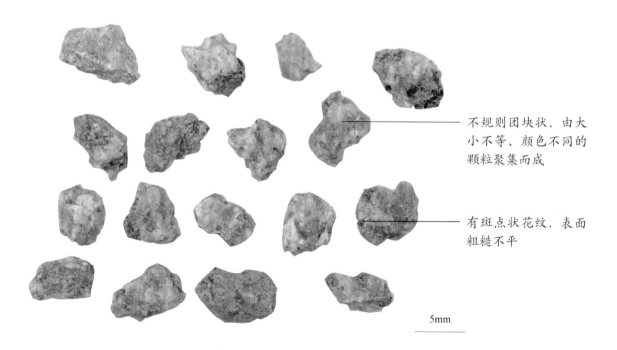

不规则团块状，由大小不等、颜色不同的颗粒聚集而成

有斑点状花纹，表面粗糙不平

5mm

● **别名**

红高岭、赤石土、吃油脂、红土。

● **来源**

硅酸盐类多水高岭石族多水高岭石(Halloysite)与氧化物类赤铁矿或含氢氧化物类褐铁矿共同组成的细分散多矿物集合体。

● **溯源**

本品始载于《神农本草经》。《本草经集注》云："赤石脂多赤而色好。惟可断下，不入五石散用。好者亦出武陵、建平、义阳。今五石散皆用义阳者，出县界东八十里，状如豚脑，色鲜红可爱，随采随复而生，不能断痢而不用之。"《本草衍义》曰："赤石脂今四方皆有，以舌试之，黏着者佳。"《本草品汇精要》谓："用文理细腻者佳，质类滑石而酥软，色赤。"所言与今相符。

● **产地**

主产于我国大部分地区。

● **采收加工**

挖出后，选择红色滑腻如脂的块状体，拣去杂石、泥土。

● **药材性状**

本品为块状集合体，呈不规则块状，表面局部平坦，全体凹凸不平。浅红色、红色至紫红色，或红白相间呈花纹状。土状光泽或蜡样光泽；不透明。体较轻，质软，用指甲可刻画成痕；断面平坦，具蜡样光泽。吸水力强，舐之黏舌。微有泥土气，味淡，嚼之无沙粒感。以色红、光滑细腻、质软、易断、吸水力强者为佳。

● **性味功用**

甘、酸，温。涩肠，收敛止血，收湿敛疮，生肌。适用于久泻，久痢，便血，脱肛，遗精，崩漏，带下，溃疡不敛，湿疹，外伤出血等病症。

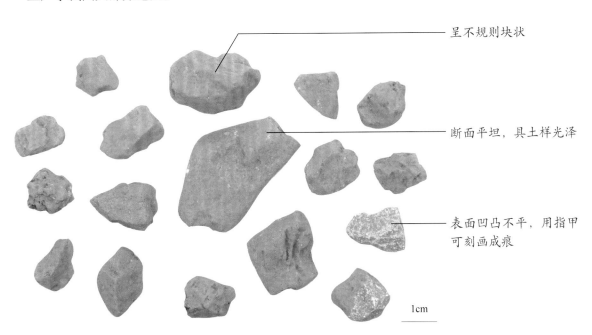

呈不规则块状

断面平坦，具土样光泽

表面凹凸不平，用指甲可刻画成痕

1cm

花蕊石

- **别名**
  花乳石、白云石。

- **来源**
  变质岩类岩石蛇纹石大理岩。

- **溯源**
  本品始载于《嘉祐本草》，曰："花乳石出峡、华诸郡，色正黄，形之大小方圆无定。"《本草图经》谓："出峡州阆乡县。体至坚重，色如硫黄，形块有极大者，人用琢器。"《本草衍义》云："黄石中间有淡白点，以此得花之名。"其中晶莹的白点是由方解石组成的大理岩，黄色的花斑或花纹即是蛇纹石。《和剂局方》收载"花蕊石散"。

- **产地**
  主产于河北、山西、陕西、江苏、浙江、河南、湖南、四川等地。

- **采收加工**
  采挖后，敲去杂石，选取有淡黄色或黄绿色彩晕的小块。

- **药材性状**
  本品为粒状和致密块状集合体，呈不规则块状，大小不一。表面较粗糙，具棱角而不锋利。白色或淡灰白色；对光照之具闪星样光泽。其中夹有点状或条状的花纹（蛇纹石），呈淡黄绿色，蜡样光泽，习称"彩晕"。体重，质硬，砸碎后，断面粗糙；可用小刀刻画成痕。无臭，无味。以块整齐、夹有黄绿色斑纹者为佳。

- **性味功用**
  酸、涩，平。化瘀，止血。适用于吐血，衄血，便血，崩漏，产妇血晕，死胎，胞衣不下，金疮出血等病症。

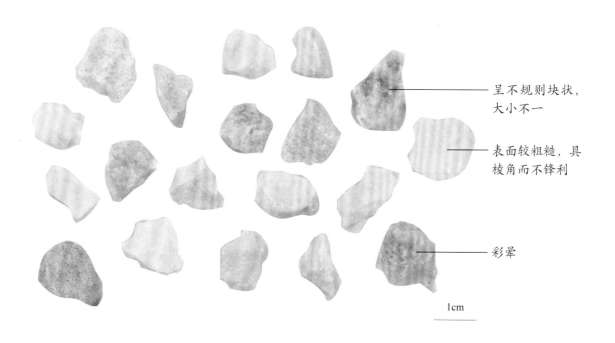

呈不规则块状，大小不一

表面较粗糙，具棱角而不锋利

彩晕

1cm

● **别名**

金星石、金晶石。

● **来源**

硅酸盐类水云母——蛭石族矿物水金云母-
水黑云母（Hydrophlogopite-Hydrobiotite）
或蛭石（Vermiculite）。

● **溯源**

本品以"金星石"之名始载于《嘉祐本草》，
云："寒，无毒，主肺脾壅毒及主肺损吐血、
嗽血，下热涎，解众毒。" 现今各地市场
较为混杂，如石家庄、长春、哈尔滨等地
出售的为水金云母，云南产的为黑云母风
化的蛭石，济南市售品夹杂白云母、长石、
石英等，湖北应山产的也夹杂白云母，甚
至即白云母，应注意鉴别。

● **产地**

主产于河南、山东、山西、四川、湖南、河北、
内蒙古等地。

● **采收加工**

采得后，除去泥沙、杂石，挑选纯净的块片。

● **药材性状**

本品为片状集合体，多呈不规则扁块状，
有的呈六角形板状。厚 0.2~1.2cm，褐黄色
或褐色。表面光滑，有网状纹理。似金属
光泽。质软，用指甲可刻画成痕，切开后，
断面呈明显层片状，可层层剥离，薄片光
滑，不透明。无弹性，具挠性。气微，味淡。
以块大、色金黄、质软、无杂质者为佳。

● **性味功用**

咸，寒。镇心安神，止血，明目去翳。适
用于心悸怔忡，失眠多梦，吐血，嗽血，
目疾翳障等病症。

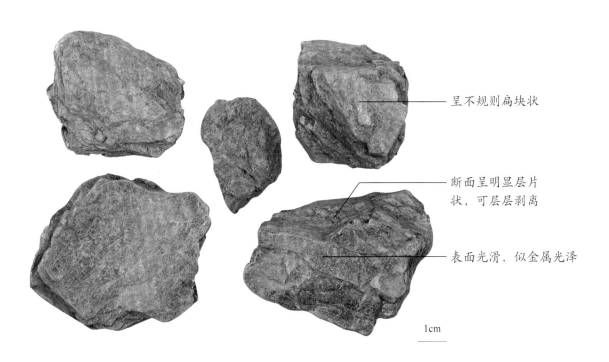

呈不规则扁块状

断面呈明显层片
状，可层层剥离

表面光滑，似金属光泽

1cm

金礞石

- **别名**

  礞石、金蒙石、烂石。

- **来源**

  变质岩类云母片岩的风化物蛭石片岩（Vermiculite Schist）或水黑云母片岩（Hydrobiotite Schist）。

- **溯源**

  "礞石"之名，始载于《嘉祐本草》。清代《目经大成》记载："诗曰，滚痰丸，大黄芩，金礞石，海南沉"，这里的"金礞石"应为本草所言"礞石"，即"青礞石"。"金礞石"作为药材始载于1960年《药材学》。现将药材呈黄色和带有金黄色者称为"金礞石"，《中国药典》《中药志》等均将二者单独收载。《中国药典》1963年版和1977年版收载"金礞石"的基原为云母片岩的岩石，自1985年版起，所收载的金礞石基原修订为变质岩类蛭石片岩或水黑云母片岩。据王伯涛考证，金礞石的原矿物来源应该是变质岩类蛭石化黑云母片岩（见图1）。

- **产地**

  主产于河南、陕西、山西、河北等地。

- **采收加工**

  全年可采，挖出后去掉杂石，除净泥土即得。

- **药材性状**

  蛭石片岩：主为鳞片状矿物组成的集合体。多数呈不规则碎片状或粒状，直径0.1~0.8cm。有的呈不规则扁块状或厚板状，长2~10cm，宽2~5cm，厚0.6~1.5cm。无棱角，断面可见层状。淡棕色或棕黄色；金黄色光泽。质较软，可在硬纸上书写，并留下淡棕色划痕。具土腥气，味淡。

  水黑云母片岩：均为小鳞片组成的不规则块状。黄褐色或深铁黄色；金黄色或银白色光泽。

  均以块整、色金黄、无杂质者为佳。

- **性味功用**

  甘、咸，平。坠痰下气，平肝镇惊，消食攻积。适用于顽痰咳喘，癫痫发狂，烦躁胸闷，惊风抽搐等病症。

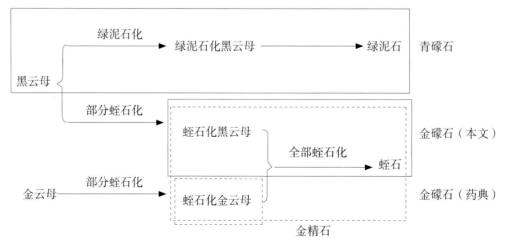

图1　青礞石、本文金礞石与药典金礞石的基原矿物关系（王伯涛，2011）

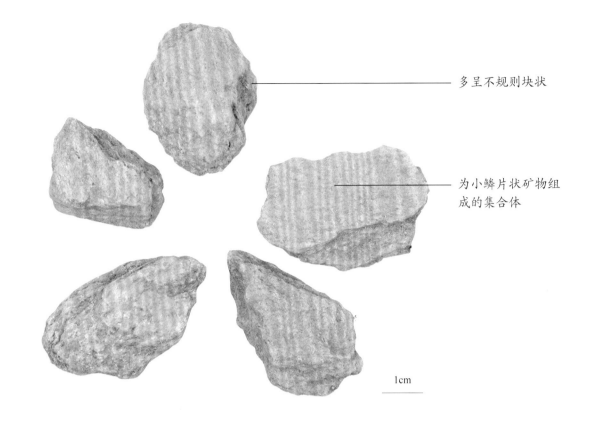

多呈不规则块状

为小鳞片状矿物组
成的集合体

1cm

琥 珀 ●

● 别名

　血琥珀、血珀、红琥珀、光珀。

● 来源

　某些松科植物的树脂埋于地层年久而成的
化石样物质。

● 溯源

　本品始载于《名医别录》。《雷公炮炙论》曰：
"凡使红松脂、石珀、水珀、花珀、物象、
翳珀、琥珀。红松脂如虎珀，只是大脆文横；
水珀多无红色，如浅黄，多粗皮；彼石珀
如石重，色黄不堪用；花珀文似新马尾松，
心文一路赤一路黄；物象珀，其内似有物，
极为神妙；翳珀为众珀之长，故号曰翳珀；

琥珀如血色，安于布上拭，吸得芥子者真
也。"《本草经集注》云："旧说云是松
脂沦入地，千年所化。今烧之亦作松气，
俗有虎魄中有蜂，形色如生。"所言与今
相符。

● 产地

　主产于云南、河南、广西、福建、贵州、
辽宁等地。

● 采收加工

　拣净杂质，用时捣碎研成细粉。

● 药材性状

　不规则块状、颗粒状或多角形，大小不一。
血红色、黄棕色或暗棕色，近于透明。质

1189

松脆，断面平滑，具玻璃样光泽，捻之即成粉末。无臭，味淡，嚼之易碎，无沙感。不溶于水，燃烧易熔，并爆炸有声、冒白烟，微有松香气。

● **性味功用**

甘，平。镇静，利尿，活血。适用于惊风，癫痫，心悸，失眠，小便不利，尿痛，尿血，闭经等病症。

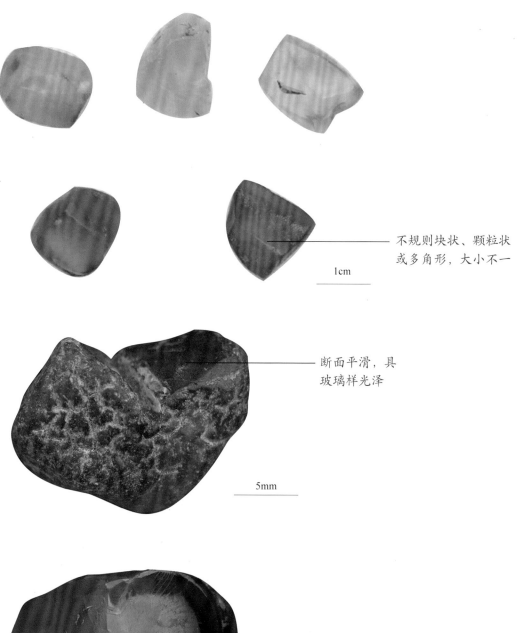

不规则块状、颗粒状或多角形，大小不一

1cm

断面平滑，具玻璃样光泽

5mm

血红色、黄棕色或暗棕色，近于透明

5mm

钟乳石

- **别名**

  石钟乳、滴乳石。

- **来源**

  碳酸盐类矿物方解石族矿物方解石的钟乳状集合体下端较细的圆柱状管状部分，主含碳酸钙（$CaCO_3$）。

- **溯源**

  钟乳石原名石钟乳，始载于《神农本草经》，列为上品。《雷公炮炙论》谓："石钟乳，凡使勿用头粗厚并尾大者，为孔公石，不用。色黑及经大火烧过并久在地上收者，曾经药物制者，并不得用。须要鲜明薄而光注者，似鹅翎管子为上，有长五六寸者。"所言与今相符。

- **产地**

  产于我国南方地区，西南地区尤多。

- **采收加工**

  采收后，除去杂石，洗净，晒干。

- **药材性状**

  本品为钟乳状集合体，略呈圆锥形或圆柱形。表面白色、灰白色或棕黄色，粗糙，凹凸不平。体重，质硬，断面较平整，白色至浅灰白色，对光观察具闪星状的亮光，近中心常有一圆孔，圆孔周围有多数浅橙黄色同心环层。无臭，味微咸。

- **性味功用**

  甘，温。温肺，助阳，平喘，制酸，通乳。用于寒痰喘咳，阳虚冷喘，腰膝冷痛，胃痛泛酸，乳汁不通等病症。

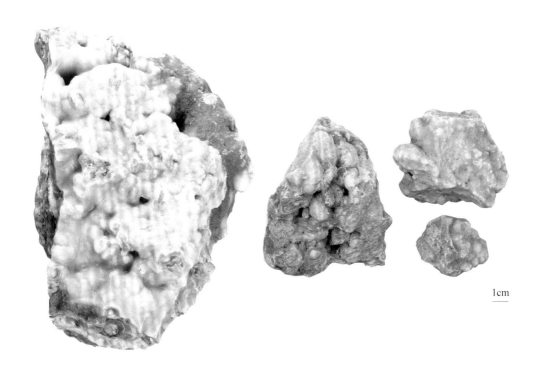

1cm

秋 石

- **别名**

  咸秋石、盐秋石、盆秋石。

- **来源**

  食盐的加工品。

- **溯源**

  《证类本草》在"溺白垽"条下载有"秋石"，所言为人中白的制品，又称为"淡秋石"。咸秋石的记载始于《药物出产辨》，曰："咸秋石产自湖北省汉口，查系用食盐煮而成之。"徐国治《桐城县志略》云："秋石是用食盐化石，蒸发水分，使变成细盐，盛以磁杯，放烈火中炼成冰块。"现今市场上主体为咸秋石。

- **产地**

  主产于安徽桐城。

- **采收加工**

  取食盐加洁净泉水煎煮，过滤，将滤液加热蒸发，干燥成粉霜，称为"秋石霜"。再将秋石霜放在有盖的瓷碗内，置炉火上煅 2h，冷却后即凝成块状固体。

- **药材性状**

  本品为盆状或馒头状结晶块，洁白或淡黄色，有光泽。质硬。味咸。以色白、整块者为佳。

- **性味功用**

  咸，寒。固气涩精，明目清心。适用于气弱骨蒸，小便不利等病症。

▼ 澳门产秋石

1cm

▼ 安徽桐城产秋石

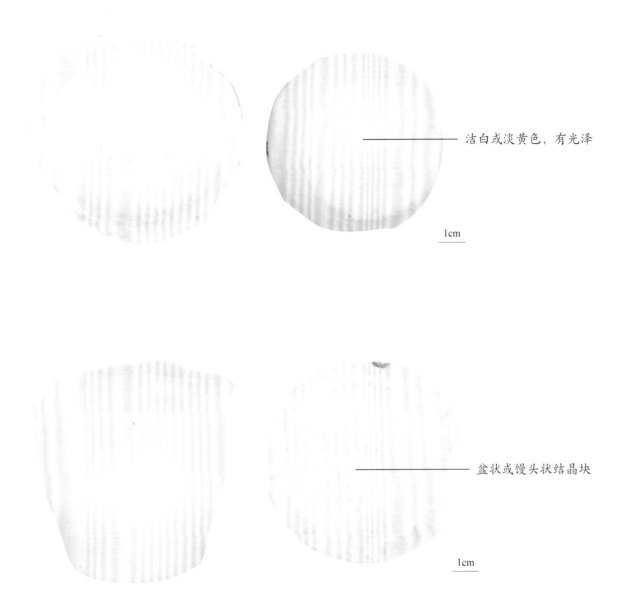

—— 洁白或淡黄色，有光泽

1cm

—— 盆状或馒头状结晶块

1cm

● **附注**

古代秋石多以尿液或人中白为原料。①以尿液为原料。《苏沈良方》记载有阴炼法、阳炼法和阴阳二炼法。《证类本草》引《经验方》，以男子小便为原料。明代《本草蒙筌》《本草品汇精要》《本草求真》等以童便为原料。清代《本草逢原》记载有咸、淡秋石之分，但原料均是人尿，与今日咸秋石来源不同。②以人中白为原料。《本草纲目》载："近人以人中白炼成白质，亦名秋石，……精致者谓之秋冰。"古代秋石也有以食盐制成，但认为是伪品，如《本草纲目》认为食盐炼秋石为伪品："方士亦以盐入炉火煅成，伪者宜辨之"。

胆 矾

- **别名**
  翠胆矾、蓝矾、铜矾。

- **来源**
  天然或人工制造的含水硫酸铜结晶体。

- **溯源**
  本品以"石胆"之名始载于《神农本草经》。《新修本草》谓："此物出铜处有，形似曾青，兼绿相间，味极酸苦，磨铁作铜色，此是真者。"《本草图经》云："石胆今惟信州铅山县有之，生于铜坑中，采得煎炼而成，又有自然生者，尤为珍贵，并深碧色。今南方医人多使之，又着其说云，石胆最上，出蒲州，大者如拳，小者如桃栗，击之纵横解皆成叠文，色青，见风久则绿，击破其中亦青也。其次出上饶曲江铜坑间者，粒细有廉棱，如钗股米粒。"所言与今相符。

- **产地**
  主产于云南、山西、江西、广东等地。

- **采收加工**
  可于铜矿中挖得，选择蓝色透明的结晶，即得。人工制造者，可用硫酸作用于铜片或氧化铜而制得。本品易风化，应密闭贮藏。

- **药材性状**
  本品为不规则的块状结晶体，大小不一，深蓝色或淡蓝色，半透明。露置于干燥空气中，缓缓风化。加热烧之，即失去结晶水变成白色，遇水则又变蓝。质脆，易碎，能溶于水。无臭，味涩。

- **性味功用**
  酸、辛，寒；有毒。祛风痰，消积滞，燥湿杀虫。适用于风热痰涎壅塞，癫痫；外用治口疮，风弦赤烂，疮疡肿毒等病症。

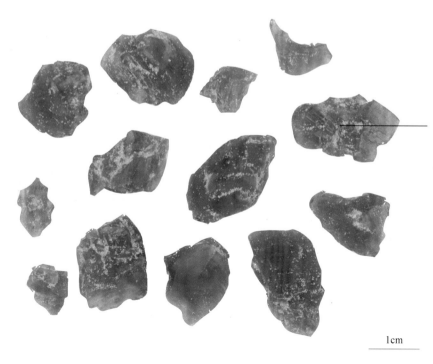

呈不规则的块状
结晶体，大小不一

1cm

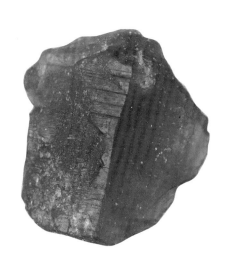
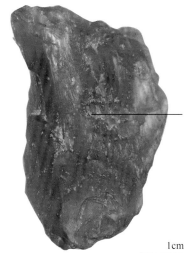

深蓝色或淡蓝色，半透明

1cm

浮 石 ●

● 别名

海浮石、海石、浮水石、大海浮石。

● 来源

火山喷出的岩浆凝固形成的多孔状石块。

● 溯源

本品始载于《日华子本草》。《嘉祐本草》附于"石蟹"下。《本草纲目》曰："浮石，乃江海间细沙、水沫凝聚，日久结成者。状如水沫及钟乳石，有细孔如蛀窠，白色，体虚而轻。今皮作家用磨皮垢甚妙。海中者味咸，入药更良。"

● 产地

主产于广东、广西、海南、辽宁、山东、浙江等地。以广东、广西所产质量为佳。

● 采收加工

夏、秋二季采，浮石多附着在海岸边，用镐刨下，清水泡去盐质及泥沙，晒干。

● 药材性状

呈疏松似海绵状的不规则块体，大小不等。表面灰白色或灰黄色，偶尔呈浅红色。具多数细孔，形似蛀窠，有时呈管状。体轻，质硬而脆，易碎，断面疏松，具小孔，常有玻璃或绢丝样光泽。放大镜下可见玻璃质构成多孔骨架，晶质矿物呈斑晶或隐晶质微晶分布在骨架中。投入水中浮而不沉。气微弱，味微咸。以体轻、色灰白者为佳。

● **性味功用**

咸，寒。清肺化痰，利水通淋，软坚散结。

适用于痰热壅肺，咳喘，痰稠难咯，小便淋沥涩痛，瘿瘤瘰疬等病症。

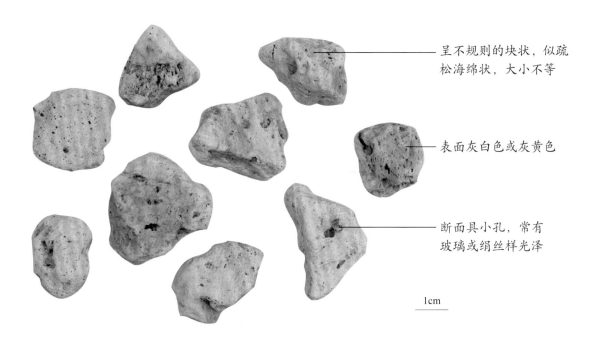

呈不规则的块状，似疏松海绵状，大小不等

表面灰白色或灰黄色

断面具小孔，常有玻璃或绢丝样光泽

1cm

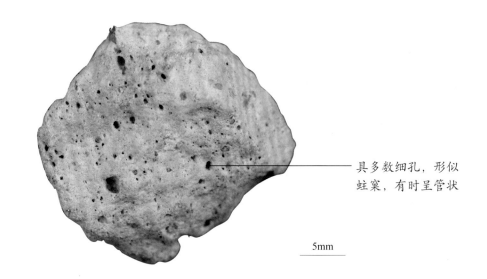

具多数细孔，形似蛀窠，有时呈管状

5mm

● **附注**

动物药"浮海石"有别名"海浮石"，与本品同名异物，应注意鉴别使用，参见"浮海石"条。

铁　落

● **别名**

生铁落、铁落花、铁屑、铁花。

● **来源**

打铁时因外层氧化而打落的细铁屑。

● **溯源**

本品始载于《神农本草经》。《新修本草》曰："铁落是煅家烧铁赤沸，砧上煅之，皮甲落者也。"所言与今相符。

● **产地**

全国各地均产。

● **采收加工**

取煅铁时打下之铁落，去其煤土杂质，洗净，晒干。

● **药材性状**

本品为不规则细碎屑。铁灰色或棕褐色；条痕铁灰色。不透明。体重，质坚硬。气微，味淡。

● **性味功用**

辛，平。平肝镇惊。适用于惊吓。

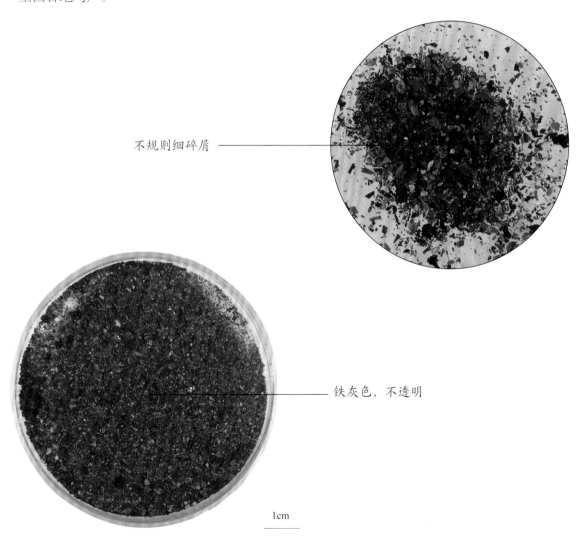

不规则细碎屑

铁灰色，不透明

1cm

铅 粉

● **别名**
胡粉、官粉、粉锡。

● **来源**
用铅加工制成的碱式碳酸铅。

● **溯源**
本品以"粉锡"之名始载于《神农本草经》。《本草纲目》："今金陵、杭州、韶州、辰州皆造之，而辰粉尤真，其色带青。彼人言造法，每铅百斤，熔化，削成薄片，卷作筒，安木甑内，甑下、甑中各安醋一瓶，外以盐泥固济，纸封甑缝。风炉安火四两，四两养一匕，便扫入水缸内，依旧封养，次次如此，铅尽为度。不尽者，留炒作黄丹。每粉一斤，入豆粉二两，蛤粉四两，水内搅匀，澄去清水。用细灰按成沟，纸隔数层，置粉于上，将干，截成瓦定形，待干收起。"

● **产地**
主产于广东。

● **采收加工**
将卷叠的铅板，放入木桶，置于盛稀醋酸的磁锅上，用炭火徐徐加热，经较长时间，铅受醋酸蒸气的作用，生成碱式醋酸铅，再逢无水碳酸，而成碱式碳酸铅，即为铅粉。

● **药材性状**
本品为白色粉末，有时聚成块状，但手捻即散。不透明。体重，质细腻润滑，手触之染指。无臭，味酸。不溶于水及酒精，能溶于碳酸及稀硝酸。

● **性味功用**
甘、辛，寒；有毒。祛湿，消肿败毒。外用治痈疽恶疮，黄水脓疮等病症。

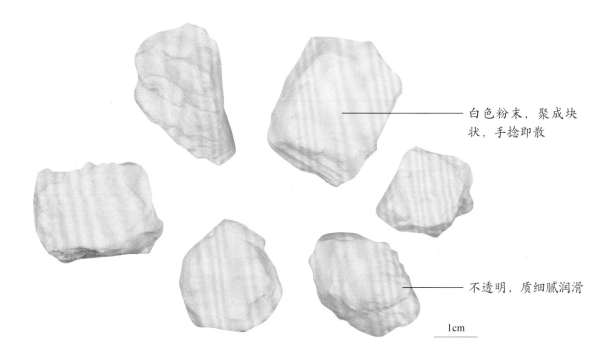

白色粉末，聚成块状，手捻即散

不透明，质细腻润滑

1cm

● **别名**

姜石。

● **来源**

黄土层或风化红土层中钙质结核。

● **溯源**

本品始载于《新修本草》，列玉石部下品：
"姜石，味咸，寒，无毒……生土石间，
状如姜。有五种，色白者最良。所在有之，
以烂、不碌者好。齐州历城东者良。"所
言与今相符。

● **产地**

主产于河北、山西、陕西、江苏等地。

● **采收加工**

挖取后，除去附着泥沙、杂石，洗净。

● **药材性状**

本品为不规则块状。土黄色或浅灰色；条
痕浅黄色。不透明，土状光泽。表面浅凹
凸不平，并具裂隙。体重，质坚硬，可砸碎，
断面呈颗粒状，色较深，并可见结核状类
圆形迹痕或灰白色结晶层。具土腥气，味淡。
遇冷稀盐酸强烈起泡。

● **性味功用**

咸，寒。清热解毒消肿。适用于疔疮痈肿，
乳痈，瘰疬等病症。

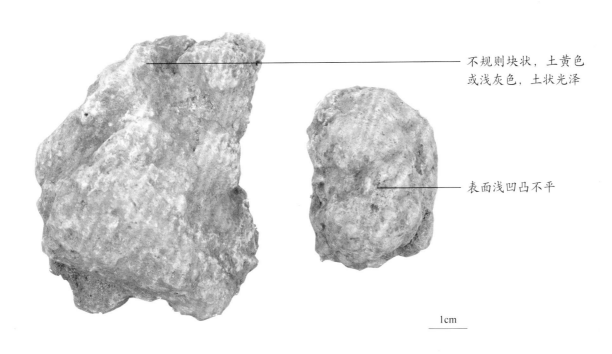

不规则块状，土黄色
或浅灰色，土状光泽

表面浅凹凸不平

1cm

蛇含石

● 别名
蛇黄石。

● 来源
褐铁矿（Limonite）的结核。

● 溯源
本品以"蛇黄"之名始载于《新修本草》，云："出岭南，蛇腹中得之。圆重如锡，黄黑青杂色。"《本草纲目》曰："广西平南县有蛇黄岗，土人九月掘下七八尺，始得蛇黄，大者如鸡子，小者如弹丸，其色紫。"所言与今相符。

● 产地
主产于浙江、广东等地。

● 采收加工
洗净泥土，砸成小块。

● 药材性状
本品略呈圆球形或不规则的长圆形，大小不一，直径 0.7~3cm。黄棕色或深棕色，表面粗糙，凹凸不平，外被一层粉状物。质坚硬，不易砸碎，断面黄白色，有金属光泽，与自然铜相似，有的断面中央呈黄白色，有金属光泽（黄铁矿），边缘呈暗棕色或深黄棕色，最外层则为黄棕色，粉质（褐铁矿）。气微，味淡。

● 性味功用
甘，寒。镇惊，止痛。适用于惊风，癫痫，骨节酸痛等病症。

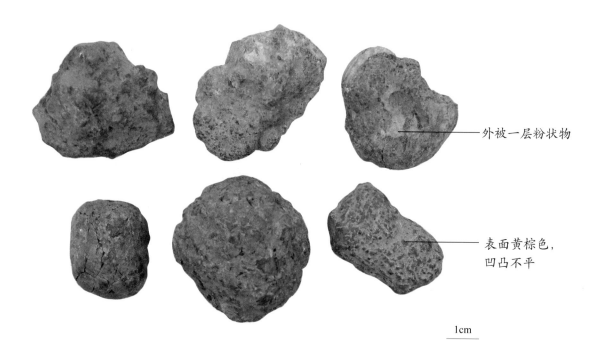

外被一层粉状物

表面黄棕色，凹凸不平

1cm

● **别名**

炉底、陀僧、金陀僧。

● **来源**

以铅为原料加工制成的氧化铅。

● **溯源**

本品始载于《雷公炮炙论》。《新修本草》云："形似黄龙齿而坚重，亦有白色者，作理文石，出波斯国。"所言为天然矿物。《本草图经》曰："今岭南、闽中银铜冶处亦有之，是银铅脚。其初采矿时，银铜相杂，先以铅同煎炼，银随铅出。又采山木叶烧灰，开地作炉，填灰其中，谓之灰池，置银铅于灰上，更加大火煅，铅渗灰下，银住灰上，罢火，候冷出银，其灰池感铅银气，置之积久成此物。今之用者，往往是此，未必胡中来也。"《本草别说》谓："今考市中所货密陀僧，乃是用小瓷瓶实铅丹煅成者。块大者尚有小瓶形状。"现今所用多为以铅为原料加工制成。

● **产地**

主产于广东、湖南、湖北、福建等地。

● **采收加工**

将铅熔融，用铁棍在熔铅中旋转几次，部分熔铅黏附在铁棍上，然后取出浸入冷水中，熔铅冷却后变成氧化铅固体（即密陀僧），打下即得。

● **药材性状**

本品呈不规则的块状，大小不一。橙红色，镶嵌具金属光泽的小块，对光照之闪闪发光。表面粗糙，有时一面呈橙黄色而略平滑。质硬体重，易砸碎。断面红褐色，亦镶嵌具金属光泽的小块。气无。

● **性味功用**

咸、辛，平；有毒。燥湿，杀虫，敛疮。适用于湿疹，疥癣，腋下狐臭，疮疡溃破久不收口等病症。

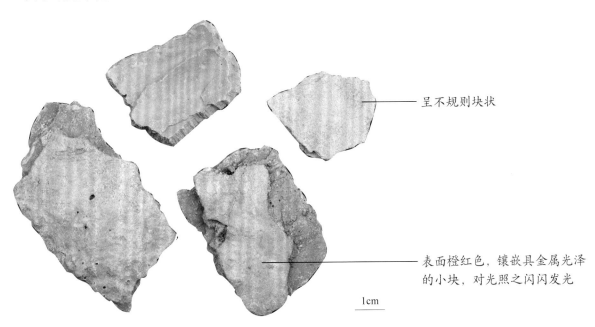

呈不规则块状

表面橙红色，镶嵌具金属光泽的小块，对光照之闪闪发光

1cm

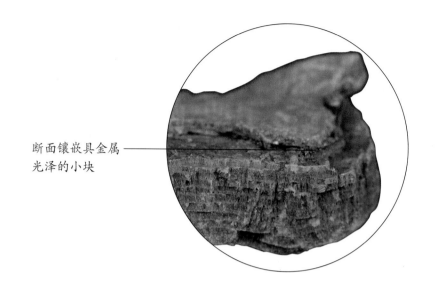

断面镶嵌具金属
光泽的小块

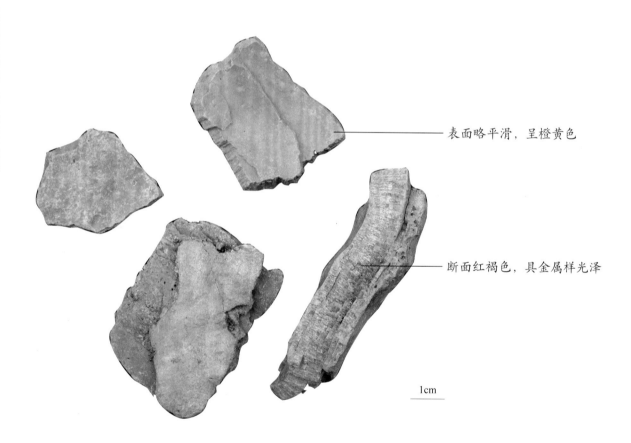

表面略平滑，呈橙黄色

断面红褐色，具金属样光泽

1cm

● **附注**

　　有口服密陀僧中毒甚至死亡的报告，应用时应予注意。

硫　黄

● 别名

硫磺、人工硫磺。

● 来源

自然元素类硫黄族矿物自然硫（Sulfur）或含硫矿物经炼制升华的结晶体。

● 溯源

本品以"石硫黄"之名始载于《神农本草经》。《本草经集注》曰："今第一出扶南、林邑。色如鹅子初出壳，名昆仑黄。次出外国，从蜀中来，色深而煌煌。"《海药本草》云："《广州记》云，生昆仑日脚下，颗块莹净，无夹石者良……蜀中雅州亦出，光腻甚好，功力不及舶上来者。"历代文献记载为天然硫黄，现今罕见。中药市场上多为人工制品，习称人工硫黄。

● 产地

我国大部分地区均产。

● 采收加工

将硫矿石加热熔化，取其上层之液体硫黄，冷却，即得。

● 药材性状

本品呈不规则块状。黄色或略呈绿黄色。表面不平坦，呈脂肪光泽，常有多数小孔。用手握紧置于耳旁，可闻轻微的爆裂声。体轻，质松，易碎，断面常呈针状结晶形。有特异的臭气，味淡。

● 性味功用

酸，温；有毒。外用解毒杀虫疗疮；内服补火助阳通便。外治用于疥癣，秃疮，阴疽恶疮；内服用于阳痿足冷，虚喘冷哮，虚寒便秘等病症。

断面常呈针状结晶形

—— 不规则块状，表面不平坦

—— 显黄色，具脂肪光泽，常有多数小孔

5mm

雄　黄

- **别名**

  石黄、黄石、天阳石、鸡冠石。

- **来源**

  硫化物类雄黄族矿物雄黄（Realgar）。

- **溯源**

  本品始载于《神农本草经》。《本草图经》曰："今阶州山中有之。形块如丹砂，明澈不夹石，其色如鸡冠者为真。"

- **产地**

  主产于湖南、贵州、湖北、甘肃、云南、四川等地。

- **采收加工**

  雄黄在矿质中质软如泥，见空气即变坚硬，一般用竹刀剔取其熟透部分，除去杂土质泥。

- **药材性状**

  本品为块状或粒状集合体。多呈不规则块状。深红色或橙红色，表面常附有橙黄色细粉，手触之染指；条痕橙色。微透明或半透明。晶面具金刚光泽，质较酥脆，易砸碎，断面红色至深红色，具树脂样光泽，微有特异臭气，味淡（有毒）。精矿粉为粉末状或粉末集合体，质松脆，手捏即成粉，橙黄色，无光泽。以块大、色红、质酥脆、有光泽、无杂石者为佳。

- **性味功用**

  辛，温；有毒。解毒，杀虫，燥湿，祛痰。适用于痈疽疔疮、走马牙疳、喉痹、疥癣、缠腰火丹、湿毒疮、痔疮、蛇虫咬伤、惊痫、疟疾等病症。

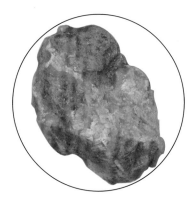

断面橙红色，具树脂样光泽

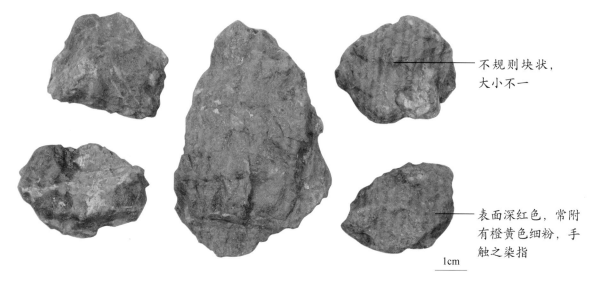

不规则块状，大小不一

表面深红色，常附有橙黄色细粉，手触之染指

1cm

● 别名

　　萤石、氟石。

● 来源

　　卤素化合物氟化物类萤石族矿物萤石（Fluorite）。

● 溯源

　　本品始载于《神农本草经》。古代紫石英有两种。一种是紫色石英矿石，如《本草经集注》曰："紫石英，今第一用太山石，色重澈，下有根。次出雹零山，亦好。又有南城石，无根……吴兴石四面才有紫色，无光泽。会稽诸暨石，形色如石榴子，先时并杂用。"《岭表录异》云："今陇州山中多紫石英，其色淡紫。其实莹澈，随其大小皆五棱，两头如箭镞。煮水饮之，暖而无毒，比北中白石英，其力倍矣。然则泰山、会稽、岭南紫石英用之亦久。""色重澈，下有根""色淡紫。其实莹澈，随其大小皆五棱，两头如箭镞"均与紫色二氧化硅类矿物紫水晶相符。《本草从新》记载："紫石英即系石英之紫色者。"另外一种是萤石，如《本经逢原》中"紫石英"谓："经火则毒……生研极细，水飞三次用"。"生研极细"说明硬度较小，与萤石小刀可刻画、易击碎的特征相符，而与《本草纲目》中紫石英"煅赤，醋淬七次，水飞用"有差异；"经火则毒"，萤石火煅有气态氟产生，对鼻和咽喉有强烈刺激性。说明历代紫石英的正品应为紫色石英，《本经逢原》中"紫石英"和历代中国药典收载的紫石英为萤石。

● 产地

　　主产于浙江、甘肃、山西、江苏、湖北、河北等地。

● 采收加工

　　采收后，拣选紫色者，洗净沙粒及黏土。

● 药材性状

　　本品为块状或粒状集合体，呈不规则块状，

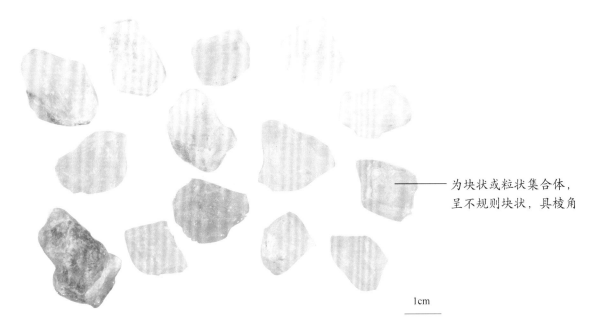

—— 为块状或粒状集合体，呈不规则块状，具棱角

1cm

具棱角。紫色或绿色，深浅不匀，条痕白色。半透明至透明，有玻璃样光泽。表面不平滑，常有裂纹。质坚脆，易击碎。无臭，味淡。

● **性味功用**

甘、辛，温。镇心定惊，温肺降逆，散寒暖宫。适用于心悸，怔忡，惊痫，肺寒咳逆上气，女子宫寒不孕等病症。

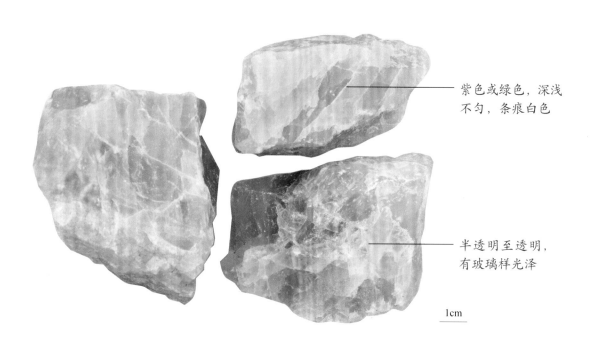

紫色或绿色，深浅不匀，条痕白色

半透明至透明，有玻璃样光泽

1cm

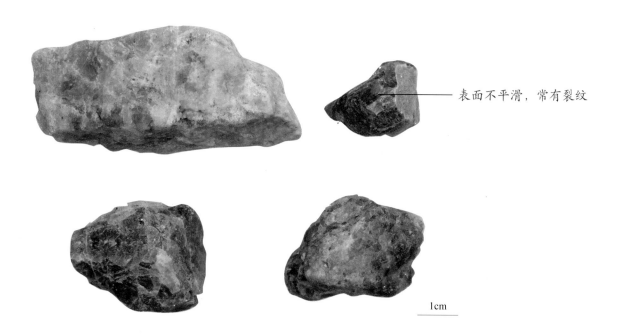

表面不平滑，常有裂纹

1cm

紫硇砂

● **别名**

碱硇砂、脑砂、红硇砂、紫硇石、紫盐。

● **来源**

卤化物类矿物紫色石盐（Halite Violaceous）晶体。

● **溯源**

本品始载于《中药志》，现今多用于治疗鼻咽癌、食管癌、胃癌等症。

● **产地**

主产于甘肃、青海、新疆、西藏等地。

● **采收加工**

全年可采，除去泥沙杂质。

● **药材性状**

本品呈不规则的块状结晶。表面暗紫色，无光泽或稍有光泽。体重，质坚而脆，易砸碎。新断面紫红色，呈砂粒样结晶，闪烁发光。手摸之有凉感。气臭、味咸。以块整齐、紫红、断面晶亮、无杂质者为佳。

● **性味功用**

咸、苦，温。破瘀消积，软坚蚀腐。适用于癥瘕积聚，噎膈反胃，鼻生息肉，喉痹目翳，痈肿瘰疬，恶疮赘疣等病症。

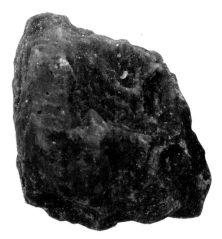
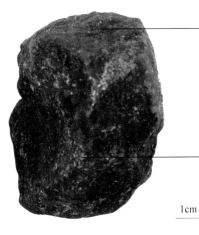

表面暗紫色，无光泽或稍有光泽

新断面紫红色，呈砂粒样结晶，闪烁发光

1cm

● **附注**

市场另有硇砂，一名白硇砂，为卤化物类矿物硇砂的晶体，注意区别。

雌　黄

● **别名**

石黄、黄石、鸡冠石、砒黄。

● **来源**

硫化物类矿物雌黄（Orpiment）的矿石。

● **溯源**

本品始载于《神农本草经》。《本草经集注》云："今雌黄出武都仇池者，谓为武都仇池黄，色小赤。扶南林邑者，谓昆仑黄，色如金，而似云母甲错，画家所重。依此言，既有雌雄之名，又同山之阴阳，于合药便当以武都为胜。"所言与今相符。

● **产地**

主产于湖南、贵州、云南、四川等地。

● **采收加工**

采挖后，除去杂石、泥土。

● **药材性状**

本品为粒状、鳞片状或土状集合体。呈不规则块状。黄色，有时因混有雄黄呈橙黄色；表面常覆有一层黄色粉末；条痕柠檬黄色；微有光泽；半透明；用指甲可刻画成痕。体较重，质脆易碎，断面呈树脂样光泽。手摸之较光滑，染指。含杂质物则呈灰绿色，不透明，无光泽。具蒜样臭气。以块大、色黄、半透明、有树脂光泽、质脆者为佳。

● **性味功用**

辛，平。燥湿，杀虫，解毒。适用于疥癣，恶疮，蛇虫咬伤，癫痫，寒痰咳喘，虫积腹痛等病症。

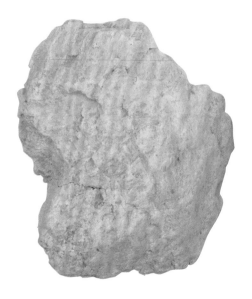
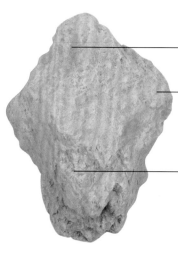

杂质物则呈灰绿色，不透明，无光泽

不规则块状，表面常覆有一层黄色粉末

有时因混有雄黄呈橙黄色

1cm

硼　砂

● **别名**

月石、大朋砂、蓬砂、盆砂。

● **来源**

硼酸盐类硼砂族矿物硼砂（Borax）。

● **溯源**

本品以"蓬砂"之名始载于《日华子本草》。《本草图经》曰："硼砂出于南海……其状甚光莹，亦有极大块者。诸方亦稀用。"《本草衍义》云："南番者，色重褐，其味和，其效速；西戎者，其色白，其味焦，其功缓。"《本草纲目》载："硼砂生西南番，有黄白二种。西者白如明矾，南者黄如桃胶，皆是炼结成，如硇砂之类。"所言与今相符。

● **产地**

主产于青海、西藏、四川、云南、新疆等地。

● **采收加工**

一般于8~11月间采挖矿砂，将矿砂溶于沸水中后，用以下方法处理：①倒入缸内，然后在缸上放几条横棍，棍上系数条麻绳，下坠铁钉，垂入缸内，待硼砂水溶液冷却后，即在绳上或缸底有成串的大块结晶析出，取出干燥，即得"月石坠"及"月石块"。②倒入盆中，将硼砂水溶液向四周摆动，冷却后即可得盆状之结晶体，称"盆砂"。

● **药材性状**

本品由于加工方法不同而形状有异，有坠形或盆形。坠形多呈不规则圆锥状，锥端联结在一条绳子上成串状；盆形上部略凹下，表面不平坦，其上附有柱状、粒状结晶，下部半圆形，较平滑。现今商品多为不规则块状，大小不一。均为无色透明或白色半透明；玻璃样光泽。久置空气中，易风化成白色粉末。体较轻，质脆易碎。无臭，味先略咸，后微带甜，稍有凉感。可溶于水，易溶于沸水或甘油中。以无色透明、纯净、体轻质脆者为佳。

● **性味功用**

甘、咸，凉。清热消痰，解毒防腐。适用于痰热咳嗽，噎膈积聚，诸骨鲠喉；外用咽喉肿痛，口舌生疮，目赤翳障胬肉，阴部溃疡等病症。

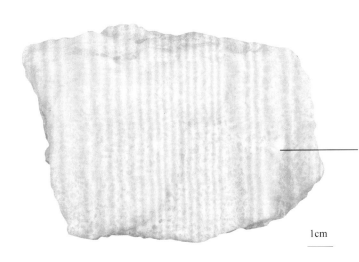

——— 不规则块状，大小不一，白色半透明，具玻璃样光泽

1cm

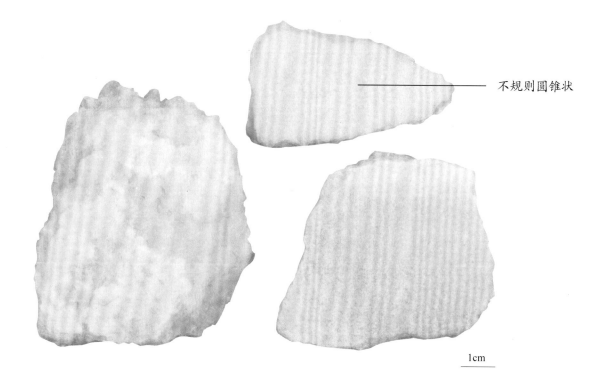

不规则圆锥状

1cm

参考文献

[1] Zhao Zhongzhen, Eric Brand, Hiu Yee Kwan, et al. Clarifying the origin of Houzao [J/OL]. Chinese Medicine, 2018, 13（1）: 25. http: // doi.org/10.1186/s13020−018−0182−0.

[2] 丁立威. 东北药市小三类药材销势看好 [J]. 中国现代中药, 2008, 10（3）: 46, 49.

[3] 丁瑞, 郭培元, 李惠云, 等. 中药樗鸡、红娘子与斑蝥毒性的比较研究 [J]. 北京中医杂志, 1990, 9（3）: 33−35.

[4] 上海市卫生局. 上海市中药材标准 [S]. 上海: 上海市卫生局, 1994, 12.

[5] 山东省药品监督管理局. 山东省中药材标准 [S]. 济南: 山东友谊出版社, 2002, 10.

[6] 广东省中医药研究所, 华南植物研究所. 岭南草药志 [S]. 上海: 上海科学技术出版社, 1961.

[7] 广东省食品药品监督管理局. 广东省中药材标准: 第一册 [S]. 广州: 广东科技出版社, 2004.

[8] 广东省食品药品监督管理局. 广东省中药材标准: 第二册 [S]. 广州: 广东科技出版社, 2011.

[9] 广西壮族自治区卫生厅. 广西中药材标准: 第二册 [S]. 南宁: 广西科学技术出版社, 1996.

[10] 广西壮族自治区卫生厅. 广西中药材标准 [S]. 南宁: 广西科学技术出版社, 1992.

[11] 马小军, 郑俊华, 陈新滋. 民族药滇白珠资源研究 [J]. 中国中药杂志, 2001, 26(2): 85−89.

[12] 王书新, 潘邓记, 唐洲平. 八角莲中毒致多发性周围性神经病 1 例报告 [J]. 神经损伤与功能重建, 2010, 5(6): 463.

[13] 王立志, 杨俊, 王德群. 江南牡丹草的生药鉴定 [J]. 安徽中医学院学报, 1987, 6(3): 48−49.

[14] 王宁, 杨兆祥, 杨生元. 灯盏细辛研究开发的回顾和展望 [J]. 云南中医中药杂志, 2012, 33(5): 69−72.

[15] 王宁, 张惠伟. 秋石考 [J]. 中成药, 1995, 17(8): 41−42.

[16] 王兆基, 刘秋铭, 粟晓黎, 等. 斑蝥、青娘子、红娘子鉴别研究 [J]. 药物分析杂志, 2011, 31(9): 1785−1789.

[17] 王伯涛. 金礞石本草考证 [J]. 南京中医药大学学报, 2011, 27(4): 312−316.

[18] 王珠强, 乐李敬, 黄泽豪. 蛇附子的本草考证 [J]. 中药材, 2015, 38(11): 2421−2424.

[19] 王晖. 蜜蜂品质检查及掺杂鉴别 [J]. 四川农业科技, 2007, 37（3）: 39−41.

[20] 王家葵. 钩吻的本草考证 [J]. 中药材, 1993, 16(12): 35−37.

[21] 王锦秀. 粉条儿菜和肺筋草的考释 [J]. 植物分类学报, 2005, 44(1): 100-107.

[22] 中华人民共和国卫生部药典委员会. 中华人民共和国药典: 一部 [S]. 北京: 人民卫生出版社, 1977.

[23] 中华人民共和国卫生部药政管理局. 中药材手册 [M]. 北京: 人民卫生出版社, 1960.

[24] 中国药材公司. 中国中药资源志要 [M]. 北京: 科学出版社, 1994.

[25] 国家药典委员会. 中华人民共和国药典: 一部 [S]. 北京: 中国医药出版社, 2015: 383-384.

[26] 中国药学会上海分会, 上海市药材公司合编. 药材资料汇编: 上、下集 [M]. 上海: 上海科学技术出版社, 1959.

[27] 内蒙古自治区卫生厅. 内蒙古中药材标准 [S]. 呼和浩特: 内蒙古自治区卫生厅. 1988: 186.

[28] 毛鹏飞. 自然铜续辨 [J]. 中药材科技, 1983, 6(3): 27-28.

[29] 毛鹏飞. 自然铜辨 [J]. 中药材科技, 1981, 4(3): 29-30.

[30] 毛鹏飞. 紫石英辨 [J]. 中药材科技, 1982, 5(5): 28-30.

[31] 仇良栋, 罗献瑞. 进口南天仙子植物种名订正 [J]. 广西植物, 1996, 16(4): 373-374.

[32] 邓明鲁, 曲晓波, 张辉, 等. 动物药的特点及长春中医药大学在动物药工作中取得的主要成就 [J]. 长春中医药大学学报, 2008, 24(5): 489-491.

[33] 北京市药品监督管理局. 北京中药饮片标准 [S]. 北京: 北京市药品监督管理局, 2000: 402.

[34] 北京药品生物制品鉴定所, 中国科学院植物研究所. 中药鉴别手册: 第一册 [M]. 北京: 科学出版社, 1972.

[35] 北京药品生物制品鉴定所, 中国科学院植物研究所. 中药鉴别手册: 第二册 [M]. 北京: 科学出版社, 1979.

[36] 北京药品生物制品鉴定所, 中国科学院植物研究所. 中药鉴别手册: 第三册 [M]. 北京: 科学出版社, 1994.

[37] 叶俊士. "发菜"考辨 [J]. 农业考古, 2016, 36(4): 195-199.

[38] 田雨, 可燕, 周修佳, 等. 上海地区惯用的抗肿瘤中药"蛇六谷" [J]. 中药材, 1999, 22(9): 439-441.

[39] 白明纲. 蒙药广枣 [J]. 中药材, 1987, 10(3): 53-54.

[40] 兰州兽医研究所. 甘肃省应用的黄药子、白药子原植物的调查 [J]. 兽医科技资料, 1973, (2): 46-49.

[41] 吉林省卫生局. 吉林省药品标准 [S]. 长春: 吉林省卫生局, 1977, 12.

[42] 成军, 姚威威, 杜惠玲. 中药石燕的辨析 [J]. 内蒙古中医药, 1995, 14(S1): 74-75.

[43] 成莉, 甄艳, 詹志来, 等. 两面针药用部位的古代文献研究 [J]. 中医文献杂志, 2015, 33(6): 1-4.

[44] 毕焕春，汪李勇.对《药典》礞石滚痰丸所用礞石的两点看法 [J].中成药，1994，16(9):42.

[45] 朱兆仪，冯毓秀，罗淑荣.苦木资源的利用及生药学的研究 [J].中药通报，1983，8(6): 8-12.

[46] 朱晓光.岭南本草古籍三种 [M].北京:中国医药科技出版社，1998.

[47] 朱橚.救荒本草校释与研究 [M].王家葵，张瑞贤，李敏，校注.北京:中国古籍出版社，2007.

[48] 乔立新，苗明三，王宪波.秋石的本草考证 [J].中药材，1992，15(7): 39-41.

[49] 华青，陈善信，方明义.民族药双参的生药学研究 [J].中国民族民间医药杂志，1997，25(2): 38-41.

[50] 《全国中草药汇编》编写组.全国中草药汇编:上册 [M].北京:人民卫生出版社，1976.

[51] 《全国中草药汇编》编写组.全国中草药汇编:下册 [M].北京:人民卫生出版社，1978.

[52] 无名氏.分类草药性 [M].邬家林，谢宗万，新编.北京:中医古籍出版社，2007.

[53] 邬家林.真菌中药——乌灵参 [J].成都中医学院学报，1984，7(2): 33-35.

[54] 刘永红，李会珍.辣木的利用价值与栽培技术 [J].福建热作科技，2004，29(2): 34-35.

[55] 刘伟新，周刚，李革，等.矿物药大青盐基原和各民族药用状况的考证与探讨 [J].中国中药杂志，2011，36(17): 2445-2449.

[56] 刘勇民.胡桐泪的生药学研究 [J].中药通报，1988，13(8): 8-9.

[57] 刘爱玲，陈玉秀，刘红英，等.博落回果实药材质量标准研究 [J].现代生物医学进展，2009，9(7): 1276-1281.

[58] 刘效栓，宋平顺，卫玉玲，等.甘肃惯用药材名实及历史沿革初考 [J].中国中药杂志，2001，26(11): 751-754.

[59] 刘善述.草木便方 [M].赵素云，李文虎，整理.重庆:重庆出版社，1992.

[60] 江苏省植物研究所，中国医学科学院药用植物资源开发研究所，中国科学院昆明植物研究所，等.新华本草纲要:第一册 [M].上海:上海科学技术出版社，1988.

[61] 江苏省植物研究所，中国医学科学院药用植物资源开发研究所，中国科学院昆明植物研究所，等.新华本草纲要:第二册 [M].上海:上海科学技术出版社，1991.

[62] 江苏省植物研究所，中国医学科学院药用植物资源开发研究所，中国科学院昆明植物研究所，等.新华本草纲要:第三册 [M].上海:上海科学技术出版社，1991.

[63] 安徽省科学技术委员会.安徽中药志:第三卷 [M].合肥:安徽科学技术出版社，2005.

[64] 孙贤学，马建华.口服密陀僧致急性中毒死亡1例 [J].法医学杂志，2001，17(3): 192.

[65] 孙毅霖.中国古代秋石提炼考 [J].广西民族学院学报:自然科学版，2005，11(4): 10-14.

[66] 李中立.本草原始 [M].郑金生，汪惟刚，杨梅香，整理.北京:人民卫生出版社，2007.

［67］李杨，叶玉梅．红娘子、樗鸡毒性的探讨［J］.中药材，1989, 12(10): 37-38.

［68］李时珍．本草纲目［M］.刘衡如，刘山永，校注．北京：华夏出版社，2013.

［69］李振富．梧桐子治疗鼻出血100例初步报导［J］.西安医学院学报，1983, 4(2): 187-188.

［70］李隆云，德吉拉姆，卫莹芳，等．藏药波棱瓜子的文献查考［J］.中国中药杂志，2005, 30(12): 893-895.

［71］李军德，黄璐琦，李春义．中国药用动物原色图典［M］.福州：福建科学技术出版社，2015.

［72］李潮．《本草纲目》马槟榔疑考［J］.中国中药杂志，1977, 22(12): 712-713.

［73］杨青山，范吉林，周建理，等．亳州中药材市场冷背药材经营现状调查［J］.安徽农业科学，2015, 43(9), 67-69.

［74］杨士明．云母类矿物药鉴别［J］.时珍国医国药．1999, 10(8):588-589.

［75］杨明，丁立威．水飞蓟产销历史、现状与后市分析［J］.特种经济动植物，2013, 19(3): 19-22.

［76］杨智锋，刘建峰，张红，等．铁棒锤药材质量标准研究［J］.中国中药杂志，2005, 30(22): 1771-1773.

［77］步毓芝，谢宗万．药用云母的品种鉴别［J］.药学通报，1959, 7(7): 324-325.

［78］吴凤荣，曾聪彦，戴卫波，等．宽筋藤的本草考证［J］.中药材，2015, 38(12):2632-2634.

［79］吴则东，张文彬，吴玉梅，等．世界甜叶菊发展概况［J］.中国糖料，2016, 38(4): 62-65.

［80］吴其濬．植物名实图考校释［M］.张瑞贤，王家葵，张卫，校注．北京：中国古籍出版社，2008.

［81］何克谏．生草药性备要［M］.影印本．广州：广东科技出版社，2009.

［82］宋之琪，陈新谦．我国抗肿瘤药物研究简史［J］.中华医史杂志，1996, 26(1): 33-38.

［83］张玉红．喜树果实中喜树碱含量的产地差异及季节变化［J］.东北林业大学学报，2002, 30(6): 44-46.

［84］张世臣，张镐京．药用紫石英名实考订［J］.中药材，1985, 8(1): 44-45, 48.

［85］张世臣．自然铜辨析［J］.中药材科技，1983, 6(2): 29-31, 36.

［86］张寿平，孙俊哲．天浆壳治疗甲沟炎263例［J］.中药通报，1981, 6(6): 37.

［87］张利平，周慧萍．黄药子致死亡1例［J］.医药导报，2009, 28(8): 1097.

［88］张昌华，王登文，许小明，等．八角枫中毒死亡1例［J］.法医学杂志，2008, 24(2): 155-156.

［89］张敏."罗晃子"名实考辨［J］.中国中药杂志，1991, 16(9): 518-519.

［90］张瑞贤．本草名著集成［M］.北京：华夏出版社，1998.

［91］陈宝华，王飞，谭玉柱．土家族"七十二还阳"类药物来源考［J］.亚太传统医药，2013, 9(1): 14-16.

[92] 陈润东 . 神农本草经: 大字诵读版 [M] . 北京: 中国中医药出版社, 2014.

[93] 陈榆 . 自然铜考 [J] . 中药材科技, 1983, 6(1): 22−23, 37.

[94] 范崔生, 褚小兰, 付小梅, 等 . 樟榕子来源及形态组织学的研究 [J] . 中草药, 2002, 33(8): 747−749.

[95] 林锦峰, 陈浩桉 . 动物药竹蜂质量标准研究 [J] . 今日药学, 2016, 26(5): 325−330.

[96] 国家中医药管理局《中华本草》编委会 . 中华本草 [M] . 上海: 上海科学技术出版社, 1999.

[97] 国家中医药管理局《中华本草》编委会 . 中华本草: 苗药卷 [M] . 贵阳: 贵州科技出版社, 2005.

[98] 国家中医药管理局《中华本草》编委会 . 中华本草: 蒙药卷 [M] . 上海: 上海科学技术出版社, 2004.

[99] 国家中医药管理局《中华本草》编委会 . 中华本草: 藏药卷 [M] . 上海: 上海科学技术出版社, 2002.

[100] 国锦琳, 万德光, 唐远, 等 . 川木通的资源分布与商品初步调查 [J] . 成都中医药大学学报, 2007, 30(1): 44−46.

[101] 罗文蓉, 杨扶德 . 藏药蕨麻（卓尔玛）本草考证与商品特征 [J] . 甘肃中医, 2007, 20(3): 15−16.

[102] 罗集鹏, 房志坚, 钱青, 等 . 广东中药惯用品种的调查与鉴定 [J] . 中药材, 1993, 16(1): 25−30.

[103] 周汉华, 张春华, 冯昀熠 . 犀牛蹄的生药学研究及化学成分初探 [J] . 中国民族民间医药, 2008, 17(9): 4−6.

[104] 郑肖岩 . 增订伪药条辨 [M] . 曹炳章, 增订 . 上海: 科技卫生出版社, 1959.

[105] 孟祥才, 孙晖, 王振月 . 从生物学角度探讨动物药的特点 [J] . 中药材, 2014, 27(1): 172−176.

[106] 赵学敏 . 本草纲目拾遗 [M] . 闫冰, 靳丽霞, 陈小红, 等, 校注 . 北京: 中国中医药出版社, 1998.

[107] 赵海亮, 张瑞贤 . 芫荽的本草考证 [J] . 中国中药杂志, 2015, 40(22): 4510−4513.

[108] 赵越 . 中药学: 中药基础与应用 [M] . 北京: 人民卫生出版社, 2013.

[109] 胡瑞, 韦凤, 邝俊健 . 110 例雪上一枝蒿中毒不良事件文献分析 [J] . 中国药物应用与监测, 2017, 14(4): 224−227.

[110] 南京中医药大学 . 中药大辞典: 上、下册 [M] . 第 2 版 . 上海: 上海科学技术出版社, 2010.

[111] 南京药学院药材学教研组 . 药材学 [M] . 北京: 人民卫生出版社, 1961.

［112］段吉平，毕飞霞，赵韶华，等.苦木质量标准的探讨［J］.中国药品标准，2004，5(4):17-19.

［113］姜希望，周巧玲，谭达人.华山参中毒7例报告［J］.湖南中医杂志，1987, 3(4): 50-51.

［114］姚振生，刘贤旺，刘庆华，等.半枫荷类药用植物的种类及鉴别［J］.江西中医学院学报，1994, 6(2): 38-39, 46.

［115］秦新民.广州几种昆虫类药材货紧价扬［J］.中药研究与信息，2002, 4(11): 40.

［116］柴瑞霁.十灰散用京墨止血小考［J］.四川中医，1988, 6(2): 49.

［117］钱小奇，张敏.发菜的本草考证［J］.江苏中医，2000, 21(11): 45-46

［118］倪勤武，诸葛陇.猫人参及其混淆品的鉴别研究［J］.浙江中医学院学报，1999, 23(5): 60-61.

［119］徐华元，俞富英.过量服用臭梧桐叶中毒1例［J］.上海中医药杂志.1984, 18(1): 33.

［120］徐国钧，徐珞珊.常用中药材品种整理和质量研究·南方协作组:第一册［M］.福州:福建科学技术出版社，1994.

［121］徐国钧，徐珞珊.常用中药材品种整理和质量研究.南方协作组:第二册［M］.福州:福建科学技术出版社，1997.

［122］徐国钧，徐珞珊，王峥涛.常用中药材品种整理和质量研究·南方协作组:第三册［M］.福州:福建科学技术出版社，1999.

［123］徐国钧，徐珞珊，王峥涛.常用中药材品种整理和质量研究.南方协作组:第四册［M］.福州:福建科学技术出版社，2001.

［124］徐炎章.中国松香技术史［J］.科学技术与辩证法.1994, 11(3): 42-44.

［125］徐治国.对《纲目拾遗》"凤眼草"的考证［J］.中医杂志，1980, 21(5): 46.

［126］徐增莱，丁志遵.黄药子的本草研究［J］.中国中药杂志，1999, 24(8): 496-498.

［127］高士贤.历代本草药用动物名实图考［M］.北京:人民卫生出版社，2013.

［128］高晓山，陈馥馨.自然铜考辩［J］.中药材科技，1982, 5(4): 31-32.

［129］高晓洁，张水利.《本草纲目拾遗》紫背稀奇的品种考证［J］.中国中药杂志，2008, 33(24): 2986-2988.

［130］高铭功，孙敏.中药"两头尖"的品种问题［J］.药学通报，1959, 7(10): 505-506.

［131］唐慎微.大观本草［M］.艾晟，刊订.尚志钧，点校.合肥:安徽科学技术出版社，2002.

［132］黄有霖.福建省中药材标准［S］.福州:海风出版社，2006, 5.

［133］黄启金，杨顺泰，石强.土圞儿急性中毒65例报告［J］.实用儿科临床杂志，1994, 9(6): 353-354.

［134］黄哲元，章小亮，姜学敏，等.古方秋石阳炼法要继承［J］.福建中医药，1989, 20(1): 35-36.

[135] 黄衡宇, 李鹏, 陈义光. 鱼腥草的自然资源初步研究 [J]. 中草药, 2002, 33(5): 466-468.

[136] 萧步丹. 岭南采药录 [M]. 关培生, 校勘. 香港: 万里书店出版社, 2003.

[137] 曹晖, 吴连英, 王孝涛. 中药白附子的品种变迁考辨 [J]. 基层中药杂志, 1998, 12(4): 3-6.

[138] 曹锋生, 邓春发, 周梅荣. 八角莲药酒中毒致多器官功能衰竭 1 例 [J]. 临床急诊杂志, 2011, 12(1): 62-63.

[139] 康廷国. 中药鉴定学 [M]. 北京: 中国中医药出版社, 2012: 432.

[140] 赵学敏. 本草纲目拾遗 [M]. 北京: 中国中医药出版社, 1998.

[141] 梁曼, 金鸣, 蔡向阳, 等. 八角莲中毒死亡 1 例 [J]. 法医学杂志, 2009, 25(3): 171.

[142] 彭华胜, 王德群, 郝近大, 等. 冷背药材的沿革及发展对策 [J]. 中国中药杂志, 2015, 40(9): 1635-1638.

[143] 彭强. 铁筷子的生药鉴定 [J]. 中药材, 1991, 14(3): 20-22.

[144] 韩召会, 张水利.《本草纲目拾遗》引汪连仕之鲶鱼须的本草考证 [J]. 浙江中医药大学学报, 2012, 36(4): 369-371.

[145] 傅金泉. 古代红曲及红曲酒史料 [J]. 酿酒科技, 2008, (3): 108-112.

[146] 傅金泉. 我国红曲生产与应用的现状及发展前景 [J]. 食品与发酵工业, 1995, 21(5): 76-79.

[147] 童玉懿, 陈碧珠, 肖培根, 等. 马尾连的原植物与生药学研究 [J]. 药学学报, 1980, 15(9): 563-570.

[148] 曾颂, 韩秀奇, 李书渊. 木槿皮、土荆皮、水翁皮的本草考证及现代研究 [J]. 广东药学院学报, 2011, 27(2): 207-210.

[149] 曾聪彦, 杨全喜, 戴卫波, 等. 水杨梅本草考证 [J]. 中药材, 2014, 37(10): 1885-1888.

[150] 湖北省食品药品监督管理局. 湖北省中药材质量标准 [S]. 武汉: 湖北科学技术出版社, 2009, 12.

[151] 湖南省卫生厅. 湖南省中药材标准 [S]. 长沙: 湖南科学技术出版社, 1993, 11.

[152] 湖南省食品药品监督管理局. 湖南省中药材标准 [S]. 长沙: 湖南科学技术出版社, 2010.

[153] 温学森, 任正伟, 王子伟, 等. 瓦松药用历史及存在问题 [J]. 中药材, 2008, 31(1): 158-161.

[154] 谢宗万, 余友芩. 全国中草药名鉴 [M]. 北京: 人民卫生出版社, 1996.

[155] 谢宗万.《本草纲目拾遗》石打穿与石见穿的品种考证 [J]. 中国中药杂志, 2000, 25(1): 49-51.

[156] 谢宗万. 中药异物同名品应具实正名, 依本性于用论 [J]. 中药材, 1994, 17(7): 37.

[157] 谢宗万. 茵陈品种的本草考证 [J]. 中药材, 1988, 11(2): 50-53.

[158] 谢宗万.中药品种理论与应用 [M].北京：人民卫生出版社,2008.

[159] 谢宗万.汉拉英对照中药材正名词典 [M].北京：北京科学技术出版社,2004.

[160] 楼之岑,秦波.常用中药材品种整理和质量研究·北方编：第1册 [M].北京：北京大学医学出版社,2003.

[161] 楼之岑,秦波.常用中药材品种整理和质量研究·北方编：第2册 [M].北京：北京大学医学出版社,1995.

[162] 楼之岑,秦波.常用中药材品种整理和质量研究·北方编：第3册 [M].北京：北京大学医学出版社,2003.

[163] 詹晓如,关则雄,郑小吉.蒲葵子生药学研究 [J].中国现代中药,2012,14(8): 14-15.

[164] 《滇南本草》整理组.滇南本草：第一卷 [M].昆明：云南人民出版社,1976.

[165] 《滇南本草》整理组.滇南本草：第二卷 [M].昆明：云南人民出版社,1977.

[166] 《滇南本草》整理组.滇南本草：第三卷 [M].昆明：云南人民出版社,1978.

[167] 蔡少青,李胜华.常用中药材品种整理和质量研究·北方编：第4册 [M].北京：北京大学医学出版社,2001.

[168] 蔡少青,李胜华.常用中药材品种整理和质量研究·北方编：第5册 [M].北京：北京大学医学出版社,2001.

[169] 蔡少青,李胜华.常用中药材品种整理和质量研究·北方编：第6册 [M].北京：北京大学医学出版社,2003.

[170] 谭雄斯,王景,唐铁鑫.紫背天葵药材质量标准研究 [J].广东药学院学报,2012,28(4): 415-418.

[171] 黎跃成.中国药用动物原色图鉴 [M].上海：上海科学技术出版社,2010.

[172] 滕红丽,陈利力,陈士林.壮药铁包金及其药材商品的物种基础 [J].中药材,2010, 33(5): 674-677.

索 引

药材中文名笔画索引

四画

索引

药用动植物中文名笔画索引

索
引

药用动植物拉丁学名索引

中国冷背药材清源图鉴

中国冷背药材清源图鉴

后 记

　　我们团队对冷背药材的调查、考证与整理工作，始于2013年。我的导师黄璐琦院士吩咐我收集各地的冷背药材，希望结合第四次全国中药资源普查，对冷背药材的正本清源做点工作。冷背药材，正如其名，在市场上属于冷僻货，同名异物和同物异名现象非常突出，亟待解决。在黄老师和郝近大教授两位恩师鼓励下，我们团队开始了冷背药材的样品收集、鉴定与整理工作。但工作越深入，发现的问题越多。安徽中医药大学中药资源中心刘鹤龄主任以及安徽医科大学谢晋、湖南中医药大学刘浩两位师弟的加盟，有效推动了工作进展。

　　正本清源，不仅需要本草文献功底，还需要扎实的药用植物分类学基础。一些同属植物的药用部分非常相似，如果不亲自采集，很多药材难以鉴定到种。感谢我的硕士导师王德群教授，他给我打下比较扎实的药用植物学基础，一直带领我在探索药用植物的道路上前行。博士期间，黄老师给我提供了调查14个省60多个县的宝贵机会，我因此得以亲自采集几千份药用植物标本，为冷背药材的鉴定奠定了基础。恰逢第四次全国中药资源普查的良机，结合每年《药用植物学》黄山野外实习和各种野外调查的机会，我们对各地的药用植物的了解逐渐增强。在野外调查过程中，我们认识了安徽宁国熊朝启、河南鸡公山刘光顺、河南桐柏山陈付合、东北王兆武等药用植物爱好者。很多先生年近花甲，有的甚至年逾古稀，依然身体矫健，眼光犀利，辨认独到，对自己热爱的山林如数家珍。我们有幸与长者同行，与智者结伴，跋山涉水，披荆斩棘，不仅学习到很多药用植物的生物学特性、生态环境，更切身感受到他们对中草药的执着与热爱。十年、二十年后，在深茂的山林里，还有多少从事一线野外采集的中草药爱好者，我们还有多少机会能与这些资深长者共同前行？每每忆起他们熟悉的身影，一份责任，一份担当涌上心头，激励着我们，鞭策着我们。

　　市场调查与品种整理比野外药用植物采集要复杂得多。调查的市场越多，发现的问题也越多，同名异物以及地方习惯用药现象俯拾即是。2014年，我应香港浸会大学赵中振教授邀请前往香港访学，有机会深入调查香港高升街冷背药材。对高升街的十余次调查，我不仅了解了境外药材的特点，也为后续广州清平药材市场、广西玉林药材市场的调查奠定了基础。此外，我们还组织了小分队对广西靖西端午药市进行了为期四天的调查。在市场调查中，我们得到了亳州三义堂有限公司、恒峰参药行（香港）等的大力支持，有机会进入到三义堂公司仓库，逐一取样。此外，还得到了亳州三义堂黄天慈先生、广西玉林药材市场彭宇玲女士等很多热心朋友的指导与支持，他们知无不言，言无不尽，让我们受益良多。

　　谢晋、程铭恩、赵玉姣、产清云在本草考证、照片拍摄方面付出很多艰辛的努力。贵阳中医药大学肖承鸿老师帮忙提供并鉴定了贵州的样品。蒋露、黄旭东、于小庆、韩晓静、覃月健、王娅红、王静宜、刘瑜、童珍珍、尹旻臻、聂威、彭伟、李星、王少君等为本书提供了样品或参与了整理工作。

　　在此，对所有为本书的编著提供支持与帮助的同仁，表示衷心的感谢！

　　编著本书之前，我们对如此众多的本草文献，复杂的同名异物与同物异名，莫衷一是的药用部位等情况始料未及。我们先后收集了近 3000 份、百余箱标本，但是原来预计整理 1000 余种的计划却一再缩减到 800 余种。随着对冷背药材的逐渐了解，我们越来越发现冷背药材的整理研究工作需要深厚的功力、扎实的功底。我以前看到很多后记中提到"水平有限，抛砖引玉，敬请批评指正"，总觉得是客套。今天，当我自己面对这本书的后记，我才深刻地感悟到这些话原本是真情实感。

路漫漫，其修远。我们对冷背药材的整理是一边干一边学，还有很多品种考证有待深入，还有很多近缘种有待比较鉴别，还有很多地方用药特色有待整理。本书如果能抛砖引玉，吸引同仁关注冷背药材，关注本草研究，关注民间中草药，则善莫大焉。由于我们水平有限，错误之处在所难免，敬请各位同仁批评指正！

彭华胜

2018 年 10 月

彭华胜　联系邮箱 : hspeng@126.com